Ich widme dieses Buch

meiner geliebten Mutter Helene Köthe

www.glaubenssachen.de

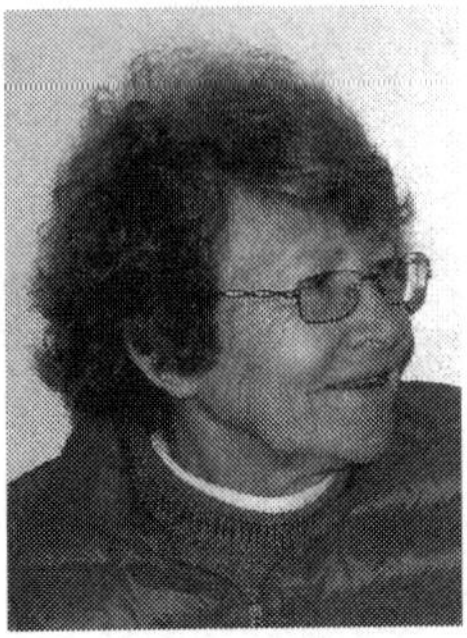

Dr. Gabriele Köthe, 1941 in Bremerhaven geboren. 1961 Eintritt in die Gemeinschaft der Missionshelferinnen in Würzburg. Studium der Medizin in Würzburg und Heidelberg. 1972 erster dreijähriger Afrikaeinsatz in Rhodesien (Simbabwe). 1975 Rückkehr nach Deutschland und Abschluss der Facharztausbildung in Gynäkologie und Geburtshilfe 1976. 1978 Ausreise nach Ghana und Leitung des Missionshospitals St. Martin de Porres bis zur Übergabe des Krankenhauses an einheimisches Personal 2012.

ISBN 978-3-7984-0850-0
FSC-zertifiziertes Papier aus verantwortungsvollen Quellen

Lektorat: Klaus Bothe, Christine Frauenschuh-Kling
Fotos: von der Autorin (Rhodesien) und vom Personal des Krankenhauses St. Martin de Porres in Eikwe (Ghana); Cover: die Autorin mit Lehrerin Regina in Eikwe (links), Personal vom St. Martin de Porres-Hospital (rechts)
Cover: Ev. Presseverband Norddeutschland GmbH, Christine Matthies

Gabriele Köthe

Vom Sambesi zur Goldküste

Eine Missionsärztin erinnert sich

Wertvolle Erlebnisse und Erfahrungen
in Rhodesien und Ghana

J. F. Steinkopf Verlag

BIBLIOGRAPHIE

Ebow, Daniel: Ghanaians, a sovereign people in profile,
Asempa Publishers, Accra 1993

Green, Julien: Les années faciles,
Journal 1926-1934, Librairie Plon 1970

Jung, C. G.: Der Mensch und seine Symbole,
Walter-Verlag 1968

ders.: Zur Psychologie westlicher und östlicher Religion,
Gesammelte Werke, Walter-Verlag 1971

Mandela, Nelson: Long walk to freedom,
Back Bay Books/Little Brown & Company, New York/Boston/London 1995

Marshall, Peter: The prayers of Peter Marshall,
Fontana Books 1972

Senah, Kodjo Amedjorteh: Money be man,
Het Spinhuis 1997

INHALT

Vorwort

Wenn Sie dieses kleine Buch aufgeschlagen haben, schließen Sie sich meinen Freunden an, die mich gebeten haben, es zu schreiben, und die schon ungeduldig auf das Buch einer Missionsärztin warten, die im afrikanischen Busch gearbeitet hat. Doch sie wollten auch, dass ich über meine Kindheit, Jugend und Studium schreibe, kurz über mein ganzes Leben möchten sie etwas erfahren. Sie nennen mich eine Geschichtenerzählerin. Wann immer ich aus Afrika oder fremden Ländern zurückkehrte, war ich voller Erlebnisse. Diese erzählte ich begeistert als Geschichten.

Ich habe seit meiner Kindheit viel gelesen, vor allem liebte ich damals Märchen. Die Märchen der Brüder Grimm, von Hauff und aus Tausend und eine Nacht las ich besonders gern, ja, ich habe sie immer wieder gelesen. Ich glaube, dass meine Liebe zum Erzählen von Geschichten auf diese Märchen zurückgeht. Dennoch gibt es einen Unterschied: Meine Geschichten sind keine Märchen, sondern sie sind wahr und die meisten von ihnen habe ich selbst erlebt. Später, als ich Studentin war, las ich fast die ganze Weltliteratur durch. Von den deutschsprachigen Schriftstellern liebte ich Stefan Zweig, Thomas Mann und Hermann Hesse, von den russischen Dichtern Lew Tolstoi und Fjodor Dostojewski, von den englischen Charles Dickens und Jane Austen, von den amerikanischen Schriftstellern Mark Twain, Herman Melville und John Steinbeck, von den französischen Dichtern hatten es mir Victor Hugo und Albert Camus angetan. Eines Tages sagte eine Freundin zu mir: „Du bist nicht mit weltlichen Gütern gesegnet, doch du bist reich an Geschichten. Diese sind wahre Schätze. Ich hoffe, dass du einmal deine Schatztruhe öffnest und deine Geschichten aufschreibst." Ich antwortete ihr: „Lass mir noch etwas Zeit, denn ich möchte noch mehr 'Schätze', wie du es nennst, sammeln." Sie war damit einverstanden. Dennoch bat sie mich, mein kleines Buch rechtzeitig zu schreiben. Sie drückte sich etwas drastisch aus, denn sie sagte: „Tu es uns nicht an zu sterben und deine Geschichten mit ins Grab zu nehmen." Mit 76 Jahren gehöre ich jetzt zu den älteren „Alten", auch habe ich mich gerade von meiner vierten Lungenentzündung erholt. Seitdem ich mir vor einem Jahrzehnt in Afrika durch tagelanges Einatmen eines Insektizidensprays eine toxisch bedingte Lungenerkrankung zugezogen habe, ist die Lunge meine Schwachstelle, sagen die mich behandelnden Kollegen. So glaube ich, dass jetzt für mich die Zeit gekommen ist, den Wunsch meiner Freundin und auch anderer Freunde zu erfüllen. Doch ich möchte nicht nur Geschichten schreiben, sondern auch Tagebuchauszüge, Zitate von Dichtern, Schriftstellern, Psychologen und Texte zum Nachdenken einfügen. Es soll keine Autobiographie im üblichen Sinn sein und Sie werden dies bald feststellen.

Ich hoffe, es ist mir gelungen, Ihnen einen Anstoß zur Reflexion über Ihr eigenes Leben zu geben, wenn Sie mein Buch gelesen haben. Ich bin keine fromme Missionsärztin, wie sie sich viele Leute vorstellen. Ich konnte meinen Glauben nicht so sehr mit Worten, sondern nur mit meiner Arbeit ausdrücken. Ich schreibe, weil ich einerseits Zeugin von großem menschlichen Leid und Schmerz gewesen bin. Andererseits habe ich versucht, das Leben auch von der heiteren Seite zu betrachten. Ich möchte mit meinen Geschichten einen Gegenpol zu den Nachrichten setzen, die Sie und mich mit Kriegswirren, Massenflucht, Bombenanschlägen oder Massakern täglich überschwemmen. Oft hat man den Eindruck, dass nur Negatives zu berichten ist. Dass dem nicht so ist, möchte ich Ihnen vor Augen führen. Vielleicht ähnelt mein Buch mit ernsten und heiteren Erzählungen manchmal einer Berg- und Talfahrt. Doch ich hoffe, dass die Berge, das sind meine erbaulichen Geschichten, die Täler voll Unruhe und Leid überwiegen. Auch möchte ich noch bemerken, dass ich die meisten Geschichten aus meiner Zeit in Ghana, dem zweiten Teil des Buches, erzähle. Ich folge dabei nicht mehr einer genauen Chronologie, sondern erzähle oft Geschichten, die mir spontan einfallen.

Erinnerungen

aus meiner Kindheit und Jugend

Ich wusste zwar, dass ich am 2. September 1941 in Bremerhaven geboren wurde, doch für die besonderen Umstände meiner Geburt, die mitten im Zweiten Weltkrieg erfolgte, hatte ich mich nie interessiert. Als ich ein Teenager war, fand es meine Mutter an der Zeit, mich über die Gegebenheiten meiner Geburt zu informieren. Sie sagte: „Du bist in einem katholischen Krankenhaus zur Welt gekommen. Der Kreißsaal befand sich direkt über der Kapelle der franziskanischen Schwestern, die die Kranken betreuten. Du hast genau um 6 Uhr morgens das Licht der Welt erblickt. Im selben Augenblick ging die Sonne auf und du, die Hebamme, ich und der ganze Raum wurden in strahlendes Licht getaucht. Auch brauste plötzlich Orgelmusik zu uns herauf, weil die Messe anfing. Ich war so froh, dass du endlich da warst, und unter welchen Zeichen habe ich dich geboren: Sonnenstrahlen und Musik! Ob mein Kind wohl einmal einen besonderen Weg gehen wird?“, fragte ich mich damals. „Jetzt geh erst mal weiter zur Schule und mach dein Abitur.“ Später gestand mir meine Mutter, dass sie mir etwas verschwiegen hatte. Denn kurz nach meiner Geburt fing sie zu bluten an und wurde ohnmächtig. Die Hebamme sagte ihr später, dass sie fast gestorben wäre. Einige Bluttransfusionen hatten ihr Leben gerettet. „So hättest du mich fast verloren, als du gerade geboren warst. Doch einige Jahre später war es umgekehrt, dann hättest du mich beinahe verlassen.“ Meine Mutter erzählte von einer Zeit, über die ich nur etwas von meiner großen Schwester Danie gehörte hatte. Jetzt hörte ich es zum ersten Mal von meiner Mutter.

Meine Eltern waren gut situiert gewesen. Durch eine kleine Erbschaft und harte Arbeit hatten sie ein vierstöckiges Haus im Stadtzentrum von Bremerhaven erworben. Sie hatten ein ganzes Stockwerk an die Polizei vermietet und sie hätten allein von den Mieteinnahmen leben können. Zusätzlich besaßen sie ein Textilwarengeschäft mit einer großen Kundschaft im Landkreis. So waren sie beide oft mit dem Auto unterwegs, selten zu Hause und hatten deshalb ein Kindermädchen und eine Köchin angestellt.

Doch dann kam der Krieg. Am 18. September 1944 wurde die Stadt von der englischen Luftwaffe bombardiert und fast dem Erdboden gleichgemacht. Als die Sirenen in der Nacht losheulten, suchten die Einwohner wie vorgeschrieben die Luftschutzkeller auf. Viele Leute haben den Weg dorthin nicht mehr geschafft und sind verbrannt. Doch allen Bewohnern unseres Hauses gelang es, sich in Sicherheit zu bringen. Unser Haus bekam einen Volltreffer ab und wurde total zerstört. Als nach einer Stunde keine Bomben mehr fielen, krochen die Menschen aus ihren Kellern heraus. Draußen tobte ein Inferno. Alle Gebäude brannten lichterloh, nur wenige Straßen waren vom Feuer verschont geblieben. Meine Mutter trug meinen fünf Monate alten Bruder auf dem Arm und meine zehnjährige Schwester klammerte sich an sie. Eine Nachbarin hatte sich angeboten, mich mit zu nehmen, und sie wurde auch von ihrer fünfzehnjährigen Tochter begleitet. Meine Mutter ging los, doch dann bemerkte sie, dass die Nachbarin in eine andere Richtung lief. Die Flammen rasten in der Ferne auf sie zu. Mein Vater hatte meiner Mutter eingeschärft, dass sie, falls die Stadt einmal brennen sollte, immer mit den Flammen flüchten sollte. So lief sie der Nachbarin hinterher und versuchte, sie zur Umkehr zu bewegen. Doch sie wollte nicht auf ihre Warnung hören. Sie wollte zu ihrem Mann, der Dienst auf einer Polizeiwache hatte. So trug meine Mutter mich zurück. Wie durch ein Wunder war ein junger Mann aus der Nachbarschaft aufgetaucht, der sich erbot, mich mitzunehmen. Er hüllte mich in ein nasses Tuch ein und rannte mit mir davon. Meine Mutter konnte nicht so rasch laufen, verlor ihn aus den Augen und damit auch mich. Ich war verschwunden. Sie hat mich wochenlang in den Ruinen gesucht. Überall lagen verkohlte

Leichen, die zu Kindesgröße geschrumpft waren, und sie wusste nicht, ob ich noch am Leben war. Derweil hatte auch der junge Mann meine Mutter gesucht und fand sie endlich bei einer Familie, die beiden bekannt war. Sie war überglücklich, mich wieder an sich drücken zu können. Später erfuhr sie, dass ihre Nachbarin, die mich mitnehmen wollte, mit ihrer Tochter in den Flammen umgekommen war.

Als meine Mutter zu Ende berichtet hatte, stellte ich keine weiteren Fragen. Denn ich sah an ihrem Gesicht, wie schmerzvoll die Erinnerung an die Bombennacht und die Zeit danach war. Deswegen hatte sie mir nie etwas über dieses Ereignis erzählt, selbst wenn ich sie gefragt hatte. Auch die Eltern von Schulkameradinnen und unsere Lehrer berichteten nie über die Ereignisse in der Kriegszeit, nie über Hitler und seine Verbrechen. Jahrelang waren diese Themen ein absolutes Tabu. Als ich in der letzten Klasse der Oberschule war, sah ich im Kino zum ersten Mal einen Dokumentarfilm über Hitler, als er eine Ansprache hielt. Seine Stimme war heiser und abgehackt, er sah mit seinem Bärtchen irgendwie lächerlich aus und ich war erschrocken, dass ein ganzes Volk diesem Menschen verfallen gewesen war. Für mich war er das personifizierte Böse. Viel später, als die Zeit reif dafür war, konnte ich in Büchern wie „La Nuit" (die Nacht) von Elie Wiesel, Fernsehsendungen und Filmen das ganze Ausmaß seiner und der von den Nationalsozialisten begangenen Gräueltaten erfassen. Zwei Mal besuchte ich das Holocaust Yad Vashem-Museum in Jerusalem und war immer wieder aufs Neue erschüttert. Doch dann wollte ich auch wissen, was damals in der Bombennacht in meiner Geburtsstadt Bremerhaven, die früher Wesermünde hieß, geschehen war. Ich erfuhr, dass über tausend Menschen in dieser Nacht umgekommen sind. Ich fand die Erklärung dafür in verschiedenen Zeitungsartikeln, die sich mit der „Kultur der Erinnerung" befassten. Ich las, dass britische Wissenschaftler schon in den dreißiger Jahren die Brennbarkeit verschiedener Materien untersucht hatten, um die Technologie von Bomben zu verbessern. Wie in Dresden und anderen deutschen Städten erzeugten Brand- und

Sprengbomben in Bremerhaven riesige Flächenbrände, bei denen durch starke Hitzeentwicklung heiße Luft über den Brandherd emporstieg. Der entstehende Sog zog Frischluft nach und die Zufuhr fachte das Feuer weiter an. Dieses Phänomen nennt man einen Feuersturm, der bis zu 9000 Grad heiß sein kann. Am Boden war die Hölle los. Die Menschen bekamen keine Luft mehr zum Atmen. Flüchtende Menschen, doch auch die in den Luftschutzkellern, verbrannten oder erstickten. Nachdem ich diese Berichte gelesen hatte, wunderte ich mich, dass meine Mutter und wir Kinder diese Nacht lebend überstanden hatten. Mein Vater war zur Zeit des Bombenangriffs nicht in der Stadt, sondern in einem Dorf bei einem Kunden.

Nachdem wir ausgebombt waren, hatten meine Eltern großes Glück. Sie bekamen in einem Stadtteil, der relativ unversehrt geblieben war, eine Wohnung zugewiesen. Doch schon bald zog auch ein älteres Ehepaar namens Noah in die Wohnung ein und es wurde sehr eng. Wir hatten nur noch zwei Zimmer und eine gemeinsame Küche. Frau Noah war sehr herrisch, wohl weil ihr Mann Generaldirektor einer großen Werft gewesen war. Das Zusammenleben gestaltete sich schwierig. Immer wenn meine Mutter Brei für uns Kinder kochte, kam Frau Noah in die Küche, nahm unsere Töpfe von der Gasflamme und setzte ihre eigenen darauf. Sie machte meiner Mutter das Leben schwer, denn sie äußerte auch spitze Bemerkungen über sie. Weil meine Mutter im Ersten Weltkrieg an einer Rachitis gelitten hatte, waren ihre Beine nicht ganz gerade gewachsen. Frau Noah begrüßte sie manchmal mit den Worten: „Da kommt eine Frau mit krummen Beinen.“ Doch meine Mutter hat immer geschwiegen, was sollte sie auch sagen. Da der ehemalige Generaldirektor gute Verbindungen zur Wohnungsbaugesellschaft hatte, bekam er nach einem Jahr eine eigene Wohnung und das Ehepaar zog aus. Einige Zeit später las meine Mutter in der Zeitung, dass eine Frau beim Einsteigen unter eine Straßenbahn geraten war und beide Beine verloren hatte. Diese Frau war Frau Noah.

Da meine Eltern beide katholisch waren, schickten sie meinen Bruder und mich in einen katholischen Kindergarten. Er wurde von einer Ordensschwester geleitet, die uns Kinder wie eine Mutter liebte. Wir waren beide gern dort, weil wir auch mit vielen anderen Kindern spielen konnten. Einmal in der Woche fand eine Messe für die Kinder statt und später, als wir zur katholischen Grundschule gingen, war für die Schulkinder eine Schulmesse wöchentlich vorgesehen. Eine fromme Nachbarin las mir, als ich noch ganz klein war, aus der Bibel vor. Ich liebte besonders die Gleichnisse vom Neuen Testament. Jesus war der Mittelpunkt meines kindlichen Glaubens. Ich erinnere noch, wie ich bittere Tränen vergoss, als ich hörte, dass er gekreuzigt wurde. Da ich so viel von der Bibel wusste, nahm ich schon mit sieben statt mit zwölf Jahren am Kommunionunterricht teil und wurde zur Frühkommunion zu gelassen.

Unfall und Leidensweg meines Vaters

Doch dann geschah etwas, was unser Familienleben schmerzhaft veränderte. Ich erinnere mich noch genau an den Tag, als mein Vater verunglückte. Meine Mutter erzählte ihm an diesem Morgen den Traum, den sie gehabt hatte. Sie hatte geträumt, dass meinem Vater etwas zu stoßen würde, und warnte ihn, vorsichtig zu sein. Meine Mutter kam aus Schlesien, wo Menschen oft Träume haben, die wahr werden. Sie hatte auch vom Tod ihrer Mutter geträumt und erhielt am nächsten Tag die Todesnachricht.

Als mein Vater an diesem Morgen mit dem Fahrrad zur Arbeit fuhr, wurde er von einem Taxifahrer angefahren. Dieser raste mit hoher Geschwindigkeit durch die Stadt, weil er einen Matrosen in letzter Minute zum Hafen bringen wollte, damit dieser sein auslaufendes Schiff nicht verpasste. Mein Vater wurde hochgeschleudert und fiel mit dem Kopf zuerst auf das harte Straßenpflaster. Er zog sich einen doppelten Schädelbasisbruch, Rippen- und Beinbrüche zu. Er lag mehrere Wochen im Koma und wir wussten nicht, ob er überleben würde. Jeden Tag betete unsere Familie inbrünstig und wir flehten unseren Herrgott an, dass mein Vater am Leben bleiben möge. Er überlebte und kam nach einem halben Jahr wieder nach Hause. Doch der Mann, der jetzt wieder bei uns war, war nicht mehr mein Vater. Er war psychisch verändert und in seinen Stimmungen sehr labil. Als ich dann Medizin studierte, konnte ich das seltsame Benehmen meines Vaters verstehen. Er muss bei seinem Unfall auch in das Frontalhirn geblutet haben, denn das Absterben von Gehirnzellen nach den Blutungen in diesem Teil des Gehirns verursacht ein verändertes moralisches und emotionales Verhalten. Früher hatte ich meinen Vater geliebt, und er hatte mich oft auf seinen Armen getragen, als ich klein war. Doch diesen Fremden konnte ich weder lieben noch verstehen. Er versuchte in dem Geschäft, das meine Eltern inzwischen eröffnet hatten, eine Zeit lang mitzuarbeiten, doch dann setzte langsam sein körperlich-geistiger Verfall ein. Unser Hausarzt diagnostizierte einen traumatischen Parkinson, der eine Folge seines Unfalls war. Mein Vater starb mit 56 Jahren an einem Schlaganfall.

Doch nun möchte ich zu den versprochenen Bergen kommen und nicht nur von Tälern erzählen. Denn andererseits habe ich eine glückliche Kindheit gehabt.

Tiere bei uns zu Hause

Als wir noch klein waren, fragte uns eine Nachbarin, was wir werden wollten. Mein kleiner Bruder Clemens wollte Papst werden. Er hatte einmal ein Foto von Papst Pius XII. auf dem Petersplatz gesehen. Dieser hatte die Tiara auf dem Kopf und sein reich verzierter Thron wurde von mehreren Männern getragen. Mein Brüderchen hielt den Papst wegen seiner gewaltigen Krone für einen Kaiser. Ich selbst wollte einen Bauern mit großem Hof und vielen Tieren heiraten. Dann würde ich immer von Tieren umgeben sein, denn ich liebte Tiere über alles. Zum Glück hatten meine Eltern Verständnis für meine Tierliebe. Mein sukzessiver Zoo begann mit einigen Stichlingen, die wir Kinder aus einem nahe gelegenen Teich fingen. Ich hielt sie in einem großen Wasserglas. Bald darauf gab mir meine Mutter Geld, damit ich ein kleines Aquarium mit einigen Goldfischen erwerben konnte. Das Fischfutter bezahlte ich von meinem Taschengeld. So wurde ich jüngste Stammkundin und Freundin eines älteren Herrn, der mit Haustieren handelte. Jeden Tag beobachtete ich meine Goldfische. Ich fand ihre schmollenden Lippen und großen Augen, die sich ständig bewegten, lustig. Goldfische sind immer noch meine Lieblingsfische und noch heute betrachte ich sie in einem Teich im Würzburger Stadtpark, wo sie in großen Schwärmen schwimmen. Etwas später durfte ich ein Meerschweinchen auf unserem Balkon halten. Damals besaßen alle Kinder in unserer Straße Meerschweinchen. Wir trafen uns regelmäßig und ließen unsere Tiere durcheinanderlaufen. Wir hatten ihnen auch Namen gegeben. Meins hieß Mekki. Es war braun, schwarz und weiß gescheckt und hatte einen beträchtlichen Leibesumfang. Immer wenn er traurig in einer Ecke unseres Balkons saß, hatte ich den Eindruck, dass er sich einsam fühlte. So kaufte ich ihm ein Albino Weibchen namens Micky dazu. Da wurde Mekki ganz munter und beide liefen flink auf unserem Balkon herum. Jede Woche mistete ich ihren Stall aus. Jetzt wusste ich, warum man sie „Schweinchen" nennt. Es duftete wie in einem echten Schweinestall! Leider wurde Micky nie schwanger. Vielleicht, weil sie ein Albino war. Ich hatte aber auch den Verdacht, dass mein dicker Mekki ein Eunuch war.

Dann durfte ich einen blauen Wellensittich kaufen, den ich Michael nannte. Er konnte bald seinen Namen sprechen und „Guten Tag" sagen. Er war jedoch zu faul, um noch weiter Deutsch zu lernen. Tagsüber flog er in unserem Wohnzimmer herum und wurde sehr zutraulich; er setzte sich immer auf unsere Schultern und gab „Küsschen". Damals hatten wir noch nie etwas von einer Papageienkrankheit gehört, sonst hätten wir uns nicht so hingebungsvoll küssen lassen. Ich liebte auch seine munteren Selbstgespräche im Hintergrund, wenn ich Schulaufgaben machte. Leider ließen wir einmal das Wohnzimmerfenster offen und Michael flog davon. Ich war todunglücklich. Vergeblich fragte ich in unserer Straße alle Leute, ob sie einen Wellensittich gesehen hätten. Nichts dergleichen. Nach einigen Tagen erzählte mir jemand, dass drei Straßen weiter einer Familie ein Wellensittich zugeflogen sei. Ich schöpfte Hoffnung, unseren Ausreißer wiederzufinden. Nach der Schule klingelte ich bei den Leuten und brachte mein Anliegen vor. In ihrem Wohnzimmer entdeckte ich Michael. Als man bezweifelte, dass der Vogel mir gehörte, rief ich: „Michael, Michael!" Daraufhin flog er schnurstracks auf meine Schulter und gab „Küsschen". Es gab wohl keinen besseren Beweis, dass ich seine Besitzerin war. So konnte ich ihn triumphierend mit nach Hause nehmen.

Einmal musste ich wegen einer schweren Gehirnerschütterung das Bett hüten. Weil ich an Kopfschmerzen litt, durfte ich nicht lesen und langweilte mich daher. Da erinnerte ich mich an die vielen kleinen Küken, die auf dem Wochenmarkt zum Verkauf angeboten wurden. Ich malte meinem Bruder in allen Farben den Spaß aus, den wir mit ihnen haben würden, wenn wir welche hätten. Es wären flauschige, goldene Küken, die wie Ping-Pong-Bälle auf und ab springen würden. Als ich ihm anbot, ihm auch noch ein Trinkgeld zu geben, erklärte er sich bereit, sechs Hühnerküken für mich zu kaufen. Er kam mit einem Karton voller Küken wieder. Er hatte dem Händler erzählt, dass wir einen Hühnerstall besäßen. Als ich den Deckel vom Karton hochhob, hüpften sechs süße Küken heraus. Sie piepsten und kackten das ganze Schlafzimmer voll, wir aber hatten unsere Freude an ihnen. Als meine Mutter spätnachmittags nach Hause kam, war sie leider mit unserem Zeitvertreib gar nicht einverstanden. Sie sammelte kurzerhand unsere munteren Küken ein und gab sie unserem Nachbarn, der einen Schrebergarten mit Hühnerstall besaß. Ein halbes Jahr später landeten sie nach und nach im Kochtopf oder in der Bratpfanne meiner Mutter.

Sultan, ein echter Bernhardiner und unser liebster Spielgefährte

Später war ein echter Bernhardiner namens „Sultan“ der Mittelpunkt unserer Familie. Meine Eltern schafften ihn als Wachhund für ihr kleines Textilwarengeschäft in einer Siedlung auf dem Land an. Wir bekamen ihn als kleinen Welpen von sechs Wochen. Er war ein rundes Wollknäuel, das die ganze Familie entzückte. So lange er klein war, durften wir ihn in unserer Stadtwohnung behalten. Sultan wurde in seiner tapsigen und drolligen Art unser liebster Spielkamerad. Mein Bruder und ich buhlten um seine Aufmerksamkeit und Liebe. Er lernte, gesittet an der Leine zu laufen. Als er größer war, ließen wir ihn frei herumschnüffeln, und er kam immer zu uns zurück. Sultan war für uns ein Familienmitglied geworden. Wir hatten ihm auch beigebracht, mit uns zu tanzen. Dazu nahmen wir seine Vorderpfoten in die Hände und er drehte sich mit uns im Kreis. Als er größer war – zum Schluss war er so groß wie ein Kalb –, legte er seine Pranken beim Tanzen auf unsere Schultern. Leider nahmen meine Eltern ihn mit, damit er ihr Geschäft bewachte. Wir Kinder vermissten ihn sehr. Doch wir verbrachten alle Ferien draußen auf dem Land und konnten jedes Mal ein stürmisches Wiedersehen mit Sultan feiern.

Unsere Mutter erzählte uns, dass Bernhardiner in der Schweiz schon viele Menschen, die von Lawinen verschüttet worden waren, gerettet hatten. Das machte mächtigen Eindruck auf uns. Leider gab es jedoch bei uns keine Lawinen, wo Sultan sich als Lebensretter beweisen konnte! In den folgenden großen Ferien tat er es doch. Wir Kinder badeten gern in einem großen See, der eigentlich eine Baggerkuhle war. Zuerst war das Wasser ganz seicht und alle Kinder plantschten munter in Ufernähe. Alle wussten, dass nach ungefähr zehn Metern die Kuhle sich vertiefte und man schwimmen musste. Auch Sultan liebte es, ins kühle Nass zu springen. Er war ein sehr guter Schwimmer und schwamm durch den ganzen See. Mein Brüderchen wollte sich an jenem Unglückstag das Schwimmen selbst beibringen. Ich traf etwas später mit Sultan am See ein. Da sah ich entsetzt, wie mein Bruder sich immer weiter vom Ufer entfernte. Dann war sein Kopf untergetaucht. Mein Bruder wäre sicher ertrunken, hätte Sultan ihn nicht an seiner Turnhose herausgezerrt. So hatte er bewiesen, dass er ein echter Bernhardiner war. Er hatte die Instinkte eines Lebensretters von seinen Vorfahren geerbt. Als Sultan acht Jahre alt war, mussten meine Eltern ihr Geschäft aufgeben. Sie verkauften ihn an einen Bauern. Auf dem Bauernhof musste er einen Leiterwagen mit Milchkannen ziehen. Ich habe bittere Tränen um Sultan geweint und konnte es nicht fassen, dass er nicht mehr bei uns war. Später erfuhren wir, dass er am selben Tag wie mein Vater gestorben war.

Mein kleiner Bruder Clemens

Mein Bruder Clemens war zweieinhalb Jahre jünger als ich und wir verbrachten unsere Kindheit zusammen. Nach dem Krieg arbeiteten unsere Eltern hart, damit wir das Nötigste zu essen und anzuziehen hatten. Ich erinnere mich noch an die „goldenen" Samstage. Die ganze Woche waren wir beide hungrig. Doch am Samstag bekamen meine Eltern ihr Geld ausgezahlt und meine Mutter ging einkaufen. Wenn sie nach Hause kam, stürzten mein Bruder und ich uns wie kleine Tiere auf ihre Einkaufstaschen. Die Wochenenden waren für uns immer Festtage, denn dann konnten wir uns satt essen. Einmal wurden wir zwei „Kleinen" (im Gegensatz zu unserer großen Schwester Danie) wegen Unterernährung zu Bauern aufs Land geschickt. Unsere Schwester war derweil auf einer Haushaltsschule in einem Kloster in Süddeutschland.

Mein Bruder und ich waren unzertrennlich. Am Sonntag putzte uns unsere Mutter fein heraus. Wir steckten beide in der gleichen Marineuniform, nur dass mein Bruder Hosen und ich einen Rock trug. Da wir beide blonde Locken hatten, sahen wir uns sehr ähnlich. Ich erinnere mich, als ich eines Tages von der Schule nach Hause kam und mein Brüderchen nicht wiedererkannte. Seine schönen Locken waren abgeschnitten und er hatte jetzt ganz glatte Haare. Ich fing zu weinen an, doch meine Mutter verteidigte seinen neuen Haarschnitt. In der Schule hatte man ihn wegen seiner Locken gehänselt und mit dem Mädchennamen Clementine gerufen. Dennoch habe ich seinen abgeschnittenen Locken noch lange nachgetrauert. Clemens hat sich hingegen nie wie ein kleines Mädchen benommen. Im Gegenteil, er war ein Lausbub, der voller Streiche steckte. Manchmal dachte ich, er wäre den Büchern von Wilhelm Busch entstiegen, denn er benahm sich wie Max und Moritz. Da ich älter war als er, verpflichtete mich meine Mutter, auf ihn aufzupassen. Sie wusste nicht, was sie damit von mir verlangte, denn er prügelte sich gern mit Jungen, die viel älter, größer oder stärker als er waren. Entweder rettete er sich dann zu mir oder ich sah schon von Weitem die Prügelei und musste immer eingreifen, um ihn zu schützen. Wie viele Prügel ich für ihn bekam und wie viele blaue Flecke ich verbergen musste, hat meine Mutter nie erfahren.

Im Winter befiel meinen Bruder ein seltsames Schnee- und Eisfieber. Er tat sich in zahlreichen Schneeballschlachten mit Volltreffern hervor. Leider bewarf er auch unseren Briefträger und Passanten. Der Briefträger klingelte dann wütend an unserer Wohnungstür, und wenn ich sie ahnungslos öffnete, ergoss sich eine Schimpfkanonade über mich. Ich hatte den Eindruck, dass er, wenn er je meinen Bruder erwischt hätte, ihm den Hals umgedreht hätte. Auch erinnere ich mich an die erste und letzte Ohrfeige, die ich je von meiner Mutter bekam. Sie wusste, dass ihr Söhnchen gern das Eis testete, ob es ihn tragen konnte. Wie oft kam er im Winter mit nassen Füssen und Beinen heim! An jenem Tag wollten wir uns den Spielen von Nachbarskindern anschließen. Ich sollte gut auf meinen Bruder achtgeben, denn vielleicht würde er wieder seinem Hobby „Eistesten“ frönen. Ich rutschte mit meinen Spielkameraden auf meinem Schlitten einen Hügel hinunter. Plötzlich sah ich meinen Bruder unten auf einem vereisten Bach. Er bewegte sich langsam vorwärts, da war das Eis schon eingebrochen und er versank in der Tiefe. Alle rasten auf meinen Warnruf hin zum Bach hinunter und mit gemeinsamen Kräften konnten wir ihn vom Bachufer aus herausziehen. Zum Glück war es nur ein schmaler Bach. Dann brachte ich meinen durchnässten, vor Kälte schlotternden Bruder nach Hause und erntete von meiner aufgeregten Mutter eine Backpfeife. Manchmal werden Lebensretter auch auf solche Weise belohnt! Ein anderes Mal hatte ich mich mit meinem Bruder gestritten und meine Mutter sperrte ihn in unsere Weihnachtsstube ein, wo unser mit vielen kleinen Schokoladenkringeln behangener Weihnachtsbaum stand. Wann immer er eingesperrt war, schlug er solange an die Tür, bis man ihm öffnete. Doch diesmal verhielt er sich ungewöhnlich still. Als meine Mutter nach einer Stunde die Tür aufschloss, sah sie die „Bescherung". Er hatte den Christbaum bis auf den letzten Schokoladenkringel geplündert. Es war das einzige Mal, wo er sich feixend für eine Strafe bedankte!

Als er zwölf Jahre alt war, brachte er ein altes Radio nach Hause. Er habe es auf Raten bei einem Pfandleiher gekauft, erklärte er stolz. Zehn DM hätte er angezahlt, den Rest würde er in monatlichen Raten abbezahlen. Wir rechneten aus, dass er, um sein Vorhaben auszuführen, ein Jahr lang kein Taschengeld haben würde. Jetzt wurde ihm erst klar, was er angestellt hatte. Meine Mutter beorderte ihn, das Radio sofort zurückzubringen. Ich musste ihn begleiten. Leider weigerte sich der Pfandverleiher, das Radio zurückzunehmen. Ja, er war ganz ungehalten und sagte, niemand könne ihn an der Nase herumführen. Seine Halsstarrigkeit brachte mich wiederum in Rage. Ich erklärte ihm, er dürfe gar nicht an Minderjährige verkaufen. Mein Bruder sei erst zwölf Jahre alt. Der Verkauf sei infolge dessen nicht legal (ich war froh, dass ich soviel Wissen aus meinen Büchern geschöpft hatte). Ein Freund unserer Familie sei Rechtsanwalt, der würde es ihm bestätigen. Plötzlich war der Mann ganz freundlich, nahm sein Radio zurück und händigte uns die zehn Mark wieder aus.

Reflexionen

Wenn ich an die Erlebnisse mit meinem kleinen Bruder Clemens zurückdenke, wird mir bewusst, dass ich schon als Kind gelernt habe, für andere Verantwortung zu übernehmen. So ist vielleicht schon während meiner Kindheit tief in meinem Unterbewusstsein der Wunsch entstanden, anderen Menschen zu helfen und Ärztin zu werden. Was die Tiere anbetrifft, so habe ich durch mein stundenlanges und intensives Beobachten eine Intuition erworben, die später meinen Kranken zugutekam. Ich habe immer meine Sinne angewandt, um eine Krankheit zu diagnostizieren, ehe ich mich diverser medizinischer Apparate bediente. Heutzutage wäre ein junger Arzt, der weitgehend von moderner Technologie abhängig ist, in einem einfachen afrikanischen Buschhospital verloren.

Noch eine Geschichte von Clemens

Ehe ich das Kapitel über meinen Bruder abschließe, möchte ich noch eine lustige Geschichte von meinem inzwischen großen Bruder erzählen. Er ging mit 14 Jahren von zu Hause fort und besuchte die Hotelfachschule, zuerst auf dem großen Passagierschiff „Berlin", später auf dem noch größeren Passagierdampfer „Bremen". Beide Hapag-Lloyd-Schiffe fuhren die Route Bremerhaven – New York. Doch sie machten auch Kreuzfahrten in die Karibik. Auf Kuba gingen die Seeleute regelmäßig an Land, um eine Kneipe zu besuchen. Mein Bruder wollte sich diese Gelegenheit, Land und Leute kennenzulernen, nicht entgehen lassen. Zuerst hatte der Obersteward seinen Landgang verboten. Doch als ein älterer Steward sich anbot, meinen Bruder unter seine Fittiche zu nehmen, ließ er ihn gehen. Wie gewohnt steuerten die Seeleute auf ihre Lieblingskneipe zu, die neben Alkohol auch freie Liebe anbot. Zunächst sprach man dem Alkohol kräftig zu und ging dann eine Treppe nach oben, oder einige der Mädchen gesellten sich zu den Gästen. Zum Glück hatte der „Schutzengel" meines Bruders nur Bier und keinen Rum getrunken. Doch es genügte ein Augenblick der Unaufmerksamkeit und mein Bruder war verschwunden. Er sah ihn an der

Hand einer Frau, die langsam mit ihm die bekannte Treppe hinaufstieg. Der Steward eilte sofort hinterher und erwischte ihn gerade noch an den Beinen. Doch die Frau ließ nicht los und zerrte meinen Bruder nach oben. Es war ein richtiges Tauziehen zwischen einem Seemann und einem leichten Mädchen namens Maida, erzählte mir mein Bruder. Er hatte den Eindruck, ihm würden Arme und Beine ausgerenkt. Derweil verfolgten alle Kneipengäste mit Zurufen den ungewöhnlichen, doch anscheinend willkommenen Zweikampf. Hätte er noch länger gedauert, hätten sie sicherlich Wetten abgeschlossen. Zum Schluss musste Maida wegen Erschöpfung loslassen und verschwand allein in ihren Gemächern. An jenem Tag ließ der Steward meinen Bruder nicht mehr aus den Augen, und später bot er sich nie mehr an, auf ihn aufzupassen.

Eine Liebeshymne an meine Heimatstadt Bremerhaven

In der Oberschule schrieben wir einmal einen Aufsatz mit dem Thema: „Wer und was hat mein Leben geprägt". Wir zählten alle Personen und Dinge auf, die uns einfielen: unsere Eltern, Großeltern, Geschwister, Freunde und Pfarrer, dann Bücher, Reisen oder Klima. Doch niemand von uns kam auf die Idee, unsere Stadt Bremerhaven zu nennen. Die Klassenlehrerin machte uns darauf aufmerksam und als ich darüber nachdachte, musste ich ihr zustimmen. Meine Heimatstadt, eine Hafenstadt am Ufer der Weser (die nach einigen Kilometern in die Nordsee mündet), war ein wesentlicher Bestandteil meines Lebens. Sogar heute habe ich eine gewisse Nostalgie, wenn ich an die Stadt meiner Kindheit denke. Doch jetzt, wo ich diese Zeilen schreibe, gibt es sie so nicht mehr. Aus wirtschaftlichen Gründen hat sich die Stadt so verändert, dass sie keine Ähnlichkeit mehr mit der Stadt hat, in der ich aufgewachsen bin. Damals pulsierte das Leben in ihr. Uns Kindern gefiel der Werbeslogan einer bestimmten Zigarettenmarke. In unserer Stadt konnte man den „Duft der großen, weiten Welt" atmen. Bremerhaven hatte den größten Fischereihafen des europäischen Festlands. Überall in den Straßen gab es Geschäfte mit frischen Fischen, die gerade aus den Fischdampfern ausgeladen worden waren. Wie oft stand ich vor den Schaufenstern der Fischgeschäfte, wo ich die großen Hummer mit ihren hervorstehenden Augen und scharfen Zangen bewundern konnte. Auch von den platten Schollen, den geräucherten Bücklingen, den Schellfischen mit ihren Glupschaugen, den blauen Makrelen und den kleinen niedlichen Sardinen war ich fasziniert. Wie oft ging ich an einem der vielen Fischrestaurants vorbei. Wenn ich den Geruch von gebratenem Fisch einsog, lief mir das Wasser im Mund zusammen. Doch die größte Delikatesse war Heilbutt. Ein Freund meiner Schwester war Matrose auf einem Fischdampfer. Wenn sein Schiff in den Hafen einlief, gab er meiner Schwester, die schon an der Pier wartete, ein großes Paket mit Heilbutt. Es war ein Festessen für die ganze Familie. Wenn meine Mutter den Fisch in Buttersauce und mit Dampfkartoffeln servierte, sagte sie zu uns: „Heute müsst ihr andächtig essen, denn es ist ein heiliger Fisch.“ Ich schaute später in einem Kochbuch nach und las dort, dass Heilbutt im 18. Jahrhundert als „Heiliger Butt“ bezeichnet wurde.

Manchmal ging ich morgens in die großen Hallen im Fischereihafen, um die Auktionen zu erleben. Die Auktionatoren waren oft große, dicke Männer, die gewichtig auf Holzkisten hinter einem Tisch standen. Obwohl sie Deutsch redeten, konnte ich sie nie verstehen, weil sie die Angebote und ihre steigenden Preise mit einer sich überschlagenden Sprachgeschwindigkeit ausriefen. Ich wartete immer auf ihr „zum Ersten, zum Zweiten ...“ und bei „zum Dritten“ sauste ihr Holzhammer wie eine knallende Peitsche auf den Tisch. Wenn ich einige Stunden später nach Hause kam, beschwerte sich die ganze Familie, dass ich nach Fisch stank; ja, all meine Lieben sagten, dass ich stinke! Ich musste in die Badewanne und ein neues Kleid anziehen.

Als mein Bruder mit 14 Jahren flügge geworden war und uns verlassen hatte, ging ich meinerseits auf die Oberschule. Ich wurde ein neugieriger und rastloser Teenager. Nach dem Unterricht streifte ich fast jeden Tag in der Stadt umher. Meine Schulaufgaben machte ich entweder spät abends oder am nächsten Morgen. Zu der Zeit habe ich mich wohl in meine Heimatstadt verliebt.

In den großen Werften am Weserdeich wurden Passagierdampfer für die ganze Welt gebaut. Auch mussten viele Schiffe repariert werden, sie kamen dafür in ein Trockendock. Da konnte ich ihre ganze Größe bewundern. Die Arbeiter turnten auf den Schiffsleibern herum wie Liliputaner auf Gulliver. Da wurde gehämmert, geschraubt, gestampft oder gestanzt. Manchmal war der Lärm so groß, dass man ihn in der Innenstadt hören konnte. Am liebsten ging ich in den Hafen. Da lagen riesige, graue amerikanische Truppentransporter vor Anker. Sie brachten tausende Soldaten, die sich später in ganz Deutschland und Europa verteilten. Viele Soldaten waren aber auch in Bremerhaven stationiert. Regelmäßig lagen amerikanische Frachtschiffe vor Anker, die Autos, Möbel, Proviant und andere Dinge für das Militär transportierten. Ich erinnerte mich, wie kurz nach Kriegsende die ersten amerikanischen GIs (= Government Issue, so wurden die amerikanischen Soldaten genannt) an Land gingen. Als sie sahen, dass eine große Kinderschar auf sie wartete, verteilten sie an uns Schokolade, Kekse und Orangen. Das war für uns Knirpse jedes Mal Weihnachten.

Das Hafenbecken war sehr groß und an der Pier lagen Handelsschiffe aus der ganzen Welt. Ich ging meistens zu der Pier, wo die Schiffe aus Afrika angelegt hatten. Da sah ich, wie aus riesigen Dampfern eine Prozession von Hafenarbeitern kam, die schwere Bananenstauden auf ihren Schultern trugen. Mein Lieblingsschlager war damals das von Harry Belafonte gesungene Lied: „Hello Mister Tallyman, tally me banana“ (Hallo Herr Kontrolleur, zählen Sie meine Bananen). Ich hörte auch das permanente Knarren und Quietschen der Kräne, die große Kisten aus dem Bauch vieler Schiffen luden. Im Containerhafen lagen Schiffe aus Japan. Sie brachten

Tausende japanische Autos, die einzeln hintereinander vom Containerschiff heruntergefahren wurden. Anschließend verlud man sie auf Güterzüge, die in alle europäischen Länder fuhren.

Oft sah ich Matrosen in ihren schmucken Uniformen in großen Gruppen in der Stadt oder auf dem Deich spazieren gehen. Da waren Amerikaner, Russen, Engländer, Chinesen, Inder, Afrikaner und Matrosen aus mir unbekannten Ländern. Sie gaben unserer Stadt internationales Flair. Beim Vorbeigehen hörte ich immer eine andere Sprache und jetzt verstand ich, warum in der Bibel ein babylonisches Sprachengewirr beschrieben wurde. Es gab bei uns wie in jeder Hafenstadt einen „roten Bereich", eine Art St. Pauli wie in Hamburg. Tagsüber ging ich dort durch, um zum Hafen zu gelangen. Da reihte sich eine Bar an die andere. Doch wenn die Dunkelheit einbrach, mieden wir diesen Stadtteil, um Begegnungen mit betrunkenen oder liebestollen Seeleuten zu vermeiden. Andererseits war die Bevölkerung froh, dass es dieses rote Milieu gab. Denn indirekt schützten uns die leichten Mädchen vor Matrosen, die nach langen Wochen oder Monaten auf See ausgehungert nach Sex waren. Auch kamen wenige Gewaltverbrechen vor.

Wenn ich während des Unterrichts das dumpfe Dröhnen vernahm, das aus dem Schornstein eines großen Dampfers ausgestoßen wurde, wusste ich, dass das Passagierschiff „Bremen" in den Hafen eingelaufen war. Mein Bruder war aus New York zurück! Nach der Schule lief ich nicht nach Hause, sondern gleich zum Bahnhof am Meer. Dieser war ein besonderer Bahnhof, der einzige seiner Art in Deutschland. Am übernächsten Tag würde es dort wie in einem Bienenstock summen. Dann würde ein Zug nach dem anderen einfahren und Hunderte Auswanderer aus ganz Europa bringen. Sie würden die Pier füllen und in langen Schlangen auf den Gangways auf die „Bremen" gehen. In einer Woche würde das Schiff New York, das Ziel ihrer Hoffnungen und Tor zur neuen Welt, erreichen. Doch am Ankunftstag des Dampfers warteten nur die Angehörigen der Besatzungsmitglieder. Ich selbst saß immer auf demselben Poller, damit mein Bruder mich gleich erkennen konnte. Die Besatzung, angefangen mit dem Kapitän und seinen Offizieren, verließ langsam das Schiff, während die meisten Seeleute die „Bremen“ schon für die nächste Ausfahrt vorbereiten mussten, ehe sie an Land gehen konnten.

Am Spätnachmittag schloss ich dann meinen „kleinen“ Bruder, der mir nach jeder Reise größer erschien, in die Arme. Nach dem Abendessen musste Clemens seine Erlebnisse erzählen und wir gingen erst nach Mitternacht ins Bett. Oft schmökerte ich schon in der Nacht in den vielen englischen Taschenbüchern, die er mir aus New York mitgebracht hatte. Die folgenden Tage waren jedes Mal ein „Lesefest“ für mich, während Clemens seine vielen Freunde besuchte. Mittags kochte meine Mutter für ihn sein Lieblingsessen. Als er noch ein kleiner Junge war, hatte er sich immer Reisbrei gewünscht. Doch jetzt aß er ein Steak oder Kotelett nach dem andern. Zur Ausfahrt der „Bremen“ stand ich wieder an der Pier, dieses Mal inmitten einer riesigen Menschenmenge. Es spielten sich herzzerreißende Abschiedsszenen ab. Bei vielen flossen die Tränen in Strömen. Vielleicht war es ein Abschied für immer. Vielleicht würden die alten Eltern ihren Sohn oder ihre Tochter nie wiedersehen. Dann hörte man schon die Bordkapelle „Muss i denn, muss i denn zum Städtelein hinaus“ spielen. Wenn das Schiff die Pier verließ und von einem Lotsenboot langsam hinaus ins offene Meer gezogen wurde, gab es winkende Menschen, die sich über die Reling beugten. Doch es gab noch viel mehr winkende Menschen auf dem Kai. Auch ich winkte meinem Bruder zu, bis mir der Arm weh tat und die „Bremen“ langsam am Horizont verschwand. Dann kam immer der Augenblick, wo ich Fernweh bekam. Ich fragte mich, ob ich selbst einmal mit einem Schiff über das große Meer zu anderen Kontinenten fahren würde.

Eintritt in die Gemeinschaft der Missionshelferinnen

Meine Mutter musste immer lange arbeiten und kam erst spät abends nach Hause. Unsere „große" Schwester Danie hatten wir als Kinder kaum kennengelernt, weil sie viel älter war als wir. Nach dem Examen in der Haushaltsschule hatte sie schon mit 19 Jahren ihren Freund geheiratet, der drei Jahre auf sie gewartet hatte.

Einige Monate nach dem Tod meines Vaters machte ich Abitur. Ich wusste immer noch nicht, welchen Beruf ich ergreifen würde. Alle Klassenkameradinnen wollten studieren. Das wollte ich auch, aber später. In der Zeit meiner Unentschlossenheit und Unsicherheit machte ich eine spirituelle Erfahrung. Ich erinnere mich, wie ich in unserer Pfarrkirche kniete und Gott wie schon so oft zuvor fragte, welchen Weg ich gehen sollte. Plötzlich wurde ich von einer großen Woge von Freude, ja Glückseligkeit überschwemmt, die den ganzen Tag anhielt. Als ich am nächsten Tag aufwachte, war meine erste Frage: „Ist diese Freude noch immer da, in meinem Herzen?" Ja, sie war da und auch an den folgenden Tagen. Sie verebbte erst ganz langsam nach einem halben Jahr. Ich habe erst Jahre danach meiner Freundin Irmgard in einem Brief davon berichtet, den ich ihr während meiner Facharztausbildung in Rheydt schrieb. Doch davon später. Nach diesem Erlebnis entschloss ich mich, ein Jahr für die Kirche zu arbeiten, und zwar unbezahlt. Man hatte mir angeboten, in dem Krankenhaus auszuhelfen, in dem ich geboren wurde. Es wurde immer noch von Franziskanerinnen geführt. Schon vom ersten Tag an gefiel mir der Dienst an den Kranken. Die Zeit, die ich dort verbrachte, gehört zur schönsten meines Lebens. Ich war fast auf allen Abteilungen eingesetzt und selbst in den Operationssaal hat man mich geschickt. Dort durfte ich bei den Operationen zuschauen, danach die Instrumente reinigen und wieder sterilisieren. Auf den Stationen brachte ich die Mahlzeiten in die Zimmer, half beim Fiebermessen, leerte Bettpfannen und Urinflaschen aus. Auch hatte ich viel Zeit, mich mit den Kranken zu unterhalten. Damals gab es noch Säle mit acht Betten. Da bildeten sich oft Gemeinschaften und die Kranken halfen einander. Manchmal war ich überrascht, wenn sie mich ihren „Sonnenschein“ nannten. Vielleicht lag es daran, dass ich sie alle gern hatte. Ich saß oft an einem Bett und hörte zu, wenn jemand sein Leid klagte. Ich traf schon bald meine Entscheidung, Medizin zu studieren. Als ich dann später das Foto einer leprakranken Inderin sah, hatte ich die innere Eingebung zu meiner Berufung. Ich sollte Missionsärztin werden. Ein halbes Jahr später machte mich Schwester Berna – eine Ordensschwester, mit der ich mich angefreundet hatte – auf die Gemeinschaft der Missionshelferinnen in Würzburg aufmerksam. Der halbjährige Vorbereitungskurs der Gemeinschaft würde schon bald beginnen. So verließ ich Bremerhaven, das Tor zur weiten Welt, um einige Jahre später durch ein anderes Tor zur weiten Welt – die Gemeinschaft der Missionshelferinnen – nach Afrika zu reisen. Das erste Mal sogar mit einem Schiff, so wie ich es mir erträumt hatte.

„Die Gemeinschaft der Missionshelferinnen ist ein Säkularinstitut im Dienst der Missionsaufgabe der Kirche. Das Lebenszeugnis, das ihre Mitglieder ablegen, verlangt ungeteilte Hingabe und eine enge Nachfolge Christi. Darum ist ihre Lebensform die der Evangelischen Räte, nämlich Armut, Gehorsam und Ehelosigkeit zu geloben. Dies bedeutet ein totales Angebot an Gott und Antwort auf seinen Ruf. Wir folgen dem Ruf Jesu: Gehet hin in alle Welt und heilet die Kranken. Wir sehen es als unsere Lebensaufgabe an, das Evangelium durch unsere medizinische Tätigkeit in Missionsländern zu verkünden.“

So stand es in den Satzungen der Gemeinschaft, und ich war bereit, Christus auf diesem Weg nachzufolgen. Wir Kursteilnehmerinnen waren im Studentenheim vom Missionsärztlichen Institut untergebracht. Den Vorbereitungskurs durchlief ich mit Bravour. Elf junge Mädchen nahmen an ihm teil, doch nur sechs „überlebten“. Es kam mir oft vor wie ein „Boot Camp“(Trainingslager der amerikanischen Rekruten), ein Test auf Herz und Nieren. Es war die beste Vorbereitung für die Mission.

Würzburg liegt in einem Tal und die gestaute Hitze des Sommers ähnelt dem tropischen Klima des Regenwaldes. Neben Bibelstudium und theologischen Vorträgen stand ganz die körperliche Arbeit im Vordergrund. Ich selbst war acht Wochen „Schweinemeister“. Als solcher war ich verantwortlich für das Wohl von drei Schweinen. Ich kochte ihnen täglich zwei Mahlzeiten in einem großen Kessel voller Küchenabfälle. Auch mistete ich regelmäßig ihren Stall aus. Manchmal rissen sie in den benachbarten Stadtpark aus und wurden dann von einer Horde junger Mädchen in ihren Stall zurückgetrieben. Mein nächster Job war in der Küche, wo ich ein absoluter Neuling war. Ich sollte mit Hilfe eines Backbuches einen Sandkuchen für 30 Leute backen. In dem Buch stand, dass die Konsistenz des Teigs so beschaffen sein sollte, dass er langsam vom Kochlöffel heruntergleitt. Doch mein Teig war sehr zähflüssig und hatte keine Ambitionen, vom Löffel zu gleiten. Jedes Mal, wenn ich unsere Köchin um Rat fragte, antwortete sie: „Mehr Milch!“ Ich wunderte mich zwar darüber, dass die Mengenangaben im Buch anders waren, schüttete aber auf ihre Empfehlung hin so viel Milch in den Teig, bis er mir den Gefallen tat, wie vorgeschrieben vom Kochlöffel zu gleiten. Dann schob ich mein Kunstwerk in den Ofen und räumte den Tisch mit den Backutensilien auf. Leider hatte ich vergessen, die Eier dem Teig hinzuzufügen. Sie waren noch unzerbrochen und schienen mich auszulachen. Als ich später den Kuchen aus dem Backofen nahm, war er ganz zusammengebrochen und ich selbst nahe daran, es ihm gleich zu tun. Doch es war für mich ein Glück, dass es immer ausgehungerte Studentinnen gab. Vier von ihnen kamen aus Freiburg in die Semesterferien. Als sie meinen missratenen Kuchen sahen, stürzten sie sich triumphierend darauf.

Sie ließen vom unerwarteten Festschmaus keinen Krümel übrig. Am folgenden Sonntag aßen 30 Personen statt Kuchen Schwarzbrot.

Den größten Coup in der Küche landete – wenn auch unfreiwillig – eine Studentin, die den Auftrag bekam, Grießbrei zu kochen. Sie vertat sich in der Mengenangabe und sorgte dafür, dass 30 Personen eine Woche lang einseitige Kost zu essen bekamen. Sie bereitete den Brei in einer Riesenpfanne zu, in der im Allgemeinen nur Schmalz ausgelassen oder Speck angebraten wurde. Doch sie hatte sich in Abwesenheit der Köchin diese Pfanne für ihre Kochkunst auserwählt. Wir Kursteilnehmerinnen kamen gerade aus dem Garten in die Küche, als wir bemerkten, wie der Grießbrei überlief. Wir beeilten uns, um ihn mit Schüsseln und Töpfen aufzufangen. In den folgenden Tagen aßen wir arme Ritter aus Grieß, Bratkartoffeln aus Grieß, Klöße aus Grieß, Pfannkuchen aus Grieß, Grießpudding und Grießbrei mit Zimt und Zucker. Wenn jemand fragte: „Was gibt es heute zum Mittagessen?", bekam er zur Antwort: „Irgendwas mit Grieß!" Die Kreativität unserer Köchin kannte keine Grenzen und sie schaffte es wirklich, den Grießberg abzutragen. Dennoch: Ich habe seitdem nie mehr Grießbrei gegessen.

Medizinstudium

Ich studierte elf Semester Medizin, davon neun in Würzburg und die ersten zwei klinischen Semester in Heidelberg. Da mein Vater gestorben war, stand mir als Halbwaise ein Stipendium zu. Aber meine Mutter ließ es sich nicht nehmen, meine ersten Semester zu bezahlen. Doch ab den klinischen Semestern wurde das Studium durch die Anschaffung vieler Lehrbücher immer teurer. So bestand ich darauf, das Stipendium in Anspruch zu nehmen. Es bedeutete aber auch, dass ich außer den vorgeschriebenen Prüfungen zahlreiche Fleißprüfungen bestehen musste. Meine Mutter hatte dies aus mir unbekannten Quellen erfahren und wollte mir die zusätzlichen Prüfungen ersparen. Ich wiederum habe ihr nie gesagt, dass ich nach dem zweiten klinischen Semester beinahe mein Studium abgebrochen hätte. Schon der Sezierkurs vorher war mir schwergefallen. Ein ganzes Wintersemester präparierten wir Leichen. So wurde ich zum ersten Mal mit dem Tod konfrontiert. Im Hospital, wo ich gearbeitet hatte, waren die Kranken immer nachts gestorben. Auch der Anblick meines toten Vaters war mir damals erspart geblieben, weil sein Sarg aus einem entfernten Krankenhaus erst zwei Tage nach seinem Tod in der Friedhofskapelle eingetroffen war. Doch nun sah ich einen ganzen Saal voller Toten, an denen wir Studierende drei Monate „arbeiten" sollten. Der einzige Trost war, dass sie alle nicht an einer entstellenden Krankheit gestorben waren. Nach einigen Wochen verglichen wir „unsere" Leiche mit den anderen, um festzustellen, wer die schönste präpariert hatte. Wenn ich mit meinen Kommilitonen konzentriert Muskeln, Sehnen, Nerven oder Knochen freilegte, war es überraschend festzustellen, dass es mich keine Überwindung mehr kostete, Leichen zu sezieren. Nur an den penetranten Formalingeruch konnte ich mich nicht gewöhnen. Andererseits konnten wir uns glücklich preisen, dass unser Semester diesen Kurs machen konnte. Im folgenden Wintersemester gab es nicht genug „normale" Leichen und die Studenten mussten sich mit Kranken begnügen, die zumeist an Krebs gestorben waren.

Als wir in den ersten klinischen Semestern viele Patienten sahen, die durch furchtbare Krankheiten entstellt waren, packte mich manchmal das Entsetzen. Die meisten von ihnen litten an Krebs, der überall in ihre Körper eingedrungen war. Eine junge Frau war von einem Hautkrebs befallen, der das halbe Gesicht weggefressen und die Knochen freigelegt hatte. Ihr Haar war durch die Bestrahlung ausgefallen und ihr Kopf glich einem grinsenden Totenschädel. Einem jungen Mann hatte man das rechte Bein amputiert. Sonst wäre der Knochenkrebs in seinen übrigen Körper eingedrungen. Einige hatten, durch chronisches Rheuma verursacht, deformierte Hände und Füße. Viele Kranke waren totenblass und stark abgemagert. Nach den Vorlesungen, in denen uns im Hörsaal solche Patienten vorgestellt wurden, hatte ich Einschlafstörungen und nachts

Albträume. Ich wusste nicht, wie ich diese Traumen verarbeiten konnte. Meine Rettung kam durch eine kleine Annonce, die ich zufällig in einem Studentenblatt las. Von einem Reisebusunternehmen wurde eine fünftägige Reise nach Paris angeboten. Es war ein Sonderangebot für Studenten und ungewöhnlich billig. Die Reise fiel in unsere Osterferien. So meldete ich mich spontan an. Wir fuhren die ganze Nacht durch. Am nächsten Morgen zeigte man uns in einem billigen Hotel unseren Schlafsaal, in dem wir zu viert schliefen. Wir kannten einander nicht. Doch am ersten Abend, als wir alle todmüde von der Stadtbesichtigung zurückkamen, prosteten wir uns mit Rotwein aus Zahnbechern zu.

Nach der Ankunft hatte ich mich sofort auf den Weg zum weltberühmten Louvre gemacht. Damals war der Eintritt noch frei. Vier Tage lang war ich von morgens bis abends dort und konnte mich an der menschlichen Schönheit nicht satt sehen, die eigentlich Gott durch die Künstler geschaffen hatte. Da war ein ganzer Saal mit griechischen Statuen und Torsos aus Marmor, die schönsten, die ich je gesehen hatte. Ganze Galerien waren übervölkert mit klassischen Altertümern der Griechen und Römer. Da war die Venus von Milo oder der Torso von Milet. Auch von den berühmten Malern wie Michelangelo, Rubens, Rembrandt, Raphael oder Leonardo da Vinci war ich begeistert. Das geheimnisvolle Lächeln der Mona Lisa zog mich wie Tausende Besucher vor mir in den Bann. Die Bildhauer und Maler der ganzen Menschheitsgeschichte waren meine Schamanen. Sie haben mich damals geheilt. Als ich nach der Rückkehr mein Medizinstudium fortsetzte, hatte ich keine Albträume und auch keine Furcht mehr davor, deformierte oder verkrümmte Körper anzusehen. Jetzt war ich plötzlich vom Wunsch erfüllt, all diesen Kranken, die dahinsiechten, beizustehen, sie heilen zu können oder nur für sie da zu sein. Diese Katharsis empfand ich als große Gnade.

Als wir uns am letzten Abend trafen, um unsere Sachen zusammenzupacken, hatten wir nur noch ein paar Francs, um ein Ticket für die Metro zu kaufen. Wir fuhren stundenlang mit der Metro durch Paris, hatten uns viel zu erzählen und lachten über unsere kleinen Abenteuer. Mitten in der Nacht stiegen wir dann in unseren Bus ein und kehrten nach Deutschland zurück. Im Bus waren alle begeistert von den Sehenswürdigkeiten in Paris. Ich stellte fest, dass ich weder den Eiffelturm bestiegen noch im Jardin du Luxembourg spazieren gegangen war noch im Quartier Latin einen Kaffee getrunken hatte. Andererseits hatte ich vielleicht durch das intensive Betrachten der Kunstwerke im Louvre am meisten erlebt, denn ich hatte eine innere Wandlung durchgemacht.

Wenn ich an meine Studienzeit zurückdenke, war sie auch eine sehr schöne, erlebnisreiche Zeit. Wir Studentinnen der Gemeinschaft hatten alle denselben Wunsch, nach unserer Ausbildung in die Missionshospitäler nach Afrika, Indien oder Pakistan zu gehen, von denen die meisten von unseren Schwestern gegründet worden sind. Junge Menschen, die noch keine Verantwortung für eine Familie tragen müssen oder noch nicht im Beruf stehen, sind oft unbeschwert und ausgelassen. Wir hatten von einer älteren Generation ein menschliches Skelett geerbt, an dem wir Anatomie lernten. Man konnte es auch auseinandernehmen. So kam es vor, dass man an meine Tür klopfte. Nachdem ich „herein“ gerufen hatte, erschien die Hand unseres Skeletts und winkte mir freundlich zu. Eines Abends hatte ich bis Mitternacht im Aufenthaltsraum gelernt. Als ich in Gedanken versunken in mein Zimmer zurückging, grüßte mich in der Dunkelheit im Flur ein Totenschädel mit leuchtend grünen Augenhöhlen. Ich erschrak mich sehr und erfüllte damit die Erwartungen meiner Kommilitoninnen. Sie hatten in den Schädel eine flackernde Kerze gestellt und ihn mit grünem Seidenpapier ausstaffiert. Doch auch andere wurden Opfer von Spaßvögeln. Sie kamen von der Uni heim und ihre Zimmer stanken fürchterlich. Jemand hatte ein Stück „Stinkkäse“ auf die Gardinenstange gelegt. Es bedurfte intensiver Suche, bis er gefunden wurde. Eine Mitstudentin besaß schauspielerisches Talent und spielte in Laientheatern mit. Sie steckte uns mit ihrer Theaterleidenschaft an. So führten wir den „Kleinen Prinzen" von Saint-Exupéry nach dem von ihr geschriebenen Drehbuch auf und später „Jedermann" von Hugo v. Hofmannsthal. An den Wochenenden halfen wir Studentinnen der Gemeinschaft in der Küche. An den Tagen vor Weihnachten gab es für alle viel zu tun. Das Wohnzimmer wurde auf Hochglanz gewienert und wir stellten eine schöne, große Tanne auf. Es war eine besondere Ehre, sie als Weihnachtsbaum zu dekorieren. Nur die Studentinnen der höheren Semester waren dazu ausersehen. Sie waren Experten in der Kunst, die Kerzen auf den Zweigen so anzubringen, dass nicht der ganze Tannenbaum beim Anzünden der Lichter in Flammen aufging. Ich war wie immer in der Adventszeit im Küchenteam und dazu bestimmt, Unmengen Rosenkohl zu putzen. Am Abend war ich sehr müde, nachdem ich stundenlang Rosenkohl verarbeitet hatte. In der Mitternachtsmesse muss ich etwas gedöst haben. Als wir das Lied: „Es ist ein Ros' entsprungen" sangen, schmetterte ich aus lauter Kehle: „Es ist ein Rosenkohl entsprungen." Während meine Banknachbarin loskicherte, erntete ich den konsternierten Blick unserer Leiterin. Dennoch war ich nicht die Einzige, die in der hochheiligen Messe einschlief. Unsere Schwestern waren oft müde, weil sie einen langen Dienst hatten und sehr früh aufgestanden waren. Sie nahmen auch nach dem Nachtdienst an der Frühmesse teil. Schwester Cordula, die in der Nacht vorher Pfortendienst gemacht und unzählige Telefonanrufe angenommen hatte, war in der Frühmesse tief eingeschlafen. Als sie das Glöckchen vernahm, das die Wandlung ankündigte, schreckte sie auf und rief laut: „Hier Missionsärztliche Klinik, Schwester Cordula. Was kann ich für Sie tun?"

Eines Tages verspätete ich mich zur Vorlesung. Die Hörsäle waren immer hoffnungslos überfüllt. Daher mussten die Nachzügler draußen bleiben, um nicht zu stören, und konnten der Vorlesung nur akustisch folgen. Als ein Student fragte, ob der Professor Chemie oder Physik lehrte, antwortete sein Nebenmann: „Physik natürlich. Hörst du nicht, wie es da drin knallt? Denn bei Physik knallt es und Chemie stinkt!"

Medizinalassistentenzeit und Doktorarbeit

In meiner Medizinalassistentenzeit absolvierte ich die Innere an der Missionsärztlichen Klinik und die Chirurgie in einer Privatklinik in Hannover. Damals gab es eine Arztschwemme und wir fanden es schwierig, eine Stelle zu finden. Oft kamen in den großen Klinken auf eine frei gewordene Medizinalassistentenstelle 60 Bewerbungen. Auf der Inneren war ich mit der netten, aber schüchternen Kollegin Dr. Annette zusammen, die zuerst auf der Chirurgie war. Eines Tages fragte ein Patient, der hingefallen war, Dr. Annette, die noch unerfahren in der Beurteilung von Röntgenbildern war: „Frau Doktor, ist mein Bein gebrochen oder nicht?“ Frau Doktor sah sich das Röntgenbild an seinem Bett noch einmal genau an und antwortete: „Bis jetzt noch nicht. Doch warten Sie, bis der Oberarzt kommt.“ Ihr „Bis jetzt noch nicht“ ging als geflügeltes Wort von nun an durch die Klinik. Auf der Inneren mussten wir bei den Leberkranken mit einer großen Nadel eine Leberpunktion durchführen. Immer wenn meine Kollegin an der Reihe war, verschwand sie in der Stationsküche und half beim Abtrocknen. Doch leider kannte der Oberarzt ihren Aufenthaltsort und rief durch die geöffnete Tür: „Fräulein Doktor, Sie sind heute dran!“ Sie legte dann seufzend das Geschirrtuch hin und vertauschte es mit der Punktionsnadel.

In der Privatklinik in Hannover habe ich gelernt, dass Millionäre auch krank werden und sterben müssen. Da können ihnen die besten Ärzte nicht helfen. Auch Millionäre greifen, wenn bei ihnen die Schulmedizin versagt hat, nach alternativen Methoden wie Homöopathie oder anderen Heilmethoden, die Heilung versprechen. Der gesellschaftliche Unterschied zwischen arm und reich, berühmt und unbekannt wird durch eine unheilbare Krankheit ausgewischt.

Auf der chirurgischen Abteilung war ich die einzige Medizinalassistentin. Damals bekam ich ein doppeltes Gehalt, musste jedoch dafür neun Monate lang an jedem Wochenende Dienst machen. Ein einziges Wochenende bekam ich frei, an dem ich meine Mutter besuchen konnte. Gewiss ging ich nicht wegen des Geldes dorthin, sondern weil es die einzig positive Antwort auf meine 51 Stellengesuche war. Diese „for ever service" (für immer Dienst)-Erfahrung, wie ich es selbst nannte, sollte mir später in Ghana zugute kommen.

Mein damaliger Chef Dr. Klippe war der Sohn eines berühmten Orthopäden. Er hatte die Geschicklichkeit seines Vaters geerbt und konnte mit beiden Händen gleichzeitig operieren, als wenn er zwei rechte Hände hätte. Er knotete zum Beispiel mit dem rechten Nadelhalter und schnitt mit der linken Hand den Faden ab. Ich war immer von seiner Operationsmethode fasziniert, wenn ich ihm assistierte. Er war der einzige Chirurg, den ich jemals so operieren gesehen habe. Dennoch hatte er keine Starallüren und fühlte sich nicht als Halbgott in Weiß, wie wir es als Studenten bei vielen Professoren erlebt hatten. Er war leutselig und hatte ein gutes Verhältnis zu seinem Personal.

Doktorarbeit

Ich hatte die Absicht, meine Doktorarbeit während meines Studiums zu schreiben, und erhielt von einem Professor der Neurologie ein Thema über das Vorhandensein von Gehirntumorzellen in der Spinalflüssigkeit. Leider bekam ich keine genügende Anzahl von Kranken zusammen, die an einem Gehirntumor litten. So beendete ich meine mühsame Arbeit nach einem halben Jahr. In meiner Medizinalassistentenzeit wurde mir vom Hygieneinstitut der Universität Würzburg eine experimentelle Doktorarbeit angeboten. Ich zögerte zuerst, weil sie mit dem Töten von Tieren zu tun hatte. Da es aber schwierig war, einen Doktorvater zu finden, und ich endlich mit der akademischen Arbeit fertig werden wollte, nahm ich das Angebot an. Das Thema betraf die Boosterreaktion bei der Impfung gegen Keuchhusten. (Unter „Boostern“ versteht man die rasche und multiple Bildung von Antikörpern gegen ein Antigen, in diesem Fall das Keuchhusten-Bakterium). Mein Doktorvater hatte diese wissenschaftliche Arbeit einem anderen Studenten und mir zugeteilt. Er wollte unsere Ergebnisse später in einer medizinischen Fachzeitung veröffentlichen. So stand er uns mit Rat und Tat zur Seite. Um sein Experiment durchzuführen, brauchten wir 1000 weiße Mäuse. Nachdem wir sie geimpft hatten, sollten wir in regelmäßigen Zeitabständen den Spiegel der neu gebildeten Antikörper in ihnen bestimmen. Wir mussten dazu den Mäusen den Hals durchschneiden, das Blut aus den Halsschlagadern in Reagenzgläsern auffangen und anschließend die Milz heraus präparieren. Obwohl mein Kollege mich mehrmals dazu überreden wollte, die Labormäuse zu töten, weigerte ich mich immer. Er gab dann nach, weil ich geschickt die jeweilige Milz entfernen konnte. Als ich zum ersten Mal den Todeskampf der Tiere sah, drehte sich mir der Magen um. Sie zappelten in dem festen Griff meines Kollegen, bekamen Krämpfe und ließen Kot und Urin unter sich. Später gewöhnte ich mich an diesen Anblick. Ich fühlte und dachte nicht mehr, wenn diese kleinen Tiere ihr Leben aushauchten.

Einige Jahre später las ich einen Bericht über zwei Ärztinnen, die in einem Konzentrationslager Hunderte behinderter Kinder zu Tode gespritzt hatten und nun vor Gericht standen. Es war zu der Zeit, als die Nazis die Todeswaffe Gas noch nicht einsetzten. Die angeklagten Ärztinnen wurden vom Richter gefragt, ob sie beim Töten der Kinder Gefühle gehabt hätten. Sie antworteten, dass sie zunächst das sich Aufbäumen, das sich Verkrampfen und Röcheln der Kinder kaum ertragen konnten. Doch nach einigen Wochen hätten sie sich an diese Reaktion gewöhnt. Es war ihnen zur Routine geworden. Beim Lesen dieses Artikels musste ich an meine Doktorarbeit denken. Gewiss war es ein großer Unterschied zwischen meinen Labortieren und den behinderten Kindern. Dennoch war es für mich ein Beweis, dass es in der menschlichen Natur liegt, abzustumpfen, wenn etwas zur Routine wird. Nicht umsonst beklagen Psychologen unterlassene Hilfeleistung, wenn auf der Straße ein Mensch in Not gerät. Die Menschen haben schon hundert Mal einen Verkehrsunfall im Fernsehen passiv erlebt. Warum sollten sie aktiv eingreifen, wenn er wirklich passiert? Der Anblick des Unfalls und ihr passives Verhalten waren zur Routine geworden.

Noch ein anderes Phänomen habe ich erlebt, während ich an meiner Doktorarbeit arbeitete. Manchmal hatte der Lieferant nicht genügend Käfige zum Verschicken unserer Mäuse. So setzte er statt der vorgeschriebenen 20 Mäuse 30 oder sogar 40 in einen Käfig. Wenn diese überbevölkerten Käfige bei uns ankamen, waren wir Zeugen eines Kannibalismus oder Massenmordes. Einige große und kräftige Exemplare hatten entweder ihre Artgenossen aufgefressen oder sie totgebissen. Die Käfige ähnelten einem Schlachtfeld. Nachdem wir solche „blutigen“ Käfige zwei Mal erhalten hatten, protestierte unser Doktorvater vehement. Danach erhielten wir ganz normale Käfige mit friedlichen Mäusen. Es blieb uns überlassen, über das Problem der Überbevölkerung unseres Planeten nachzudenken.

Beginn der Facharztausbildung

Nach der zweijährigen Medizinalassistentenzeit begann ich mit meiner Facharztausbildung in Gynäkologie und Geburtshilfe im Kreiskrankenhaus Walsrode in Norddeutschland. Wenn ich Nachtdienst hatte, war ich für alle Abteilungen zuständig. Am meisten war in der Chirurgie los. Es kamen viele Unfälle von der naheliegenden Autobahn. Auch musste ich Blutproben von betrunkenen Autofahrern abnehmen. Diese waren oft „stockbesoffen" (wie die Polizei es nannte) und randalierten laut. Mit der Zeit lernte ich eine raue Sprache sprechen, die auch Betrunkene verstanden. Die meisten hielten dann ganz zahm ihren Arm zur Blutentnahme hin. In der zweiten Woche meines Nachtdienstes bekam ich von einer Schwester einen seltsamen Anruf. Sie sagte: „Frau Doktor, kommen Sie schnell in die Notaufnahme. In einem Lokal hat sich bei einer Messerstecherei eine Frau Stichverletzungen an beiden Armen zugezogen. Doch die Frau ist ein Mann!" Wir hatten zwar an der Uni vom Sexualforscher Kinsey gehört, doch ich hatte seinen Bestseller „Kinsey Report" nie gelesen. Ich wusste nicht, was ein Transvestit ist, und so bekam ich in dieser Nacht bei der Wundversorgung realen Nachhilfeunterricht!

Da ich auch Kenntnisse und Erfahrung in Anästhesie erworben hatte, wurde ich von unserem Chef manchmal an die Chirurgen ausgeliehen, um bei ihnen eine Narkose zu machen. Diese meldeten sich auch bei mir, wenn ich frei hatte. Ich hatte ein Zimmer im Krankenhaus und war deswegen leicht erreichbar. Jedes Mal, wenn auf dem nahegelegenen Truppenübungsplatz ein internationales Manöver der NATO stattfand, gab es viele Unfälle. Sie beruhten auf Verständigungsschwierigkeiten der einzelnen Nationen. Eines Nachts überfuhr ein englischer Panzer drei Bundeswehrsoldaten, weil sie in einem vermeintlichen Sperrgebiet schliefen. Sie waren auf der Stelle tot und wurden in unsere Leichenkammer gebracht. Einmal explodierte einem Soldaten in der Hand eine Granate und riss ihm den Arm aus. Wir wussten nicht, wie viele Soldaten während der Manöver „gefallen“ waren, doch es war eine ganze Reihe. Wir erfuhren, dass die Amerikaner es „friendly fire“ nennen, wenn ein Soldat versehentlich von den eigenen Leuten getötet wird. Da wurde mir zum ersten Mal ganz real bewusst, wie unmenschlich und unsinnig Kriege sind. Umso mehr regte ich über den Ausspruch von Mao Zedong auf. Er sagte einmal: „Kriege kosten nicht viel, nur Menschen, und die kann man ersetzen.“ Er war wohl ein großer Menschenverächter.

Meine Mutter hatte mich noch nicht besucht, und sie wollte einmal das Krankenhaus sehen, in dem ich arbeitete. So lud ich sie für den Zweiten Weihnachtstag ein, denn am Ersten hatte ich Dienst. Am Morgen holte ich sie vom Bahnhof ab. Ich hatte einen festlichen Frühstückstisch vorbereitet, mit Kerzen, Blumen, sogar Eier hatte ich gekocht. Meine Mutter freute sich über all die Festlichkeiten und sagte, ich würde sie verwöhnen. Wir hatten uns gerade hingesetzt, als ein Anruf von der Chirurgie kam. Der Anästhesist war krank geworden und eine dringende Gallenblasenoperation stand an. Ich entschuldigte mich bei meiner Mutter und sagte, ich sei bald wieder da. Doch es geschah wie an allen Weihnachtstagen: Unsere Notaufnahme „boomte“, wie wir es nannten. Sie war überfüllt mit Leuten, die sich vor Bauchschmerzen krümmten, oder mit Jugendlichen im Alkoholkoma. Erst abends um acht Uhr kehrte ich in mein Zimmer zurück und fand es leer vor. Meine Mutter war nach Hause gefahren, weil sie am nächsten Tag arbeiten musste. So aß ich einsam und enttäuscht das Frühstück als Abendbrot.

Ferien in Amerika

Eines Tages luden mich Freunde, die vor 15 Jahren ausgewandert waren, nach Amerika ein. Ich verbrachte die schönsten Ferien meines Lebens in Kalifornien. Im Nationalpark Yosemite hatte ich mein erstes Urerlebnis. Manche nennen dieses Geschehen auch ein kosmisches Bewusstsein, das nur einige Sekunden dauert, aber an das man sich das ganze Leben lang erinnert. Wir wanderten zu den riesigen Sequoia-Bäumen, die als die größten und ältesten Bäume der Welt gelten. Einige von ihnen sind 4000 Jahre alt. Als ich vor einem solchen Baum stand und in seine Krone blickte, geschah es: Ich war wie der Welt entrückt und blickte ins Paradies. So muss Gottes Schöpfung ursprünglich ausgesehen haben. Auch war die Luft ganz rein und würzig von der Baumrinde und den riesengroßen Tannenzapfen. Ich habe später nie wieder so eine reine Luft eingeatmet. Ich kann dieses Geschehen nicht in Worte fassen. Ich weiß nur, dass mir ein kurzer Augenblick gewährt wurde, ein Stück Himmel zu sehen. Wenn ich die Worte des Apostels Paulus lese: „Was kein Auge gesehen und kein Ohr gehört hat …“, muss ich an dieses Erlebnis denken. Ich genoss die warme Gastfreundschaft meiner Familie und die Großherzigkeit der Amerikaner. Auch die vielen Touristenattraktionen gefielen mir. Doch dann fiel mir noch etwas auf. Ich sah viele junge Männer, die nur ein Bein oder einen Arm hatten. Zunächst dachte ich, dass sie ihre Glieder durch Unfälle verloren hätten. Doch von meinen Freunden erfuhr ich, dass diese jungen Männer aus dem Vietnamkrieg zurückgekommen waren, und plötzlich brach es aus meiner Freundin hervor: „Es gibt noch viel schlimmere Verletzungen, nämlich die psychischen.“ Ihr einziger Sohn war drogensüchtig – wie tausend andere – aus Vietnam heimgekehrt. Man hatte den jungen Soldaten, damit sie den grauenhaften Krieg ertragen konnten, Rauschgift wie Schlaftabletten verabreicht. Die meisten von ihnen kamen, wie auch ihr Sohn, selbst nach einer Entziehungskur nicht mehr von den Drogen los. Er hatte nach der Kur Albträume von den furchtbaren Erlebnissen. Um sie loszuwerden, griff er immer wieder zum Rauschgift. Er lebte jetzt mit einer Freundin, die auch süchtig war, in einer anderen Stadt.

Aufenthalt in England

1963 reiste ich nach England, um an einem dreiwöchigen Sprachkurs teilzunehmen. Ich war bei einer kleinen Familie in einem Vorort von London untergebracht. Nach den ersten Stunden schwänzte ich den Unterricht. Stattdessen fuhr ich jeden Tag mit dem Zug nach London, um diese Weltstadt von allen Seiten kennenzulernen. Englisch lernte ich in der Familie. Die junge Hausfrau wartete abends schon darauf, von meinen Erlebnissen – und derer waren viele – zu hören. Sie amüsierte sich köstlich über mein unbeholfenes Schulenglisch und korrigierte mich mit Queen's Englisch, doch manchmal auch aus Spaß mit Cockney Slang. Unser Vorort, der zum Teil einem englischen Dorf ähnelte, war etwa eineinhalb Stunden von London entfernt. Ich fand London so faszinierend, dass ich meist sehr spät heimfuhr.

In der zweiten Woche lernte ich einige Afrikaner kennen, mit denen ich mich in einem Restaurant lange unterhielt. Ich vergaß die Zeit und musste den allerletzten Zug nehmen. Der Vorort, in dem ich wohnte, hatte einen ähnlichen Doppelnamen wie ein anderer Vorort. In dieser Nacht stieg ich am falschen Bahnhof aus. Ich war ganz allein mit einem Mann, der die Laternen auslöschte. Er brummte etwas auf meine Fragen und war sogleich verschwunden. Da stand ich mutterseelenallein irgendwo in England. Ich machte mich sofort auf den Weg in die kleine Stadt, um Hilfe zu finden. Doch die Engländer schienen alle früh zu Bett zu gehen. In keinem Haus brannte mehr Licht. Ich fühlte eine leichte Panik in mir aufsteigen. Plötzlich fiel ein Lichtschein aus einem kleinen Haus auf die Straße. Ich stellte mich unter das Fenster und rief mit aller Kraft: „I need help, I need help!" Wie durch ein Wunder öffnete sich das Fenster und ein Frauenkopf erschien. Den Tränen nahe erklärte ich meine Notsituation. Die Dame rief zurück: „Just a moment, I am coming!" Nach etwa zehn Minuten erschien ein älteres Ehepaar in der Haustür. Ich erklärte nochmals die Namensverwechslung und nannte ihnen die Anschrift meiner Wirtsleute.

Dann geschah etwas, was ich nie vergessen werde. Sie entschuldigten sich, dass sie kein Auto hätten, doch sie würden mich nach Hause begleiten. So liefen wir mitten in der Nacht los und kamen eine Stunde später bei meiner Familie an. Auch dort brannte zu meinem Erstaunen noch Licht und ich wurde mit großer Erleichterung empfangen. Mir war bewusst, dass meine Retter wieder eine Stunde heimlaufen mussten. Ich konnte ihnen nicht genug danken. Aber sie versicherten mir, dass ihre Hilfe für sie eine Selbstverständlichkeit war.

Ich war sehr gerührt. Ich hatte mich immer für Geschichte interessiert und besonders für den Zweiten Weltkrieg. Daher wusste ich, dass Hitler England angegriffen hatte. Viele Engländer hatten großes Leid durch die Deutschen erfahren. Sicher hatten diese beiden alten Leutchen erlebt, wie London und Umgebung bombardiert wurden. Trotzdem hatten sie mir geholfen. Für mich sind sie später immer ein Beispiel und Symbol für Vergebung gewesen.

Der Unfall meiner Mutter

Meine Mutter arbeitete bei der Familie Riedel, die eine große Bäckerei hatte. Sie passte auf deren zweijährigen Sohn Oliver auf und versorgte gleichzeitig den Haushalt. Sie war von den Riedels wie ein Familienmitglied aufgenommen worden und der kleine Oliver liebte meine Mutter wie eine leibliche Großmutter, die immer bei ihm war. Ich war froh, dass sie diese Familie kennengelernt hatte. Denn als ich nach Würzburg ging, war unsere Wohnung leer geworden. Obwohl meine Mutter beim amerikanischen Club in der Küche arbeitete, fühlte sie sich einsam, wenn sie nach Hause kam. So suchte sie nach einer anderen Arbeit und fand sie bei den Riedels. Sie schrieb mir jetzt frohe Briefe. An meinen freien Wochenenden fuhr ich immer nach Hause. Auch ich fand Familienanschluss bei den Riedels, die freundliche Leute waren. Eines Nachmittags rief mich Frau Riedel an, um mir mitzuteilen, dass meine Mutter in einem Geschäft auf einer Bananenschale ausgerutscht war. Weil sie nicht mehr aufstehen konnte, wurde sie ins Krankenhaus gebracht. Ich nahm mir am nächsten Tag frei und fuhr nach Bremerhaven. Meine Mutter hatte sich einen Beckenbruch zugezogen und der behandelnde Kollege sagte, sie würde entlassen, sobald sie wieder laufen könnte. Meine Mutter beruhigte mich, dass ich mir keine Sorgen zu machen bräuchte. Sie habe eine Nachbarin, die ihr bei Bedarf helfen würde. Außerdem würde sich Familie Riedel um sie kümmern. Meine Mutter war damals 60 Jahre alt. Was wir zu diesem Zeitpunkt nicht wussten war, dass sie eine fortschreitende Osteoporose hatte. Wegen einer Allergie gegen zahlreiche Substanzen war sie jahrelang mit hohen Dosen Cortison behandelt worden. Diese hatten einen ausgeprägten Knochenschwund zur Folge. Ihr Beckenbruch war der Anfang ihres Kreuzweges. In den kommenden Jahren hatte sie eine Fraktur nach der anderen. Zum Glück brach sie sich niemals die Beine und war immer mobil. Erst als ich aus Rhodesien zurückkehrte, brach sie sich auch die Lendenwirbelsäule, und während eines Heimaturlaubs von Ghana zog sie sich eine Oberschenkelhalsfraktur zu. Doch davon später.

Als ich die Hälfte meiner Facharztausbildung in Gynäkologie und Geburtshilfe hinter mich gebracht hatte, schickte mich meine Gemeinschaft 1972 nach Rhodesien, um Dr. Rothschuh im Missionshospital Fatima zu helfen. Das Hospital wurde auch von meinen Mitschwestern Maria – genannt Mary –, Amanda, Annelore, Monika und Anita betreut.

Rhodesien

(Simbabwe)

Meine erste Ausreise nach Afrika unternahm ich 1972 von Venedig aus mit einem kleinen italienischen Passagierschiff. Da der Suezkanal zu dieser Zeit geschlossen war, mussten wir Afrika umrunden. Ich teilte meine Kabine mit einer Engländerin und ihrer 18-jährigen Tochter. Sie würden in Durban, Südafrika, von Bord gehen. Meine Nachbarin war die Frau eines Geologen, der in Südafrika Gesteinsproben auf Gold untersuchen wollte. Ihre Aufgabe war es, immer einige Wochen vor ihrem Mann in das entsprechende Land zu fahren und eine Unterkunft für die Familie zu suchen. Auch diesmal war sie in dieser Mission unterwegs. Sie erzählte mir eine Geistergeschichte, der ich ungläubig zuhörte. Doch ihre Tochter bestätigte, dass ihre Mutter die Wahrheit sage. Als ich später in Rhodesien von weiteren übersinnlichen Wahrnehmungen hörte, erinnerte ich mich an diese Erzählung. Sie erzählte, dass sie schon einmal, vor zwölf Jahren, in Südafrika gewesen war. Damals hatte sie sofort ein schönes Haus gefunden, das bezugsfertig gewesen war. Einige Wochen vorher war eine Familie wie alle vorherigen Mieter ausgezogen, weil es in dem Haus spukte. Da sie als gute Katholikin nicht abergläubisch war, hielt sie nicht viel von dem Gerede. Sie zog mit ihrer damals sechsjährigen Tochter sofort ein. Als sie spät abends zu Bett gingen, war sie vom Putzen und Einräumen so müde, dass sie sofort in tiefen Schlaf fiel. Mitten in der Nacht wurde sie von ihrer verängstigten Tochter wachgerüttelt. „Mutti, Mutti“, rief diese, „da ist jemand im Haus.“ Auch sie hörte jetzt schwere Schritte und wurde von einem eiskalten Hauch berührt. Bis sie den Lichtschalter fand, hatten sich die Schritte entfernt. Ihre kleine Tochter meinte, dass sie die Haustür nicht verriegelt habe. Doch das große Schloss an der Tür war unberührt und alle Fenster waren geschlossen. Auch als sie alle Zimmer durchsuchten, fanden sie keinen Eindringling. Am folgenden Abend betete sie mit ihrer Tochter einen Rosenkranz, ehe sie schlafen gingen. Doch mitten in der Nacht erlebten sie dasselbe Phänomen von Schritten mit schweren Stiefeln und den eisigen Luftzug. Diesmal fand die Erzählerin sofort den Lichtschalter, doch da war niemand im Schlafzimmer. In den folgenden Nächten wurden sie wieder durch die Schritte wach, doch sie fürchteten sich nicht mehr. Vom Einrichten des Hauses und vom vielen Einkaufen erschöpft fiel sie immer in tiefen Schlaf und wachte durch die Schritte nicht mehr auf. Auch ihre Tochter hatte sich an sie gewöhnt. Als ihr Mann drei Wochen später eintraf, erzählte sie ihm absichtlich nichts von den nächtlichen Schritten. Da er ein nüchterner Wissenschaftler war, hätte er sie beide ausgelacht und das Ganze als Hirngespinste abgetan. Doch mitten in der Nacht wurde sie von ihm wachgerüttelt. Auch sie hörte und fühlte jetzt wieder das seltsame Phänomen. Sie beruhigte ihn und berichtete ihm von ihren Erfahrungen. Es war ein ganz friedlicher Geist, warum sollte man vor ihm Angst haben? Auch ihr Mann gewöhnte sich dann an die harmlose Geisterstunde. Nach Abschluss seiner geologischen Untersuchungen kehrte die Familie nach England zurück. Einige Jahre später erhielten sie vom Besitzer des „Geisterhauses" einen Brief, in dem er mitteilte, sein Haus müsste wegen einer Straßenverbreiterung abgerissen werden. Man hatte bei den Bauarbeiten einen tiefen Schacht entdeckt, in dem ein Bergmann ums Leben gekommen war. Sein Skelett hatte man auf einem Friedhof begraben.

Meine erste Erfahrung mit Apartheid

Auf meiner Schiffsreise machte ich auch die Bekanntschaft einer jungen Krankenschwester aus der Schweiz. Sie hatte früher in Südafrika gearbeitet und dabei das „Land der tausend Hügel" bei Durban kennengelernt. Nun wollte sie es bei unserem Landbesuch in Durban wiedersehen. Sie lud mich ein, sie zu begleiten. Nachdem unser Schiff am Morgen in Durban angekommen war, konnten wir

„Landurlaub“ bis zum Abend nehmen. Wir sollten aber pünktlich zurück sein. An diesem Tag sollte ich meine erste Erfahrung mit der südafrikanischen Politik der Apartheid machen. Wir fuhren einige Stunden mit einem Bus, der die Aufschrift „for Whites“ hatte, in eine wunderschöne Landschaft. Nachdem wir ausgestiegen waren, wanderten wir eine Stunde und bewunderten die grünen Hügel, die mit vielen afrikanischen Rundhütten geschmückt waren. Als wir später an der Bushaltestelle lange Zeit vergeblich auf einen Bus mit dem Schild „for Whites“ gewartet hatten, winkten wir den Fahrer eines Busses „for Blacks“ heran. Wir erzählten ihm von unserem langen Warten. Er sagte, an diesem Tag würde kein weiterer Bus für Weiße vorbeikommen. Als wir ihn baten, uns mitzunehmen, war er unter einer Bedingung bereit, unsere Bitte zu erfüllen: Wir müssten uns verstecken, damit uns von draußen niemand sehen könnte. Denn wenn ein Polizist uns bemerken würde, würden nicht nur wir, sondern auch er bestraft. So fuhren wir auf dem Bauch liegend nach Durban zurück! Wir verdankten es dem freundlich-mitleidigen afrikanischen Busfahrer, dass wir unser Schiff rechtzeitig erreichten.

Durch Mosambik nach Rhodesien

In Beira, einer großen Hafenstadt in Mosambik, legte unser Schiff drei Wochen nach unserer Abfahrt von Venedig an. Dort wurde ich von dem Mariannhiller Missionar Pater Ted abgeholt. Unser Auto fuhr auf staubigen Straßen durch eine trostlose Landschaft. Es war Trockenzeit und die Erde war braun und ausgedörrt. Unser Wagen wirbelte Staubwolken auf. Wenn sie sich lichteten, sahen wir Schulkinder in ausgefransten Uniformen am Straßenrand entlanggehen. „Sie sind auf dem Weg zur Schule“, sagte Pater Ted. „Die meisten von ihnen haben noch nicht gegessen und sie müssen vielleicht eine Stunde zur Schule laufen. Wenn sie dort ankommen, sind sie müde und hungrig. So können sie sich nicht konzentrieren.“ Als Pater Ted mir noch mehr von Mosambik erzählte, bekam ich zum ersten Mal einen Eindruck von einem sehr armen afrikanischen Land. Pater Ted machte dafür die Portugiesen verantwortlich, die ihre Kolonie immer noch ausbeuteten. Es war sehr heiß, und so war ich froh, als wir am späten Nachmittag in dem Haus eines mit dem Pater befreundeten englischen Missionsarztes anhielten, um dort zu übernachten. Beim Abendbrot unterhielten wir uns angeregt. Der Kollege erzählte von seiner Arbeit und sagte plötzlich: „Ich bin dabei, meine Sachen zu packen und nach England zurückzukehren. In Mosambik sind die politischen Spannungen hoch und die FRELIMO, die mosambikanische Befreiungsfront, gewinnt immer mehr an Boden. Die Freischärler haben schon mehrere portugiesische Farmer umgebracht und sich auch hier in der Nähe herumgetrieben. Ich habe einigen einheimischen Pflegern einfache Operationen beigebracht. Sie haben lange mit mir gearbeitet und werden, so Gott will, das Hospital weiterführen." Er wandte sich nun an Pater Ted: „Die FRELIMO ist jetzt auch in Rhodesien aktiv, vielleicht werden Sie mit ihr zu tun bekommen."

Ankunft in Rhodesien, jetzt Simbabwe genannt

In Rhodesien arbeitete ich in verschiedenen Missionshopitälern: ein Jahr in Fatima, dann als Urlaubsvertretung in St. Lukes, St. Pauls und in St. Anns in Brunapeg. Auch war ich in dem Regierungskrankenhaus Gwelo sowie in der gynäkologischen und geburtshilflichen Klinik der Universität Harare in Salisbury (jetzt in Harare umbenannt) angestellt. Ich verbrachte dort meine Lehr- und Wanderjahre, die mich nicht nur in meinem Beruf, sondern auch für mein ganzes Leben geprägt haben. In Rhodesien war ich nur relativ kurze Zeit gewesen, dazu auf ständiger Wanderschaft. Deswegen lernte ich das Brauchtum und die Kultur der afrikanischen Rhodesier nur oberflächlich kennen und überlasse deren Beschreibung kompetenteren Leuten. Vielmehr möchte ich von Menschen, Ereignissen oder Krankheiten erzählen, die mich beeindruckten oder nachdenklich machten. Leider durfte ich nur drei Jahre meine Facharztausbildung unterbrechen und musste dann nach Deutschland zurückkehren. Später wollte ich wieder in Rhodesien arbeiten und die Leitung eines Missionshospitals übernehmen. Ich habe an dieses Land mein

Herz verloren. Für mich bleibt es immer ein Stück ursprüngliches Afrika, so, wie ich mir diesen Kontinent früher vorgestellt hatte. Dort habe ich wunderbare Sternenhimmel betrachten können, die nicht von gleißenden Neonlichtern erhellt wurden. Ich habe die Sonne blutrot am Horizont untergehen sehen, den aromatischen Geruch unberührter Buschlandschaften eingeatmet, mich unter uralten Baobabbäumen ausgeruht und riesige Elefantenherden und andere Tiere in freier Wildbahn beobachtet. Auch bin ich mehrere Male vom Sprühregen der gigantischen Victoria-Wasserfälle nass geworden. Diese natürliche Dusche war von einem wunderbaren Regenbogen begleitet. Seine Größe und Farbintensität erstaunte mich immer wieder. Solch einen Regenbogen habe ich woanders nie gesehen. Der Regenbogen der Fälle war für mich der Heiligenschein des Universums. Die Baobab- oder auch Affenbrotbäume genannt erinnerten mich an die Mammutbäume, die Sequoia in Amerika. Sie wurden zwar nur 25 Meter hoch, doch auch sie konnten bis zu 1000 Jahre alt werden. Ein alter Afrikaner erzählte mir, dass einmal ein Dämon auf den Baobab wütend war, ihn aus dem Boden gerissen und umgekehrt in die Erde gestoßen hat. Deswegen sehen seine Äste wie Wurzeln aus. Doch vor allem liebte ich die Menschen, die mir dort begegneten. Ich bewunderte ihre Vitalität und ihre Lebensfreude, die sich in ihrer Musik und ihren Tänzen ausdrückte. Auch war ich von ihrer Leidensfähigkeit tief beeindruckt. Ich war gerührt über die Dankbarkeit der Kranken, die wir behandelten, und erstaunt über die Freundlichkeit, mit der mir die Afrikaner begegneten. Auch denke ich oft an manche Missionare, die mich durch ihr aufopferungsvolles Leben beeindruckt haben. In Rhodesien habe ich meine Liebe zur afrikanischen Kunst entdeckt. Im Töpfern, in der Bildhauerei, Holzschnitzerei und Malerei gab es hervorragende Künstler, die zu den besten von ganz Afrika zählten.

Neue beeindruckende Erfahrungen im Krankenhaus

Doch in Rhodesien sah ich auch zum ersten Mal kleine Kinder sterben. Früher hielt ich am Krankenbett immer meine Tränen zurück, denn unsere Psychologieprofessoren hatten uns davor gewarnt, uns emotional für unsere Patienten zu verausgaben. Wenn wir jedes Mal am Krankenbett mit sterben würden, könnten wir anderen Patienten nicht mehr helfen, hatten sie uns eingeschärft. Als ich in dem kleinen Missionshospital Fatima zu arbeiten anfing, gab es wegen Sanktionen gegen Rhodesien, das noch eine weiße Regierung hatte, keine Impfungen gegen Kinderkrankheiten wie Masern oder Keuchhusten. Regelmäßig traten diese Krankheiten epidemisch auf und die Kinder starben wie die Fliegen. Ich werde nie ein kleines Mädchen vergessen, dessen Todeskampf ich gleich zu Anfang meiner Arbeit miterlebte. Sie rang nach Luft wegen einer schweren Lungenentzündung, die durch Masern bedingt war. Ich erinnere mich nicht mehr, wo ihre Mutter war. Die kleine Patientin war allein und ich wachte die ganze Nacht an ihrem Bett. Alle vier Stunden injizierte ich ein Antibiotikum. Doch ihre Atemnot wurde immer größer und steigerte sich zu einem lauten Röcheln. In den frühen Morgenstunden schnappte sie verzweifelt mehrmals nach Luft, dann war sie tot. Vielleicht weil ich übermüdet war, vielleicht weil meine Rettungsversuche vergeblich gewesen waren, ich fing plötzlich zu weinen an. Zuerst war ich ein wenig erschrocken darüber, doch dann ließ ich meinen Tränen freien Lauf. Warum musste meine kleine Patientin so leiden? Wäre sie geimpft gewesen, hätte sie nie Masern bekommen. Warum gab es Sanktionen gegen Medikamente und Impfstoffe? Welch sinnlose Vergeudung von Leben.

Ein halbes Jahr nach meiner Ankunft in Rhodesien wurden die Sanktionen gegen Impfstoffe aufgehoben und wir sahen nach mehreren Impfkampagnen fast keine Kinderkrankheiten mehr. Keine Erblindung der Masernkinder mehr, die durch eine Keratomalazie (Eintrübung der Hornhaut) entstanden war. Wir hörten auch den schrecklichen Krupp (Entzündung von Kehlkopf und Bronchien) vom Keuchhusten nicht mehr, an dem einige Kinder erstickt waren.

Noch ein anderes Mal weinte ich über den Tod eines kleinen Mädchens. Im großen Regierungskrankenhaus in Gwelo gab es viele

Operationen, die zur selben Zeit durchgeführt werden mussten. Doch es gab nicht genügend Anästhesisten, und wir Assistenzärzte mussten die Narkose übernehmen. Ich wurde zu einem fünfjährigen Mädchen, das von mehreren Wachhunden angefallen und zerrissen worden war, in den OP gerufen. Temba, so hieß die Kleine, sollte für ihre Mutter Brot im Laden um die Ecke kaufen. Sie war die Straße entlang an einem großen Herrschaftshaus vorbeigegangen. Die Hunde hatten ein Loch im Zaun gefunden und sich auf Temba gestürzt. Viele Weiße hielten sich Wachhunde, weil sie Angst vor Überfällen hatten. Ich selbst hatte mich schon oft erschrocken, wenn ich in der Stadt spazieren ging. Plötzlich jagte eine Meute bellender Hunde auf den Hof oder sie liefen hinter einer Mauer keuchend hinter mir her. Manchmal hatte ich sogar befürchtet, dass sie über die Mauer springen und mich angreifen würden. Solch ein Schicksal hatte das Mädchen ereilt. Wir gaben sofort Bluttransfusionen. Die kleine Patientin wachte auf, doch ihr Zustand blieb ernst. Die Hunde hatten ihre Beine und das Abdomen zerfleischt. Aber ihr Gesicht war unberührt geblieben. Sie hatte lange Augenwimpern, fast mandelförmige Augen, eine schmale Nase und sah eher asiatisch als afrikanisch aus. Vielleicht gehörten Inder zu ihren Vorfahren. Dr. Main, ein erfahrener englischer Chirurg, hatte die Operation übernommen. Wenn jemand das Kind retten konnte, dann er! Er hatte schon bei anderen Patienten wahre Wunder vollbracht. Doch kaum, dass er angefangen und die Organe freigelegt hatte und sie inspizieren konnte, hörte ich ihn sagen: „The child is lost!“ (das Kind ist verloren). Fast alle großen Organe waren zerfetzt. Wenige Augenblicke später starb Temba auf dem Operationstisch. Ich hielt immer noch ihren kleinen Kopf in meinen Händen und betrachtete ihr hübsches Gesicht. Als ich endlich begriff, dass sie tot war, fing ich unwillkürlich zu weinen an. Aber es war das letzte Mal, dass ich beim Tod eines Kindes Tränen vergoss. Später habe ich gelernt, den Tod von Kindern als Gottes Willen zu tolerieren. Besonders dann, wenn wir alles getan hatten, um ein Menschenleben zu retten. Wenn unser Herrgott einen Menschen zu sich heim rufen will, dann nützt die beste ärztliche Kunst nichts. Doch ich konnte dies nur einsehen, weil ich an Gott und seine Vorsehung glaubte. In vielen anderen Fällen war unser Kampf nicht vergeblich und wir konnten viele Kranke retten.

Die Pest

Im Missionshospital Fatima gab es viel Arbeit und Dr. Rotschuh war froh über meine Hilfe. Bei meinem ersten Sonntagsdienst wurden zwei junge Männer mit großen vereiterten Mandeln und einer Lungenentzündung aufgenommen. Der Eine erhielt eine hohe Dosis Penicillin, und weil wir nicht genügend Penicillin vorrätig hatten, bekam der Zweite Streptomycin. Der erste Patient starb, der zweite überlebte. Ich wusste damals nicht, dass ich Patienten mit Pest behandelt hatte. Zwei Wochen später wurden alle Ärzte unseres Einzugsgebiets, wo auch der riesige Hwange-Nationalpark lokalisiert war, vom Leiter des Gesundheitsamtes zu einer dringenden Konferenz nach Bulawayo einberufen. Was wir dann hörten, war spannend wie ein Kriminalroman. Im Hwange-Wildtierpark waren kurz hintereinander zwei junge Männer gestorben, die als Parkwächter angestellt waren. Der sie behandelnde Kollege war beunruhigt über die beiden plötzlichen Todesfälle und bat die Kollegen im Regierungshospital Mpilo in Bulawayo um eine Autopsie. Die einzigen Informationen, die er telefonisch an die Pathologen durchgab, waren, dass beide Patienten eine Lungenentzündung mit hohem Fieber gehabt hatten. Zuerst war der Ältere gestorben, er hatte wohl seinen Kameraden angesteckt, mit dem er denselben Raum bewohnte. Schon einen Tag später war auch dieser tot. Die Pathologen waren bereit, die Leichname zu untersuchen. Der Kollege, der diesen Fall übernommen hatte, erzählte uns: „Beide Tote wurden auf dem Dach eines Landrovers transportiert, der erst nach fünf Stunden bei uns eintraf. Die Leichname waren in der großen Hitze schon zersetzt und stanken ‘wie die Pest’! Am liebsten hätten wir sie sofort begraben. Die Lungen waren eigenartig zerstört. Wir nahmen Abstriche und Kulturen ab. Doch die Erreger, die wir dadurch gewannen, hatten für uns unbekannte Formen. So konsultierten wir einen indischen Kollegen, der als Pathologe in seinem Heimatland viel Erfahrung gesammelt hatte. Doch als er uns sagte, dass die Erreger Yersinia pestis, also Pestbazillen seien, konnten wir ihm nicht glauben. In unserer Region war noch nie Pest aufgetreten. Diese Seuche gehörte in unseren Köpfen zum finsteren Mittelalter. So nahmen wir Kontakt mit einer Pestspezialistin in Südafrika auf, wo die Krankheit endemisch auftrat. Sie wurde schon am nächsten Tag mit einem Sonderflugzeug eingeflogen. Leider bestätigte sie die Diagnose unseres indischen Kollegen. Jetzt wurde es spannend. Wir mussten so schnell wie möglich handeln und den Überträger der Pest finden. Sonst würden wir es mit einer gewaltigen Epidemie zu tun bekommen. Der Überträger musste sich im Hwange Nationalpark befinden. So reiste unser Team am nächsten Morgen dorthin. Wir fuhren ein Stück in den Park hinein, als wir einen schattigen Baum entdeckten, unter dem wir anhielten. Wir diskutierten noch unseren Plan, wie wir vorgehen wollten, als einige tote Eichhörnchen wie überreife Früchte vom Baum fielen. Der Verursacher der Pest war uns praktisch in den Schoss gefallen! Im Mittelalter waren es die Flöhe der Ratten, die die Pest übertrugen, hier im Matabele Land sind es die Flöhe der Eichhörnchen."

Wir hatten alle unserem Kollegen atemlos zugehört. Er beschrieb uns noch die verschiedenen Arten der Pest, die als Beulen-, Lungen- und septische Pest auftreten kann. Unter den Antibiotika, die gegen den Pestbazillus wirksam sind, ist auch Streptomycin. Penicillin ist unwirksam. Genau das traf auf meine beiden Patienten zu!

Kurz danach fing ich im Regierungshospital Gwelo in den Midlands, im Mashonaland, an zu arbeiten. Dort trat die Pest nicht auf. Später, als ich in den Missionshospitälern St. Pauls und St. Anns Vertretungen machte, erfuhr ich, dass die Pest, die dort auch durch Ratten übertragen wurde, noch einige Monate grassierte. Viele Kranke waren zu spät gekommen und gestorben. Damals erzählte mir Dr. Decker vom Missionshospital St. Pauls von einer anderen

Katastrophe, die indirekt eine Folge der Pest war. Viele Eltern hatten Angst, ihre Kinder würden die Pest bekommen. Deswegen hatten sie sich unter der Hand Sulfonamide besorgt, die auch bei der Pest wirksam waren. Doch als eine Komplikation der Überdosierung schälte sich bei den Kindern massiv die Haut ab (Stevens Johnson Syndrom) und sie starben an einer anderen Infektion.

Geschlechtskrankheiten

Bevor ich nach Rhodesien ausreiste, hatte ich noch nie Patienten mit einer Geschlechtskrankheit gesehen. In den ländlichen Gebieten von Rhodesien traten vereinzelt Gonorrhö und Syphilis auf. Als ich wieder einmal im Missionshospital St. Anns Dr. Eder vertrat, war ich plötzlich mit einer ganzen Epidemie beider Krankheiten konfrontiert. Als ich die Ordensschwestern, die schon lange dort arbeiteten, nach dem Grund fragte, antworteten sie: „Die Ehemänner sind aus Johannesburg nach Hause gekommen." Sie erklärten mir, dass immer, wenn die Männer, die in den Goldminen von Johannesburg arbeiteten, auf Urlaub zu ihren Familien in die Dörfer zurückkehrten, sie diese Krankheiten mitbrachten. Sie hatten sich die Geschlechtskrankheiten bei den Prostituierten in Südafrika geholt und steckten dann ihre Frauen an. Wenn alle Betroffenen behandelt waren und die Männer wieder in den Goldminen arbeiteten, war der Spuk schlagartig verschwunden. Aufklärungskampagnen waren bisher erfolglos geblieben. Als nach vielen Jahren Aids in Afrika auftrat, gehörten Südafrika und Simbabwe zu den meistbetroffenen Ländern. Ganze Dörfer löschte die neue Krankheit aus.

Die fatale Anwendung von Knobkerries

Das Fatima-Hospital lag im Matabeleland. Die Ndebele stammen vom kriegerischen Stamm der Zulus in Südafrika ab. Sie hatten sich 1838 von den Zulus abgespalten und waren in Simbabwe eingefallen. Der andere große Stamm Simbabwes waren die Shonas. Mir fiel immer wieder die Heißblütigkeit der Ndebele auf. Gewiss floss in ihren Adern noch das Blut ihrer kriegerischen Vorfahren. Sie waren Meister im Umgang mit Messern oder Knobkerries. Am meisten fürchtete ich die Schädelbrüche, die durch Letztere verursacht wurden. Knobkerries waren dicke, hölzerne Wanderstäbe, die einen klobigen Knauf als Griff besaßen. Sie waren eigentlich als Schutzwaffe gegen wilde Tiere wie Löwen oder Leoparden gedacht. Wenn ein Vater mit seiner Familie durch den Busch wanderte, ging er voraus, seine Frau und Kinder folgten ihm im Gänsemarsch. Der Vater hatte immer seinen Knobkerry bei sich. Griff ein wildes Tier ihn an, schlug er mit seiner Waffe zu und beschützte so seine Familie. An den Wochenenden trafen sich viele Männer im Bierzelt und tranken Unmengen von Hirsebier. Leider kam es dann bei den Betrunkenen oft zu Streitereien, die nicht mit Worten, auch nicht mit Fäusten, sondern mit Knobkerries ausgetragen wurden. Neben großen Blutergüssen hatten viele Opfer Arm- und Beinbrüche. Doch am meisten landeten die harten Prügel auf den Köpfen. Die Knobkerries wirkten wie Nussknacker, die auch die härtesten Schädel spalten konnten. Viele Verletzte starben auf der Stelle oder später in den großen Regierungskrankenhäusern, wohin wir sie überwiesen. Diejenigen, die überlebten, litten oft an Spätschäden.

Der kleine Stamm der Tongas

Zu einem der vielen kleinen Stämme gehörten die Tongas, die tief im Busch lebten und lange mit der westlichen Zivilisation nicht in Berührung kamen. Ich habe sie leider nur kurz kennengelernt, weil ich bald in der Stadt Gwelo in den Midlands bei den Mashonas arbeitete. Wir fuhren regelmäßig zu ihnen, weil für sie der Weg nach Fatima zu weit war. Ich werde nie vergessen, wie alte und junge Frauen, gefolgt von einer Schar Kinder und Enkelkinder, auf unseren Landrover zuliefen und uns laut rufend begrüßten. Sie rannten „oben ohne“, und die langen Hängebrüste der Großmütter schwangen wie Kuhglocken hin und her. Ihr Schönheitsideal waren schräg abgefeilte Schneidezähne, die uns aus ihren lachenden Mündern entgegenblitzten. Die alten Frauen hielten ihre Pfeifen, die sie über alles liebten, in der Hand.

Wir behandelten ihre Kranken in einer primitiven Dorfschule. Die Schwestern Monika und Annelore untersuchten die Frauen und Kinder und gaben Medikamente aus. Die Problemfälle überließen sie mir. Ich untersuchte vorwiegend die Schwangeren auf einer einfachen Strohmatte am Boden. Wäre ich etwas älter gewesen, hätte ich vom ständigen Bücken Rückenschmerzen bekommen. Doch damals war ich noch jung genug, um die Prozedur als gymnastische Übung anzusehen. Einige ältere Schwangere schienen sich ein bisschen zu schämen. Ich hatte den Eindruck, sie würden sich nie von einem Mann untersuchen lassen.

Warum Afrikaner laute Stimmen haben

Ich hatte mich immer gewundert, wie laut Afrikaner reden, manche hatten gewaltige Stimmorgane. Auch konnten viele von ihnen laut und wunderbar singen, obwohl sie nicht den Brustumfang eines Enrico Caruso hatten. Dieses Rätsel wurde für mich gelöst, als mir eine Krankenschwester vom Gwelo-Hospital, die mit einem Offizier der rhodesischen Armee verheiratet war, folgende Geschichte erzählte: „Mein Mann hat einen Jagdschein, der ihm erlaubt, jährlich einen Elefanten abzuschießen. Die Elefanten waren nur tief im Busch zu finden und wir waren immer eine Tagesreise unterwegs, um dorthin zu gelangen. Im Busch lebten auch die Angehörigen eines kleinen Stammes, die Vendaos(?), die selten Kontakt mit der Außenwelt hatten. Wir kamen immer zur selben Jahreszeit, um einen Elefanten zu erlegen, und die Leute warteten schon auf uns, da mein Mann nur am Elfenbein der Stoßzähne interessiert war und ihnen das ganze Tier zum Zerlegen überließ. Sie hatten bei unserer Ankunft die Elefantenherde schon lokalisiert und Späher führten uns zu ihr. Wenn mein Mann einen Elefanten erlegt hatte, ging der ganze Stamm an die Arbeit. Sie brauchten einen Nachmittag für ihr 'Schlachtfest' und um das Fleisch ins Dorf zu bringen. Abends begann dann ein großes Festessen, zu dem auch wir eingeladen wurden. Sie aßen, sangen und tanzten bis in die frühen Morgenstunden. Wir übernachteten in unserem Zelt am Dorfrand. Gleich den Afrikanern schliefen wir bis zum späten Vormittag. Dann wurden wir durch laute Rufe geweckt. Die Leute riefen sich über mehrere Hütten hinweg etwas zu. Es war ein ohrenbetäubendes Palaver, begleitet von Lachsalven. Durch dieses 'über Hütten hinweg Rufen' entstand wohl ihre Stimmgewalt, die bei den meisten Afrikanern jetzt in den Genen lokalisiert ist."

Onyalai, eine mysteriöse Krankheit

In Rhodesien lernte ich die ganze Palette der Tropenkrankheiten kennen. Darunter war die „Onyalai", eine für mich zuerst mysteriöse Krankheit. Die Patienten wurden mit schwerer Anämie und Blutungen aus den Nieren aufgenommen. Statt Urin kam literweise Blut aus der Harnblase. Auch hatten sie blutunterlaufende Blasen im Mund. Diese Krankheit entstand in den Tontöpfen, wo die Leute Hirse aufbewahrten. In den Hirseresten bildete sich ein Pilz, der die Onyalai erzeugte. Die Krankheit wurde mit hohen Dosen Cortison behandelt. Sie trat nur bei Dorfbewohnern auf. Meine Kollegen in den Regierungskrankenhäusern hatten noch keinen Fall behandelt.

Eine Nacht im Busch

Die Missionshospitäler im Busch bekamen regelmäßig sogenannte „sick calls"(Notrufe). Wenn in einem entlegenen Dorf ärztliche Hilfe gebraucht wurde, lief jemand zur nächsten Farm, wo die Leute ein Telefon hatten. Nach einem „sick call" fuhren wir los, um die Kranken zum Hospital zu bringen. An einem Spätnachmittag rief uns ein Farmer in Fatima an und gab den Notruf aus einem uns bekannten, weit entfernten Dorf durch. Ich fuhr mit unserem afrikanischen Fahrer Alex sofort los. Schon bald brach die Dunkelheit herein. Nach mehreren Stunden Fahrt im Busch wurde der Pfad unwegsam. Wir fuhren über holprige Wege mit großen Löchern. Als wir um Mitternacht ein sandiges, ausgewaschenes Flussbett überqueren wollten, versagte der Motor. Er hatte schon eine Weile ein ratterndes Geräusch von sich gegeben, dann stand er plötzlich still. Alex, der auch Mechaniker war, stieg aus und inspizierte den Schaden. Er bat mich, die Zeit auszunützen und zu schlafen. Schlafen konnte ich im Wagen immer, wenn ich ihn nach einem Nachtdienst in die Stadt begleitet hatte. Doch jetzt war ich hellwach. Ich hörte eine Symphonie von Stimmen aus dem Busch. Auch war Vollmond, der sehr hell schien. Ich hörte das Zirpen unzähliger Grillen, vielleicht auch die Warnrufe von Affen und viele Stimmen mir unbekannter Tiere. Dann meinte ich das Fauchen eines Leoparden zu vernehmen und mein Herz schlug schneller. Ich warnte Alex, doch er hatte in dieser Gegend noch nie Großwild gesehen. So arbeitete er ruhig weiter. Sicher war es eine Sinnestäuschung von mir gewesen. Ich dachte an mein Erlebnis vor einer Woche, als ich mit meiner Mitschwester Anita um fünf Uhr morgens in die Stadt Bulawayo gefahren war. Ich war froh gewesen, dass sie mich begleitet hatte, denn sie erzählte mir immer lustige Geschichten und hielt mich damit am Steuer wach. Plötzlich sah ich auf der breiten Teerstraße zwei Augenpaare, die wie Kohlen im Feuer glühten. Ich hielt sie für die Augen von Kudus (hirschähnliche Antilopen), denen ich schon öfter begegnet war. Einmal waren sie einem Fahrer auf die Motorhaube gesprungen und hatten einen schweren Unfall verursacht. Doch als ich langsam näher fuhr, erblickten wir zwei Prachtexemplare von Leoparden. Schlagartig versiegte der Redefluss meiner Begleiterin. Beide Leoparden standen still im Scheinwerferlicht und starrten uns an. Mein Herz schlug bis zum Hals. Unser Auto war ein Renault 4, ein kleiner Blechkasten. Was würde geschehen, wenn sie auf den Wagen sprangen? Sie würden ihn umwerfen. Als die beiden großen Katzen sich nicht rührten, tat ich das Dümmste, was mir einfallen konnte. Ich hupte laut. Später erfuhr ich von einem Wildparkwächter, dass ich damit die Leoparden erschreckt hatte. Sie hätten jetzt auf das Auto springen können. Doch ich war sicher, Gott hatte mein Gebet erhört. Denn beide Leoparden flüchteten mit einem eleganten Großkatzensprung in den Busch.

Inzwischen war die Symphonie des Urwalds durch meine innere Anspannung zur Kakophonie geworden. Doch dann war Alex mit seiner Reparatur fertig und startete den Wagen. Wir erreichten das Dorf im Morgengrauen. Ich habe nie wieder solch einen Anblick von Afrikanern im Busch erlebt. Die Sonne ging gerade auf und bildete einen rötlichen Hintergrund. Im Vordergrund saß eine Familie, in dicke Wolldecken gehüllt, um ein Lagerfeuer. Sie ähnelten einem Scherenschnitt vor rosa Seidenpapier. Sie tranken heißen Tee aus verbeulten Blechbehältern. Als sie den Wagen sahen, sprangen sie sofort auf und boten uns heißen Tee an. Jetzt erst bemerkten wir, dass es bitterkalt war. So nahmen wir ihre „Teetassen" dankbar entgegen. Sie führten uns zur Patientin, die Schüttelfrost und hohes Fieber hatte. Wir luden sie auf einer Trage in unseren Landrover und auch ihre Familie kam mit. Auf der Rückfahrt funktionierte der Wagenstarter nicht mehr. Unzählige Male mussten wir aus dem Auto springen und schieben. Dann hatten wir endlich unser Krankenhaus erreicht. Inzwischen war es fast Mittag geworden. Unsere Leute hatten sich unseretwegen Sorgen gemacht. Pater Waldemar hatte schon alles vorbereitet, um uns mit dem zweiten Landrover der Missionsstation zu suchen. Ich war dreckig, verschwitzt und todmüde, doch auch glücklich und stolz, eine Nacht im „Urwald" erlebt und überstanden zu haben. Später erfuhr ich, dass die Patientin wegen einer Malaria behandelt worden war.

Tiergeschichten

In meinem Fachgebiet Geburtshilfe habe ich viele Tragödien erlebt, doch manchmal hat man mir auch komische Geschichten erzählt. So möchte ich diesen Vorfall als ersten beschreiben. Die großen Kreißsäle der Universitätsklinik in Salisbury (jetzt Harare) befanden sich im Parterre. Die großen Fenster gingen zum Hof hinaus. Die Hebammen erzählten mir eine Geschichte, die ich kaum glauben konnte. Doch sie soll wirklich passiert sein und hatte als Nachspiel sogar einen Prozess. Die Freundin einer afrikanischen Hebamme hatte keine Kinder. Das war ein schweres Los, denn eine kinderlose Frau war in den Augen eines Mannes keine richtige Frau. Die Männer ließen sich entweder scheiden oder nahmen eine Zweitfrau.

Die Hebamme hatte Mitleid mit ihrer verzweifelten Freundin, deren Ehe dabei war, in die Brüche zu gehen. Beide ersannen einen Plan. Wenn eine sehr dumme Frau entbinden würde, könnte man sie betrügen, ihr das Baby wegnehmen und stattdessen eine Schildkröte hinlegen. Viele Frauen waren sehr abergläubisch. Im Allgemeinen entbanden die einfachen Frauen zu Hause. Doch da die Entbindung kostenlos war, kamen viele Frauen zum Gebären in die Uni. Bald war es soweit. Eine schwachsinnige Frau kam zur Entbindung und die Hebamme führte ihren Plan aus. Schon nach einer Stunde wollte die Hebamme die Frau heimschicken. Die entsetzte Wöchnerin glaubte wirklich, sie hätte eine kleine Schildkröte geboren. Sie brach in lautes Weinen aus, was ein Arzt im benachbarten Kreißsaal hörte. Er stürzte herein und sah entgeistert die Schildkröte im Kreißbett liegen. Das Baby war inzwischen verschwunden, denn die Hebamme hatte es der draußen wartenden Freundin gegeben. Da der Arzt ein Witzbold war, wollte er den Vater der Babyschildkröte sehen, um einen Vaterschaftstest machen zu lassen! Das Ende war die sofortige Rückgabe des gestohlenen Babys und eine Gerichtsverhandlung mit dem Urteil einer dreimonatigen Gefängnisstrafe für die Hebamme wegen Kidnappings eines Babys.

Ich liebe nicht nur Säugetiere und Fische, sondern bin an allen Arten von Tieren interessiert, auch an Insekten. Für Tiere war Afrika eine Fundgrube. In der Regenzeit abends schwirrte es in der Luft. Unter den großen Lampen an der Kirche in Fatima sah ich abends viele Kinder mit erhobenen Armen hochspringen. Die ganz Kleinen schafften nur ein Hopsen. Als ich näher kam, sah ich, wie sie in Schwärme von geflügelten Termiten griffen, die zu Tausenden vom Licht angezogen wurden. Hatten sie welche erhascht, rissen sie ihnen blitzschnell die Flügel aus und steckten sie sich in den Mund. Die meisten Kinder waren geschickt und fingen gleich eine Handvoll großer Termiten. Man erklärte mir, sie nähmen mit den Termiten wertvolle Proteine zu sich. Ich könnte sie ja auch einmal probieren. Ich lehnte dankend ab. Wenn mich aber jemand fragen würde: „Wie kann man sich etwas in den Mund stopfen, das noch lebt und zappelt?", würde ich antworten: „Ich finde es viel schlimmer, Austern zu essen. Die sind doch auch lebendig und sogar schleimig. Da würde es mich noch mehr schütteln!"

Schlangen und immer wieder Schlangen

Auch würde ich auf keinen Fall erzählen, was ich vor einigen Tagen erlebt hatte. Da unsere Missionsstation nicht an das öffentliche Stromnetz angeschlossen war, stellten wir für unseren Operationssaal, der keine Klimaanlage hatte, einen Generator an. Nach den Operationen war ich in der heißen Zeit durchgeschwitzt und durstig. Ich trank dann regelmäßig aus einem Wasserhahn draußen. Doch in der letzten Zeit kam aus ihm nur ein Rinnsal und das Wasser schmeckte, als käme es aus einem Tümpel. Als Bruder Markus, „das Mädchen für alles", auf meine Bitte die Leitung öffnete, fand er eine tote Schlange darin! Wie durch ein Wunder bin ich nicht krank geworden. Doch wenn ich daran dachte, hob sich mir immer noch der Magen. Ich sollte später oft mit Schlangen zu tun haben. Eigentlich zu oft. Vielleicht wurden sie von mir angezogen, weil ich mir eine ihrer Artgenossinnen in flüssigem Zustand einverleibt hatte? Ein Chinese hätte mir wohl gesagt, Schlangen suchen meine Gesellschaft, weil ich 1941, im Jahr der Schlange, geboren bin.

Einige Tage später, als ich mit Anita von der Kirche im Dunkeln nach Hause eilte, warnte uns eine Schülerin, die hinter uns ging. Afrikaner können in der Dunkelheit viel besser sehen als wir. Wir blieben ruckartig stehen und siehe da, eine Puffotter hatte mitten auf dem Weg auf uns gewartet. Puffottern sind die einzigen Schlangen, die bei lauten Geräuschen nicht wegschlängeln. Sie lauern auf ihre Beute und beißen blitzschnell zu. Ihr Biss verursacht große, tiefe Wunden, die schlecht heilen. Kinder brauchten nach solchem Biss oft eine Hauttransplantation. Als ich am nächsten Nachmittag unseren Bungalow betreten wollte und die Moskitotür öffnete, pflanzte sich eine Schlange kerzengerade vor mir auf und zischte mich an. Mir blieb vor Schreck fast das Herz stehen. Doch dann holte ich von draußen einen Besen und machte ihr den Garaus. Die letzte Konfrontation dieser Woche hatte ich mit einer „Speikobra“. Das ist eine Kobra, die ihrem Opfer in die Augen spuckt, damit es sie nicht mehr sehen kann. Ihr Gift kann zur Erblindung führen. Ich konnte sie aber rechtzeitig auf einem Ast des Zitronenbäumchens in unserem Garten entdecken und mich rasch ducken, um ihrem Giftstrahl zu entgehen. Danach entschlossen sich die Schlangen, mich für eine Weile in Ruhe zu lassen. Doch sie hatten es auf andere Personen unserer Missionsstation abgesehen. Dort arbeiteten auch Dominikanerinnen. Als eine Ordensschwester an einem Haufen aufgestapelter Ziegelsteine vorbeiging, schoss blitzartig eine schwarze Mamba dahinter hervor. Sie hätte die Schwester gebissen, wenn nicht einer der Dobermänner von Pater Waldemar dazwischen gesprungen wäre. So hat er der Schwester das Leben gerettet, denn der Biss einer schwarzen Mamba ist tödlich. Der Hund wand sich sofort in Krämpfen und war nach wenigen Minuten tot. Unser Missionar, Pater Waldemar, holte gleich sein Gewehr und erschoss die Mamba. Eines Nachts rief die Laienhelferin und Lehrerin Rosl um Hilfe. In ihrem Schlafzimmer hatte sie eine Boomslang-Viper entdeckt, die vor ihrer Tür lauerte und ihr den Weg versperrte. Zum Glück hörte man ihre Hilferufe und ein zweites Mal in kurzer Zeit erschoss Pater Waldemar eine giftige Schlange. Da ich dabei bin, Geschichten über Schlangen aus meiner Schatztruhe hervorzuholen, möchte ich meinen Lesern eine letzte Erzählung von Pythons nicht vorenthalten. Sie wurden mir von vertrauenswürdigen Personen berichtet. Eines Tages suchten, wie jeden Tag, einige Frauen aus einem Dorf Feuerholz. Eine junge Frau hatte sich ihr Baby auf den Rücken gebunden. Da sie durch diese Last beim Bücken behindert war, setzte sie es ins Gras und entfernte sich in den Busch, um dort Zweige abzuschlagen. Das Baby weinte anfangs, doch dann war es ruhig und seine Mutter nahm an, es sei eingeschlafen. Als sie mit Feuerholz im Arm dorthin zurückkehrte, wo sie ihr Kind hingesetzt hatte, war es verschwunden. Irgendjemand hatte es mitgenommen!

Die Frauen liefen schreiend ins Dorf zurück und alarmierten den Häuptling. Dieser schickte sofort alle Dorfbewohner los, den Entführer zu finden. Sie suchten jeden Busch nach Spuren ab und fanden eine übermäßig dicke Python. Bei ihrem Anblick hatten sie einen schrecklichen Verdacht. Dieser wurde leider bestätigt, als sie die Schlange erschlugen und aufschnitten. Das Baby war unversehrt, doch erwürgt. So hatte das „Kidnapping“ ein tragisches Ende.

Tiergeschichten aus dem Kongo und Namibia

Zwei andere interessante Geschichten, die von einer Schlange und einem Krokodil handeln, stammen von unseren Missionsstationen im Kongo und in Namibia. Die Geschichte aus dem Kongo hat mir Schwester Tony erzählt. Unsere Schwestern hielten sich als Wachhund einen deutschen Schäferhund, den sie von einem Missionar geschenkt bekommen hatten. Alle Schwestern liebten diesen Hund namens Leo. Nachts lag er an seiner Kette vor der Haustür und ließ keinen Fremden zur Tür gehen. Morgens um halb sechs, wenn die Schwestern das Licht anknipsten und aufstanden, begrüßte Leo sie mit freudigem Bellen. Doch an diesem Morgen blieb er stumm. Die Schwestern wunderten sich, waren jedoch nicht beunruhigt. Vielleicht schlief ihr Hund noch. Als aber Schwester Tony als Erste vor die Tür trat, bot sich ihr ein seltsames Bild. Leo war verschwunden. Stattdessen lag eine Tigerpythonschlange (Diese Art ist auch unter dem Namen Boa bekannt) an der Kette. Sie versuchte vergeblich sich von der Kette zu befreien. Die Schwestern verständigten Pater Ferdinand, der ein guter Schütze war. Er erschoss die Boa und aus der aufgeschlitzten Schlange zogen sie den toten Leo hervor. Später fiel Schwester Tony Saint Exupérys „Kleiner Prinz“ ein. Darin war eine Boa constrictor abgebildet, die einen Elefanten verschluckt hatte. Diesmal war es leider kein Elefant, sondern ihr geliebter Leo.

Die Geschichte von Namibia betrifft ein Tier aus Afrika und ungläubige Zollbeamte. Unsere Schwestern lebten auf einer einsamen Missionsstation tief im Busch, nahe dem großen Fluss Okavango.

Schwester Julia fand im sandigen Ufer des Okavango das Ei eines Krokodils und nahm es mit nach Hause. Da es während der heißen Zeit war, legte sie es draußen in die Sonne. Sie hatte es ganz vergessen, doch eine Mitschwester entdeckte es einige Tage später und nahm es mit ins Haus. Sie war neugierig, als sie in dem Ei schwache Laute hörte, und zerbrach die Schale. Heraus kroch ein munteres Babykrokodil! Unsere Schwestern hielten Rat und beschlossen, es Schwester Hedwig mitzugeben, die am darauffolgenden Morgen in Heimaturlaub fliegen wollte. So steckten sie das kleine Krokodil in einen Glasbehälter und versorgten es mit Insekten und Wasser als Proviant. Als Schwester Hedwig am Frankfurter Flughafen ankam, fragten die Zollbeamten, ob sie etwas zu verzollen hätte. Sie antwortete wahrheitsgemäß: „Ja, ein Krokodil." Die jungen Zollbeamten amüsierten sich köstlich über die witzige Antwort und winkten sie zum Ausgang durch. Schwester Hedwig schenkte das kleine Krokodil einige Stunden später dem Frankfurter Zoo, doch leider hörte sie nie mehr etwas von ihm. Sie hoffte aber, dass ihr kleiner blinder Passagier groß und stark wurde.

Fatima, eine Missionsstation mit Farm

Pater Waldemar von unserer Missionsstation besaß eine große Viehherde. Regelmäßig gab es ein Schlachtfest, an dem das gesamte Personal der Missionsstation und die größeren Schulbuben beteiligt waren. Übrigens hatte der Pater vor seinem Eintritt in den Orden von Mariannhill das Metzgerhandwerk erlernt und es jahrelang praktiziert. In großen Bottichen wurde Blut umgerührt, in dem kleine Speckstücke schwammen. Danach füllte es Pater Waldemar in Därme, die er wiederum in Bottiche mit heißem Wasser warf. Nach dem Kochen erhielt er die begehrten Blutwürste. Zu seinem Angebot zählte auch Leberwurst, Hackfleisch, Schinken, Speck und Biltong. Biltong ist Fleisch, das gesalzen, getrocknet und dann in Scheiben geschnitten wird. Wir haben es oft unterwegs als „Snack" gegessen. Pater Waldemar fuhr nach einem Schlachtfest in die Stadt zu Restaurantbesitzern und Metzgereien, doch auch aufs Land zu befreundeten Farmern. Allen verkaufte er seine Fleisch- und Wurstwaren. Sie fanden reißenden Absatz und Pater Waldemar verdiente gutes Geld. Damit konnte er die Kosten für seine Missionsschule decken. Die Milch tranken das Missionspersonal und seine Schüler.

Eines Nachmittags holte mich Bruder Markus zu seiner besten Milchkuh „Daisy". Diese war mit ihrem Hals in einen Stacheldrahtzaun geraten und hatte sich die vor dem Hals herunterhängende Haut weit aufgerissen. Bruder Markus hatte schon alles für die Operation vorbereitet, auch eine Wanne mit heißem Wasser, um die Höhle unter dem Hals auszuwaschen. Zusätzlich warteten sechs kräftige Schüler der achten Klasse mit dem Auftrag, Daisy während der Wundversorgung festzuhalten. Als ich kam, lag das arme Tier schon am Boden. Zunächst wusch ich mit einem großen Lappen die Wunde aus, wobei meine Arme bis zu den Ellbogen in der riesigen Wundhöhle verschwanden. Diese Prozedur ließ sich Daisy widerstandslos gefallen. Ich hatte den größten Nadelhalter und die größten Nadeln mitgebracht, die ich im Hospital finden konnte. Doch schon beim ersten Nadelstich wurde meine „Patientin" unruhig und versuchte aufzustehen. Die sechs Jungen saßen auf ihr und schienen sie fest im Griff zu haben. Beim dritten Nadelstich aber gelang es Daisy aufzuspringen; mein Nadelhalter flog nach rechts, meine Pinzette nach links. Bruder Markus ließ sich dadurch nicht aus der Ruhe bringen. Er sammelte meine Instrumente wieder ein und überreichte sie mir mit aufmunterndem Lächeln. Dann half er den Jungen, Daisy wieder zu „betten", wie er es nannte. Dieser Vorgang des Aufspringens und „Bettens" wiederholte sich dreimal, und zum Schluss waren Daisy, die Jungen und ich völlig erschöpft. Doch die Wunde war zugenäht und der Hängehals sah passabel aus. Bruder Markus bedankte sich bei uns für die Rettung seiner Lieblingskuh, lehnte aber meinen Vorschlag Antibiotika zu geben ab. „Die Wunde wird auch so heilen", sagte er und behielt recht. Daisy bekam weder Fieber noch eine Wundinfektion. Im Gegenteil: Sie fraß wie vor dem Missgeschick Unmengen Gras und blieb die beste Milchproduzentin der Herde.

Bei der Gelegenheit erfuhr ich, dass Bruder Markus viel Erfahrung in Viehzucht und Landwirtschaft hatte. Er war zu der Zeit 80 Jahre alt und hatte den größten Teil seines Lebens auf verschiedenen Missionsstationen in Rhodesien gearbeitet. Sein langer schneeweißer Bart machte dem roten Bart von Pater Waldemar Konkurrenz, zumindest in der Länge. Auch fielen mir immer wieder seine Hosenträger auf, die ich bei Männern seines Alters in Deutschland nie gesehen hatte. Jetzt, da ich über ihn schreibe, steht er wieder vor mir, etwas gebeugt, in zu weiter Hose, die durch Hosenträger gehalten wird. Er war immer liebenswürdig und konnte verschmitzt lachen. Auch klingt mir noch sein Englisch mit schwyzerdütscher Färbung in den Ohren; denn sein Heimatland war die Schweiz.

Doch leider hatte Pater Waldemar noch andere Sorgen mit seinem Rindvieh, mit den Bullen, Kühen und Kälbern, die immer draußen auf der Weide waren. Einmal hatte er für die Kühe zu große Bullen gekauft, sodass viele Kälbchen zu groß waren und deshalb bei der Geburt im Geburtskanal stecken blieben, während die schwangeren Kühe beim Gebären auf der Weide starben. Da die Missionsstation Fatima in der Nähe des Nationalparks Hwange lag, kam es auch vor, dass Leoparden eine Kuh rissen, oder ein Kalb wurde von einer Tigerpython erwürgt. An einem Nachmittag hatte ein Hirtenbub beobachtet, wie der Kopf eines Kälbchens gerade langsam in der Schlange verschwand, und war so schnell er konnte zum Pater gelaufen. Dieser wollte es nicht glauben, folgte aber dem vorauslaufenden Jungen mit seinem Gewehr, mit dem er die Python erschoss.

Ein Stein, der laufen konnte

Ein seltenes „Afrika-Erlebnis“ teilte ich noch einmal mit Anita. Während eines gemeinsamen Kurzurlaubes fuhren wir in einen Wildpark. Es war heiße Mittagszeit. Alle Tiere hatten sich versteckt und schliefen unter irgendwelchen Büschen. Da entdeckte Anita einen seltsam geformten großen Stein in der Ferne. Da sie sich für die besonderen Felsformationen von Rhodesien interessierte, bat sie mich, von der Asphaltstraße abzubiegen und näher zu dem Stein zu fahren. Ich zögerte zuerst, weil der ausgetrocknete Boden sehr uneben war. Doch Anita meinte, unser VW Käfer habe einen starken Motor und sei eigentlich ein Geländewagen. Als wir näherkamen, bewegte sich der Stein und entpuppte sich als Nashorn. Es lief langsam auf uns zu. Anita bekam Angst und flehte mich an zurückzufahren. Doch ich ließ mich nicht beirren und machte einige Fotos. Erst als Anitas Hilferufe intensiver wurden, wendete ich den VW. Das Nashorn schien müde zu sein und machte keine Anstalten, uns anzugreifen. Es blieb stehen und schaute uns nach. Anita aber sah mich anklagend an. Am Morgen hatten wir nämlich in der Zeitung gelesen, dass im Krüger-Park in Südafrika ein Nashorn einen Wagen mit vier Touristen zertrampelt hatte. „Gewiss waren sie nicht in der Mittagshitze unterwegs", tröstete ich Anita. Sie fand ihren Humor wieder und meinte, sie hätte noch nie solch eine sonderbare Steinformation gesehen, und fand es seltsam, dass der Stein sich bewegte. Später lachten wir noch oft über unser Erlebnis.

Pater Waldemar

Wenn wir im Schwesternhaus Geburts- oder Namenstage feierten, luden wir als Ehrengast Pater Waldemar ein. Er war ein Hüne von Mann. Mit seinem sonnengebräunten Gesicht und einem langen, bis auf die Brust reichenden roten Bart sah er wie ein urwüchsiger Missionar im Busch aus. So hatte ich mir immer einen Missionar vorgestellt. Wenn er bei uns war, war es nie langweilig, denn er erzählte lustige Geschichten. Als er ins Land kam, wartete viel Arbeit auf ihn. Er musste die Missionsstation aufbauen. Er hatte noch keine Viehherde, doch er brauchte Fleisch für seine Arbeiter. So ging er mit afrikanischen Treibern auf Büffeljagd. Einige Jahre später kam eine ältere Dame zu Besuch, die unbedingt eine Büffeljagd erleben wollte. Nachdem Pater Waldemar ihren Wunsch mehrfach abgelehnt hatte, gab er schließlich ihren inständigen Bitten nach. Er wies seine Treiber an, die Dame zu beschützen, sollte sie in Gefahr sein. Sie bekam schon bald die Büffel zu Gesicht, doch leider galoppierten diese auf sie zu. Jetzt kam der Augenblick für einen ihrer Beschützer zu handeln. Er bugsierte die entsetzte und hilflose Dame zu einem Baum und rief ihr zu: „Madam, your tree!“ (Madam, Ihr Baum!), und hob sie hoch. Zum Glück erreichte sie rechtzeitig einen rettenden Ast, damit auch der junge Mann sich auf dem nächsten Baum noch in Sicherheit bringen konnte.

Ein anderes Mal wollte Pater Waldemar fünf Bullen auf einem Viehmarkt in Bulawayo kaufen. Da er keine Zeit hatte, den Kauf selbst zu tätigen, beauftragte er seinen Mitbruder Pater Willibrod, den Viehhandel für ihn abzuschließen. Dieser fuhr frühmorgens mit einem Lastwagen los. Am Nachmittag fiel es Pater Waldemar siedend heiß ein, dass Pater Willibrod vielleicht Ochsen statt Bullen gekauft haben könnte, denn dieser verstand zwar viel von Theologie, doch nichts von Landwirtschaft. So rief er ihn an und äußerte seine Zweifel. Pater Willibrod zögerte und sagte: „Warte einen Augenblick, ich schaue nach.“ Nach einer Weile kam er zurück und antwortete er: „Es sind Bullen, die Dinger sind noch dran.“

Pater Waldemars 50. Geburtstag wurde auf der Missionsstation in großem Rahmen gefeiert. Auch alle Schüler waren eingeladen, und ein junger Mann, der beste Schüler der letzten Klasse, hielt eine Festrede. Er sagte: „We admire Father Waldemar. He can drive a landrover, he can drive a bus, he can drive a tractor, he can drive a lorry and he can drive people!” (Wir bewundern Pater Waldemar. Er kann einen Landrover fahren, einen Bus, einen Traktor, einen Lastwagen und er kann Leute antreiben!) To drive kann fahren oder antreiben heißen. Das war ein Wortspiel. Die Schüler mussten ihm oft beim Schlachten oder Bauen helfen. Andererseits war Pater Waldemar auch ein beliebter Seelsorger, der gut in Ndebele predigen konnte. An den Sonntagen war er immer zu seinen Außenstationen unterwegs, wo er die heilige Messe hielt und anschließend Beichte hörte. Danach widmete er sich den Sorgen seiner Gemeindemitglieder und kam erst spät abends nach Fatima zurück.

Als er einmal für uns einen Lichtbildervortrag hielt, erzählte er uns, dass im Hwange-Wildtierpark jedes Jahr viele Elefanten abgeschossen werden müssten, denn ihre Herden zerstörten zu viele Bäume. Er bekam regelmäßig von den Parkwächtern einen toten Elefanten geschenkt, um seine Missionsstation mit Fleisch und Wurst zu versorgen. Er zeigte uns ein Dia von einem toten Elefanten, auf dessen Rücken er kniete. Dabei hielt der Pater ein großes Schlachtmesser in der Hand. Auf dem nächsten Dia war sein rechter Arm mit dem Messer bis zum Ellbogen im Elefanten verschwunden. Dazu gab er den Kommentar: „Es ist schwierig, durch die dicke Haut eines Elefanten zu kommen, doch es ist viel schwieriger, sein Herz zu erreichen." Unwillkürlich war der Mann auf dem Elefantenrücken zum Philosophen geworden! Wie viele Philosophen vom Altertum bis zur Neuzeit haben diese Einsicht auf uns Menschen bezogen!

Ein Dorf mit Inzucht

Ehe ich Fatima verließ, hatte ich ein seltsames Erlebnis. Ich brachte einen von Geburt an verkrüppelten Jungen nach einer Malariabehandlung in sein Dorf zurück. Die Dämmerung war schon angebrochen, als wir in seinem Kral ankamen. Als ich hupte, um uns bemerkbar zu machen, stürmten aus den Hütten von allen Seiten Leute heraus. Sie waren alle missgestaltet und krochen oder hüpften auf uns zu. Einige sahen aus wie der Glöckner von Notre Dame in Victor Hugos Roman, andere wie Frösche. Wieder andere riefen etwas mit hässlich schrillen Stimmen. Ich schien in ein Dorf gekommen zu sein, dessen Bewohner alle Anzeichen von Inzucht hatten. Beim Anblick dieses Horrors geriet ich in Panik. Ich half dem Jungen rasch auszusteigen und fuhr schnell davon. Es muss ein Fluchtreflex gewesen sein, dessen ich mir nicht bewusst war. Dennoch habe ich mich später für meine Reaktion geschämt. Was mögen diese Menschen gefühlt und gedacht haben, als ich vor ihnen Reißaus nahm?

Meine Zeit in Gwelo

Es näherte sich die Zeit, wo ich mein Bündel schnüren und Abschied von Fatima nehmen musste. Ich verabschiedete mich auch offiziell beim Mariannhiller Bischof Schmitt in Bulawayo, zu dessen Bistum die Missionshospitäler gehörten. In einem langen, freundlichen Gespräch erwähnte der Bischof auch den Bürgerkrieg, der schon 1970 ausgebrochen war. Vier Millionen Afrikaner wurden von 250 000 Weißen beherrscht und jetzt kämpften die Afrikaner für ihre Rechte. Es seien schon weiße Farmer ermordet worden. Als ich ihn fragte, ob auch Missionare umgebracht worden seien, verneinte er es. Er sagte: „Die Afrikaner werden niemals Missionare töten. Sie wissen, dass wir auf ihrer Seite stehen und ihnen in unseren Krankenhäusern und Schulen dienen.“ Später musste ich oft an diese Worte denken. Denn paradoxerweise war der pensionierte Bischof der erste Missionar, der in seinem ehemaligen Bistum Bulawayo am 5. Dezember 1976 zusammen mit seinem Mitbruder Pater Possenti und der Missionsschwester vom kostbaren Blut Francis von Terroristen erschossen wurde.

So zog ich nach einem Jahr weiter und fing im großen Regierungskrankenhaus in der Stadt Gwelo (jetzt Gweru genannt) zu arbeiten an. Denn als zukünftige Missionsärztin brauchte ich mehr Erfahrung in meinem Fachgebiet, aber auch in Chirurgie und Tropenmedizin. Ich wohnte in einem kleinen Appartement auf dem Hospitalgelände und man konnte mich jederzeit leicht erreichen. Auch hier wurde ich oft geholt, wenn ich keinen offiziellen Dienst hatte. Vor dem Haus war ein wunderbarer Garten mit Weihnachtssternen und Magnolienbäumen. Er war von einer großen Hecke umgeben. Regelmäßig erschien eine Polizeiwache mit Gefangenen, die Unkraut jäteten und die Hecke beschnitten. Die Männer trugen keine Sträflingskleidung, sondern Kakiuniformen. Als ich sie in der ersten Woche sah, wusste ich nicht, dass sie Insassen aus dem Zuchthaus waren. Als ich mich nach ihnen bei einem der Polizisten erkundigte, sagte dieser, indem er auf einige zeigte: „Dieser da ist ein Mörder und der da hat bei einem Raubüberfall vier Menschen erschossen." Von da an machte ich immer einen großen Bogen um die Gartenarbeiter!

Da ich erst am späten Nachmittag meinen Morgendienst beenden konnte, brachte mir John, ein afrikanischer Koch, das Mittagessen in mein Appartement. Da war ein kleiner Herd, auf dem ich das Essen warm machen konnte. In den ersten zwei Wochen kam ich immer spät heim. Weil John, den ich nur einmal gesehen hatte und nie wieder zu Gesicht bekam, das Essen immer auf eine heiße Herdplatte stellte, war es jeden Tag verbrannt. So schrieb ich ihm täglich mit immer größeren Buchstaben auf einem DIN-A-4-Blatt auf, dass er den Herd nicht anstellen sollte. Zuerst schrieb ich in meiner Handschrift, dann in Blockbuchstaben, die ich unterstrich. Doch auch mein letzter Versuch in großen, roten Buchstaben scheiterte kläglich. Ich musste mich in mein Schicksal fügen, in Zukunft nur angebrannte Speisen zu essen. Als ich diese traurige Tatsache einer Kollegin gegenüber erwähnte, sagte sie mir, John könne nicht lesen. Er war Analphabet, weil er wie viele Afrikaner keine Schule besucht und sein Englisch im täglichen Umgang mit Weißen gelernt hatte.

Die Arbeit im neuen Hospital war interessant und lehrreich. Ich wurde auf allen Abteilungen eingesetzt. In der Ambulanz lernte ich meinen afrikanischen Kollegen Doktor Zizombe kennen. Er war der einzig afrikanische rhodesische Arzt unter fünf europäischen Kollegen. Diese kamen aus England, Irland, Spanien und Griechenland. Einige von ihnen hatten die rhodesische Staatsbürgerschaft erworben. Dr. Zizombe war von kleiner Statur, hinkte mit dem rechten Bein seit seiner Geburt und hatte ein rundes Gesicht mit immer lachenden Augen. Er war glücklich verheiratet mit einer Krankenschwester und hatte eine zweijährige hübsche Tochter. Im großen Ambulanzraum saßen wir an einem langen Tisch ein Jahr lang einträchtig nebeneinander und behandelten die Kranken. Nachmittags wurden wir auf unsere Abteilungen gerufen. Auch viele Nachtdienste machten wir zusammen. Abwechselnd operierten wir oder machten die Narkose.

Dr. Macqueen war eine ältere englische Anästhesistin, die vor einigen Jahren mit ihrem Mann aus Indien gekommen war. In Indien hatte ihr Mann Tee angebaut, doch nach mehreren Missernten hatte er seine Plantagen verkauft und sie waren nach Rhodesien ausgewandert. Ihr Mann, der in der englischen Armee Captain gewesen war, wurde auch im Ruhestand noch mit Captain angeredet. Schon bald war ich mit dem Ehepaar befreundet, ja, Dr. Macqueen war wie eine Mutter zu mir. Da sie älter war, machte sie vorwiegend untertags Anästhesie bei den großen Operationen. Der Captain wartete nachmittags in seinem Wagen geduldig auf seine Frau und begrüßte sie lächelnd, wenn sie endlich aus dem Hospital herauskam. Sie waren ein ungleiches Paar. Sie war klein und zierlich, er ein großer, stattlicher Mann. Doch es heißt, dass Gegensätze sich anziehen.

Dr. Zizombe

Auch mit Dr. Zizombe freundete ich mich an. Er war, wie die Engländer sagen, „a jolly good fellow“ (ein guter Kerl) und immer gute Laune, obwohl er es manchmal schwer hatte. Doch von dem Problem der kaschierten Apartheid erfuhr ich erst viel später. In der Ambulanz hatten wir zwei nebeneinanderliegende Untersuchungskabinen. In die linke Kabine schickte er seine Patienten und ich die meinen in die rechte. An einem Morgen behandelte er eine hübsche junge Dame. Er schickte sie in seine Kabine mit den Worten: „Get off your clothes, I am joining you soon“ (übersetzt: Ziehen Sie sich aus, ich komme bald). Als ich ihn lachend fragte, was seine Frau zu seiner Absicht sagen würde, brach er in schallendes Gelächter aus. Er hatte viele Freunde und liebte es, auf Partys zu gehen. Er erzählte mir immer, was er in den kurzen Pausen erlebt hatte. Ich wiederum schilderte ihm meine Abenteuer mit meinem verbeulten Gebrauchtwagen, mit dem ich regelmäßig irgendwo stecken blieb.

In der Stadt waren alle Fenster wegen Einbruchgefahr vergittert. Daran konnte ich mich lange nicht gewöhnen. Ich fühlte mich wie im Gefängnis. Auch die Fenster von Dr. Zizombes Bungalow waren vergittert. Er war von einer Party spät nach Hause gekommen. Weil er müde war, hat er seinen Anzug nicht wie sonst in den Schrank gehängt, sondern auf einen Stuhl gelegt, der neben seinem Bett stand. Mitten in der Nacht wachte er auf, weil etwas Hartes von oben sein Gesicht traf. Als er aufsah, schwebte seine Anzugshose über ihm und Kleingeld regnete aus der Hosentasche auf ihn herab. Plötzlich war er hellwach. Jemand war dabei, nach seiner Hose zu fischen. Blitzschnell zog er sie aus dem Angelhaken. Er kannte diese Methode, etwas bei anderen zu stibitzen. Man schob eine Holz- oder Eisenstange, an deren Ende ein Haken befestigt war, durch die Gitterstäbe. Dann konnte man irgendwelche Kleidungsstücke anhaken und herausziehen. Vielleicht auch Gegenstände ans Fenster holen, wenn zum Beispiel ein Tisch nah am Fenster stand.

Im Halbdunkel bemerkte der Doktor, dass die „Angel“ jetzt vom Fenster aus zurückgezogen wurde und ihr frustrierter Besitzer mit ihr verschwand. Als wir einmal wieder zusammen in der Vormittagspause auf dem Hof des Krankenhauses diskutierten, begegneten wir Whisky, einem jungen schizophrenen Patienten, den wir beide kannten. Er war mit neuen Medikamenten gut eingestellt und sollte am nächsten Tag entlassen werden. Er grüßte uns und fragte dann: „Herr Doktor, wollen wir beide zum Abschied eine Zigarette rauchen?“ Dr. Zizombe rauchte selten, doch er wollte dem jungen Mann sein freundliches Angebot nicht abschlagen. So nahm er die Zigarette dankend an. Als beide Männer rauchten, wunderte ich mich, dass es nicht nach Tabak, sondern aromatisch roch. Nach dem dritten Zug an der Zigarette wurde der Doktor bleich und fing zu fluchen an. Whisky war verschwunden. „Er hat mir einen Joint gegeben“, konnte der Doktor gerade noch herausbringen. Dann wurde ihm schlecht und er suchte die nächste Toilette auf.

Ich hatte Dr. Zizombe immer für einen glücklichen Menschen gehalten bis zu dem Tag, als ich mit seiner Frau, seiner kleinen Tochter sowie einer befreundeten Krankenschwester zu den Ruinen von

Great Simbabwe fuhr. Zimbabwe war ein riesengroßes Königreich gewesen. Es war in uralten Zeiten vom Stamm der Mashonas gegründet worden. Jetzt zeugten nur noch einige Ruinen von Mauern und Türmen von der hochentwickelten alten Kultur. Doch diese waren durchaus noch sehenswert und ich hatte sie schon früher einmal besucht. Zur Erinnerung an das stolze Königreich wurde nach der Unabhängigkeit 1980 Rhodesien in Simbabwe umbenannt.

Am besagten Tag hatte mein Kollege Dienst. So lud ich seine kleine Familie und noch eine Krankenschwester zu einem Ausflug zu den Ruinen von Great Simbabwe und zu einem Mittagessen im nahegelegenen Restaurant ein. Unterwegs bat mich seine Frau, bei einem kleinen Laden anzuhalten. Ich begleitete sie und die Krankenschwester und sah, dass sie mehrere Sandwiches kauften. Nun, dachte ich, vielleicht hat Dr. Zizombe seiner Frau erzählt, dass mein Wagen schon einige Male liegengeblieben ist und wir Simbabwe und das Restaurant nie erreichen würden. So deckte ich mich auch mit zwei Sandwiches ein. An jenem Nachmittag war es sehr heiß.

Da mein Auto keine Klimaanlage hatte, waren wir durchgeschwitzt, als wir in Simbabwe ankamen. Ich steuerte auf das große Restaurant zu und lud meine Gäste ein, mir zu folgen. Dann ging ich hinein und wunderte mich, dass sie draußen blieben. Plötzlich wusste ich den Grund. Das Restaurant war voll besetzt mit weißen Gästen, nur die Bedienungen waren Afrikaner. Ich kaufte einige Flaschen Coca Cola, eine Ice Cream für die Kleine und ging wieder hinaus. Ich kann das Gefühl nicht beschreiben, das ich hatte. Es war eine Mischung aus Wut, Scham und Demütigung. Zum ersten Mal erlebte ich in Rhodesien eine kaschierte Apartheid. Ich hatte bis jetzt nirgendwo wie in Südafrika ein Schild mit der Aufschrift „Only for Whites“ gesehen, obwohl diskret welche existierten. Irgendwie war ich blind dafür gewesen. Es gab bei den Ruinen keinen Schatten und wir aßen unser Lunch in der prallen Sonne. Nach kurzer Besichtigung fuhren wir schweigend und müde heim.

Als ich am nächsten Tag Dr. Zizombe auf die Diskriminierung ansprach, sprudelte es aus ihm heraus. Ich merkte, dass er mir jetzt vertraute. Denn er erzählte mir viele Dinge, die er anderen „Weißen" vorenthalten hatte. Er sagte, dass er große Schwierigkeiten hatte, die erforderliche Anzahl von Operationen zu bekommen, die er zur Anerkennung als Facharzt der Chirurgie brauchte. Bei der Verteilung der Operationen wurde er oft übergangen. Politisch gesehen waren afrikanische Intellektuelle kaltgestellt. Sie konnten zwar Arzt, Ingenieur oder Wissenschaftler werden, doch nicht in die Politik gehen. Auch bei der Stellenverteilung wurden die afrikanischen Rhodesier benachteiligt. Für ein Praktikum in einem Büro bevorzugten die weißen Rhodesier einen Portugiesen, der kaum Englisch sprach, gegenüber einem afrikanischen Abiturienten, der sich wochenlang um die Stelle beworben hatte. Wenn Dr. Zizombe Gäste hatte, konnte er sie nicht in ein gutes Restaurant einladen, sondern musste sie zu Hause bewirten. Das hätte seine Frau sonst auch getan, doch die Diskriminierung schmerzte ihn. Er sagte: „Jeder Weiße in Hemdsärmeln und schäbigen Hosen kann in einem Lokal essen, doch uns ist der Zutritt verboten." Er konnte kein Kino in der Stadt besuchen, sondern nur ein „Drive In Cinema", das sieben Meilen entfernt war. Auch hier im Krankenhaus musste er sich bemühen, dass er für seine Anerkennung als Facharzt der Chirurgie genügend Operationen zusammen bekam. Ich hatte das Gefühl, er hatte endlich jemanden gefunden, dem er sein ganzes Herzeleid klagen konnte, denn er erzählte noch: „In der letzten Woche war ich auf der Bank, um mein Gehalt abzuholen. Die Bankangestellte, ein junges Ding, gab mir eine große Summe, nämlich 200 Dollar zu viel heraus. Als ich sie darauf aufmerksam machte, stritt sie ihren Fehler ab. Sie sagte mir schnippisch, dass sie rechnen könne. Dennoch blickte sie noch einmal auf die Zahlen und bekam einen roten Kopf. Sie nahm rasch die 200 Dollar zurück und bedankte sich nicht einmal dafür. Als ich die Bank verließ, raunte mir der afrikanische Sicherheitsbeamte zu: 'Du Idiot, warum hast du die 200 Dollar nicht behalten?'" Er klagte noch: „Auch die Inder werden diskriminiert. Man duldet keine 'mixed couples' (gemischte Paare). Eine weiße englische Sekretärin wurde von ihrem Arbeitgeber entlassen, weil sie trotz mehrerer Verwarnungen zu ihrem indischen Freund hielt. Sie reisten in ihr Heimatland aus.

Leserbrief eines afrikanischen Soldaten

Die Tatsache der Apartheid wurde mir weiterhin durch den Leserbrief eines afrikanischen Soldaten bestätigt. Er war einer der Afrikaner, die von der Regierung aus dem Zivildienst zur Armee eingezogen wurden. 1974, als ich diesen Brief in der Tageszeitung las, währte der Bürger- bzw. Guerillakrieg schon einige Jahre. Doch es wurde in den Zeitungen und auch im Radio kaum darüber berichtet, um die weiße Bevölkerung nicht zu beunruhigen. Der Soldat schrieb folgende Zeilen: *Ich bin Angehöriger der rhodesischen Armee. Nach einigen Monaten, die ich im Valley* (so nannte man das Kampfgebiet) *verbracht hatte, bekam ich eine Woche Urlaub. Am letzten Sonntag ging ich in Salisbury mit meiner Frau und meiner kleinen Tochter spazieren. Als meine fünfjährige Tochter auf die Toilette musste, suchte ich vergeblich nach einer Toilette für Afrikaner. Damit sie nicht in die Hose machte, ging ich mit ihr auf eine Toilette für Weiße. Als ich mit ihr herauskam, hatte sich draußen eine Gruppe von Weißen gebildet. Es war ein richtiger Mob, der fast tätlich wurde. Wie ich mich unterstehen könne, ihr Klo zu benutzen. Ich habe geschwiegen, sonst wäre ich in meiner Wut noch ausfällig geworden. Im Valley ist mein Leben täglich in Gefahr, damit die Weißen sich nachts im Bett ruhig umdrehen können. Mich interessiert, was die Leser Ihrer Zeitung von der Sache halten!*

Erkundungsfahrten

An meinen freien Wochenenden war ich mit meinem Renault 4 unterwegs. Mein Austin, ein verbeulter Gebrauchtwagen, hatte endgültig seinen Geist aufgegeben. Nun bekam ich endlich einen Renault 4, auf den ich lange gewartet hatte. Jedem Arzt stand ein Wagen zu, doch es gab eine Warteliste. Da Sanktionen gegen die weiße Smith-Regierung bestanden, konnte man keine Autos kaufen.

Aber Frankreich umging die Sanktionen, indem es keine fertigen Autos, sondern Bauteile nach Rhodesien schickte. Die Autos wurden dann in Rhodesien zusammengesetzt. Mein Renault half mir, Rhodesien noch mehr kennen- und lieben zu lernen. Ich entdeckte die aufeinander balancierenden Felsen nicht weit von Salisbury. Sie sahen aus, als ob Riesen sie kunstvoll aufeinander gestapelt hätten. Auch kletterte ich in Höhlen herum, die wunderbare Tierzeichnungen von Antilopen, Elefanten, Büffeln und ihren Jägern darstellten. Sie sollen von den San-Buschleuten gemalt worden sein. Im Matobo Nationalpark konnte ich ähnliche Felsformationen und bemalte Höhlen bewundern. An einem Wochenende ließ ich es mir nicht nehmen, noch einmal in den Hwange-Wildpark zu fahren, an den ich so schöne Erinnerungen hatte. Ich stieg wieder die Treppen des mir vertrauten Hochsitzes hinauf, um die Tiere beim Trinken an einem großen See zu beobachten. Wie oft hatte ich mir in Deutschland die Tierfilme von Walt Disney angeschaut. Jetzt sah ich solche Szenen „live“ und bekam Herzklopfen. Wenn eine große Elefantenherde sich näherte, wurde die Erde durch das Stampfen erschüttert. Doch die Elefanten kamen nicht nur zum Trinken, sondern auch zum Baden. Dadurch wurden die Antilopen, Giraffen, Warzenschweine und anderen Tiere, die bis jetzt friedlich nebeneinander getrunken hatten, leider vertrieben. Doch jetzt gaben die kleinen Elefanten durch Prusten, Plantschen und sich im Schlamm Sulen eine kostenlose Theateraufführung und fesselten meine Aufmerksamkeit. Später erzählte mir meine afrikanische Freundin Ottilia bei meinem Besuch 1997, dass auf meinem Hochsitz eine Touristin von einem hungrigen Leoparden „verspeist“ worden sei. Sie war als Erste aus dem Bus gesprungen, der für die Touristen vor dem Hochsitz gehalten hatte, und rasch die Treppe hinauf gestiegen. Die oberste Plattform war von einem soliden Holzzaun umgeben und man konnte nicht erkennen, ob sie besetzt war, d.h. man konnte das Tier von unten nicht sehen. Der Leopard hatte oben auf sein Opfer gewartet und es sofort angesprungen. Die anderen Touristen konnten sich noch in den Bus retten und die Parkwächter per Handy benachrichtigen. Für die Frau aber kam jede Hilfe zu spät. Als ich von diesem schrecklichen Geschehen hörte, lief mir noch nachträglich ein Schauer über den Rücken.

Pater Colpi

Ich wurde oft von Ordensschwestern und Priestern eingeladen und manchmal habe ich die Priester zu ihren Außenstationen begleitet, wo sie am Sonntag Messe hielten. Einer von ihnen war Pater Colpi, den ich näher kennenlernte. Ich sah ihn zum ersten Mal in seinem wunderschönen Obst- und Blumengarten, den er neben der Kirche angelegt hatte. Er erntete gerade Guaven, doch er hatte auch Mango-, Avocado- und Zitronenbäume angepflanzt. Auch bewunderte ich die Weihnachtssterne, Orchideen, Proteen und Gladiolen. Er erklärte mir, die Schulkinder bekämen die meisten Früchte und die Blumen seien zum Schmücken der Kirche gedacht. Als ich ihn einmal schon am Samstag in seinem Pfarrhaus besuchte, erlebte ich ein wenig seinen Alltag. Nach leisem Klopfen an der Tür, ließ der Pater einen kleinen weinenden Jungen eintreten. Dieser war hingefallen und hatte sich das rechte Knie verletzt. Nachdem er dem kleinen Patienten ein Bonbon in den Mund geschoben hatte, kniete Pater Colpi nieder und verband die Wunde. Der Kleine trollte sich getröstet davon. „So wird es heute den ganzen Tag gehen“, sagte er, „doch ich helfe gern. Afrika und seine Menschen muss man einfach lieben.“ Da begriff ich, dass dieser Priester wie ich mit dem „Afrikavirus“ infiziert war. Ich fragte ihn, ob er auch Afrika als Kontinent lieben würde. Ich meinte seine Natur und nicht nur seine Menschen. Er bejahte es lächelnd. Er gab dieselben Gründe an, die ich so gut kannte: die endlose Weite, die Naturschönheiten, den Sternenhimmel und die Sonnenuntergänge. Doch er liebte vor allem die Menschen. Sie waren von unserem Herrgott mit so vielen Talenten beschenkt worden: ihre angeborene Heiterkeit, ihre spontane Freude über ganz einfache Dinge und, dass sie lachen konnten, obwohl sie bettelarm waren. Auch erwähnte er ihren Familiensinn, den wir Europäer weitgehend verloren haben. In Europa werden viele alte Leute in Altersheime abgeschoben, doch hier bleiben sie in der Großfamilie. Er war immer wieder erstaunt über ihre Beobachtungsgabe, die sie wohl früher beim Jagen von Großwild entwickelt hatten. Sie konnten den eleganten Gang der Giraffe oder das wuchtige Stampfen eines Elefantenbullen imitieren. Oft musste er laut lachen, wenn sie uns Weiße in unseren Bewegungen und kleinen Ticks nachäfften. Dann schilderte er zwei Erlebnisse, die mir bewiesen, wie sehr er die Afrikaner liebte. Jeder Besucher oder Tourist hätte nach solchen Geschehnissen sofort das Land verlassen. Vielleicht hätte er sogar Afrikaner gehasst. Doch nicht Pater Colpi. Er war damals 60 Jahre alt, sah aber viel jünger aus. Er hatte durch schwere körperliche Arbeit starke Muskeln, wie andere Buschmissionare auch, die ich kennengelernt hatte. Er war vor 30 Jahren ins Land gekommen und lebte seit 20 Jahren als einziger Weißer bei seinen afrikanischen Gemeinden, fern jeder „Zivilisation“. Ich fragte mich, was diesen begabten Menschen in den „primitiven“ Busch verschlagen hatte und warum er nicht, wie viele andere Missionare, in der Nähe einer Stadt missionierte.

Pater Colpi war ein Sprachgenie. Außer seiner Schweizer Muttersprache waren ihm Italienisch und Französisch geläufig. Doch diese Sprachen lernen fast alle Schweizer, sagte er mir. Dazu konnte er in Englisch und in zwei Eingeborenensprachen predigen. Auch war er ein Alleskönner. Er war Priester, Architekt, Baumeister, Gärtner, Maler und Lehrer. Er hatte für mehrere Kraldörfer eine Kirche und eine Schule gebaut. Wenn er dann einen Nachfolger gefunden hatte, wurde er versetzt und baute an einem anderen Ort weiter. Seine Hütte errichtete er neben der Kirche außerhalb der Dörfer, weil er trotz seiner Liebe zu den Menschen ein gewisses Maß an „privacy“ (Privatleben) brauchte. Dieses normale Bedürfnis nach Ruhe und Einsamkeit wäre ihm fast zum Verhängnis geworden. Er erzählte:

„Eine meiner Aufgaben war, jeden Monat die Gehälter der Lehrer von der Bank in der Stadt abzuholen. Das war viel Geld. An dem

Tag, als der Überfall geschah, regnete es in Strömen. Auf meiner Fahrt in die Stadt ging ein heftiger Wolkenbruch nieder und mein Wagen blieb im Schlamm stecken. Als ich ihn freigeschaufelt hatte, war es zu spät, um zur Bank zu fahren. So musste ich unverrichteter Dinge zurückkehren. Abends klopfte es an meine Tür. Ich öffnete gleich, weil ich dachte, dass ein Lehrer sein Gehalt abholen wollte. Doch es war ein unbekannter Mann, der mich mit einem Knobkerry bedrohte. Wenn ich nicht spontan dem Stock ausgewichen wäre, hätte dieser meinen Kopf getroffen. Gleichzeitig hatte der Eindringling einen Fuß zwischen Tür und Angel gesetzt und versuchte, die Tür aufzustemmen. Als ich von innen dagegen drückte, schwankte sie gefährlich hin und her. Da hatte ich eine Eingebung, die – davon bin ich noch heute überzeugt – mir vom heiligen Geist ins Ohr geflüstert wurde. Ich ließ die Tür etwas los und trat mit aller Kraft gegen sein Schienbein. Während der Mann zu Boden stürzte und vor Schmerz schrie, knallte ich die Tür zu und schloss sie ab. Doch jetzt begann er, mit einer Fletsche durch die Fenster spitze Steine auf mich zu schießen. In meiner kleinen Hütte konnte ich kaum ausweichen. So wurde ich von mehreren Steinen getroffen und blutete stark. Ich fing zu schreien an. Doch niemand konnte mich hören, weil der nächste Kral einen Kilometer entfernt war. Ich weiß nicht, wie viele Steine mich getroffen hatten und wie lange ich geschrien hatte. Plötzlich hörte ich mir vertraute Stimmen, die meinen Namen riefen. Es waren drei Lehrer, die ihr Gehalt abholen wollten. Ich konnte mich mit letzter Kraft zur Tür schleppen und aufschließen. Der Mann war in der Dunkelheit verschwunden. Die Lehrer brachten mich ins Krankenhaus, wo ich zwei Wochen stumm wie ein Fisch lag. Vom lauten Schreien hatte ich meine Stimme verloren. Auch träumte ich noch monatelang von dem Überfall und wachte morgens schweißgebadet auf. – Ein anderes Mal, an einem Sonntagnachmittag, warnte mich mein Katechet Niklaus vor einer drohenden Gefahr. Er sagte: ‘Pater Colpi, Sie müssen sofort fliehen. Ein Freischärler hat alle Männer des Dorfes aufgewiegelt. Er sagte: *Heute ist die Nacht der Weißen. Alle Weißen müssen heute Nacht sterben.*’

Doch ich glaubte ihm kein Wort. Ich war schon lange in diesem Gebiet und hatte mit den Afrikanern gelebt. Wir waren zusammen durch dick und dünn gegangen. Ich gehörte zu ihnen. Ich war mit vielen Ältesten befreundet. Als Niklaus merkte, dass ich ihm nicht glaubte, sagte er mir, dass er sich selbst verstecken würde, ich sollte ihn nicht verraten. Ich schrieb weiter Briefe und korrigierte Schulhefte. Doch als die Nacht hereinbrach, hatte ich plötzlich Zweifel. Ich sah meinen Schatten im Licht der Paraffinlampe an der Wand tanzen. Vielleicht hatte Niklaus recht und sie wollten mich umbringen, weil es eine Parole der Freischärler im ganzen Land war wie damals bei der Mau-Bewegung in Kenia. Ich versuchte, mein Brevier zu beten und ging dann zu Bett. Doch ich konnte nicht schlafen. Sie würden um Mitternacht kommen, hatte Niklaus mich gewarnt. Jetzt war es noch eine Stunde bis Mitternacht. Dann hörte ich viele Schritte zu meiner Hütte kommen. Jemand klopfte an meine Tür: 'Wir möchten dich in einer dringenden Angelegenheit sprechen', sagte eine Stimme. Ich antwortete, ich sei müde. Sie sollten am nächsten Morgen zu mir kommen. Jetzt wiederholten sie im Chor ihr Begehren und ich lehnte es wieder ab aufzustehen. Dann hörte ich, wie sie sich leise berieten. Jetzt würden sie sicher die Tür aufbrechen. Doch stattdessen entfernten sich die Schritte und es war wieder ruhig. Trotzdem konnte ich nicht einschlafen und machte die ganze Nacht kein Auge zu. Am nächsten Morgen ging ich in die Schule. Wie immer tobten die Buben in den Klassenzimmern herum und der Tag verlief normal. Abends war ich todmüde und schlief die Nacht durch. Niemand kam um Mitternacht, um mich zu sprechen."

Die Kirche von Serima

Einige Male fuhr ich zur wunderbaren Kirche in Serima, die sich nicht weit von Gwelo im Maschonaland befindet. Der Schweizer Pater Groeber war der Initiator dieser im afrikanischen Stil gebauten und mit afrikanischen Figuren geschmückten Kirche. Er hatte das große künstlerische Potenzial entdeckt, das in einigen seiner jungen Schüler vorhanden war. Diese hatten sich, nachdem sie schon eine Schule mit ihren selbstgestalteten Türpfosten und Türfüllungen versehen hatten, daran gewagt, das sakrale Gebäude in Serima zu konstruieren. Die ganze Kirche ist voller biblischer Gestalten aus dem Alten und Neuen Testament, die entweder aus Zement geformt oder aus Holz geschnitzt sind. An die Wände sind auch Szenen aus der Bibel gemalt. Ich war froh, hier ein Gotteshaus zu finden, das nicht mit den oft kitschigen Muttergottesstatuen und Engeln überfüllt war, die ich häufig in Kirchen in Rhodesien gesehen hatte. Hier stand endlich auch die sakrale afrikanische Kunst auf eigenen Füßen. Die meisten Skulpturen haben übertriebene und negroide Gesichtszüge. Gerade wegen dieser in Holz geschnitzten „Hyperbolie" wirken sie ausdrucksstark. Sie erinnerten mich an die moderne Kunst wie die von Käthe Kollwitz oder Edvard Munch. Die Kirche von Serima hat dieselbe Funktion wie die großen Kathedralen des Mittelalters. Gleich ihnen ist sie eine Bilderbibel für die einfachen Gläubigen, die nicht lesen können. Ich bedauerte, dass ich in Serima nie an einer heiligen Messe teilgenommen hatte. Sicherlich hat dort die Gemeinde die Mashona-Messe gesungen, die ähnlich klingt wie die Missa-Luba-Messe aus dem Kongo. Ich hatte diese Messe einmal auf einer Außenstation mitgefeiert und ihre wunderbare Musik klang noch lange in mir nach.

Dr. Kelly

Dr. Kelly war der frühere Direktor des Regierungskrankenhauses in Gwelo. Er war jetzt eigentlich pensioniert, führte aber noch Autopsien durch, denn er hatte eine Ausbildung als Pathologe. Auch machte er Urlaubsvertretungen für Kollegen. Er war Ire und vor langen Jahren von Irland nach Rhodesien gekommen. Einmal erzählte er, dass er sich in Irland bei einer Obduktion mit einer Lungentuberkulose infiziert hatte. Damals musste man ihm einen Lungenflügel entfernen. Da er in den langen Wintermonaten Irlands immer Atemstörungen bekam, wanderte er in das warme Rhodesien aus. Ich habe viel von ihm gelernt. Wann immer er eine besondere Organveränderung an einer Leiche fand, benachrichtigte er mich.

Ich erinnere mich an zwei sieben Monate alte Säuglinge, die Zwillinge waren. Ich hatte Nachtdienst, als sie eingeliefert wurden. Sie waren nicht gleichzeitig, sondern im Abstand von drei Tagen krank geworden. Ihre Mutter hatte sie nicht sofort zu uns gebracht, sondern erst ihre Hausmittel versucht. Beide Kinder litten an Brechdurchfall und waren im Schock. Sie waren ganz ausgetrocknet und sahen wie kleine Mumien aus. Vergeblich versuchten wir eine Vene bei ihnen zu finden, um eine Infusion anzulegen. Nach einer halben Stunde waren beide tot. Dr. Kelly holte mich zu ihrer Obduktion. Ihre kleinen Gehirne schwammen in Eiter, sie waren an einer Hirnhautentzündung gestorben. An diese Krankheit hatten wir Mediziner nicht gedacht, doch Jahre später konnte ich mit diesem Wissen einige Patienten, die auch an heftigem Brechdurchfall litten, durch eine entsprechende Behandlung retten. Ein anderes Mal holte er mich zu einer fünfköpfigen Familie, die in der Nacht zuvor tot in ihrer Hütte aufgefunden worden war. Die Leichen hatten keinerlei Anzeichen einer Gewalteinwirkung. Auch hatten sie noch die frische Farbe von Lebenden. Schon vor ihrer Sektion hatte Dr. Kelly seine Diagnose gestellt: Sie waren an Kohlenmonoxydvergiftung gestorben. Solche Fälle kamen oft in der kalten Zeit vor. Dazu muss ich bemerken, dass es in der kalten Zeit in Rhodesien – manchmal auch nachts in der heißen Zeit – sehr kalt werden kann. Ich habe nie so gefroren wie in Rhodesien. Die Eingeborenen zündeten für die Nacht Kohlen- oder Holzfeuer in ihren Hütten an. Leider verstopften manche jedes Loch und jeden Spalt ihrer Hütte, damit keine Wärme und damit auch keine Luft nach draußen abgegeben wurde. Deswegen sammelte sich Kohlenmonoxydgas im Raum an, das sie schließlich vergiftete. Die Toten sahen immer noch lebendig aus, weil ihr Blut nicht dunkel, sondern himbeerrot war.

Eines Nachmittags nahmen wir im Kreißsaal eine junge Frau auf, die aus einer vorliegenden Plazenta (Mutterkuchen) blutete. Solche Patientinnen müssen sofort operiert werden. Die meisten Frauen brauchen noch vor der Operation mehrere Bluttransfusionen, weil sie schon viel Blut verloren haben. Doch da unsere Patientin eine Zeugin Jehovas war, verweigerte sie die Transfusionen. Ich hatte vorher noch nie mit dieser Sekte zu tun und wusste deswegen nichts von ihrem Fanatismus. Auch ihr Mann, der sie begleitete, lehnte eine Blutübertragung rigoros ab. So rief ich Dr. Kelly an, ob er mir helfen könnte. Er verstand meine Not sofort, denn ich befürchtete, die Patientin würde auf dem Operationstisch sterben, weil sie ganz ausgeblutet war. Er sah sich die junge Frau an, schickte sie in den Operationssaal und operierte sie in einer Rekordzeit von zwölf Minuten! So rettete er ihr Leben. Doch leider war das Baby schon im Mutterleib abgestorben. Die Patientin erholte sich nach der Operation rasch und mir fiel auf, dass sie außergewöhnlich hilfsbereit war. Sie half allen anderen Patientinnen im Saal. Sicher wollte sie damit ihren Dank an Jehova ausdrücken, weil er ihr Leben gerettet hatte!

Außergewöhnliche Wahrnehmungen

Ich lernte Eddy – einen jungen weißen Polizisten – kennen, der regelmäßig abends ins Krankenhaus für weiße Rhodesier kam, um nach dem Rechten zu sehen. Das Krankenhaus für Weiße lag auf demselben Gelände wie das für schwarze Rhodesier. Ich machte dort jede Woche einmal Nachtdienst. Meist wurde ich zu schweren Verkehrsunfällen gerufen, wenn man einen Anästhesisten brauchte. Privat besuchte Eddy oft Séancen, um mit seinem Freund zu reden, der vor einigen Jahren in den Tafelbergen in Südafrika tödlich verunglückt war. Er lud mich sogar ein, an einer Séance teilzunehmen. Ich lehnte mit der Begründung ab, dass es Katholiken verboten sei, so etwas zu tun. Ich wunderte mich etwas über ihn, denn er war sonst ein rauer Bursche und ich hätte ihm Tischerücken oder irgendwelche spirituellen Dinge nicht zugetraut. Als eines Tages ein langer Artikel in der Zeitung von einer sogenannten Geistergeschichte erschien, die aus Eddys Feder stammte, war ich erstaunt. Dass eine Tageszeitung so etwas drucken konnte! Eddy berichtete Folgendes:
Wie jeden Abend machte ich meinen Kontrollrundgang im Regierungskrankenhaus Gwelo. Im Parterre brannte noch Licht und die

Tür zur Apotheke war geöffnet. Als ich näher trat, erschien eine Krankenschwester, die ich nie zuvor gesehen hatte. Ich grüßte sie freundlich, aber sie sah mich nur starr an und erwiderte meinen Gruß nicht. Dann stieg ich zum ersten Stock hinauf, wo gerade alle Schwestern versammelt waren, um den Nachtdienst zu besprechen. Ich fragte sie nach der Neuen, die sich so unnahbar verhalten hatte. Die Oberschwester war erstaunt und sagte, dass keine Schwester neu angestellt wäre. Als ich dann noch behauptete, dass die Apothekentür geöffnet war, erschrak sie, weil sie einen Einbruch vermutete. So schlichen wir beide leise die Treppe hinunter. Der Flur war jetzt dunkel und die Tür der Apotheke geschlossen. Die Schwester schloss auf, doch drinnen war alles in Ordnung. Jetzt war mir die Angelegenheit unangenehm. Sicher nahmen die Schwestern an, ich wolle einen schlechten Scherz mit ihnen machen oder litte an Halluzinationen. Dieser seltsame Vorfall ließ mir keine Ruhe. Am nächsten Tag bat ich den Pförtner, mich bei der Krankenhausoberin Mrs. Kelly für eine Unterredung anzumelden. Da wir uns gut kannten, bat sie mich sofort in ihr Büro. Ich berichtete ihr kurz, wen und was ich am Vorabend gesehen hatte. Mrs. Kelly zog daraufhin aus einer Schreibtischschublade ein großes vergilbtes Foto. Ich erkannte darauf sofort die Schwester vom Vorabend wieder. Sie war die Vorgängerin von Mrs. Kelly, doch schon acht Jahre tot. Ich weiß nicht, ob die Leser meine Geschichte glauben. Ich kann nur beschwören, dass ich die ehemalige Oberin leibhaftig gesehen habe.

Nach der Zeitungslektüre ging ich am Tag darauf zu Dr. Kelly, dessen Frau die jetzige Krankenhausoberin war. So fragte ich ihn, ob er es nicht unangenehm fände, dass der Name seiner Frau in dieser Geistergeschichte genannt würde. Als er das verneinte, war ich erstaunt. Dann fügte er hinzu: „Es gibt viele Dinge zwischen Himmel und Erde, die wir mit unserem heutigen Wissensstand nicht erklären können.“ Er erzählte mir einen präkognitiven Traum, den er vor langen Jahren geträumt hatte, als er noch als einfacher Landarzt in Rhodesien arbeitete. Auch ihn erreichten „sick calls“ in der Art, die ich schon beschrieben habe. Es war Regenzeit. Alle Flüsse waren über die Ufer getreten und hatten auch alle Brücken überschwemmt. Doch er musste einen Fluss überqueren, um den Patienten zu erreichen. Im Traum befahl ihm eine Stimme, zu einer bestimmten Stelle zu fahren. Dort war der Wasserspiegel so niedrig, dass er über eine Brücke fahren konnte. Bald hatte er das Haus des Farmers erreicht. Er lud den Schwerkranken in seinen Landrover und brachte ihn ins nächste Krankenhaus. Einige Monate später wurde der Traum Wirklichkeit und wie in seinem Traum konnte er den Kranken retten.

Als mir Dr. Kelly, dem ich voll vertraute, seinen Traum erzählt hatte, wurde ich nachdenklich. Ein Jahr später hatte ich mit der Direktorin vom Gesundheitsamt nach einem medizinischen Vortrag eine lebhafte Diskussion, in deren Verlauf ich sie fragte, ob sie an übersinnliche Wahrnehmungen glaube. Ich erzählte ihr, was ich von Eddy und Dr. Kelly erfahren hatte. Zu meinem Erstaunen antwortete sie fast mit denselben Worten wie Dr. Kelly: „Es gibt Dinge zwischen Himmel und Erde, die wir nicht erklären können." Sie erzählte mir Folgendes: „Ich hatte als junge Krankenpflegeschülerin meine Ausbildung in einem Kinderkrankenhaus angefangen. Ich hatte noch nie in ein Lehrbuch geschaut, nie etwas von erster Hilfe gehört oder gesehen. Als ich gerade am Säuglingszimmer vorbei ging, spürte ich plötzlich einen starken Drang hineinzugehen. Ich wurde von einer inneren Stimme zum Bett eines bestimmten Babys dirigiert. Ich legte das Baby auf einen Wickeltisch und ich muss es wohl beatmet und auch eine Herzmassage durchgeführt haben. Ich war wie in Trance. Plötzlich wurde ich von der Dienst habenden Schwester zurückgerissen. 'Kind, was machst du da? Das Baby ist schon seit einer Stunde tot!', rief sie außer sich. Ich wich erschrocken zurück. Ich konnte ja selbst meine Handlung nicht begreifen. Doch als ich das Baby anblickte, atmete es und es begann zu weinen. Es hatte überlebt! Die Schwester sagte zunächst kein Wort. Doch dann sagte sie etwas, das ich nie vergessen werde. 'Es war sicher wieder Dr. Campbell!' Später erfuhr ich, dass dieser Arzt das

Krankenhaus gegründet hatte. Die Leute glaubten, dass er auch noch nach seinem Tod dafür sorgte, dass Kinder gerettet wurden. Dazu benutzte er Medien wie mich." Als sie das Wort Medien erwähnte, wurde ich hellhörig. Denn in einem Missionshospital, wo ich eine Vertretung machte, fragte mich eine afrikanische Krankenschwester, ob ich schon einmal etwas von Medien gehört hätte. Als ich verneinte, berichtete sie mir, in ihrem Dorf gebe es kleine Mädchen, die „Medien" genannt würden. Sie wäre selbst einmal in einem Kral dabei gewesen, als das Medium sprach. Die ganze Familie hatte sich um die kleine Tochter versammelt. Das Mädchen hatte mit der Stimme der verstorbenen Großmutter gesprochen. Diese schimpfte mit ihrem Sohn, weil er das Dorf verlassen wollte, um nach Südafrika zu reisen. Sie sagte ihm eine böse Zukunft voraus. Auch in anderen Hütten gab es Medien. Immer waren es kleine Kinder, meistens Mädchen, und immer wurde das Medium abends befragt. Ich hatte damals den Verdacht, dass Afrikaner geschickte Bauchredner sind, und über den Bericht der Krankenschwester nicht weiter nachgedacht. Doch später beschäftigten mich diese Erlebnisse. Ich besorgte mir Bücher über Afrika und las zu meiner Verwunderung ähnliche Berichte von Europäern. Ob es Farmer, Ingenieure, Polizisten oder sogar ein Staatsanwalt waren, sie alle konnten vom Juju (Zaubermacht) eines Nangas (afrikanischer Zauberer und Medizinmann) gestärkt oder verfolgt werden. Ich fand keine Erklärung für diese Phänomene, die oft auf dem afrikanischen Kontinent vorkommen. Als ich einige Jahre später eine Wallfahrt nach Lourdes machte, fielen mir die kleinen afrikanischen Mädchen wieder ein, die als Medien gedient hatten. Auch unser Herrgott ließ durch Kinder in Lourdes, Fatima, La Salette und Metjugorje seine Botschaften verkünden. Gewiss sind die Seelen von Kindern noch rein und transparent für Dinge aus einer anderen Welt.

Urlaubsvertretung in Karoi

Ich wurde von Dr. Taylor, dem Direktor des Regierungskrankenhauses, gefragt, ob ich eine Kollegin in einem kleinen Krankenhaus in

Karoi, in der Nähe des großen Karibadamms, vertreten könnte. Sie war allein für ein 200-Betten-Hospital zuständig und brauchte dringend einen vierwöchigen Urlaub. Ich war einverstanden und fuhr schon am nächsten Tag los. Dr. Roy hatte bereits auf mich gewartet. Sie stellte mir eine ältere Dame, Mrs. Kingsley, vor. Diese hatte früher für sie als Sekretärin gearbeitet, doch seit ihrer Pensionierung wohnte sie bei ihr. Sie beaufsichtigte das Küchenpersonal, versorgte ihre Tiere und hütete das Haus. Die Kollegin besaß einen jungen Schäferhund, zwei Katzen und einen Revolver. Nun verstand ich, warum sie so nervös war und dringend Urlaub brauchte. Sie erzählte mir, dass die Stadt in einem Terroristengebiet lag und schon viele Menschen umgekommen seien. Entweder waren sie erschossen worden oder auf eine Mine getreten. Sie zeigte mir ihren Revolver und erklärte mir, wie ich ihn bedienen sollte. Ich aber sagte, dass ich die Pistole nicht benutzen würde. So schloss sie die Waffe in einem Schrank ein und nahm den Schlüssel mit. Dann erklärte sie mir den Ordner mit den Krankenscheinen der weißen Rhodesier. Fast alle Frauen schluckten Beruhigungstabletten. Ihre Männer wurden regelmäßig von der Regierung zum Dienst ins „Valley" beordert und einige von ihnen waren nicht zurückgekehrt. Das „Valley" war ein unwegsames Gelände mit Dörfern, in denen viele der Terroristen aufwuchsen. Diese kannten das Gebiet wie ihre Hosentasche im Gegensatz zu den Weißen, die sich nur in der Stadt zurechtfanden. Es kam auch vor, dass die weißen Soldaten sich ungeschützt der Sonne aussetzten oder sich selbst Verwundungen zufügten, um eine Weile zu Hause bleiben zu können. Sie kamen entweder mit Sonnenstich ins Krankenhaus oder hatten sich die Hand verletzt. Ich hatte nach den Schilderungen der Kollegin den Eindruck, dass in der Stadt eine Psychose ausgebrochen war. Dieser wurde später durch meine Erfahrungen bestätigt. Langsam wurde ich mir des Ernstes der Lage bewusst, doch vielleicht, weil ich unerfahren war und aus einem friedlichen Gebiet kam, hatte ich keine Angst.

Meine Kollegin rief jeden Tag an. Doch sie erkundigte sich nie nach meiner Arbeit im Krankenhaus. Vielmehr wollte sie sich über das

Befinden ihres Schäferhundes Felix informieren. Ich verstand sie. Sie wollte Abstand nehmen von der Misere der Kranken. Felix war ein Prachtstück von Schäferhund und ich hatte meine alte Liebe zu Hunden wiederentdeckt. Wenn ich am Spätnachmittag in den Bungalow zurückkam, wartete er schon hinter dem Tor auf mich. Er wusste, dass ich in der nächsten halben Stunde mit ihm auf dem Rasen herumtollen würde. Eines Nachts behandelte ich einen weißen Farmer wegen eines Asthmaanfalls in unserem Bungalow. Als ich das große Tor aufmachte, um den Wagen des Patienten herauszulassen, lief Felix mit nach draußen und war verschwunden. Ich sagte der erschrockenen Mrs. Kingsley, dass ich ihn suchen wollte, denn ich konnte meiner Kollegin, für die er so etwas wie ein Lebensinhalt war, den Verlust ihres Hundes nicht zumuten. Mrs. Kingsley aber war ganz und gar gegen mein Vorhaben. Sie sagte: „Nachts wimmelt es in der Stadt von Terroristen und Sie werden dem ersten Besten in die Hände fallen." Doch sie musste meinen Entschluss seufzend hinnehmen und öffnete mir sogar das Tor, als ich herausfuhr. Die Suche nach Felix glich dem Vorhaben, eine Stecknadel im Heuhaufen zu suchen. Eine Stunde fuhr ich in dem Städtchen kreuz und quer. Ich traf weder einen Terroristen noch ich Hund. Erst als ich die letzte Straße abfuhr, stand Felix an der Ecke und schien auf mich gewartet zu haben. Vielleicht hatte er sein Entlaufen als nächtliches Versteckspiel betrachtet. Mir selbst war aber gar nicht nach Spielen zumute. Ich war todmüde, gleichzeitig froh, ihn gefunden zu haben. Ich hätte am folgenden Tag nicht gewusst, wie ich der Kollegin sein Verschwinden erklären sollte.

Nachmittags war ich manchmal zu einsamen Farmen unterwegs. Einige waren sehr abgelegen und ich verstand die Furcht der Frauen, wenn ihre Männer abwesend waren. Obwohl viele ihr afrikanisches Dienstpersonal schon jahrelang angestellt hatten, hegten sie ein tiefes Misstrauen, die Männer könnten gemeinsame Sache mit den Terroristen machen, wenn diese auftauchen würden. Wenn ich aber in die Dörfer ging, lernte ich eine andere Angst kennen.

Die Eingeborenen fürchteten die Terroristen, weil sie ihnen ihre Erntevorräte raubten. Sie drohten ihnen, sie zu ermorden, wenn sie sie an die Polizei verraten würden. Wenn die Polizei und Armeeangehörige die Dorfbewohner verhörten und sie den Besuch der Terroristen verschwiegen, wurden sie wegen Kooperation mit dem Feind verhaftet. Im Hospital gab es viel zu tun und es platzte fast aus den Nähten. Tagsüber lagen viele Patienten draußen im warmen Sonnenschein. Doch nachts wurde es bitter kalt. Da wollte jeder in die warmen Räume. Die Patienten lagen wie die Ölsardinen in einer Büchse und wir konnten die Türen nicht mehr schließen.

Eines Abends gab es Aufregung und ich erhielt in meinem Bungalow einen Notruf. Was war geschehen? Die Soldaten hatten einen angeschossenen Terroristen gebracht. Als ich den Mann untersuchte, stellte ich nur einen Streifschuss fest. Ich konnte seine Wunde rasch versorgen. Als die Pfleger ihn in ein Bett gelegt hatten, kam es etwas später zu einem Aufstand der Patienten. Die meisten gingen demonstrativ nach draußen, weil sie Angst vor dem Neuankömmling hatten. Dieser hatte sofort Propagandapredigten gehalten. So musste ich nachts alle möglichen Autoritäten anrufen, um den Störenfried woanders unterzubringen. Zum Schluss kam er ins Gefängnis. Ich musste dem Gefängnisdirektor versprechen, seine Wunde täglich zu verbinden. Das Gefängnis kannte ich, denn es gehörte zu meinen Aufgaben, jede Woche die Gefangenen auf ihren Gesundheitszustand zu untersuchen. Die Intention der Regierung bei dieser Anordnung war, dass die Angeklagten in gutem Zustand zum öffentlichen Prozess erschienen. Die meisten waren Terroristen, die dann in bestem Gesundheitszustand hingerichtet wurden!

Einen Tag nach diesem Ereignis fuhr ein vollbesetzter Bus auf eine Mine und wurde in die Luft gesprengt. Es gab viele Tote und Verletzte. Kurz danach war in einer Kupfermine eine Epidemie ausgebrochen. Viele Arbeiter hatten Durchfall. So wurde ich dorthin gerufen. Mein Ambulanzfahrer weigerte sich, mich hinzubringen.

Denn er musste dieselbe Landstraße fahren, auf der der Bus durch die Mine explodiert war. Er sagte mir, er habe fünf Kinder und wolle nicht, dass sie Halbwaisen würden. Dann verschwand er und wir suchten ihn vergeblich. Daraufhin schickte mir jemand vom Gesundheitsamt einen Jeep mit vier Soldaten. Sie waren mit Maschinengewehren bewaffnet. Ich musste mich in die Mitte setzen und ich wurde von zwei Soldaten flankiert. Wir waren alle angespannt und sprachen kein Wort. Die Soldaten spähten angestrengt in den Busch. Als wir an die Stelle kamen, wo der Bus explodiert war, mussten wir um einen riesigen Krater fahren. Auch sahen wir überall Wrackteile liegen. Auf dieser Fahrt hatten wir zweimal eine Panne. Während der Fahrer die Reifen auswechselte, wären wir ein leichtes Ziel für Terroristen gewesen. Doch wir kamen wohlbehalten spätabends zurück. Die Epidemie war eine Fehlanzeige gewesen. Nur einige Minenarbeiter hatten einen leichten Durchfall. Dafür hatten wir unser Leben aufs Spiel gesetzt! Die Anspannung während der Fahrt wollte ich nicht noch einmal erleben. Am nächsten Tag fuhr ein Farmer mit seinem Traktor auf eine Mine. Ihm wurden beide Beine abgerissen und wir mussten ihn ins Universitätskrankenhaus bringen.

Abgesehen von diesen Aufregungen, fand ich die Zeit meiner Vertretung recht interessant. An einem Feiertag, als es ruhig war im Hospital, besuchte mich überraschend ein Jesuit. Er hatte schon lange als Missionar in Rhodesien gearbeitet. Wir unterhielten uns auf Englisch. Als er mich fragte, aus welcher Gegend in England ich stammte, und ich ihm sagte, ich käme aus Deutschland, lachte er laut los. Es stellte sich heraus, dass er selbst Deutscher war. Wir gratulierten uns gegenseitig zu unserem ausgezeichneten Englisch. Als wir uns später über die politische Lage des Landes unterhielten, sagte er (seine Worte kamen mir später wie eine Prophezeiung vor): „Bis jetzt haben die Freischärler uns Missionare in Ruhe gelassen. Wir sind die Brücke zwischen der Bevölkerung und der Regierung. Wir sind die Leute, die das meiste Geld ins Land bringen. Davon profitiert auch die Regierung. In dem Augenblick, wo sie uns Missionare ermorden oder vertreiben, unsere Schulen und Krankenhäuser zerstören, steht die afrikanische Bevölkerung auf der Seite der Rebellen.“ Ich habe mich damals an die Worte von Bischof Schmitt erinnert und fragte mich, wer recht behalten würde.

In der letzten Woche meiner Vertretung hatte ich noch zwei kuriose Erlebnisse: An einem Morgen erschien im Behandlungsraum des Hospitals ein großer muskulöser weißer Farmer. Er hatte von einem seiner Arbeiter gehört, ich würde manchmal auch Zähne ziehen. In der vergangenen Nacht hatte er vor Zahnschmerzen kein Auge zugetan. Ich sollte ihm den letzten linken unteren Backenzahn ziehen. Ich schlug seine Bitte ab, nachdem ich den Zahn inspiziert hatte. Der Backenzahn saß nicht locker und würde mir beim Ziehen abbrechen. Doch der Mann bat mich eindringlich um Hilfe, da der nächste Zahnarzt 150 Kilometer weit weg wohnte. Er würde das Krankenhaus nicht verlassen, bis ich den Zahn gezogen hätte. Es entwickelte sich ein Wortgefecht, das der Farmer zum Schluss mit seinen Argumenten gewann. Ich zog den Zahn „zähneknirschend“ mit beiden Händen und fiel dabei rückwärts gegen die Wand. Mir tat jetzt mein Rücken weh, doch ich hatte den Zahn samt Wurzeln in meiner Zange!

An einem anderen Tag rief eine junge Frau aus der Stadt an. Sie fragte, ob ich auch Hunde behandeln würde. Ihrem kleinen Pudel wäre das linke Auge herausgefallen. Auf meine erstaunte Frage, wie das geschehen konnte, antwortete sie: „Wir haben noch einen großen Schäferhund und unser Pudel ist eifersüchtig auf ihn. Heute Morgen, als er sich an den Fresstrog unseres Schäferhunds Rolf wagte, wurde er von ihm weg gejagt. Als er sich winselnd zu mir flüchtete, bemerkte ich, dass sein linkes Auge heraushing. Ich stelle mir vor, dass es vor Schreck rausgefallen ist. Bei uns Menschen erweitern sich ja auch die Pupillen, wenn wir Angst haben.“ Sie sagte mir, dass der Tierarzt der Stadt und auch ihr Mann ins Valley gerufen worden waren. Sie würden erst morgen zurückkommen. Ich bat sie, den Hund ins Krankenhaus zu bringen. Dann würde ich sehen, was ich tun könnte. Der Hund war ein putziger kleiner weißer Pudel, doch er sah ganz entstellt aus, weil sein linkes Auge am Sehnerv heraushing. Ich hatte inzwischen die Dosis des Betäubungsmittels für Babys in einem Buch nachgeschaut. Der linke Augapfel war etwas geschwollen, doch ich konnte ihn in die Augenhöhle zurückdrücken. Dann verschloss ich beide Augenlider mit einer Klammer. Falls der Tierarzt nicht zurückkommen sollte, wollte ich den Hund am folgenden Tag noch einmal sehen. Am Tag darauf kam sie wieder, doch nicht mit ihrem Pudel, sondern mit einer großen Schachtel Pralinen. Der Tierarzt war heimgekehrt und musste leider das Auge entfernen, hatte aber meinen Eingriff gelobt.

Universität Harare

Nach einem Jahr in Gwelo wollte ich noch weitere Erfahrungen in meinem Fachgebiet sammeln, denn ich sollte schon bald die drei Missionsärztinnen Dr. Decker, Dr. Davis Ziegler und Dr. Eder vertreten, die auf Heimaturlaub fahren wollten. So arbeitete ich an der großen Universitätsklinik Harare in der Hauptstadt Salisbury. Dr. Eder hatte mir einmal gesagt, wenn ich in einem Buschhospital gleich zu Anfang eine besondere Operation durchführen würde, hätte ich die Herzen und das Vertrauen der afrikanischen Patienten gewonnen. Als ich meine neue Stelle auf der geburtshilflichen Abteilung anfing, erntete ich mit meinem ungewöhnlichen Vorschlag zunächst Spott und Gelächter. Eine Patientin lag mit einer chronischen Obstipation, die nach einem Kaiserschnitt aufgetreten war, schon eine Woche in der Klinik. Ich schlug vor, dass man eine abdominale Röntgenaufnahme machen sollte, denn vielleicht wäre nach der Operation ein Bauchtuch zurückgeblieben. Ich gab aber nicht an, dass ich solch einen Fall einmal in Deutschland gesehen hatte. Der Oberarzt sagte mir, auf seiner Abteilung sei noch nie so etwas geschehen und werde auch nicht geschehen, denn alle Bauchtücher würden nach der Operation gezählt, und weil hier Universitätsniveau herrsche, würden sie doppelt gezählt. Da der Zustand meiner Patientin sich nicht besserte, wiederholte ich meinen Vorschlag bei der Chefvisite. Diesmal war man mit meiner Idee einverstanden. Ich hatte aber den Eindruck, man wollte mir „ungläubigem Thomas“ beweisen, dass ich Unrecht hatte. Umso größer war das Erstaunen des gesamten Kollegenteams, als sie auf dem Röntgenbild ein zurückgebliebenes Bauchtuch entdeckten. Bei ihren Nachforschungen stellten sie fest, dass die Patientin während der Operation übermäßig stark geblutet hatte. So mussten sie sehr viele Bauchtücher zur Blutstillung verwenden. Um 13 Uhr war Dienstwechsel, ein zweites Team hatte die OP übernommen und den Kampf mit der Blutstillung fortgesetzt. Insgesamt hatten sie 40 Bauchtücher gebraucht, doch nur 39 entfernt. Die Patientin wurde jetzt erneut operiert, um sie vom Tuch zu befreien. Sie konnte bald nach Hause gehen. So hatte ich zwar nicht das Vertrauen afrikanischer Patienten gewonnen, dafür aber den Respekt meiner Kollegen.

Eine Woche später bat mich der Chefarzt, einen seiner Oberärzte, der in den Urlaub ging, zu vertreten, und ich musste zusagen. Ich hatte einmal gefragt, warum die Uni „Harare“ genannt wurde. Man erklärte mir, an dieser Stelle habe ein Zauberdoktor gewirkt, der nie geschlafen habe. „Harare“ bedeutet: „der niemals schläft“. Ich fand den Namen sehr zutreffend, denn auch wir Mediziner schienen niemals schlafen zu können. Ich hatte zudem viele Nachtdienste meiner Kollegen übernommen, weil ich viel lernen wollte. Die Uni war Überweisungszentrum kleiner Kliniken und Krankenhäuser, die jeweils schon 2000 Geburten im Jahr hatten. In der Uni waren es 10 000 Geburten, davon waren 90% pathologisch. Wir mussten auch normale Geburten annehmen, da wir auch eine Hebammenschule hatten. Es kam vor, dass wir an einem Wochenende elf Kaiserschnitte durchführten. Das gynäkologische und geburtshilfliche Departement wurde von Professor Philpot geleitet. Er hatte das Partogramm, ein Dokument zur Geburtsüberwachung, eingeführt und war eine anerkannte Autorität in seinem Fach. Das hohe Niveau der Universität war in ganz Afrika bekannt. Dennoch stießen auch hier zwei Welten aufeinander. Alle Schwangeren verweigerten zunächst einen Kaiserschnitt.

Jeder operative Eingriff war für die Familienangehörigen und erst recht für den Ehemann und die Schwiegereltern ein Beweis, dass die Frau fremdgegangen war. Wie oft rannten sie auf dem Weg zum Operationssaal neben der Trage her und riefen: „Wer hat mit dir geschlafen, sag es uns!“ Selbst gebildete Frauen wie Lehrerinnen wurden von ihrer Familie oder dem Ehemann drangsaliert. Dieser alte Aberglaube war nicht aus ihren Köpfen zu bekommen. Wie oft war das Baby abgestorben, weil wir zu lange warten mussten und zu spät operierten. Auch wusste ich, dass die afrikanischen Rhodesier, besonders die Matabele, keine Mehrlingsschwangerschaften liebten. „Wir sind keine Tiere, die immer viele Junge bekommen“, war ihr Argument. Im Busch brachten sie ihre Zwillinge oder Drillinge in einem Karton zu uns. Die männlichen Säuglinge hatten sie kunstgerecht abgenabelt, doch die weiblichen waren aus der Nabelschnur verblutet. In der Stadt hatte ich diesen Brauch nur selten erlebt. Jetzt hatte in der Uni eine Frau Drillinge als Frühgeburten zur Welt gebracht. Sie gediehen prächtig und konnten bald ihren Inkubator verlassen. Die Mutter stillte sie jeden Tag. Dann war plötzlich ein Baby tot. Die Kollegen zerbrachen sich den Kopf über die Todesursache. Vielleicht war es ein Sekundentod, den man nicht erklären kann, vielleicht hatte es beim Trinken aspiriert oder war an einer Infektion gestorben. Ich hatte einen Verdacht, den mir eine afrikanische Krankenschwester bestätigte. Sie hatte am Vortag gehört, wie der Vater der Drillinge zu seiner Frau sagte: „Du weißt, wir sind keine Tiere. Wir haben auch kein Geld, drei Kinder großzuziehen. Also sorge dafür …“ Mein Wissen behielt ich für mich, damit die Mutter keine Schwierigkeiten bekam.

In Harare habe ich auch die Macht der katholischen Kirche in Irland erlebt. Ich assistierte bei einem Kaiserschnitt einem irischen Kollegen, der wie ich in der Facharztausbildung war. Nach dem Kaiserschnitt brauchte die Patientin aus medizinischen Gründen eine Eileiterunterbrechung, weil durch eine erneute Schwangerschaft ihr Leben in Gefahr gewesen wäre. Plötzlich bat mich mein Kollege, für ihn diese Operation durchzuführen. In Irland nämlich war solch ein Eingriff, was immer die Gründe waren, von der Kirche strikt verboten worden. Wenn man dort erfahren würde, dass er in Afrika diese OP durchgeführt hatte, würde man ihm vielleicht eines Tages seine gynäkologische Facharztanerkennung entziehen. So musste ich, die ich katholische Missionsärztin war, meinem Kollegen helfen und für ihn diesen kleinen Eingriff durchführen. Danach wechselten wir wieder die Seiten und er vollendete seinen Kaiserschnitt.

Gute Samariter

An meinen freien Tagen erforschte ich die Umgebung. An einem Wochenende fuhr ich von Salisbury aus ins Hochland von Nyanga, das auch die rhodesische Schweiz genannt wird. Unterwegs hatte ich in einem kleinen, billigen Motel übernachtet. Tief atmete ich die reine Bergluft ein und betrachtete begeistert die sanften Hügel und Berge. Mein neues kleines Auto schaffte es mit Leichtigkeit, einen steilen Hang hinaufzufahren. Oben auf dem Hügel angekommen, stieg ich aus, um zu fotografieren. Plötzlich hörte ich ein seltsames Geräusch. Als ich mich erschrocken umdrehte, sah ich, wie sich mein Wagen selbstständig gemacht hatte und den Hügel hinunter sauste. Ich hatte die Handbremse in den Leerlauf statt in den ersten Gang gestellt! Entsetzt musste ich zusehen, wie der Wagen in einem tiefen Loch zum Halten kam. So lief ich den Hügel hinunter und überlegte, ob es eine Zugverbindung zwischen Nyanga und Salisbury gab. In diesem Augenblick bog ein Kleinbus, vollbesetzt mit Afrikanern, um die Ecke. Die Insassen hielten sofort an und stiegen aus. Als ich ihnen mein Missgeschick erklärt hatte, hievten sie meinen Wagen aus dem Loch heraus. Außer einer eingedellten Radkappe war das Auto unversehrt. Als ich mich gerade bei meinen Rettern bedankte, kam ein Wagen mit Weißen um die Ecke. Auch sie hielten sofort an. Sie dachten, die „Schwarzen“ hätten mich belästigt, und wollten mir zuhilfe kommen. Mir wurde die Absurdität der Situation bewusst. Als sie sich ungläubig die Geschichte von meinem Missgeschick angehört hatten, fuhren sie langsam weiter. Ich winkte meinen afrikanischen Helfern ein dankbares Lebewohl zu, stieg ein und fuhr nach Salisbury zurück. Wieder einmal hatte mir der Herrgott Schutzengel geschickt! Übrigens fuhren keine Züge zwischen Nyanga und Salisbury.

Mein Unfall

Die Zeit, die ich an der Universität Harare verbringen wollte, neigte sich dem Ende zu. Ich hatte viel gesehen und gelernt und fühlte mich jetzt fähig, die versprochene Vertretung dreier Missionsärztinnen zu übernehmen. Doch ich spürte auch eine seltsame Unruhe in mir. Ich hatte Tag und Nacht gearbeitet und war allmählich stolz auf meine Leistung geworden. Die erforderliche Zahl der geburtshilflichen Operationen für die Anerkennung einer Frauenärztin und Geburtshelferin hatte ich mehrfach erreicht. Ich schämte mich plötzlich, dass ich vom selben Ehrgeiz ergriffen war, den ich bei meinen Kollegen bemerkt hatte. Auch fragte ich mich nach meiner inneren Hingabe an Gott, denn ich hatte wenig Zeit zum Beten gefunden. Andererseits zweifelte ich weder an meinem Glauben noch an meiner Berufung. Rückblickend glaube ich, dass ich damals keine spirituelle Krise hatte, sondern an einem Burnout-Syndrom litt. Doch zu jener Zeit kannten wir solche Diagnose noch nicht. Ich war chronisch übermüdet und überarbeitet. Ich hätte jetzt, statt im Busch zu verschwinden, zwei Wochen Ferien nötig gehabt, um wieder zu mir selbst zu kommen. Ich hatte schon die ersten Vorbereitungen getroffen, um in Kürze in den Busch umzuziehen, als etwas Schwerwiegendes geschah. Ich hatte einen Autounfall, bei dem ich beinahe das Leben verlor.

Eines Abends gegen sechs Uhr, als es schon dunkel war, kehrte ich von einem Ausflug nach Salisbury zurück. Im Stadtzentrum fuhr ich langsam in einer langen Autokolonne, als ich plötzlich von gleißendem Licht geblendet wurde und gleichzeitig einen starken Schmerz verspürte. Dann verlor ich das Bewusstsein. Ich erinnerte mich später, dass ich, bevor ich ohnmächtig wurde, das Gefühl hatte, sterben zu müssen. Ich war traurig, weil ich meiner Mutter nicht Lebewohl sagen konnte. Andererseits hatte ich keine Angst vor dem Tod. Ich war gespannt, was ich jetzt erleben würde, ob Christus als Lichtgestalt zu mir käme. Als ich im Wagen wieder aufwachte, wusste ich nicht, wo ich war. Doch dann spürte ich, wie warmes Blut von meiner Stirn tropfte und mein linkes Knie sehr schmerzte und ich es nicht bewegen konnte. Später erfuhr ich, dass mein Kopf durch die Windschutzscheibe geschleudert worden war und mein Knie sich in Wagentrümmern verhakt hatte. (Damals gab es noch keine Haltegurte und damit auch keine Anschnallpflicht.) Dann verlor ich von Neuem das Bewusstsein. Ich wachte im Krankenhaus auf und wurde in den Operationssaal geschoben. Am nächsten Morgen konnte ich meine Augen nicht öffnen, ich war blind. Dr. King, der mich operiert hatte, kam zur Visite. Er sagte, dass ich wegen eines Brillenhämatoms nicht sehen könne. Er hoffte, es würde innerhalb einer Woche abschwellen. Zudem hätte ich zahlreiche Schnittwunden im Gesicht und am Hals. Ich hatte großes Glück gehabt, denn eine Verletzung war neben der rechten Halsschlagader. Wenn diese betroffen gewesen wäre, das weiß ich als Medizinerin, wäre ich verblutet. Auch war die große Sehne über dem linken Knie zerrissen. Er hatte alle Wunden versorgt.

Am zweiten Tag erschien ein weißer Polizist zur Protokollaufnahme des Unfalls. Er hatte das Autowrack gesehen und sich gewundert, dass ich überlebte. „You car is flat like a stamp", sagte er (Ihr Wagen ist platt wie eine Briefmarke). „Wissen Sie, dass man die Wagentüren aufschweißen musste, um Sie herauszuziehen?" Auch erklärte mir der Beamte den Hergang des Unfalls. Ein betrunkener Autofahrer hatte auf der Gegenfahrbahn die Kontrolle über seinen Wagen verloren und war in unsere Autokolonne gerast. Dabei war er frontal mit 100 Meilen pro Stunde mit meinem Wagen zusammengestoßen. Der Fahrer war ein weißer Geschäftsmann, dem schon einmal wegen Trunkenheit am Steuer der Führerschein entzogen worden war. Am dritten Tag besuchten mich fast alle Kollegen, mit denen ich zusammengearbeitet hatte. Am vierten Tag erschienen sogar Professor Philpot und seine Oberärzte. Als ich später wieder sehen konnte, fielen mir die vielen Narben im Gesicht von Dr. King auf. Ich erkundigte mich bei einer älteren Krankenschwester nach ihm. Sie erklärte mir, er sei der einzige plastische Chirurg in Rhodesien, auf seinem Gebiet eine Kapazität und weit über die Landesgrenzen bekannt. Er führe in seiner Privatklinik, in der ich jetzt Patientin war, auch Schönheitsoperationen durch. Ich hätte großes Glück gehabt, von ihm operiert zu werden. Dann fügte sie noch eine Kriegsgeschichte hinzu, vielleicht weil ich Deutsche war? Dr. King war ein junger Chirurg, als er von der Royal Airforce als Pilot eingezogen wurde. Deutsche Flieger schossen ihn über London ab. Der damals einzige plastische Chirurg hatte Dr. King in vielen Sitzungen zusammengeflickt. Es wäre keinem anderen Chirurgen gelungen, aus dem fast zur Unkenntlichkeit verbrannten Piloten wieder einen Mann mit fast normalem Aussehen zu machen. Dr. King war vom Können seines Retters so beeindruckt, dass er sich entschloss, sich in der rekonstruktiven und plastischen Chirurgie zu spezialisieren.

Als ich später entlassen wurde, hatte ich kein Geld, um die Behandlungskosten zu bezahlen. Ich wollte meine Krankenkasse angeben, die die Rechnung begleichen würde. Da sagte Dr. King etwas, das ich nie vergessen werde: „Wollen Sie mich beleidigen? Ich habe noch nie von einem Kollegen Geld verlangt, denn das wäre gegen meine Ehre." Später habe ich noch oft an ihn gedacht und Gott für diesen guten Menschen gedankt. In den Wochen im Krankenhaus hatte ich viel Zeit zum Nachdenken. Ich war zu dem Schluss gekommen, dass es – wie die Engländer sagen – „God's timing" gewesen war. Es war genau die Zeit, die ich brauchte, um über mein Leben nachzudenken, zu erfahren, wie kostbar das Leben ist und wie leicht wir es verlieren können. Doch ich hatte auch große Schmerzen gehabt. Viele Nächte lag ich wach, weil mein linkes Knie sehr schmerzte, obwohl man mir eine Schmerztablette gegeben hatte. Ich erinnerte mich an die Worte eines Professors der Inneren Medizin. Er sagte damals: „Jeder Arzt sollte einmal krank sein oder zumindest eine schmerzhafte Spritze bekommen. Erst dann können wir unsere Patienten verstehen und barmherzig sein." Jetzt war ich in so einer Situation. War es mir jemals aufgefallen, dass die Kranken eine lange, schlaflose Nacht verbracht hatten? Hatte ich sie verstanden, wenn ich in ihre schmerzverzerrten Gesichter schaute? Oft traten wir jungen Mediziner bei der Morgenvisite gut gelaunt an ein Krankenbett und wunderten uns, wenn die Kranken unsere freundlichen Fragen mürrisch beantworteten. Ich war meinem Herrgott dankbar für diese Erfahrung. Doch ich dankte ihm auch für alle Menschen, die mir geholfen hatten. Nach dem Unfall begriff ich, dass Gott mir ein zweites Leben geschenkt hatte.

Wieder unterwegs mit Vertretungen

Wie durch ein Wunder bekam ich schon nach drei Wochen einen neuen Renault 4. Ich hatte den Verdacht, dass der reiche Geschäftsmann, der den Unfall verursacht hatte, seine Beziehungen zur Regierung spielen ließ, damit ich trotz Sanktionen möglichst rasch einen neuen Wagen erhielt. Vielleicht hatte er Gewissensbisse bekommen und sich nach meinem Schicksal erkundigt. Ich brauchte das Auto dringend, denn im afrikanischen Busch gibt es kaum öffentliche Verkehrsmittel. Bevor ich meine Reise in den Busch antrat, packte ich eine große Holzkiste mit meinen zahlreichen Lehrbüchern, Wintersachen, einer Wolldecke und vielen Taschenbüchern, die ich in Rhodesien im Lauf von fast drei Jahren erworben hatte. Meine Kiste ging durch die Vermittlung einer Agentur per Zug nach Beira und von dort mit einem Frachter nach Deutschland. Doch kaum hatte ich im St. Luke's-Hospital zu arbeiten angefangen, als ich die Nachricht bekam, der Zug mit meiner Kiste sei in Mosambik auf eine Mine gefahren und ausgebrannt. Mir blieb nur ein kleiner Koffer mit Habseligkeiten für den Busch. Ich fühlte mich wie Job, nur war ich in der umgekehrten Reihenfolge betroffen. So konnte auch ich sagen: „Der Herr hat es gegeben, der Herr hat es genommen, gepriesen sei der Herr!" Denn ich war froh, dass ich wieder gesund war und arbeiten konnte. In der Heimat würde ich vieles vom Verlorenen ersetzen können.

Eine meiner Urlaubsvertretungen machte ich im Missionshospital St. Paul's, das von Dr. Decker geleitet wurde. Ich hatte schon früher mit dieser dynamischen Kollegin zusammengearbeitet und ihre unerschöpfliche Energie bewundert. Nach einem zwölf-Stunden-Tag zeigte sie nie Anzeichen von Müdigkeit. Sie liebte ihre Kranken und ich hatte den Eindruck, dass sie sich für sie aufopferte. Wir arbeiteten noch eine Woche zusammen, ehe sie Ferien im Land machte. In dieser Zeit lernte ich eine andere Seite von ihr kennen, die ich vorher nie entdeckt hatte. Sie liebte die Natur, klassische Musik und gute Literatur. An einem frühen Sonntagmorgen fuhr sie mit mir in den Busch und zeigte mir einen kleinen See, der ganz mit Seerosen bedeckt war. Sie sagte: „Diese Blumen sind Gottes wunderbare Schöpfung. So viel Schönheit kann ich manchmal gar nicht fassen." An einem Abend zeigte sie mir ihre Bücher und ihre vielen Tagebücher. In mehreren Büchern hatte sie Texte berühmter Dichter und Schriftsteller markiert und sie in ihre Tagebücher übertragen. Sie bat mich, ein Buch als Dank für meine Vertretung auszusuchen. Ich wählte eines über tropische Pflanzen aus. Heute ist dieses Buch ein wehmütiges Andenken an sie. Denn Dr. Hanna Decker wurde am 7. August 1977 zusammen mit der Ordensschwester Ferdinanda im Hospital von Banditen ermordet. Zu dieser Zeit war ich für meine weitere Facharztausbildung in Deutschland und ich erfuhr von meinen Mitschwestern vom furchtbaren Attentat. Nach dieser schockierenden Nachricht hatte ich einige Nächte Albträume. In jedem Traum erschoss ich, obwohl ich im Leben nie eine Waffe in der Hand gehalten hatte, immer wieder bewaffnete Afrikaner. Tagsüber war ich jedes Mal nachdenklich. Gewiss versuchte ich im Unterbewusstsein Dr. Deckers Ermordung zu verarbeiten. Doch die Träume zeigten mir auch, wie wenig ich bereit war, Christus mit seinem Kreuz zu folgen.

Das letzte Missionskrankenhaus, wo ich Dr. Eder vertrat, war Brunapeg. Dort hatte ich zwei aufregende Erlebnisse, die sich später in Ghana wiederholen sollten. In Ghana hatte ich dann das Gefühl von einem „Déjà-vu"-Erlebnis.

Eine hochschwangere Patientin, die zu Hause eklamptische Anfälle hatte, wurde frühmorgens bei uns eingeliefert. Die Geburtswehen hatten gerade angefangen und im Hospital hatte sie einen weiteren starken Krampfanfall. In solchem Fall muss die Patientin sofort operiert werden, um das Leben von Mutter und Kind zu retten. So wurde die junge Frau – ich erfuhr, dass sie eine beliebte Lehrerin war – gleich in den Operationssaal geschoben. Ich erklärte gerade ihrem Ehemann, der sie begleitet hatte, den Grund für den Kaiserschnitt, als die Anästhesieschwester zu mir eilte und sagte, die Patientin atme nicht mehr. Ich lief sofort hinter ihr her und konnte nur noch einen schwachen unregelmäßigen Herzschlag mit meinem Stethoskop feststellen. Unsere Wiederbelebungsversuche waren leider vergeblich. Da kam mir blitzartig die Erinnerung an einen Kollegen, der einmal einen Kaiserschnitt an einer Toten gemacht und damit das Baby gerettet hatte. In der Fachsprache heißt es „Caesar in mortuo." So verlangte ich das Skalpell und nach wenigen Schnitten hielt ich ein schlaffes, nach Luft schnappendes Baby hoch. Jetzt machten wir Wiederbelebungsversuche beim Kind der toten Mutter. Diesmal waren sie erfolgreich. Ich hatte aber die schwere Aufgabe, dem wartenden Ehemann die traurige Nachricht vom Tod seiner Frau mitzuteilen. Er empfing sie mit versteinertem Gesicht. Doch seine Miene hellte sich auf, als er hörte, dass sein Baby – ein kräftiger Junge – lebte. Er sagte, seine Frau habe ihm zwei Töchter geboren. Diesmal hatte er sich so sehr einen Sohn gewünscht. Leider bekam Anthony Josef, so nannte ihn der Vater, eine Gelbsucht und wir mussten ihn einige Wochen bei uns behalten. Derweil fand das Begräbnis unter Anteilnahme von über 1000 Menschen statt. So erzählte uns die Großmutter, die Gogo, die später ihren Enkel abholte. Ihr Sohn war auch Lehrer und konnte nicht freinehmen. Doch sie bedankte sich noch einmal auch in seinem Namen vielmals für alles, was wir für Anthony Josef getan hatten.

Simane Puthe, ein angeschossener Hirte

An dem Abend, als sie Simane Puthe zu uns brachten – es muss gegen elf Uhr gewesen sein, ich schrieb noch Briefe im Schein einer

Kerosinlampe –, kam eine afrikanische Krankenschwester an mein Fenster und sagte, Soldaten hätten einen angeschossenen Terroristen gebracht. Ich antwortete ihr, dass man den Generator anstellen solle, und lief zum Ambulanzraum. Dort sprach mich ein Offizier der rhodesischen Armee an. Er stellte sich mit Captain Mac Donald vor. Seine Soldaten hatten einen Mann aus Botsuana angeschossen, weil sie ihn für einen Terroristen hielten. Er hatte ein Gewehr bei sich und war geflüchtet, als sie ihn angerufen hatten. Er selbst habe den Eindruck, der angebliche Terrorist sei nur ein Wilddieb. Botsuana war neben Südafrika das einzige Land, das sich noch nicht offiziell feindlich gegen Rhodesien gezeigt hatte. Wenn dieser Mann sterben würde, gäbe es wohl ein politisches Debakel. Inzwischen war der Generator gestartet worden und ich trat an die Trage des Patienten. Er hatte ein aschfahles Gesicht und viel Blut verloren.

Die Soldaten hatten eine Bauchschusswunde verbunden, doch der Verband war blutdurchtränkt. Der Mann war im Schock und brauchte dringend Blut. Der Zwischenfall lag schon vier Stunden zurück und ich war erstaunt, dass der Verwundete nicht verblutet war. Wir hatten keine Blutbank im Hospital und bekamen bei großen Operationen notwendige Transfusionen von den Angehörigen der Patienten gespendet. Als ich jetzt die Soldaten fragte, ob sie Blut spenden könnten, waren sie sofort bereit. Drei Blutgruppen passten und wir gaben dem Patienten sofort die abgenommenen Transfusionen. Ich dachte, wie absurd solch ein Krieg ist. Zuerst schießt ein Soldat auf einen Mann und dann gibt er sein eigenes Blut, um ihn zu retten! Die Operation war schwierig, weil das Geschoss an vielen Stellen den Darm zerfetzt hatte. Der Dünndarm sah wie ein Fahrradschlauch aus, den jemand an vielen Stellen mit einem Messer durchgeschnitten hat. Wir operierten bis zum Morgengrauen. Als ich unseren Patienten einige Stunden später besuchte, wunderte ich mich über seinen guten Zustand. Jetzt konnte ich Simane Puthe – so hieß er – näher betrachten. Er hatte einen sehnigen, durchtrainierten Körper und mochte 40 Jahre alt sein.

Zwar war er jetzt noch schwach, doch er konnte schon lächeln. Ein Soldat bewachte ihn und wollte ihm Fußfesseln anlegen, damit er nicht flüchten konnte. Ich lehnte dieses Vorhaben strikt ab. Das bedeutete, dass das Militär jeden dritten Tag einen anderen Soldaten zur Bewachung schicken musste. Nach zwei Tagen war unser Patient soweit genesen, dass er unsere Fragen beantworten konnte. Eine afrikanische Krankenschwester dolmetschte dabei. Er sagte, dass er weder Terrorist noch Wilddieb sei. Er sei Hirte einer großen Kuhherde. Weil es in dieser Gegend wilde Elefanten gebe, habe er immer ein Gewehr bei sich. Da die Grenze nach Rhodesien nicht markiert war, hatte er seine Herde aus Versehen nach Rhodesien getrieben. Plötzlich waren Soldaten aufgetaucht, vor denen er instinktiv geflüchtet war. Sie hatten auf ihn geschossen, dann hatte er das Bewusstsein verloren. Er erzählte uns später, dass er sich um seine Familie sorge. Er habe eine Frau und sechs Kinder. Manchmal unterhielt ich mich mit den Soldaten, die ihn abwechselnd bewachten. Einer sagte mir, wenn bewiesen werden könnte, dass er Terrorist sei, würde er nach dem Gerichtsverfahren gehängt, selbst wenn er aus Botsuana sei. Ich dachte wieder, wie absurd die Situation sei. Zuerst operieren wir Simane Puthe die ganze Nacht und der Soldat, der auf ihn geschossen hat, gibt sein eigenes Blut, um ihn zu retten. Danach wird er vielleicht gehängt! Nach zehn Tagen verlangte Simane seine Kleider. Wir hatten den Eindruck, er wollte fliehen. Ich redete ihm ins Gewissen, zu bleiben. Denn würde er fliehen, würde man mich anklagen, weil ich gegen die Fußfesseln gewesen war.

Es kam der Tag, wo ich das Hospital verlassen musste, um nach Deutschland zurückzukehren. Dr. Eder wollte zwei Tage nach meiner Abreise wieder da sein. Als ich mich von Simane verabschiedete, wurde er aufgeregt. Er hatte mich die ganze Zeit als Retter und Schutzengel betrachtet, nun würde ich ihn verlassen. Doch ich konnte ihn beruhigen. Dann sagte er etwas, was ich nie vergessen werde. Die afrikanische Krankenschwester übersetzte es ganz langsam. Er sagte: „Wo immer du hingehst, mein Herz wird bei dir sein." Ich hatte in meinem Leben von Patienten schon viele Dankesworte gehört. Doch diese Worte rührten mich. Ich werde Simane auch aus einem anderen Grund nicht vergessen. Ein Soldat schenkte mir ein Geschoss aus seinem Gewehr, das ich heute noch in einem Kästchen als Andenken an Simane aufbewahre. Eine befreundete Schwester schrieb mir später nach Deutschland, dass er als Wilddieb zu zwölf Tagen Haft verurteilt und dann freigelassen wurde.

Abschied von Rhodesien

In Bulawayo – der Stadt, von der aus ich nach Deutschland fliegen wollte – erwartete mich eine Hiobsbotschaft. Im Reisebüro sagte man mir, mein Flugzeug sei überbucht und ich könne nicht mitfliegen. Es war Mitte November und viele Geschäftsleute wollten nach Europa fliegen, um zu Hause Weihnachten zu feiern. Das wollte ich eigentlich auch, doch jetzt musste ich bis Januar warten. Aber dann stürzte eine Lufthansamaschine im November 1974 in Nairobi ab. Deswegen stornierten viele Passagiere in Südafrika ihren Flug bei der Lufthansa. Ich konnte doch noch fliegen und in Deutschland Weihnachten feiern.

Drei Wörter mit dem Anfangsbuchstaben S

Denke ich nicht an Ghana, sondern an Rhodesien, fallen mir drei Wörter ein, die alle mit S anfangen und typisch für das Land waren.

- Es gab den SCOTCH CART, ein zweirädriger Karren, den zwei oder vier Esel ziehen. Wir nannten ihn „Taxi des armen Mannes". Sie brachten uns damit die Patienten, die so krank waren, dass sie nicht mehr laufen konnten, oder Frauen, die schon Geburtswehen hatten.
- Der SADZA-Bauch war der dicke kleine Bauch vom „Piccaninny" (kleiner Knirps), der mit viel Sadza – einem Hirsebrei – gefüllt war.
- Die weißen Rhodesier tranken am Spätnachmittag in geselliger Runde einen SUN DOWNER, wenn – wie der englische Name sagt – die Sonne unterging.

Diese drei S habe ich nur in Rhodesien erlebt.

Das vierte Wort mit dem Anfangsbuchstaben S

Um beim S zu bleiben, fällt mir noch das Land SAMBIA, das eines der Nachbarländer von Simbabwe ist. Ich habe Sambia mit einem Bein betreten. Bei den Schluchten der Victoria-Wasserfälle gibt es eine Brücke, die beide Länder verbindet. Genau auf der Mitte der Brücke ist die Grenze. Ich machte mir einen Spaß daraus, mit einem Bein über die Linie zu treten. Dieser ulkige Grenzübertritt war erlaubt und ich konnte sagen, dass ich einmal in Sambia war.

Mein unerfüllter Wunsch, als Missionsärztin in Rhodesien zu arbeiten

Als ich später wieder in Deutschland war, wurde mir bewusst, dass ich während meines dreijährigen Aufenthaltes in Rhodesien nur eineinhalb Tage krank gewesen war. Damals machte ich eine milde Form von Malaria durch und am Nachmittag des zweiten Tages war ich in Gwelo schon wieder im Hospital. Auch vom Krankenhauspersonal wurden fast keine Krankmeldungen bei den jeweiligen Oberinnen registriert. Ob es mit dem gesunden Klima zu tun hatte?

Als ich Rhodesien verließ, hatte ich die feste Absicht, nach Beendigung meiner Facharztausbildung dorthin zurückzukehren. Nach einem halben Jahr in Deutschland bat mich Dr. Eder um eine dreimonatige Urlaubsvertretung in Brunapeg. Ich konnte ihrem Wunsch nachkommen, weil mein damaliger Chef Professor Rummel von der Missionsärztlichen Klinik in Würzburg mich dafür freistellte. Dieser Einsatz bestärkte mich in meiner Entscheidung, eines Tages ein Missionshospital in Rhodesien zu leiten. Doch dann verschärfte sich dort der Bürgerkrieg. Er betraf vor allem die Zivilbevölkerung. Als der Krieg 1980 beendet war, lautete das traurige Fazit: 20 000 ermordete Zivilistenen, darunter viele afrikanische Christen wegen Kooperation mit den Weißen. Sie wurden getötet, weil sie auf Missionsstationen arbeiteten oder heilige Messen besuchten, die von weißen Priestern gefeiert wurden. Auch 50 weiße Missionare wurden getötet. Ich wusste nicht, ob Pater Colpi noch am Leben war, und habe es auch später nie erfahren. Meine vier Mitschwestern vom Fatima-Hospital wurden rechtzeitig von der Leiterin unserer Gemeinschaft aus Rhodesien zurückberufen. Viele andere Missionare wurden unter Morddrohungen vertrieben; darunter auch Pater Waldemar, der im Juni 1978 mit der ganzen Missionsbesatzung von Fatima nach Deutschland zurückkehrte. Ich wurde später einmal von Freunden gefragt, ob ich damals in Rhodesien auch etwas mit Terroristen zu tun gehabt hätte. Ich antwortete: „Nur indirekt, indem ich ihre Schusswunden behandelte." Doch ich traf auch eine Ordensschwester, die dem Tod ins Auge geschaut hatte. Sie stand mit Mitschwestern und Ordensleuten aufgereiht vor den angelegten Maschinengewehren der Terroristen. Sie hatte ihren Blick auf eine Lilie gerichtet und dachte dabei: Diese Blume ist die letzte, die ich vor meinem Tod sehe. Dann sagte sie noch: „Auch zog ich meine weiße Strickjacke aus, damit diejenigen, die mich fänden, meine Wunden zudecken könnten. Ich wusste, dass Maschinengewehre große Wunden hinterlassen und der Anblick meiner mutilierten Leiche würde schrecklich sein. Doch meine Zeit zu sterben war noch nicht gekommen. Wie durch ein Wunder wurden wir alle gerettet."

Urlaub in Simbabwe bei meiner Freundin Ottilia

Ich führte in den Jahren nach der Unabhängigkeit von Simbabwe einen Briefwechsel mit einer befreundeten afrikanischen Ordensschwester, die dem spanischen Orden „Töchter von Kalvarien" angehörte. Ottilia – so war ihr Name – berichtete weitgehend über positive Dinge, die sie mir später bei meinem Besuch näher erläuterte. Ich beschloss, irgendwann noch einmal nach Simbabwe zu reisen, um alles mit eigenen Augen zu sehen und beurteilen zu können.

Tiergeschichten

Im Jahr 1997, 17 Jahre nach der Unabhängigkeit des Landes, flog ich von Ghana aus – diesmal mit tiefen Nostalgiegefühlen – nach Simbabwe, das früher mein geliebtes Rhodesien gewesen war. Dabei besuchte ich auch Ottilia, die inzwischen Provinzialoberin geworden war. Sie erzählte mir gleich zu Anfang einige Geschichten, die mich erheiterten. Ihr Kloster war in der Nähe des Hwange Nationalparks gelegen. Mir fielen sofort die Fenster auf. Alle Fenster des Klosters befanden sich hoch oben, fast unter der Decke der Zimmer und Zellen. Als ich meine Freundin erstaunt fragte, warum man nicht aus dem Wohnzimmerfenster auf ihre schönen Weihnachtssterne und Rhododendronbüsche im Garten schauen könne, antwortete sie: „Es ist wegen der Elefanten, die uns regelmäßig besuchen. Früher, als wir noch nichts von ihrem Kommen ahnten, schnüffelten sie mit ihren Rüsseln im Kloster herum und suchten nach etwas Essbarem. Dabei zerrissen sie unsere Moskitofenster. Seitdem sich die Fenster hoch oben befinden, haben wir unsere Ruhe. Doch leider ist unser Gemüsegarten nach ihrem Besuch immer zertrampelt und abgefressen.“ Meine Freundin beklagte sich, dass auch andere Tiere aus dem Wildpark, der nicht eingezäunt ist, in ihrer Umgebung auftauchten. Als sie vor einigen Wochen in der Dämmerung aus der Stadt heimfuhr, wunderte sie sich über einen großen Baum, der mitten auf der Fahrbahn stand. Beim Näherkommen erkannte sie eine große Giraffe, um die sie dann langsam herum fuhr. „Aber“, meinte sie, „Giraffen sind harmlos im Gegensatz zu Löwen. Mein Bruder, der mich neulich besuchte, ist auf dem Heimweg ganz in unserer Nähe einem Löwen begegnet. Er glaubt jetzt, der Löwe hat sich bei seinem Anblick genauso wie er erschrocken. Denn auch er blieb wie angewurzelt stehen. Zum Glück ist mein Bruder ein guter Sportler und Kletterer. Er rannte zum nächsten Baum und kletterte schnell wie ein Affe hinauf. Was tat der Löwe? Er war an meinem Bruder nicht interessiert und schlug sich seitlich in die Büsche. Mein Bruder wartete auf seinem Baum noch eine Stunde, ehe er hinuntersprang und nach Hause lief.“

An den langen Abenden plauderte ich mit Ottilia wie in vergangenen Zeiten. Sie berichtete, dass sie auch einige Jahre als Oberin in einem kleinen ordenseigenen Missionskrankenhaus im Süden des Landes gearbeitet hatte. Als sie zur Provinzialoberin gewählt wurde, musste sie zurück in ihr Kloster. Sie erzählte mir eine tragisch-komische Geschichte, die sie in jenem Hospital erlebt hatte.

Sie hatte Sixpence – einen älteren afrikanischen Farmer und Jäger – im Hospital als Patienten kennengelernt. Er hatte sich nach seiner Entlassung angeboten, ihre Schwestern mit Fleisch zu versorgen, wenn er wieder einmal eine Antilope erlegt hätte. Als sie damit einverstanden war, war er bei ihr hin und wieder mit einem großen Stück Antilopenfleisch erschienen. Dabei hatte sie ihn oft vor tollwütigen Tieren gewarnt und ihm geraten, sich gegen Tollwut impfen zu lassen. Doch er hatte immer nur gelacht und gemeint, ihm würde nichts passieren. Aber eines Tages wurde er von einer tollwütigen Hyäne gebissen. Er erreichte das Krankenhaus mit den ersten Anzeichen einer Tollwut. Ottilia informierte sofort den Distriktarzt über das Auftreten eines Falles von Tollwut und dieser ordnete an, den Patienten in ein großes Regierungskrankenhaus zu überweisen. Dort würde man ihn isolieren können. Als sie nach dem Anruf zum Kranken zurückkehrte, war Sixpence verschwunden. Auch alle anderen Betten waren leer! Was war geschehen? Eine von ihren Novizinnen lernte Krankenpflege unter ihrer Aufsicht. Sie war ein tief gläubiges junges Mädchen. Sie war in den Saal gekommen und hatte gesehen, wie der neue Patient krampfte, und angenommen, er sei vom Teufel besessen. So lief sie so rasch sie konnte in die Kapelle und holte eine Kanne Weihwasser. Dann nahm sie ihre Teufelsaustreibung vor und schüttete das Weihwasser über den krampfenden Patienten. Dieser sprang daraufhin aus dem Bett und versuchte sie zu beißen. Zum Glück konnte sie sich und alle Patienten aus dem Saal in Sicherheit bringen. Die Schülerin hatte nicht gewusst, dass mit Tollwut infizierte Menschen schon beim Anblick von einem Glas Wasser Schlingkrämpfe bekommen. Werden sie mit Wasser überschüttet, werden sie unkontrolliert erregt und versuchen andere Menschen zu beißen. Mit großer Mühe gelang es mehreren Pflegern, den Patienten in den Landrover zu tragen. Bald danach starb er in dem Regierungskrankenhaus.

Der Bürgerkrieg und die politische Entwicklung danach

Beim Besuch bei meiner Freundin wurde ich in ihre afrikanische Gemeinschaft als außerordentliches Mitglied aufgenommen. Man veranstaltete ein Festessen zu meinen Ehren. Ottilia und ihre Stellvertreterin häuften auf meinen Teller köstliche Speisen wie Biltong mit Erdnussbutter, Sadza und Kürbissalat. Dann baten sie mich zu meiner großen Überraschung, die Augen zu schließen und meinen Mund zu öffnen. Unter dem Beifall aller Schwestern schoben sie mir abwechselnd löffelweise Leckerbissen in den Mund. Später las ich in Büchern über afrikanische Kulturen, dass solch ein Ritual die höchste Ehre ist, die man einem Fremden erweisen kann. Damit war ich ein Familienmitglied geworden.

Wir unterhielten uns oft über die Zeit während des Bürgerkrieges in Rhodesien. Ich hatte den Krieg ja nur am Rande miterlebt. Ottilia berichtete mir, ihr jüngster Bruder sei mitsamt seiner Schulklasse gleich nach dem Ausbruch der Unruhen von „freedom fighters" nach Mosambik entführt worden. Man hatte den Jungen beigebracht, sicher mit Waffen umzugehen, und sie als freedom fighters nach Simbabwe zurückgeschickt. Sie hatte nie wieder etwas von ihm gehört. Mir fiel auf, dass sie nicht wie die weißen Rhodesier von Terroristen, sondern von „freedom fighters," also von Freiheitskämpfern redete. Als ich sie darauf hinwies, antwortete sie mir: „Warum sollte ich sie Terroristen nennen? Sie haben wirklich die Freiheit und Unabhängigkeit unseres Landes errungen. Gewiss sind viele Missionare ermordet worden und auch wir waren darüber entsetzt. Doch du hast mir die Redensart beigebracht: 'Beim Hobeln fallen Späne.' So ist es auch im Krieg, wo gute und unbeteiligte Menschen mit umgebracht werden. Ich bin überzeugt, die meisten Missionare wurden von Banditen und nicht von freedom fighters getötet." Als ich sie fragte, ob sie und ihre Schwestern auch mit den Freiheitskämpfern zu tun gehabt hätten, antwortete sie: „Ja, sehr oft. Aber es war immer dieselbe Gruppe. Beim ersten Mal drangen sie in unseren Speisesaal ein, als wir beim Abendbrot saßen. Ihr

Anführer, den ich als jungen Mann aus einem benachbarten Dorf wiedererkannte, fragte uns, wer die Oberin sei. Als ich mich meldete, schien er erstaunt zu sein. Denn es waren auch noch vier spanische Mitschwestern anwesend. Er hatte als Oberin eine weiße Schwester erwartet. Sie saßen nicht separat, sondern mitten unter uns, ihren afrikanischen Mitschwestern, und hatten die gleichen Speisen auf ihren Tellern. Die Gruppe wollte dann noch unsere Zellen inspizieren, die alle die gleichen Matten und einfache Möbel hatten. Der Anführer schien zufrieden zu sein. Er sagte, den weißen Schwestern wäre etwas passiert, hätte er Zeichen von Diskriminierung gefunden. Dann räumten sie noch unsere Speisekammer aus, sie schienen sehr hungrig zu sein. Bevor sie verschwanden, sagte mir Nelson, ich erfuhr später seinen Namen, dass sie regelmäßig wiederkommen würden, um sich mit Proviant zu versorgen. Was sie dann auch taten. Doch uns selbst taten sie nichts."

An einem anderen Abend redeten wir über Robert Mugabe. Sie schien von ihm begeistert zu sein. Er hatte dafür gesorgt, dass viele Schulen und Krankenhäuser auf dem Land gebaut worden waren. Er hielt viel von Bildung, weil er selbst Lehrer war. Alle Krankenschwestern besuchten regelmäßig Fortbildungskurse. Einmal waren sie in einem vornehmen Hotel untergebracht, das früher nur Weiße betreten durften. Da hatte sie gesehen, welchen Lebensstil viele Weiße gehabt hatten. Auch das elektrische Stromnetz war auf dem Land ausgebaut worden. Ihr Kloster hatte jetzt Elektrizität und sogar einen Fernseher. Auch lobte sie Mugabe, dass er die Weißen nicht vertrieben hatte. Das war in Mosambik geschehen, als das Land unabhängig wurde. Damals war die ganze Wirtschaft in Mosambik zusammengebrochen. Ich fand ihre Worte bestätigt, als ich die Nachrichten im Fernsehen sah. Die Meldungen über die wirtschaftlichen Erfolge waren gut. Tabak, Mais, Kupfer und andere Exportgüter brachten große finanzielle Einnahmen. Ich wunderte mich, dass ich immer nur weiße Nachrichtensprecher sah. Auch kritisierte ich, dass die weißen Farmer wie früher immer noch viel mehr Land als die afrikanischen Farmer besitzen würden. Doch ich konnte Ottilias Optimismus nicht dämpfen. Sie wollte mir etwas über den Nachwuchs ihrer Gemeinschaft erzählen. Sie waren nun schon 90 afrikanische Schwestern. Besonders nach der Unabhängigkeit waren viele junge Mädchen eingetreten. Sie waren jetzt so viele, dass Ottilia eine Reihe von Schwestern nach Spanien schicken konnte. Dort pflegten sie die alten spanischen Schwestern, die früher als Missionarinnen nach Rhodesien gekommen waren. Wir nahmen jeden Morgen an der heiligen Messe teil. Da stellte ich zu meiner Freude fest, dass im neuen Land Simbabwe eine Akkulturation stattgefunden hatte. Das hatte ich mir schon immer für Afrika gewünscht. In Ghana sangen die Gläubigen zum Teil noch englische Lieder, die Kirchenchöre hielten noch an den kolonialen Roben fest. Jetzt hörte ich alle Lieder in Ndebele und staunte über die schönen, gutturalen Stimmen der jungen Männer und die klaren, hellen Stimmen der Mädchen. Auch trugen sie afrikanische Gewänder und bewegten sich alle im Rhythmus der Musik. Die Lieder wurden mit traditionellen Musikinstrumenten, mit Trommeln und der Mbira, begleitet. Die Mbira ist ein Daumenklavier, das aus Metallstäben besteht, die in einer Kalebasse befestigt sind. Sie wurde früher dazu benutzt, um Kontakt mit den Ahnen herzustellen. Daher hatten einige Missionare sie in der Messe verboten. In Ghana waren es die Trommeln, die Bischof Erzoah verbot. Er erklärte uns, dass die Animisten die Trommeln benutzen, um mit ihren Göttern Kontakt aufzunehmen. Ich fand es interessant, als Professor Fleischer uns bei seinem Besuch in Eikwe erklärte, durch die Instrumente der Heavy-Metal-Musik könnten veränderte Bewusstseinszustände auftreten.

Ich war von der Erfolgsgeschichte Simbabwes beeindruckt und hielt mich mit meiner etwas pessimistischen Meinung über die Zukunft des Landes zurück. Ich dachte, dass es auch in Ghana mit Kwame Nkrumah gut angefangen hat. Doch dann war das Land durch Misswirtschaft korrupter Politiker an den Rand des Bankrotts geraten. Manche Ghanaer trauerten den „fetten" Jahren der Gold Coast nach.

Leider schlief der Briefwechsel mit Ottila ein, doch ich denke noch oft an sie. Sie wird weniger begeistert von ihrem Präsidenten sein und ich frage mich, was aus ihr geworden ist. Sicher gehörte Ottilia zu der Generation, die nach der Unabhängigkeitserklärung große Hoffnung auf Zimbabwes Zukunft unter Robert Mugabes Leitung hatte. Da meine Freundin so von Mugabe geschwärmt hatte, beschäftigte ich mich später, als er sein Volk terrorisierte, mit seinem Lebenslauf. Ich stellte erstaunt fest, dass er 1958 als Lehrer in Takoradi – der Stadt, die nur 75 km von Eikwe entfernt war – gearbeitet hatte. Er war damals von Kwame Nkrumas Politik beeindruckt. In der Schule lernte er seine erste Ehefrau Sally Hayfron kennen. Sie war ebenfalls Lehrerin und folgte ihm nach ihrer Heirat in Salisbury 1961 in die Politik. Die ghanaische First Lady soll beim Volk sehr beliebt gewesen sein, doch leider starb sie im Alter von 60 Jahren an einem Nierenversagen.

In den ersten Jahren seiner Regierung erfüllte Robert Mugabe die Wünsche vieler. Als neu gewählter Präsident verkündete er: „Wir wollen, dass die Weißen in diesem Land ohne Auflagen und ohne Verfolgung leben können.“ Er baute das Gesundheits- und Bildungssystem anfangs aus und hatte große wirtschaftliche Erfolge. Zu dieser Zeit erhielt er zahlreiche Auszeichnungen aus Amerika und England, die ihm aber später wegen schwerer Menschenrechtsverletzungen wieder aberkannt wurden. In den folgenden Jahrzehnten entwickelte sich Mugabe zu einem der übelsten Diktatoren Afrikas. Einschneidend für seine Misswirtschaft war die Vertreibung der weißen Farmer. Viele von ihnen wurden ermordet. Das Land wurde aber nicht an arme simbabwische Bauern verteilt, sondern an Mugabes Günstlinge. Die Inflationsrate stieg so hoch, dass die simbabwische Währung aufgegeben werden musste. Dr. Davis Ziegler erzählte mir später, als ich sie im Heimaturlaub traf, dass Mugabe 20 000 Ndebele umbringen ließ, weil sie Anhänger seines politischen Gegners Joshuah Nkomo waren, der aus dem Matabeleland stammte. Viele von ihnen mussten ihr Grab selbst ausheben, ehe sie erschossen wurden. Im November 2017 traf ihn das Schicksal: Nach einem Militärputsch musste er zurücktreten.

Abschluss der Facharztausbildung in Deutschland

Als ich im Herbst 1976 nach meiner letzten dreimonatigen Urlaubsvertretung aus Rhodesien zurückkam, wartete eine Assistenzarztstelle im Elisabethkrankenhaus in Rheydt/Mönchengladbach auf mich. Zuvor musste ich mich einer medizinischen Untersuchung auf Tropenkrankheiten unterziehen, die von Professor Strick – dem Chefarzt der Inneren Abteilung der Missionsärztlichen Klinik in Würzburg – durchgeführt wurde. Als ich mich von ihm verabschiedete, sagte er einige Worte, die mich beeindruckten: „Sie fangen jetzt in einer anderen Klinik an. Ich hoffe, Sie fühlen sich dort wohl. Sie haben erlebt, dass wir hier die Kranken ganzheitlich sehen. Ja, das Menschliche soll immer unser Krankenhaus prägen. Darin möchten wir mit anderen Kliniken konkurrieren.“ Ich nahm seine Worte mit und wollte sie auf meiner neuen Arbeitsstelle praktizieren.

In Rheydt schrieb ich – wie schon vorher – viele Briefe an meine Mutter, Freunde und Bekannten. Es waren keine E-Mails, wie ich sie heute oft schreibe, sondern handgeschriebene, oft lange Briefe. Meine Mutter sammelte von meinen brieflichen Ergüssen zwei große Säcke voll. Als sie mich fragte, was sie mit ihnen tun sollte, bat ich sie, alle Briefe zu vernichten. Was sie auch tat. Doch eine spätere Empfängerin meiner Briefe war meine Mitschwester Irmgard, mit der ich mich nach meinem Aufenthalt in Rhodesien angefreundet hatte. Sie war damals gerade aus Namibia zurückgekehrt. Ich schrieb ihr viel über meine Erlebnisse in meiner neuen Stelle. Als wir später nach 34 Jahren aus Ghana endgültig nach Deutschland zurückkehrten, überreichte sie mir überraschend einen Aktenordner mit meinen Aufzeichnungen. Auch hatte ich ein kleines Tagebuch hinterlassen. Die folgenden Abschnitte sind Auszüge aus den Briefen und dem Tagebuch. Es war nicht leicht, die Beschreibung meines Lebens in Rheydt und des Klinikalltags aus der Briefflut und dem Tagebuch zu sortieren. Ich hoffe, es ist mir gelungen:

Heute war mein erster Tag im Elisabethkrankenhaus. Es hat unglaubliche 14 Stockwerke und damit ist es für mich ein Wolkenkratzer. Die beiden Abteilungen, wo ich arbeite, sind auf dem 4. und 5. Stock. Ich habe mir vorgenommen, nie den Aufzug zu benutzen, sondern immer die Treppen zu steigen. Es sei denn, ich bin müde vom Nachtdienst, dann werde ich auch den Aufzug bevorzugen. Mein neuer Chef heißt Dr. Massenkeil. Er hat selbst in Nigeria gearbeitet und soll deswegen Verständnis für Missionsärzte haben, die noch nicht mit modernen Apparaten umgehen können. Unser Oberarzt Dr. Frias ist Inder. Meine Kollegen sind die kleine Dr. Carla aus Syrien, zwei arabische Kollegen, deren Namen ich noch nicht kenne, und ein Deutscher, Dr. Dartsch, der bald Oberarzt werden soll. Ich habe mir den großen Ultraschallapparat angeschaut. Er ist größer als der von Würzburg, doch das Prinzip ist dasselbe. Ich denke, dass ich ihn bald bedienen kann.

Heute habe ich meine erste Hysterektomie durchgeführt. Oberarzt Frias hat sehr gut assistiert. Bei den großen Operationen müssen immer zwei Kollegen assistieren. Das finde ich hier angebracht, weil einige Patientinnen sehr dick sind. Ein Assistent hält dann nur die Haken, um die Fettschichten zurückzuhalten, damit das Operationsfeld gut sichtbar ist. Mit den Kaiserschnitten habe ich keine Probleme. Ich hatte schon über 200 in Rhodesien operiert. Die Arbeitsatmosphäre ist hier gut. Vielleicht, weil es ein christliches Haus ist, denn es wird noch von Ordensschwestern geleitet. Auch unser Chef ist sehr human eingestellt. Ich denke, es wird mir hier gefallen.

Man muss hier sehr kompetent sein, um anerkannt zu werden. Dem Oberarzt und Chef gegenüber muss ich bis auf das kleinste Detail über die Station informiert sein. Zum Beispiel fragen sie, wann Frau

X. zum letzten Mal ihre Periode hatte, mit welchen Hormonen sie behandelt wurde, wie ihr letzter urologischer Befund war, wer ihr Hausarzt ist. Mein Gedächtnis wird zurzeit arg strapaziert. Jeden Abend bei der Besprechung beim Chef werde ich mit ähnlichen Fragen durchlöchert. Unsere Besprechungen dauern oft sehr lange, manchmal ist es 19 Uhr, wenn wir das Haus verlassen. Doch heute hatte ich ein besonders schweres Herz. Der Chef bat mich, den 5. Stock – unsere Krebsstation – zu übernehmen. Hoffentlich fühlt sich Dr. Carla nicht übergangen, da sie vor mir hier war. Andererseits bin ich weiter in meiner Facharztausbildung. Eigentlich ist das eine Oberarztstelle. Ich lese gerade das Alte Testament und bin beim Buch Daniel angelangt. So fiel mir spontan die Episode von Daniel in der Löwengrube ein. Ich dachte, dass, wenn Gott Daniel damals geholfen hat, ER mir heute auch helfen wird. Ich hatte mir vom Chef einen Tag Bedenkzeit erbeten und sagte am nächsten Tag zu.

Die Riedels haben in ihrer Bäckerei viel zu tun. Sie haben unzählige Figuren und Hexenhäuschen aus Marzipan gebacken. Die Leute sind verrückt nach Marzipan und Herr Riedel kann kaum den Bedarf decken. Doch die Hauptattraktion kommt noch. 1977 ist die 150-Jahrfeier von Bremerhaven. Anfang Januar ist in der Stadthalle eine Feier für 3000 Gäste. Die Bäcker backen eine Torte, die 13 kg schwer ist. In der Mitte thront Bürgermeister Schmidt, der Stadtgründer. Auch er ist aus Marzipan. Im Saal geht dann plötzlich das Licht aus und die Bäcker fahren die Torte herein, auf der 150 Kerzen brennen werden. Mit einem Kollegen wird Herr Riedel zwei Tage an der Torte backen. Ich bin überzeugt, dass sie ein großer Erfolg für ihn wird.

Seit gestern habe ich einen zweiten Schatten: eine junge Kollegin. Sie folgt mir den ganzen Tag und beobachtet alles mit großen Augen. Gestern erschien der aufgebrachte Ehemann einer Patientin mit Kaiserschnitt. Er warf einen Blumenstrauß gegen die Wand und schrie: „In diesem Krankenhaus gibt es keine normalen Geburten. Alles, was die Ärzte können, ist schneiden und immer wieder schneiden!“

Schwester Käthe, eine ältere Krankenschwester, ist wie eine Mutter zu mir. Sie macht sich ständig Sorgen um meine Gesundheit und versorgt mich regelmäßig mit Vitaminen in Form von Obstsäften. Wenn ich morgens in mein Dienstzimmer komme, steht immer eine Flasche Apfel- oder Orangensaft auf dem Schreibtisch. Als ich heute dezent nieste, sah mich Sr. Käthe misstrauisch von der Seite an und sagte: „Sie werden mir doch nicht krank?" Doch dann fügte sie wie erleuchtet hinzu: „Sie können nicht krank werden; sie trinken ja täglich Saft."

Gedanken über das Sterben

Jeder Mensch hat seine Stunde, eine Stunde, die Gott für ihn ausgewählt hat. Ich stelle mir vor, wenn Gott einen Menschen zu sich ruft, erkennt der Mensch, wie peripher alle seine Beziehungen zu anderen Menschen, selbst zu geliebten Menschen gewesen sind. Wie intensiv Gottes Beziehungen immer zu ihm waren. Ich stelle mir vor, dass Sterben eine bewusste Hinwendung zu Gott ist. Alles andere ist nicht mehr wichtig, denn der Mensch wird von der Gegenwart Gottes in seinen Bann gezogen.

Nach einer Woche Nachtdienst

In der letzten Nacht saß ich kläglich auf dem Bettrand und musste an Herrn Riedel denken, der als Bäcker vorwiegend nachts arbeitet. Er hatte mir irgendwann gesagt, dass er dachte, als er wieder einmal um 2 Uhr nachts in die Backstube gehen musste: „Warum bin ich so blöd gewesen, Bäcker zu werden?" Ich fühlte mich so elend und hatte dieselben Gedanken wie Herr Riedel. Eine Nacht mit einem tiefen, gesunden Schlaf ist für viele Menschen selbstverständlich. Dennoch ist solch ein Schlaf ein großartiges Geschenk Gottes.

In einer Nacht zwischen Wachen und Träumen kommt mir das Leben manchmal makaber vor, wie ein schlechter Witz. Ich musste nachts aufstehen, um zwei älteren Frauen Zytostatika zu spritzen. Sie saßen beide nebeneinander auf dem Bettrand und ähnelten gerupften Hühnern auf der Stange. Denn sie hatten durch die Zytostatika alle Haare verloren und buchstäblich eine Glatze. Beim Anblick solcher Frauen verstand ich, dass der schönste Schmuck der Frau ihre Haare sind. Beide Patientinnen waren redselig, auch in dieser Nacht. Sie redeten wieder vom Verlust ihrer Haare. Die eine hatte, obwohl sie etwas älter war, noch blonde Haare gehabt. Sie sagte: „Wissen Sie, ich tue alles, was ich kann, damit meine Haare wieder wachsen. Beim Pferdeschlachter habe ich Mähnenfett gekauft. Damit reibe ich meinen Kopf dreimal täglich ein. Das Fett riecht fürchterlich und ich muss Tür und Fenster aufreißen, doch es hat mir geholfen. Sehen Sie, mein Haar wächst schon wieder etwas nach, und zwar blond." Ich konnte wirklich bei näherem Hinsehen etwas sprießende Härchen entdecken. Ich dachte daran, dass sie voller Metastasen mit Spontanfrakturen war. Doch jetzt sagte sie mir, dass sie keine grauen Haare haben möchte. Sie sei doch erst 62 Jahre alt. Die andere Frau redete so ähnlich, als wenn es im Leben nichts Wichtigeres gäbe als guten Haarwuchs. Einerseits konnte ich sie verstehen, denn eine gute Frisur gehörte zu ihrem gesellschaftlichen Leben. Wie fast alle Kranken hingen beide Frauen am Leben und verdrängten den Gedanken an den Tod. Andererseits waren ihre Gespräche absurd, denn beide waren nur ein paar Schritte vom Grab entfernt. (Sie starben zwei Monate später im Abstand von drei Stunden.) Ein paar Stunden später wurde ich in den Kreißsaal zu einer Spontangeburt gerufen. Ein großer dicker Junge erblickte das Licht der Welt. Seine Beine waren so dick, dass ich die Oberschenkel nicht zusammenlegen konnte. Und eine Stimme hatte dieser kleine dicke Kerl! Der wird gewiss einmal Opernsänger! Mir wurde später, kurz vor dem Einschlafen, wieder bewusst, wie in unserem Krankenhaus Leben und Tod nahe beieinander sind.

Weihnachten

Heute habe ich Schwester Käthe besucht. Sie zeigte mir ihre beiden Krippen. Die erste ist aus Holz, eine schöne Schnitzarbeit aus Nigeria. Sie ist ein Geschenk eines nigerianischen Priesters, dem sie das Theologiestudium bezahlt hat. Die andere Krippe schenkte ihr eine Freundin, die Künstlerin ist. Es waren große Figuren aus Ton. Die Freundin stammt aus Bayern. Deswegen sahen alle Hirten mit ihren Krachlederhosen wie bayerische Bauern aus. Das Jesuskind war pausbackig. Es lachte mich so freundlich an, dass ich zurück lächeln musste. Jedes Jahr bekam Schwester Käthe eine weitere Figur dazu geschenkt. Jetzt sind alle Krippenfiguren beisammen. Wir verbrachten einen sehr schönen Nachmittag, es war der letzte Weihnachtstag. Der Tannenbaum mit seinem bunten Kugeln und brennenden Kerzen, selbst gebackene Plätzchen und im Hintergrund Händels Messias! Zum Abendbrot gab es eine große Schinkenplatte. Ich hatte keinen Hunger, doch ich war gerührt von so viel Liebe, mit der ich überschüttet wurde.

Als ich nach Hause gehen wollte, war es schon dunkel. Ich durfte nicht allein gehen. Schwester Käthe bestand darauf, mich zu begleiten. Als ich protestierte, denn sie musste allein zurückkehren, erwiderte sie: „Schauen Sie, ich bin alt, mir kann ruhig etwas passieren. Doch Sie sind jung, und dann wollen Sie doch auch noch nach Afrika zurück. Sie haben noch das ganze Leben vor sich." Diese Aussage war typisch für sie. Sie hatte sich ihr ganzes Leben für andere Menschen geopfert. Zuerst war sie als junge Frau Erzieherin dreier kleiner Kinder auf einem Gut in Bayern gewesen. Dann hatte sie Krankenpflege gelernt und in Lazaretten gearbeitet. Anschließend hat sie lange Jahre ihre kranken Eltern gepflegt. Seit dem Tod der Eltern arbeitet sie in diesem Krankenhaus. Sie hat nie große Reisen gemacht, sondern mit ihrem Gehalt indische oder afrikanische Theologiestudenten unterstützt. Auch war sie für die Armen da. In ihrer Freizeit besuchte sie kranke Nachbarn oder einsame Patienten, die meist an einer unheilbaren Krankheit litten. Es gibt viele anonyme Mütter Teresa!

Wieder viele Nachtdienste, die recht turbulent waren. „Der Geist ist willig, doch das Fleisch ist schwach!" Wie wahr dieser Ausspruch Jesu ist! Morgens ist mein Körper wie der eines geprügelten Hundes. Ich bete um Kraft für den neuen Tag.

Wir sind alle erschüttert vom Selbstmord eines jungen Kollegen von der Radiologieabteilung. Im Nachhinein konnte ich mir viele seiner Reaktionen erklären. Es schien ihm ein Vergnügen zu sein, unsere Krebskranken, die wir ihm zur Kobaltbestrahlung in die Radiologie in den Keller schickten, so brutal wie möglich über ihre Erkrankung aufzuklären. Fast alle Patientinnen kamen nach der Bestrahlung weinend zurück. Zuerst nahmen wir an, sie wären durch die langen einsamen Stunden der Bestrahlung im Bleikeller erschüttert. Der schalldichte Raum wirkte auf mich wie das dunkle, lautlose Universum, wie es oft in wissenschaftlichen Filmen zu sehen ist. Ich musste oft dorthin, um Radium zu legen, und war immer froh, wenn ich diesen unheimlichen Raum wieder verlassen konnte. Ich hielt mich unten nur eine halbe Stunde auf, doch wie musste es den Frauen ergehen, die dort einen halben Tag zubrachten? Ich hatte mit dem jungen Radiologen einige Gespräche geführt. Unsere Patientinnen schienen nach der Bestrahlung alles Vertrauen zu uns verloren zu haben. Als ich ihn darauf aufmerksam machte, reagierte er vernünftig und änderte sein Verhalten. Ich hatte den Eindruck, dass er Menschen brauchte, die mit ihm redeten. Wir Kollegen waren immer beschäftigt und auf Station von vielen Menschen umgeben. Da war so viel Interaktion. Das wurde mir bewusst, als ich ihm zuhörte. Im Keller war er ganz allein. Er schien an seiner Einsamkeit zu leiden. Nachdem er sich das Leben genommen hatte, hörte ich, dass er an einer endogenen Depression gelitten hatte. Er war 32 Jahre alt und verheiratet, doch kinderlos.

Dieses „Stress"-Krankenhaus, in das man morgens wie eine Kaffeebohne in die Mühle geworfen wird! Dieser Vergleich kommt mir, weil ich oft selbst Kaffeebohnen mit unserer alten, viel gebrauchten Kaffeemühle gemahlen habe. Doch es ist mir bis jetzt gelungen, ungemahlen herauszukommen! Bis jetzt bin ich nicht wie andere Kolleginnen krank geworden. – Ich darf an so vielen Schicksalen teilnehmen. Man vertraut mir so viel an. Manchmal denke ich, dass ich wie ein kleiner schwacher Strohhalm bin, an den sich meine Kranken klammern.

Eine 42jährige Geschäftsfrau, die im dritten Monat schwanger war, wurde bei uns aufgenommen. Sie blutete leicht und gab an, dass sie an Asthma litt. Sie lehnte ihre Schwangerschaft ab und hoffte auf einen Schwangerschaftsabbruch aufgrund ihres Asthmas und ihres Alters. Unser Chef lehnte aber ihren Vorschlag ab. Als sie nach einer Woche nicht mehr blutete und im Ultraschallbild die Schwangerschaft intakt war, wurde sie entlassen. Zwei Wochen später kam die Patientin wieder, diesmal mit einer mittelstarken Blutung. Sie wäre in einer holländischen Abtreibungsklinik gewesen. Sie hätte dann stark geblutet und, als sie bewusstlos war, den Fötus ausgestoßen. Wir sollten feststellen, ob noch Reste der Plazenta in der Gebärmutter wären. Da mir ihre Gebärmutter immer noch wie im vierten Schwangerschaftsmonat vergrößert vorkam, setzte ich den Tonkopf vom Sonicaid auf. Die Herztöne waren positiv! Jedes andere mütterliche Gesicht wird ganz glücklich beim Hören der kindlichen Herztöne. Doch meine Patientin bekam einen Weinkrampf. Auch im Ultraschall war die Schwangerschaft intakt. Als nach zwei Tagen die Blutung stand, wurde sie entlassen. Wir sahen sie nie wieder.

Heute bekam ich einen Brief aus Rhodesien, der mich tief traurig machte. Eine mir bekannte Ordensschwester schrieb, dass David von Terroristen erschossen worden ist. Ich konnte es kaum glauben. David war der Mann, der jahrelang seine krebskranke Frau bis zu ihrem bitteren Ende gepflegt hatte. Er hatte sie aus Liebe geheiratet. Mit seiner tiefen Liebe hatte er sie umgeben, obwohl sie durch die Krankheit immer entstellter wurde. Man sah, wie seine Frau vom Krebs aufgefressen wurde, jeden Tag verschwand etwas mehr von ihrem Körper. Doch David schien in diesem menschlichen Wrack noch immer das hübsche, temperamentvolle, blutjunge Mädchen zu sehen, das sie gewesen war, als sie geheiratet hatten. Kein anderer Mann hätte seine Frau so aufopferungsvoll pflegen können wie David. Nach ihrem Tod war er untröstlich. Doch einige Jahre später geschah ein Wunder: Mit 50 Jahren zog er das große Los und heiratete eine liebe und dazu hübsche junge Frau. Wir alle fanden, dass sie gut zusammen passten. David verkaufte Wurst und Fleischwaren, die ihm Pater Waldemar lieferte. Ich erinnerte mich an den Tag, als ich David zum letzten Mal gesehen hatte. Es war ein Fest der irischen Schwestern gewesen. Er stand zusammen mit seiner Frau in seiner Würstchenbude und sie brieten Hamburger. Ihre Gesichter waren vom Herdfeuer erhitzt und beide schienen sehr glücklich zu sein. Ich hatte David noch nie so froh gesehen. Er lachte viel an diesem Tag. Abends war das von ihm geschlachtete und über einem großen Feuer gegrillte Kalb aufgegessen. Alle lobten David und sagten ihm, wie gut es geschmeckt hätte. Es kam mir vor, als wenn er, der jahrelang nur zu Hause gewesen war, ein neues Leben lebte. Deswegen erschien mir sein plötzlicher, gewaltsamer Tod so unwirklich. Er wurde von Terroristen erschossen, als er von Bulawayo nach Hause fuhr. Wie mochte es seiner Frau Sally gehen? Ich dachte auch an die anderen. Gewiss breitete sich die Angst – vielleicht sogar Panik – noch mehr unter den weißen Farmern aus.

Nach einem Tag voller Aufregungen

Mir wird immer wieder klar, dass sich unser ganzer Lebenskampf um ein wenig Glück gar nicht lohnt. Pessimismus, Kritik und Streit, wozu eigentlich? Später wird uns die Schamröte ins Gesicht steigen und wir werden bedauern, dass wir SEINE Zeit auf diese Art vergeudet oder missbraucht haben.

Manchmal bin ich ohne Grund traurig. Diese Traurigkeit kann Tage, wenn nicht sogar Wochen anhalten. Ob die Chemie meines Blutes durcheinander ist oder meine Hormone Amok laufen, habe ich mich oft gefragt. Mit anderen habe ich nie darüber geredet. Heute las ich in einem Tagebuch von Julien Green, einem französischen Schriftsteller, über seine Depressionen oder Melancholie. Auch bei ihm halten diese Zustände länger an. Das hat mich getröstet. Ich erfuhr, dass andere Menschen auch an Traurigkeit leiden. Julien Green schreibt:

Es gab in meinem Leben einen sehr kurzen Augenblick, über den ich mit niemanden gesprochen habe. Aber manchmal denke ich an ihn und er bewahrt in meinen Augen immer noch sein Geheimnis. Es war am Ende eines wunderschönen Tages im Mai in meiner Bibliothek. Die Sonne warf auf die Wand meines Zimmers Lichtflecke, die ich auf dem Sofa liegend beobachtete. Im nächsten Augenblick erreichten diese Lichtflecken, die langsam wanderten, die Linie eines Bilderrahmens. Ich weiß nicht, warum mich plötzlich, wie in einer Art Erkenntnis, das Gefühl ungeheurer Traurigkeit befiel. Das ganze Universum schien auf mir zu lasten. Welchen Sinn können diese Worte für jemanden haben, der dies nicht wie ich selbst erfahren hat? Doch ich könnte nichts weiter hinzufügen zu dem, was ich geschrieben habe. Nur dass ich zum ersten Mal von einer Melancholie ergriffen wurde, die ich nie aus meinem Denken vertreiben konnte. Seitdem mir dies zugestoßen ist, erscheint mir ein Lichtfleck auf einer Wand als eines der traurigsten Dinge in der Welt. Doch wie sollte man diese ungewöhnliche Aussage begreifen, die dazu so unlogisch ist? (eigene Übersetzung aus dem Französischen)

Ich möchte dir noch einmal über Schwester Käthe schreiben. Sie ähnelt meiner Mutter, weil sie nie andere Leute kritisiert oder negativ über sie redet. Sie lacht viel und hat rheinischen Humor. Auch besitzt sie die seltene Gabe, über sich selbst lachen zu können. Sie erzählte mir heute, dass sie gestern viel zu tun hatte. Sie hatte im Krankenhaus Patientinnen besucht und dann Einkäufe für eine kranke Nachbarin erledigt. Sie war todmüde, als sie spät nach Hause kam, und gleich zu Bett gegangen. „Im Bett stellte ich plötzlich fest“, erzählte sie mir lachend, „dass ich immer noch meinen Hut auf dem Kopf hatte. Das ist mir noch nie passiert. Ob es mit meinem Alter zu tun hat?“ Auch ich musste lachen. Ich kannte ihr bayerisches Federhütchen gut. Sie hatte es als Andenken an ihre Zeit als Erzieherin in Bayern behalten. Es musste von einer sehr guten Hutmacherin angefertigt worden sein, denn es hatte die lange Zeit, die seitdem verflossen war, unbeschädigt überstanden. Schwester

Käthe liebte dieses Hütchen über alles und setzte es bei jeder Gelegenheit auf. Als sie jetzt bemerkte, dass sie mich zum Lachen gebracht hatte, musste sie noch mehr lachen.

Jetzt habe ich weniger Nachtdienst. So habe ich mehr Zeit zum Lesen. Gerade las ich das Gebet eines amerikanischen Soldaten, der in Nordafrika gefallen war. Man fand den Zettel, auf den er sein Gebet geschrieben hatte, in der Brusttasche seiner Uniform. Der Soldat war einen Tag nach der Landung seiner Truppe in Nordafrika gefallen. Sein Gebet hat mich erschüttert und ich möchte es in meinem Tagebuch festhalten.

Seitdem ich DIR begegnete

Höre mich an, mein Gott.
Sie haben mir gesagt, dass es DICH nicht gibt,
und wie ein Dummkopf habe ich ihnen geglaubt.
Neulich Abend habe ich, aus der Tiefe eines Granatloches
DEINEN Himmel gesehen.
Plötzlich erkannte ich, dass sie mich belogen hatten.
Wenn ich mir die Zeit genommen hätte, die Dinge zu betrachten,
die DU gemacht hast, hätte ich erkannt,
dass die Leute sich weigerten, DEINEN Namen zu nennen.
Ich frage mich, GOTT, ob DU bereit sein würdest,
mir die Hand zu schütteln.
Doch ich fühle, dass DU mich begreifen wirst.
Seltsam, dass ich es hier erlebe an diesem höllischen Platz,
bevor ich die Zeit habe, DEIN Gesicht zu sehen.
Ich liebe DICH unendlich und möchte, dass DU es weißt.
Es wird jetzt eine schreckliche Schlacht geben.
Wer weiß, vielleicht werde ich noch heute Abend bei DIR ankommen.
Wir sind bis jetzt keine Kameraden gewesen, und ich frage mich,
mein GOTT, ob DU mich an der Tür erwarten wirst.
Schau, jetzt weine ich. Ich, und Tränen vergießen!

Ich hatte immer den Ruf eines harten Burschen.
Ach, wenn ich DICH doch früher gekannt hätte.
Doch ich muss jetzt gehen.
Es ist seltsam. Seitdem ich DIR begegnet bin,
habe ich vor dem Sterben keine Angst mehr.
Auf Wiedersehen.
(eigene Übersetzung aus dem Amerikanischen)

Wie tröstlich, dass dieser junge Mensch keine Angst vor dem Tod mehr hatte. Das wünsche ich mir für alle unsere Krebspatienten, die sich jetzt in der Sterbephase befinden.

Ich suchte einen gebrauchten Eisschrank und entdeckte in der Zeitung ein Angebot von Leuten, die umziehen mussten. Nach einem Anruf eilte ich zu dem Haus, wo der Eisschrank angeboten wurde. Es war ein wunderschönes Haus, das jetzt verkauft wurde. Es war ein Fachwerkhaus, die Holzbalken waren dezent bunt gestrichen. Das Dach war aus glasierten Ziegeln. Dann waren da kleine Giebelfiguren, die auf mich hinunterblickten. Wie konnte man aus solchem Haus ausziehen? Als ich klingelte, öffnete mir eine ältere, freundliche Frau die Tür. Sie sagte: „Wir sind am Packen, deswegen diese Unordnung. Bitte stolpern Sie nicht über die Sachen, die hier herumliegen." Später erklärte sie mir, dass das Haus für sie und ihren Mann nun zu groß sei, nachdem der letzte Sohn ausgezogen war. Vier Söhne und eine Tochter haben sie darin groß gezogen, jetzt studieren sie alle. 25 Jahre haben sie in diesem Haus gewohnt und der Abschied fällt ihnen schwer. „Hier an dem großen Schreibtisch haben sie alle gelernt und dort in dem Bett haben sie einer nach dem andern geschlafen." Sie zeigte auf ein weiteres Bett. „Unser letzter Sohn ist so groß gewachsen, dass wir einige Male ein größeres Bett kaufen mussten. 25 Jahre Erinnerung, Freude, Leid und viele Opfer", sagte sie. „Jetzt wird einfach alles zusammengepackt. Die alten Betten zur Müllabfuhr auch das fleckige Sofa, wo die Jungs, als sie noch klein waren, herumgeturnt sind."

Ich habe bei mir gedacht, dass diese Mutter etwas Gewaltiges geleistet hat. Wer zieht heute schon fünf Kinder groß? Dann sagte die Frau plötzlich: „Doch wissen Sie, schön war es doch. Ich würde es immer wieder tun.“ Das war für mich eine tiefe menschliche Begegnung.

Wieder viel gelesen. Peter Marshall, ein Minister der presbyterianischen Kirche in Amerika, betet:

Hilf uns, HERR, zu begreifen, dass die Wallfahrt dieses Lebens nur eine Einführung ist, ein Vorwort, ein Einüben auf das, was noch kommt. Dann werden wir von der Tyrannei der Besitztümer befreit. Oft genug können wir uns nicht an ihnen freuen, sondern sie werden zur Last. HERR, gib uns den Mut zur Einfachheit.
(eigene Übersetzung aus dem Englischen)

Heute Abend nannte mich Frau N. „mein rettender Engel". Sie sagte, sie hätte mich plötzlich im Halbschlaf gesehen. (Ich hatte bei ihr drei Tage nach ihrer Gebärmutterentfernung einen Darmverschluss diagnostiziert. Sie wurde sofort operiert.)

Wir haben eine kleine chinesische Krankenschwester, die mich erstaunt. Sie ist flink wie ein Wiesel und liest uns jeden Wunsch von den Augen ab. Ich glaube, sie wird guten Einfluss auf unsere anderen Schwestern haben. Keine Arbeit ist ihr zu viel, sie ist dauernd unterwegs. Da können die anderen sich nicht hinsetzen, sondern müssen auch so flott arbeiten. Ich bin Gott für das gute Arbeitsklima dankbar.

Ich schrieb in mein Tagebuch über meine Freundin Luca. Ich wohnte zuerst mit ihr in einer Kellerwohnung, die sie in Rheydt gemietet hatte. Es war schwierig, eine Wohnung zu bekommen. Später fand ich in der Nähe des Krankenhauses ein Appartement.

Luca ist eine wunderbare Köchin und ich muss jetzt beim Essen vorsichtig sein. In kurzer Zeit habe ich 2 kg zugenommen! Wir hatten zu Weihnachten beide viel Schokolade geschenkt bekommen. Vor ein paar Tagen bekamen wir Heißhunger auf Schokolade. So haben wir in 2 Tagen 6 Tafeln gegessen!

Luca verschläft jeden Morgen, obwohl der Wecker mehrfach klingelt. Sie sagt, dass ihr altes wackeliges Bett so kuschelig ist, dass sie nach kurzem Erwachen gleich wieder einschläft. Wenn der Wecker klingelt, nimmt sie ihn in die Hand. Eine Stunde später wacht sie dann auf mit dem Wecker in der Hand! Luca ist sehr lieb und spontan. Doch manchmal verstehe ich ihr überstürztes Handeln nicht. Vorgestern Abend sagte sie zu mir: „Ich gehe ins Bad und schneide mir die Haare.“ Sie hatte schönes, langes, braunes Haar und ihr Frisör hatte ihr deswegen immer Komplimente gemacht. Nach einer halben Stunde kam sie aus dem Badezimmer heraus. Ich habe sie nicht wiedererkannt! Sie hatte einen richtigen Sträflingshaarschnitt! Sie erklärte mir, dass kurze Haare jetzt modern seien. Sie hätte sie bei berühmten Schauspielerinnen wie Jeanne Seeberg im Kino gesehen. Ja, das hatte ich auch. Doch diese hatte die heilige Johanna von Orleans gespielt. Man hatte ihr den Kopf kahl geschoren, ehe sie den Scheiterhaufen bestieg. Als Luca am nächsten Morgen auf ihrer Station im Krankenhaus ihren Dienst antrat, lachten ihre Kolleginnen sie aus. Manche bekamen einen Lachkrampf, erzählte sie mir später. Ich dachte nur, Gespött ist wohl ein moderner Scheiterhaufen, da passt ihre neuzeitliche Frisur dazu. Jetzt findet sie ihren Haarschnitt auch unmöglich. Sie denkt daran, eine Perücke zu kaufen.

Ich traute meinen Augen nicht, als diesmal gleich vier übergewichtige Frauen zur Operation aufgenommen wurden. Das war eine wahre Kollektion von Adipositas in verschiedenen Variationen. Eine war fülliger als die andere! Bei einer von ihnen musste ich meine erste Probelaparotomie durchführen. Es war entsetzlich. Wie sehr habe ich mich nach meinen schlanken afrikanischen Patienten gesehnt! Da war man mit einem Schnitt in der Bauchhöhle. In unserem Wirtschaftswunderland Deutschland konnte ich nur davon träumen.

Zur selben Zeit operierte der Chef eine andere übergewichtige Frau. Die brauchte eigentlich zwei Operationstische zum Liegen. Meine Kollegin M. hat Angst vor morgen, wenn sie die dritte adipöse Frau operieren muss. Sie sagte: „Die Operation ist für mich ein Albtraum. Danach brauche ich ein freies Wochenende, um mich zu erholen." Als ich in der Besprechung erwähnte, wie leicht die Patienten in Rhodesien zu operieren waren, meinte der Chef, dass es nach dem Krieg auch solche mageren Patienten in Deutschland gegeben habe. Die Adipositas hat seitdem in Deutschland und ganz Europa extrem zugenommen. Es gibt orthopädische Kliniken, die übergewichtige Patienten vor einer Knieoperation auf Diät setzen. Erst wenn sie abgenommen haben, werden sie operiert. Doch in unserer Klinik können wir von den Patientinnen eine Gewichtsabnahme nicht verlangen. Die meisten Frauen, die wir operieren, leiden an einem gutartigen Tumor, Krebs oder brauchen eine Notoperation, weil sie z.B. eine akute Bauchhöhlenschwangerschaft haben. Das Risiko bei adipösen Patientinnen wäre eine verzögerte Wundheilung und Thrombosebereitschaft. Diese Tatsache war mir schon aufgefallen. Während die Wunden meiner afrikanischen Patienten ohne Komplikationen heilten, sah ich nun viele Sekundärheilungen.

Dr. Wilhelm ist mit seiner Familie aus seinem Urlaub in Wien zurück. Während sie dort waren, ist in seinem Haus die Decke im Schlafzimmer heruntergefallen. Es waren dicke Betonblöcke. Die ganze Familie – seine Frau, seine zwei Töchter und er – wäre erschlagen worden, wenn sie zu Hause geblieben wären. Das Haus ist erst zwei Jahre alt! „Eine totale Fehlkonstruktion", schimpfte er. Er ist mit seiner Familie jetzt ausgezogen. Die Decken der ganzen Wohnung werden neu eingesetzt. Auch seine Möbel wurden stark beschädigt, doch die Versicherung muss ihm eine neue Schlafzimmer-garnitur bezahlen.

Heute war ich fast 12 Stunden in der Klinik und bin gerade nach Hause gekommen. Doch ich möchte nicht klagen, denn die Patientinnen brauchen mich. Ich habe heute erlebt, dass eine Patientin wieder lange auf mich warten musste. Als ich endlich in ihr Zimmer trat, begrüßte sie mich mit einem Laut der Erleichterung. Sie ist wegen Brustkrebs schon oft operiert worden. Als ich zum ersten Mal mit ihr redete, schien sie nur aus Angst zu bestehen und fing zu weinen an. Doch später, wenn ich in ihr Zimmer trat, saß sie aufrecht im Bett. Jedes Mal sagte sie „endlich“ oder “ah“ und war froh, dass ich kam.

Drei Wochen später: Einige Male habe ich mich mit ihrem Mann unterhalten, der sehr besorgt um seine Frau war. Für sie bin ich inzwischen ein Art Marathon gelaufen. Sie brauchte viele Untersuchungen, deren Termine oft schwer zu bekommen waren. Dann musste ich darum kämpfen, dass sie operiert wurde. Immer wieder erschienen die Namen anderer Patientinnen auf der Operationstafel. Als wenn jeder Angst vor ihrer schwierigen Operation hätte. Zum Schluss hat der Chef sie selbst operiert, obwohl sie keine Privatpatientin war. Alles, was danach für sie getan werden musste, habe ich erledigt: Ratschläge zum postoperativen Verhalten, Besorgen einer Prothese, Kurantrag etc. Es war viel Arbeit, doch ich habe es gern getan, weil mir diese Patientin so viel Vertrauen entgegenbrachte; ich konnte sie nicht enttäuschen.

Etwas, was ich mich jeden Tag erneut frage, ist, ob ich wirklich das Evangelium verkünde. Heute Abend habe ich vor meinem Kreuz gekniet und Gott um Vergebung gebeten, weil ich tagsüber nicht an IHN denke. Der heilige Franziskus hat es raus gehabt. Er wusste sich von Gott geliebt und strahlte deshalb große Lebensfreude aus. Wenn ein Mensch Gott liebt, kommt alles andere von selbst. Die täglichen Sorgen und Probleme sind dann nicht mehr so wichtig. Gottes Liebe und die Freude sollte aus unseren Augen strahlen. Mein Gott, wann werde ich es begreifen?

Mein Pieper (du kennst den kleinen Apparat, den wir immer bei uns tragen; wenn er sich meldet, müssen wir vom nächsten Telefon aus anrufen, um zu erfahren, wo wir gebraucht werden) macht mich noch immer verrückt. Von morgens bis abends werde ich von ihm durch die Gegend gejagt. Manchmal denke ich, dass die Technik unmenschlich ist. Doch was soll's? Die Liebe Gottes und nicht die Technik sollte im Vordergrund stehen. Ich bitte Gott inständig darum, dass ich jeden Tag SEINEN Willen erkenne.

Warum eigentlich Missionsarbeit?

Heute Abend hatte ich ein Gespräch mit meinem Kollegen Schmitt, der auch einige Monate in Afrika gearbeitet hat. Er gehört zu den wortgewandtesten Rednern, die ich je kennengelernt habe. Am Ende unserer Unterhaltung hatte ich den Eindruck, dass er mich nicht ernst nimmt. Er hält vom Missionieren nicht viel. Er sagte sogar, dass es eine große Dummheit wäre. Ich war über seine Worte erstaunt, wenn nicht gar schockiert, denn dieser Kollege ist mir immer sympathisch gewesen. Menschlich und fachlich ist er ein guter Arzt. Doch er ist allergisch auf Missionsarbeit. Er sagte: „Seltsam, dass Ihre Missionsgemeinschaft vorwiegend aus Krankenschwestern besteht. Die Afrikaner haben doch jetzt genug und Sie nehmen denen die Arbeitsplätze weg. Wozu ein Kind durch einen Kaiserschnitt retten, wenn es später wie viele andere an Kwashiokor stirbt? Warum ihnen zu einem miesen Leben verhelfen, das sie gar nicht wollen? Die Natur hilft sich selbst und macht eine richtige Auslese. Auch leistet man der Bequemlichkeit der afrikanischen Kollegen einen Dienst. Die europäischen Missionsärzte arbeiten im Busch, während die afrikanischen Kollegen in den Städten praktizieren und viel Geld verdienen. In Norwegen zum Beispiel war der Druck der Öffentlichkeit so groß, dass die Regierung alle Ärzte dienstverpflichtete, einige Jahre im Norden zu arbeiten. Dasselbe würde mit der Zeit in Afrika geschehen, würde man die Afrikaner sich selbst überlassen. Und welchen Sinn hat Ihre Arbeit, wenn die Leute hungern? Wie oft wüten dort Epidemien, weil die Leute unterernährt sind und keine Immunität haben? Die Kinder sterben zuerst. Ist es nicht besser für die Mütter kinderreicher Familien, Verhütungsmittel zu nehmen? Meiner Meinung nach wäre das Einsetzen einer Spirale die beste

Lösung. Thema Korruption: Vielleicht noch ein paar Generationen Korruption und Desorganisation, dann hört es da drüben auch auf. Planen und organisieren werden sie noch lernen."

Ich schwieg, statt seine Argumente zu diskutieren. Wie kann ich jemandem meine Berufung erklären. Du musst wissen, dass ich damals gerade mein Abitur bestanden hatte und nicht wusste, welchen Beruf ich ergreifen sollte. Zu der Zeit gab es für uns keine Jobs, sondern man wählte einen Beruf für das ganze Leben. Deswegen war die Entscheidung für uns Abiturientinnen so schwer. Doch dann hatte ich ein spirituelles Erlebnis. Plötzlich wurde ich von einer großen, nie vorher gekannten Freude erfüllt. Ja, sie überschwemmte mich, als wenn jede Zelle meines Körpers jubilierte. Als wenn ich von einem inneren Licht erfüllt wäre, und dieses Licht strahlte auch auf die Menschen, denen ich begegnete. Ich arbeitete damals in einem Krankenhaus, liebte meine Kranken und sie liebten mich. Die ganze Welt erschien mir wie neu. Der blaue Himmel hatte für mich ein kräftigeres Blau und die Bäume erschienen mir grüner als zuvor. Nach meiner Arbeit ging ich oft an den Deich und lief und lief. Ich dankte Gott für meinen gesunden Körper und atmete tief die Meeresluft ein, die nach Algen und Salz roch. Doch wie konnte ich meine Erfahrung meinem kritischen Kollegen erklären?

Aus folgendem Grund bin ich auch Missionsärztin geworden: Eines Tages sah ich auf einem großen Plakat eine Inderin, die ihre Arme hochhielt. Sie hatte keine Hände mehr, nur Stümpfe. Sie hatte Lepra. Unter dem Bild stand: „Wer hilft mir?" Spontan stieg aus meinem Inneren die Antwort herauf, als wäre sie schon immer da und ich ihrer bis jetzt nicht bewusst gewesen. „Ich helfe dir, ich werde zu dir kommen." Mit meiner Antwort fühlte ich noch intensiver diese Freude, die aus meinem Unterbewusstsein wie eine Quelle hervorsprudelte.

Ich hatte mich oft gefragt, warum gerade ich eine religiöse Erfahrung gemacht habe, doch ich habe nie eine Antwort darauf gefunden. Ich hatte auch immer das Gefühl, dass ich dieses innere Geschehen nicht erklären kann. Hilfreich war für mich die Aussage von C. G. Jung: „Religiöse Erfahrung ist absolut. Man kann darüber nicht diskutieren." Auch später, als eine Kollegin den Sinn meiner Berufung infrage stellte, antwortete ich mit Schweigen. Sie würde mich nicht verstehen, wenn ich ihr meine Berufung erklärt hätte.

Tagebuchaufzeichnungen

Heute Abend las ich ein wunderbares Liebesgedicht, das ein mir unbekannter französischer Autor nach einem langen Eheleben an seine Frau schrieb. Er hätte es auch als ein Gebet schreiben können.

Die Freunde entfremden, ändern sich, gehen fort. Die Häuser verfallen. Was bleibt von einer Stadt nach vierzig Jahren? Die Ideen fliehen. Doktrinen verblühen wie Blumen unter der Sonne. Man vergisst die Bücher, Gesichtszüge ändern sich. Das Glück verliert sich. Pläne werden ausgeführt und fallen in den Staub zurück. Das Gedächtnis hat Löcher. Das Herz zögert. Kinder heiraten. Die Geige ist zerbrochen. Das Klavier schweigt. Teller sind entzwei. Die Truhen vom Wurm durch bohrt. Die Erbschaften sind dahin. Die Bilder verblichen. Die Bäume vertrocknet. Landschaften ähneln sich nicht mehr. Alles nimmt ein anderes Gesicht an. Aber du bist da; von den Tagen meiner Jugend bis zum Ende meines Lebens. Deine Seele hat sich nicht verändert. Die Zeiten altern, ohne das Wort zu verraten, das du mir gegeben hast. So sind wir in dem Zerfall von allem um uns herum einander gegenwärtig, so bleiben wir uns treu. Man muss jeden Tag von diesem Wasser an der Quelle trinken. In diesem Sturm, wo selbst das Unbewegliche sich ändert, steigt die große Freude herauf, weil wir einander unsterblich sind.
(eigene Übersetzung aus dem Französischen)

Doktor Wreden verlässt uns, dafür ist Dr. Dold gekommen. Er ist aus Belgien und spricht Deutsch mit flämischem Akzent. Der Chef hatte noch eine Überraschung für uns. In zwei Wochen fängt eine

Kollegin aus Luxembourg bei uns an. Damit ist wohl dem chronischen Arztmangel abgeholfen und ich brauche nicht mehr so viele Nachtdienste zu machen.

Heute wurde ich wieder herumgejagt und der Pieper ging pausenlos. Zu Hause musste ich an eine Szene in dem Film „Jesus Christ Superstar“ denken. Alle Blinden und Lahmen der Welt stürzen auf Jesus zu und möchten geheilt werden. Jesus schien von ihnen erdrückt zu werden. Alle, alle, ja die ganze Menschheit will von IHM geheilt werden. Dazu hört man ganz grelle Musik, die mit ihren schrillen Tönen fast unerträglich ist.

In der Stadt auf dem Marktplatz hielt ich plötzlich an und betrachtete die alte evangelische Kirche. Sie wurde von großen Scheinwerfern angestrahlt. Es war beeindruckend, wie das Kupferdach leuchtete und die schlanken Türme in den Nachthimmel hinein ragten. Ich war erstaunt, dass niemand diese wunderbare Kirche bemerkte. Die Leute hasteten vorbei und studierten die Preise der Waren in den Schaufenstern. Es rührte sich in meinem Herzen und flüsterte traurig etwas von der einsamen Schönheit einer Kirche.

Der Dienst in der Klinik war wieder aufreibend. Manchmal denke ich, dass es eine permanente Reizüberflutung ist. Pieper alle fünf Minuten. Patientinnen auf Station, in der Ambulanz, im Ultraschallraum oder im Kreißsaal. Wo immer ich hinkomme, wartet jemand. Bis auf eine kurze Pause ging es gestern bis 1 Uhr nachts durch. Doch plötzlich wird mir bewusst, dass GOTT von dieser Situation weiß. Er hat mir diesen Platz zugewiesen und wird mir auch die Kraft geben, meine Arbeit gut zu machen. Die letzte Entbindung war mit einem Vakuum. Die Patientin blutete danach stark aus drei Scheidenrissen. Es war eine junge Türkin. Sie hatte mich seit einigen Stunden im Kreißsaal gesehen und sagte plötzlich: „Das ist für Sie ein langer Tag.“ Ich war verblüfft, denn sie hatte vorher kein einziges Wort gesagt. Jetzt sprach sie plötzlich ein sehr gutes Deutsch. Während ich die Scheidenrisse nähte, redete sie weiter. Und als ich fertig war, sagte sie: „Danke.“ Es kam so weich aus ihrem Mund.

Eintrag in mein Tagebuch

Dr. Jeannette heißt die junge Kollegin aus Luxembourg. Sie macht einen sympathischen Eindruck, ist sieben Jahre jünger als ich und spricht Deutsch mit französischem Akzent. Sie scheint der „High Society“ anzugehören. Meine männlichen Kollegen bewundern ihren Sportwagen, ein Porsche in Stromlinienform. Als wir den Dienstplan für zwei Monate zusammenstellten, wollte sie an einem bestimmten Wochenende frei haben. Ein Kollege hatte sich dasselbe Wochenende ausgesucht und fragte sie nach dem Grund. Sie müsste bei ihren Eltern in Luxembourg sein, es seien persönliche Gründe. Später, als wir befreundet waren, gestand sie mir, dass sie einen Jagdschein hat und in ihrer Heimat regelmäßig zur Jagd geht. Ihre Familie besitzt dort große Ländereien mit Wäldern. Seitdem sie hier ist, hat der Chef uns oft zusammen für eine Operation eingeteilt. Wir haben uns langsam angefreundet und sind auch privat manchmal zusammen. Wenn ich meine Mutter in Bremerhaven besucht habe, holt sie mich vom Bahnhof ab. Sie selbst fährt auch oft zu ihren Eltern nach Luxembourg. Ihr Vater ist Mediziner und hat eine große Praxis. Er macht noch Hausbesuche und Nachtdienste. Vielleicht wird sie einmal seine Praxis übernehmen, auch wenn sie Gynäkologin ist.

Wieder Briefauszüge: In kurzer Zeit habe ich viele Lebensgeschichten gehört und viele Frauen weinen gesehen. Als wenn sie plötzlich einen Menschen gefunden hätten, bei dem sie weinen dürfen. Oder wo ein Wort der Sympathie etwas Weiches in ihnen anrührt.

Frau G. hat Brustkrebs, sie wird morgen operiert. Nach dem Besuch bei seiner Frau, kam ihr Mann auf dem Flur auf mich zu. Er war sehr besorgt um ihren Zustand, ja, er schien noch mehr Angst als sie zu haben. Er sagte plötzlich: „Ich hatte vor einem Jahr einen schweren Verkehrsunfall mit Schädel- und Beinbruch. Seitdem kann ich nicht mehr arbeiten. Jetzt arbeitet meine Frau für mich und verdient das Geld für die ganze Familie. Wir wissen nicht wie es weitergeht.“ Er war den Tränen nahe.

Auf der Wochenstation liegt eine schöne blonde Frau. Wir mussten ihr Baby wegen eines Hautausschlags in die Kinderklinik verlegen. Sie versuchte tapfer, ihre Traurigkeit zu verbergen. Wir wussten, wie schwer es ihr fiel. Vor drei Monaten hatte sie ihren Mann verloren. Er war Elektriker und bei der Reparatur einer Hochspannungsleitung durch einen Starkstromschlag getötet worden. Mit ihm starben zwei Kollegen. Bis jetzt laufen die Untersuchungen und man weiß noch nicht, warum die drei Männer sterben mussten. Sie hat mir viel von ihrem Mann erzählt und ich hatte den Eindruck, dass sie ihn sehr geliebt hat. Ich war erschrocken, als sie sagte: „Verstehen Sie, was ich Ihnen sage? Eine Woche vor seinem tödlichen Unfall ist mein Mann haarscharf dem Tod entgangen. Eine schwere Eisenplatte fiel von einem Mast und streifte seine Schulter. Er hätte erschlagen werden können. Warum musste er dann eine Woche später sterben? Als man mir seinen Tod mitteilte, konnte ich es nicht glauben.“

Ich mache mir große Sorgen um meine Mutter. Ich hatte es dir schon am Telefon gesagt. Jeannette hat sich bereit erklärt, mit mir nach Bremerhaven zu fahren. Hab Dank für Deine Bemühungen bei Professor Strick wegen einer möglichen Klinikaufnahme bei ihm.

Gut, dass du von deiner Reise zurück warst und für meine Mutter alles arrangieren konntest. Sie hat sich sehr gefreut, als wir bei ihr am Sonntag in Bremerhaven auftauchten. Als ich ihren Husten hörte und sah, dass sie nicht mehr laufen konnte (sie hatte mir verschwiegen, dass sie jetzt manchmal im Rollstuhl sitzt), haben wir sie in den Wagen gepackt und sind nach Würzburg gefahren. Doch das weißt du ja schon. Auf der Inneren fühlt sie sich sehr wohl. Ich danke dir, dass du dich um meine Mutter kümmern wirst. Sie hat sich übrigens sehr über Pater Johannes’ Besuch gefreut, der ihr versprochen hat, sie öfter zu besuchen. Zu Professor Strick hat sie großes Vertrauen.

Frau G., eine junge hübsche Frau mit Stupsnase, brauchte bei ihrem dritten Kind einen Kaiserschnitt. Sie erzählte mir, dass sie ihren Mann schon seit ihrem 16. Lebensjahr kennen würde. Jetzt war sie 25 Jahre alt. Sie schien immer noch wie am ersten Tag in ihn verliebt zu sein. Ihre Eltern waren gegen ihre Heirat, doch sie hat den Mann ihres Lebens trotzdem geheiratet. Ihre Eltern lehnten ihn immer noch ab und besuchten sie nur selten. Ihr Mann schulte gerade um und sie sahen sich nur alle drei Monate. Gestern Abend lag sie todtraurig im Bett. Er wollte sie besuchen, war jedoch nicht gekommen. Sie hatte sich eigens für ihn schön gemacht, ihre Haare gewaschen, das Nachthemd angezogen, das er so an ihr liebte, ihren kleinen Jungen lange im Arm gehalten. „Alles für ihn“, schluchzte sie, „alles war umsonst.“ Heute Nachmittag während der Visite öffnete sich die Tür. Er war es! Es stellte sich heraus, dass er gestern angerufen hatte, doch man hatte seine Information nicht weitergegeben. Er hatte im Nebel einen leichten Unfall gehabt, musste seinen Wagen zur Reparatur bringen und kam erst spät abends nach Hause. Als ihr Mann eintrat, war ich gerade an ihrem Bett. Dieser Blick, den sie ihm zuwarf! Alles Glück der Welt spiegelte sich in ihren Augen. Alles war wieder gut.

Ich habe mich so gefreut, meine Mutter in solch gutem Zustand wiederzusehen. Sie war stolz, mir ihre „Laufkünste“ vorzuführen. Ich hatte mich vor fünf Wochen erschrocken, als ich ihr Röntgenbild sah. Zwei Lendenwirbel waren angebrochen. Pater Johannes scheint ihr zweiter Sohn zu sein. Er kommt jeden Tag zu ihr, hakt sie einfach unter und dann laufen sie los. Sie sagt, die Bäder und die Physiotherapie hätten ihr auch geholfen. Genieß deine Ferien zu Hause!

Dr. Abdullah

Dr. Abdullah, ein junger arabischer Kollege, und ich waren eingeteilt, dem Chef bei einer schwierigen vaginalen Hysterektomie (Gebärmutterentfernung) zu assistieren. Er hatte sich verspätet und stürmte leicht abgehetzt in den Waschraum unseres Operationssaals. Er hatte seinen Mercedes zum TÜV bringen müssen. Wir hatten uns alle darüber gewundert, dass er sich von seinem Assistentengehalt einen Mercedes leisten konnte. Inzwischen hat er uns gesagt, dass er reiche Eltern hat. Während er sich die Hände wusch, schwärmte er von seinem neuen Auto. „Mit dem Wagen fahre ich nicht mehr über die Autobahn, sondern ich gleite mit 250 Stundenkilometern. Und diese Stromlinienform, diese Bequemlichkeit ..." Er zählte weitere Vorzüge auf, die ich vergessen habe. Zum Schluss sagte er noch: „Ich würde lieber hungern, als auf meinen Mercedes zu verzichten." Ich konnte ihn nur verständnislos ansehen.

P.S. Als ich später C. G. Jung las, wurde mir klar, dass für Dr. Abdullah sein Auto wie eine Frau war. Er war unverheiratet. C. G Jung interpretierte in seinen Analysen, dass ein Auto ein Stück Besitz sein kann, das gewöhnlich als weiblich betrachtet wird – das heißt, es kann der Brennpunkt von Animaprojektionen vieler Männer werden. Unter Anima versteht Jung die weiblichen Seeleneigenschaften des Mannes, zum Beispiel Gefühle oder die persönliche Liebesfähigkeit und die Beziehung zum Unbewussten. Männer projizieren die Anima sowohl auf Dinge als auch auf Frauen. Es gibt sogar stolze Autobesitzer, die ihre Wagen streicheln wie eine Geliebte!

Ich musste auch an einen Patienten denken, der Alkoholiker war und wegen eines Deliriums tremens in die Psychiatrie der Universität Heidelberg aufgenommen wurde. Er war stolzer Besitzer eines BMW gewesen. Statt weißer Mäuse oder Elefanten, die andere Patienten im Delirium tremens sehen, erschienen ihm die schlimmsten Horrorbilder. Eine Horde Wilder, die mit Hämmern bewaffnet waren, stürmte auf sein Auto zu und zertrümmerte es vollständig.

Heute hatte ich mit Dr. Abdullah Krach. Bei der Übergabe meiner Station für seinen Wochenenddienst hatte ich ihn auf drei Patientinnen aufmerksam gemacht, die im Sterben lagen. Ich hatte nicht gewusst, dass mein Kollege zu den Ärzten gehört, die den Tod eines Kranken als persönliche Niederlage ansehen. Keine Patientin durfte sterben, wenn er Dienst hatte. So hatte er bei seinem Wochenenddienst die drei sterbenden Frauen mit Bluttransfusionen vollgepumpt. Ich sah sie alle in schrecklicher Agonie. Sie wollten sterben, doch konnten es nicht. Ich führte meinen Kollegen zu ihren Betten. Auch er schien ihren Anblick kaum ertragen zu können. Als er gegangen war, habe ich alle drei Patientinnen sediert.

P.S. Später hat er auf meiner Station nie wieder versucht, einen Sterbeprozess zu verzögern.

Tagebuchaufzeichnungen

Heute Abend las ich ein schönes Gedicht oder Gebet von einem unbekannten französischen Autor:

Wenn du müde bist, lege deinen Kopf auf unsere Schulter.
Wenn du durstig bist, dann trinke aus der Quelle unseres Glaubens.
Wenn du hungrig bist, dann iss das Brot unserer Liebe.
Wenn man dich bedroht, dann sollen unsere Arme dein Schwert
und unsere Herzen dein Schild sein.
Wenn dein Weg voller Dornen ist, gehe voran.
Wir werden dich begleiten.
Doch verlasse niemals den Weg der Freiheit und der Ehre.
(eigene Übersetzung aus dem Französischen)

Das Schicksal eines behinderten Kindes im Dritten Reich

Mir fiel eine ältere Patientin auf, die immer traurig im Bett lag. Sie hatte wegen einer Blutung in der Menopause eine Ausschabung bekommen. Ihr histologischer Befund war in Ordnung und sie sollte bald entlassen werden. Ich hatte den Eindruck, dass sie depressiv war. Nach der letzten Visite folgte sie mir auf den Flur. Sie bat mich, ob sie mich einmal außerhalb des Krankenhauses privat sprechen könnte. Ich sah auf meinen Dienstplan. Am folgenden Tag hatte ich Rufbereitschaft zu Hause. So lud ich sie zu einer Tasse Kaffee bei mir ein. Sie sagte sofort zu. Am diesem Nachmittag erfuhr ich von ihrem Problem. Eine Last, die sie ihr halbes Leben mit sich herumgetragen hatte. Sie hatte auch eine unglückliche Ehe, doch damit hatte sie sich abgefunden. Sie wollte immer viele Kinder haben, aber erst fünf Jahre nach ihrer Heirat wurde sie schwanger. Die Geburt war schwierig und ihr Sohn musste mit der Zange geholt werden. Dadurch erlitt er ein Geburtstrauma. Seine geistige Entwicklung war langsam und später musste er eine Sonderschule besuchen. Nach dieser Geburt war sie nie mehr schwanger geworden. Sie liebte ihr Kind über alles. Ihr Sohn war ihr ganzer Lebensinhalt. Sie hatte sich von ihrem Mann entfremdet, dafür überschüttete sie ihren Sohn mit Liebe. Damals war Hitler an die Macht gekommen und in ihrer Stadt herrschte bald der Naziterror. Nach zwei Jahren wurden alle Kinder der Sonderschule in ein Ferienheim verschickt. Sie hatte böse Ahnungen. Doch man sagte ihr, die Kinder würden in vier Wochen gut erholt nach Hause kommen. Kein einziges Kind kehrte zurück. Von der Heimleitung des sogenannten Ferienlagers bekam sie einen Brief, der mit einer Schreibmaschine geschrieben war: *Wir bedauern sehr, dass Ihr Sohn an durchgebrochenem Blinddarm gestorben ist.* Am nächsten Tag bekam sie eine Urne mit seiner Asche geschickt. Sie begrub die Urne, bezweifelte aber, dass es die Asche ihres Sohnes war. Dann schickte sie einen Brief an die Heimleitung: *Mein Sohn ist vor zwei Jahren wegen einer akuten Blinddarmentzündung operiert worden. Er hatte keinen Blinddarm mehr.* Sie hörte nie mehr etwas von den Nazibeamten. Doch sie wusste, ihr Kind war wie alle anderen behinderten Kinder von ihnen ermordet worden.

Als sie schwieg, konnte ich nichts sagen, denn ich war durch ihre Worte und Tränen erschüttert. Sie bedankte sich, dass ich ihr zugehört hatte. Dafür, dass sie nach langer Zeit wieder einmal ihr Herz ausschütten konnte. Sie hatte es sonst bei ihrer Freundin getan, doch die war gestorben. Dann sagte sie: „Ich habe jahrelang von meinem

Haushaltsgeld gespart und auf einen guten Zweck gewartet. Ich habe gehört, Sie gehen wieder in die Mission. Jetzt möchte ich Ihnen 1000 DM geben." Dann drückte sie mir einen Briefumschlag in die Hand.

Lourdes und zwei Wunder

Wie gefällt dir dein Urlaub im Schwarzwald? Du wirst sicher lange Spaziergänge machen, gut essen und ganz reine Luft atmen. Wir sind vorgestern aus Lourdes zurückgekommen und haben meine Mutter nach Bremerhaven gefahren. Du weißt, es war ihr größter Wunsch, einmal im Leben nach Lourdes zu kommen. Meine Mutter ist eine große Marienverehrerin und betet jeden Tag den Rosenkranz. So hatte ich mit Jeannette beschlossen, einen Flug nach Lourdes zu buchen. Meine Mutter war so aufgeregt, als würde sie eine Weltreise machen. Wir flogen von Frankfurt über Paris nach Lourdes. Dort hatten wir ein kleines Hotel gebucht. Die Mahlzeiten nahmen wir im Hotel ein und ich wunderte mich, mit welchem Appetit meine Mutter aß. Mittags trank sie sogar immer ein Glas Rotwein, den wir als Gruß aus der Küche kostenlos bekamen. Wir schoben abwechselnd ihren Rollstuhl auf und ab. Lourdes ist wie Würzburg sehr hügelig. Ich habe vom Rollstuhlschieben zwei Kilo abgenommen! Bei den Prozessionen waren wir zusammen mit anderen Rollstuhlfahrern immer in der ersten Reihe. Meine Mutter liebte besonders die Lichterprozessionen mit den französischen Marienliedern. Jeden Tag beteten wir vor der Grotte der Bernadette.

Wir erlebten zwei Wunder. Das erste geschah, als meine Mutter im Quellwasser gebadet wurde. Ich ging mit ihr in eine kleine Grotte und musste sie ausziehen. Es war sehr kalt, doch meine Mutter stieg ins eiskalte Wasser. Zwei Frauen hielten sie an den Armen und beteten für sie. Dann hievten sie meine Mutter aus der Wanne. Da gab es kein Badetuch zum Abtrocknen und meine Mutter war klatschnass. Ich zog sie mühsam wieder an und erwartete in den nächsten Tagen bei ihr eine Lungenentzündung, die aber ausblieb. Im Gegenteil: Sie fühlte sich pudelwohl und hatte auch keine Rückenschmerzen mehr. Sie konnte sogar wieder aufstehen und ohne Schmerzen durchs Zimmer laufen. So wie damals in Würzburg.

Das zweite Wunder geschah auf dem Rückflug. Wir mussten auf dem Flughafen Orly in Paris zwei Stunden auf unseren Anschlussflug nach Frankfurt warten. Da wir etwas essen wollten, schlossen wir unsere großen Tragetaschen, in denen sich auch einige Flaschen Lourdes-Wasser befanden, in Schließfächer ein. Diese waren ganz nahe zum Ausgang auf den Flugplatz. Ich wunderte mich, dass eine El Al-Maschine (israelische Luftfahrt) nahe am Ausgang stand, denn in Frankfurt parkten sie weit draußen mit besonderen Sicherheitsvorkehrungen auf dem Flugplatz. Es war die Zeit, als Arafat viele Attentate auf die Israelis plante. Wir fuhren in den dritten Stock zur Cafeteria und aßen einige Sandwiches. Als wir dann hinunterfahren wollten, waren alle Aufzüge blockiert. Wir fuhren mit einem kleinen Notaufzug hinunter. Der Platz, wo es vorher von Passagieren gewimmelt hatte, war wie leergefegt. Einige Polizisten wiesen uns an, den Flughafen zu verlassen. Wir sahen draußen auf einem großen Parkplatz eine riesige Menschenmenge. Wir vermuteten einen Anschlag. Unser Verdacht wurde bestätigt durch einen Passagier, der aus nächster Nähe das Attentat miterlebt hat. Was war geschehen? Es muss passiert sein, als wir gerade unsere Taschen eingeschlossen hatten und nach oben gefahren waren, denn auch wir hörten aus einem Lautsprecher wiederholt die Namen dreier Passagiere. Sie wurden aufgefordert einzuchecken. In letzter Minute kamen drei Männer. Als sie ihre Bordkarten zeigen sollten, zogen sie Pistolen und erschossen die Beamten. Sie wollten gerade die El Al-Maschine entführen, als israelische Sicherheitsbeamte zwei von ihnen erschossen. Der Dritte konnte fliehen. Die Polizei suchte ihn fieberhaft. Nach zwei Stunden gab es Entwarnung und wir bekamen unseren Anschlussflug. Warum ein zweites Wunder? Da unsere Schließfächer ganz nah der Stelle waren, wo der Schusswechsel stattfand, wären auch wir ins Visier der Kugeln geraten. Meine Mutter sagte, Maria habe nicht nur uns gerettet, sondern auch das Lourdes-Wasser. Denn die Kugeln hätten auch die Flaschen treffen können.

Besuch

Heute besuchte mich meine Studienkollegin Hildegard und wir verbrachten einen angeregten Nachmittag. Sie hat sich fast nicht verändert, seit ich sie vor vielen Jahren zum letzten Mal gesehen habe. Sie trägt ihre blonden Locken immer noch schulterlang. Ihre Augen haben ihre intensiv blaue Farbe nicht verloren. Um ihren Mund spielt ein mir vertrautes Lächeln, das sich vertieft, wenn sie etwas Lustiges erzählt oder hört. Auch wie sie mit ihren Händen ihre Worte unterstreicht, war mir vertraut. Sie kann immer noch aufmerksam zuhören. Wir schwärmten von unserer Studentenzeit, wo unser Leben noch leicht und unbeschwert gewesen war. Was hatten wir damals für kühne Pläne geschmiedet und unserer Fantasie freien Lauf gelassen. Meine Mutter hätte gesagt: „Was habt ihr für Flausen im Kopf!“ Doch andererseits war uns jetzt auch bewusst, dass unsere sorglose Studentenzeit vorbei war. Wir waren flügge geworden für ein verantwortungsvolles Erwachsenenleben. So redeten wir von der Gegenwart und fanden, auch sie ist gut. Hildegard hat nach dem Medizinstudium geheiratet. Zunächst hat sie wie ihr Mann, der auch Mediziner ist, in einem Krankenhaus gearbeitet. Doch als ihre Tochter geboren wurde, war sie „nur“ noch Mutter und Hausfrau. Wie müde sie manchmal war! Sie sagte, sie könne stundenlang über ihre drei Monate alte Tochter reden. Sie erlebt mit ihr jeden Tag unzählige Abenteuer. Abends denkt sie dann: Was habe ich eigentlich getan? Nichts Großartiges! Ich lag auf dem Rücken mit meinem Baby auf dem Bauch. Ich habe es auf und ab geworfen, sodass wir den Staub aus dem Teppich emporwirbelten. „Was ist der Sinn meines Lebens? Zu allen Menschen freundlich sein. Für mein Baby zu sorgen, zu kochen und meinem Mann zuzuhören, wenn er von seiner Arbeit im Krankenhaus erzählt. Auch kümmere ich mich um meine kranke Mutter. Du weißt, dass ich früher auch einmal nach Afrika gehen wollte. Doch du weißt vielleicht nicht, dass ich mein Afrika in Deutschland entdeckt habe. Ich fand es in den Senioren- oder Altenheimen, die ich neben meiner Arbeit im Krankenhaus besuchte. Ich sah viele einsame, gebrechliche und kranke alte Leute.

Da habe ich erkannt, dass die Sorge um sie auch eine große Aufgabe ist." Es war schon spät, als sie sich verabschiedete. Ich hatte den Eindruck, wir haben einen sehr kostbaren Nachmittag verbracht.

Tagebuch
Ich las heute im Jakobusbrief: *Wenn jemand sich für religiös hält, doch seine Zunge nicht im Zaum halten kann, dann ist seine Religion wertlos und er betrügt sich selbst.* Das sind harte Worte, doch er schreibt noch viel schärfer über „die ZUNGE", der er ein ganzes Kapitel widmet. *Mit der Zunge ist es wie mit dem Feuer. Sie ist eine Welt voller Unrecht und beschmutzt den ganzen Menschen. Sie setzt unser Leben von der Geburt bis zum Tod in Brand mit einem Feuer, das aus der Hölle selbst kommt. Denn jede Art von Tieren, auf dem Land und in der Luft, was am Boden kriecht und was im Meer schwimmt, hat der Mensch gezähmt. Doch die Zunge kann kein Mensch bändigen. Sie ist ein ruheloses Übel voll von tödlichem Gift.*

Ich finde, dass Jakobus auch zu uns Menschen im modernen Zeitalter gesprochen hat. Seine Worte sind genauso wahr wie vor über 2000 Jahren. Wir haben es geschafft, Astronauten auf den Mond zu bringen, Antibiotika und Impfungen zu finden, die die großen Epidemien der vergangenen Jahrhunderte verschwinden ließen. Unsere Wissenschaft veröffentlicht immer neue Entdeckungen etc. Doch unsere Zungen sind dieselben geblieben. Das habe ich heute gedacht, als ich das Krankenhaus verließ und nach Hause ging. Da ist wieder viel Streit gewesen und viel Kritik. Ein Kollege fällt mir immer wieder auf. Er tut sich fast täglich hervor mit seiner ungerechten Kritik besonders am Chef. Wir nennen ihn heimlich „das Ekel", weil er dadurch auch unsere Arbeitsatmosphäre vergiftet. Bei uns zu Hause wurde niemals schlecht über andere Menschen geredet. Ich kann mich nicht daran erinnern, dass meine Mutter jemals ein böses Wort über andere Menschen verloren hat. Doch sowie ich mein Zuhause verlassen hatte, hörte ich viel Kritik an anderen Leuten, auch an mir selbst. Inzwischen, nach so vielen Jahren

„in der Fremde“, habe ich mich daran gewöhnt, mit Kritik, Streit, Zanken oder Meckern zu leben. Ich frage mich, was die Ursache einer „bösen Zunge“ ist. Unzufriedenheit, Neid, Eifersucht, sich ungerecht behandelt fühlen, Erhaschen von Aufmerksamkeit etc. Ich muss mir eingestehen, ich habe oft in den allgemeinen Chor eingestimmt, bin mit dem großen Strom unserer kritischen Zeitgenossen geschwommen. Andererseits habe ich auch als Individuum andere Leute zu Unrecht kritisiert. Oft versteht man gar nicht, warum ein Mensch anders handelt, als wir es erwartet haben. Eine von unseren Krankenschwestern ist einige Male zu spät zum Dienst gekommen. Was haben ihre Kolleginnen über sie geschimpft! Doch dann waren sie ganz betreten, als sie hörten, dass ihr Kleinkind mehrere Tage krank war. Vielleicht ist ein Mensch in einer Notlage und es geht ihm um das reine Überleben. Wir sagen dann oft: „Wie egoistisch er ist.“ Mir fällt das Wort eines französischen Dichters ein, der einen Mann sah, der zum Schafott geführt wurde: *Wenn ich aufgewachsen wäre wie er, würde ich dort jetzt gehen.* Als ich es damals las, musste ich Gott für mein „freies, gutes Leben“ danken. Ich hätte auch in einem Slum geboren werden können, von einer Mutter, die Alkoholikerin ist. Dann hätte ich vielleicht ein verlottertes Leben geführt und andere hätten sich über mich aufgeregt oder mich beschimpft. Ich habe mir vorgenommen, das Kapitel im Jakobusbrief über die böse Zunge öfter zu lesen.

Ein Mann, der seine Frau liebte bis zu ihrem Tod

Frau M., eine 50-jährige Patientin, die an Brustkrebs litt, starb heute Morgen. Jeder von uns war froh, dass ihr Leidensweg zu Ende war. Es war nicht nur ein Leidensweg, sondern eine „Via Dolorosa“, so nannten wir es. Sie war wochenlang bei uns gewesen und wir konnten täglich sehen, wie der Krebs an ihr nagte. In der Mitte ihres Brustkorbes war ein tiefer Krater entstanden. Er war so tief, dass man ihr Herz schlagen sah. Ich hatte einmal in einem Buch über Afrika gelesen, wie fleischfressende Ameisen einen Afrikaner, der seinen Rausch in seiner Hütte ausschlief, überfielen. Sie fraßen ihn ganz auf und man fand später nur noch seine Knochen. Daran musste ich denken, wenn ich bei ihr Visite machte. Schrecklich war aber nicht nur ihr Anblick nach der Entfernung ihres Verbands, noch schrecklicher war der Gestank, welcher aus der Wunde strömte. Bei der letzten Chefvisite stürzte Dr. Carla aus ihrem Zimmer und musste sich übergeben. Wir konnten ihre Reaktion verstehen. Dieser süßliche, modernde, widerliche von anaerobischen Bakterien erzeugte Geruch war fast unerträglich. Wir hätten vorgezogen, Masken zu tragen, doch unser Chef war dagegen. Er meinte, die Patientin würde sich dann wie eine Aussätzige vorkommen. Anderseits waren wir tief beeindruckt von der permanenten Gegenwart ihres Mannes. Auch er trug keine Maske und kam täglich morgens und abends, um an ihrem Bett zu sitzen. Er hielt immer ihre Hand und wischte ihr den Schweiß aus dem Gesicht, wenn es heiß war. Auch brachte er für sie Äpfel oder Orangen mit, die sie gern aß. Ich dachte, das ist wahre Liebe. Die Liebe, die er seiner Frau am Altar versprochen hatte: „Einander treu zu sein, bis dass der Tod euch scheidet." Ich traf ihn auf dem Flur, als er aus dem Zimmer seiner verstorbenen Frau trat. Er hatte verweinte Augen. Ich drückte ihm mein Beileid aus. Doch ich sagte ihm auch, dass ich noch nie einen Mann wie ihn getroffen habe, der unter solchen Umständen bei seiner Frau geblieben ist. Wie hatte er ihr langsames, schreckliches Sterben, das sich wochenlang hinzog, ertragen können? Er antwortete unter Tränen: „Sie haben gesehen, dass meine Frau viel jünger als ich war. Ich bin 20 Jahre älter als sie. Ich bin schon zehn Jahre Rentner, während sie bis zum Ausbruch der Krankheit gearbeitet hat. Ich war Bäcker und wir hatten eine Bäckerei. Nach einigen Jahren bekam ich eine Mehlallergie. Es war das Schlimmste, was uns passieren konnte. Doch meine Frau sagte mir, sie könne die Bäckerei weiterführen. Wir haben Gesellen eingestellt. Sie hat lange Tag und Nacht geschuftet, um unsere Familie zu ernähren. Doch sie hat es geschafft, dass wir den Betrieb nicht schließen mussten. Ich habe nur im Laden gearbeitet und Abrechnungen gemacht. Ich hatte immer den Eindruck, sie hat ihre Arbeit nicht nur aus Liebe zu unseren Kindern getan, sondern auch aus Liebe zu mir. Wir haben uns nie gestritten, und wenn ich mal deprimiert war, hat sie mich aufgeheitert. Wenn ich nun jeden Tag bei ihr war, war das der geringste Liebesdienst, den ich ihr erweisen konnte. Jetzt wird sie mir fehlen.“

Leben und Tod sind nah beieinander

Eine Woche später sah ich ihn aus unserem Kreißsaal kommen und er kam strahlend auf mich zu. Er sagte: „Frau Doktor, meine Tochter hat gerade einen kleinen Jungen geboren. Ich durfte ihn sogar in den Arm nehmen.“ Ich gratulierte ihm, dass er nun Großvater geworden war. Da blickte er mich an und sagte: „Schade, dass meine Frau es nicht mehr miterleben kann, sie hätte sich so wie ich gefreut. Doch sehen Sie, so ist das Leben, Tod und Leben sind so dicht beieinander.“ Seine Worte waren mir vertraut, denn ich hatte in vielen Nächten dieselben Gedanken gehabt. Wie oft bin ich während des Nachtdienstes aus dem Sterbezimmer einer Patientin in den Kreißsaal gerufen worden. Gerade hatte ich ins ausgemergelte Gesicht einer Sterbenden geblickt und wenige Augenblicke später hielt ich ein schreiendes, strampelndes, quicklebendiges Baby im Arm.

Ich las in der französischen Zeitung „Le Monde“ einen interessanten Bericht über die Ausgaben der französischen Regierung. In Frankreich gibt man jährlich 50 Milliarden DM für Krankheitskosten aus, 25 Milliarden für Verteidigung und 25 Milliarden für Bildung. Führende Politiker halten diese Zahlen für eine nationale Katastrophe, denn renommierte Mediziner sagen, dass die meisten Krankheiten aus Problemen resultieren, die die Industriegesellschaft hervorruft. Der moderne Mensch lebt in permanentem Stress. Die immer neuen Technologien, die das Tempo ständig steigern, überfordern die Menschen. Ob es deswegen so viele Eheprobleme, Depressionen und Menstruationsstörungen oder Burnouts gibt, mit denen wir fast täglich in der Ambulanz konfrontiert werden? Es gibt sogar Wissenschaftler, die meinen, dass Krebs aus einem Ungleichgewicht der Psyche wie zum Beispiel bei einer Depression entsteht.

Ein Abschiedsessen in einem chinesischen Restaurant

Dr. Ting, ein chinesischer Kollege, verlässt uns morgen, nachdem er ein Jahr als Assistenzarzt bei uns war. Er lud gestern Abend das Personal der gynäkologischen Abteilung einschließlich Chef und Oberärzte in ein chinesisches Restaurant ein. Er war mit dem Restaurantbesitzer befreundet und bekam einen Rabatt für das Essen, sagte er uns. Es war ein angeregter Abend mit guter Stimmung. Als Vorspeise gab es Frühlingssuppe, in der Algen und kleine Fleischstücke schwammen. Sie schmeckte wie alle folgenden Speisen süßsauer. Dann tischte der Kellner große Platten mit Reis, Gemüse und Fleisch auf. Ich konnte leider nicht mit Stäbchen essen. Doch ich beobachtete fasziniert Dr. Ting, der geschickt unzählige Fleisch- und Reisbällchen mit den Stäbchen in seinen Mund jonglierte. Im Hintergrund spielte ein Radio chinesische Musik mit den typisch hohen, oft schrillen Tönen – ungewohnt für unsere Ohren. Da fiel mir die Begebenheit ein, die ich neulich in einer Zeitung gelesen hatte. Ich erzählte sie meinen Nachbarinnen, und auch Dr. Ting hörte zu: „Der chinesischen Kaiser war zu einem Staatsbesuch nach Berlin gekommen. Zum Abschluss wurde er in die Berliner Oper eingeladen. Das Orchester spielte Beethovens Neunte Symphonie. Man hatte den Kaiser besonders ehren wollen. So hatte man das Programm in chinesischer Sprache drucken lassen. Später fragte man ihn, welche Partie der berühmten Symphonie ihm am besten gefallen hätte. Nach kurzem Überlegen sagte er, das Beste wäre gleich zu Anfang gespielt worden. Bevor der Dirigent eingetreten war. Es stellte sich heraus, dass er das lange Stimmen der Musikinstrumente gemeint hatte. Für den chinesischen Geschmack hatte er recht, denn da hatte er auch sehr hohe Töne gehört. Es sei dahingestellt, ob es eine wahre Begebenheit oder eine Zeitungsente war“, sagte ich zum Schluss. Alle lachten laut, sogar Dr. Ting. Es war mir leider zu spät eingefallen, dass Chinesen es nicht gern hören, wenn man ihr Land kritisiert. So fragte ich ihn etwas betreten, ob mein Zeitungszitat Majestätsbeleidigung gewesen sei. Er antwortete mir, noch immer lächelnd: „Zum Glück gibt es keinen Kaiser mehr. Wir haben das feudalistische Kaiserreich abgeschafft und leben jetzt in einem modernen China." Zum Schluss tranken wir Reiswein. Da ich keinen Alkohol gewöhnt bin, bekam ich einen kleinen Schwips und wurde sehr lustig. Eine Kollegin meinte, sie kenne mich von dieser Seite gar nicht. Ich gab als Grund den Reiswein an, der meine Zunge gelöst hat. Erst um 2 Uhr morgens kam ich nach Hause.

P.S. Drei Monate später erschien Dr. Dartsch mit der Tageszeitung in der Hand. Da stand in den Schlagzeilen, zahlreiche chinesische Restaurants in Deutschland seien geschlossen worden. Eine Lebensmittelkontrolle hatte ergeben, dass sie unter anderen Beanstandungen ihren Gästen das Hundefutter „Schappi" als zartes Kaninchenfleisch serviert hatten. Auch das Restaurant, wo wir Dr. Tings Abschied gefeiert hatten, musste seine Pforten schließen. Zum Glück war er schon in sein Heimatland zurückgekehrt. Sonst hätte er eine verbale Dusche von seinen empörten Kollegen abbekommen. „Ob er davon gewusst hat?", fragte ich arglos. „Klar", sagten meine Kollegen. „Kennen Sie nicht den Spruch, auf den die Chinesen auch noch stolz sind? Wir essen alles, was kreucht und fleucht, auch Vierbeiner. Dr. Ting bekam sicher Rabatt, weil wir 'Schappi' gegessen haben!"

Eine Patientin mit kranker Seele

Jeder von uns Ärzten hatte Angst vor Frau L. Neulich fragte mich ein Kollege, der auf dem Weg zur Ambulanz war: „Haben Sie Frau L. dort reingehen sehen? Wenn sie dort ist, können Sie meinen Dienst da drin übernehmen. Ich bin kein Psychiater. Frau L. hat viele psychische Probleme. Wir mussten vor drei Jahren ihre rechte Brust wegen eines bösartigen Tumors entfernen. Weil sich ein Jahr später der Krebs rapide ausbreitete, mussten wir ihr die zweite Brust abnehmen. Die anschließende zweite Chemotherapie vertrug sie leider schlecht, doch wie durch ein Wunder verschwanden alle Metastasen. Jetzt ist nicht mehr ihr Körper, sondern ihre Seele krank. Wie so viele Ehemänner, hat ihr Mann die 'Verstümmelung' seiner Frau nicht verkraftet. Er hat sie nach der zweiten Operation verlassen. Zuvor hat er seine kranke Frau, wenn auch unbeabsichtigt, schockiert. Als sie aus dem Krankenhaus früher als vorgesehen entlassen wurde, wollte sie ihn überraschen. Sie fuhr mit einem Taxi nach Hause. Als sie die Wohnungstür aufschloss, sah sie einen ihr unbekannten Damenmantel im Flur hängen. Sie ahnte, was kommen würde. Im Schlafzimmer fand sie ihren Mann mit seiner Geliebten, die in ihrem Bett lag. In dem Augenblick war ihre ganze Welt zertrümmert, sagte sie uns. 'Früher sind wir doch so glücklich gewesen. Wie konnte er mir das antun?'" Sie war jetzt in psychologischer Behandlung und nahm an den regelmäßigen Treffen einer Selbsthilfegruppe teil. Doch immer wieder tauchte sie bei uns auf. Als wenn wir ihre Krankheit verschuldet hätten, an der ihre Ehe zerbrochen war. Wenn sie in unserer Ambulanz war, fühlten wir uns ihren vielen bitteren Klagen hilflos ausgeliefert. Keiner wagte es, sie zu unterbrechen, denn sie begleitete ihre Worte mit Tränen. Derweil füllte sich das Wartezimmer und die Patientinnen wurden ungeduldig. Wir mussten jedes Mal viel Diplomatie anwenden, um das Gespräch und die Untersuchungen zu beenden. Denn wir hatten alle Mitleid mit Frau L. und wir wollten sie nicht verletzen.

Französischer Sprachkursus in Nizza

In Nizza besuchte ich einen dreiwöchigen Sprachkurs. Nach meiner Ankunft lief ich fast den ganzen Nachmittag kreuz und quer durch Nizza. Am Strand zog ich mir einen Sonnenbrand zu, am Hafen sah ich den jungen Männern zu, wie sie von den Klippen ins Meer sprangen. Dann schlenderte ich durch die großen Boulevards und betrachtete in den Schaufenstern der „boulangeries" und „patisseries" die kunstvoll gestalteten Kuchen. Mir lief das Wasser im Mund zusammen. Doch vor allem interessierten mich die vielen Buchgeschäfte. Ich schmökerte in den vielen Büchern. Manchmal denke ich, dass ich, wenn ich selbst die Bibliotheken der ganzen Welt durchlesen würde, mich immer noch nicht „satt" gelesen hätte. Tausende von Touristen bevölkerten Nizza. Doch außer ihnen sah ich noch viele andere Menschen. Junge Frauen aus Algerien, die in irgendeiner Ecke mit einem kleinen Kind auf dem Arm kauerten. Sie streckten flehend ihre Arme zum Betteln aus. Ein stoppelbärtiger Alter taumelte mir entgegen. Aus seiner Hosentasche ragte eine Weinflasche. Unter einem Torbogen schliefen friedlich zwei alte Männer. Eine alte Frau zog einen Handkarren mit abgetragenen Kleidungsstücken hinter sich her. Ein Afrikaner bot Lederhüte und geschnitzte Holzketten an. Ein junges Mädchen malte auf dem Straßenpflaster ein buntes Porträt von einem jungen Mann. Darüber schrieb sie mit großen Buchstaben: *Gefällt Ihnen mein Bild? Dann geben Sie mir etwas Geld für mein Studium!* Plötzlich stand ich vor einer Kirche. Darin war es angenehm kühl. Jemand spielte wunderschön Orgel. Ich vergaß meinen Sonnenbrand und wurde ganz andächtig. Mein Gott, welch ein Geschenk war dieser Nachmittag!

Besuch aus Walsrode

Schwester Maria aus Walsrode, meinem alten Arbeitsplatz, besuchte mich einen Tag. Ich freute mich, sie wiederzusehen. Sie hatte sich kaum verändert. Vielleicht war sie ein wenig fülliger geworden und in ihrem braunen Haar zeigten sich die ersten grauen Strähnen. Doch ihre blauen Augen hatten ihren hellen Glanz behalten und ihre Mimik war lebhaft geblieben. Auch ihre Ausdrucksweise, grobe Wörter zu gebrauchen, war dieselbe. Damit erinnerte sie mich wieder an einen Korporal, der eine Truppe befehligt. Mit diesem Vokabular hatte sie jahrzehntelang die Chirurgie geleitet, die oft voll rauer Männer war. Sie behandelte sie strikt, doch auch kameradschaftlich, und zum Schluss wussten ihre Patienten, dass unter ihrer stacheligen Schale ein goldenes Herz schlug. Schwester Maria war voll von Geschichten und meine Zeit in Walsrode kehrte zu mir zurück, als sie von den Menschen erzählte, die ich auch gekannt hatte. Schwester Ernestina, meine ehemalige Stationsschwester, war tödlich verunglückt. Sie war Beifahrerin im Auto ihrer Freundin, die am Steuer in ein diabetisches Koma fiel. Der Wagen fuhr in einen Graben und überschlug sich. Beide Frauen waren sofort tot. Schwester Ernestina wurde „eiserne Lady“ genannt, weil sie mit dem Personal streng umging. Dann berichtete Schwester Maria, dass Edwina auch gestorben war. Was sie mir dann erzählte, berührte mich tief. Ich kannte Edwina als Krankenpflegeschülerin bei den Diakonissinnen. Sie war ein frisches, immer fröhliches Mädchen gewesen, damals 19 Jahre alt. Sie war mit Schwester Maria befreundet, die sie unter ihre Fittiche genommen hatte. Gleich mir war sie bei ihr in die Lehre gegangen und von ihr in die praktische Seite der Pflege eingeführt worden. Gleich mir hatte sie ihr beigebracht, wie man sich auf einer Männerstation durchsetzen kann. Schwester Maria sagte mir, dass Edwina keine sexuelle Erfahrung hatte, als sie später heiratete. Sie hatte sich unsterblich in den Stationsarzt der Inneren Abteilung verliebt. Ich hatte Dr. H. noch flüchtig kennengelernt. Er hatte ein markantes, wenn auch kein schönes Gesicht. Er war jung, sportlich und charmant. Irgendwie hatte ich den Eindruck, er war ein Frauenheld, denn er flirtete mit dem ganzen weiblichen Personal. Bei allen Frauen war er Hahn im Korb. Ausgerechnet diesen Mann musste Edwina lieben. Sie war viel zu schade für ihn, meinte damals Schwester Maria. Sie versuchte vergeblich, das unerfahrene, fast naive Mädchen vor ihm zu warnen.

Ein halbes Jahr später heiratete sie ihn. Kurz vor der Hochzeit führte Schwester Maria noch ein ernstes Gespräch mit dem zukünftigen Bräutigam. „Sie wissen, dass Edwina eine Perle ist. Sie hat mit keinem Mann vor Ihnen geschlafen. Seien Sie sanft und gut zu ihr und enttäuschen Sie sie nicht. Solch ein feines Mädchen bekommen Sie nie wieder.“ So oder ähnlich hatte sie mit ihm geredet. Ein Jahr ging alles gut und Edwina strahlte vor Glück. Doch dann ging etwas in ihrer Ehe schief und niemand wusste, welche Probleme sie hatte. Auch Schwester Maria erfuhr nie, warum Edwina nach zwei Jahren die Scheidung einreichte. Sie bemerkte ihr gegenüber nur einmal, dass aus Dr. H. ein Monster geworden wäre. Vom Schock ihrer unglücklichen Ehe erholte Edwina sich nie mehr. Aus dem einst so lebensfrohen Mädchen, das vor Gesundheit strotzte, war eine depressive, vorzeitig gealterte Frau geworden. Sie war nur noch ein

Schatten ihrer selbst. Vergeblich versuchte Schwester Maria, sie auf andere Gedanken zu bringen. Sie sagte mir: „Edwina war immer noch pünktlich und kompetent in ihrer Arbeit. Doch sie war in sich zurückgezogen und hatte das Lachen verlernt.“ Eine Woche vor ihrem tödlichen Unfall sagte Edwina zu ihr: „Als ich gestern Abend nach Hause fuhr, sah ich das rote Licht an der Ampel. Ich schien vom Rot magisch angezogen zu sein und fuhr über die Kreuzung. Zum Glück ist nichts passiert. Doch ich frage mich, warum ich bei Rot weitergefahren bin. Vielleicht wollte ich mir etwas antun und mein trauriges Leben beenden.“ Schwester Maria machte sich jetzt große Sorgen um sie. Denn sie hatte etwas Ähnliches erlebt, als sie sich von ihrem untreuen Mann scheiden ließ. Sie stand damals auf einer Brücke und wollte in den Fluss springen. Doch der Gedanke an ihre kleine Tochter ließ sie davor zurückschrecken. Ihre Tochter würde als Waisenkind in einem Heim groß werden, sie würde wissen, dass sie sie durch ihren Suizid allein auf der Welt zurückließ. Das konnte sie ihr nicht antun. So ging sie nach Hause zurück, wo ihre kleine Tochter auf sie wartete. Sie hat ihr später nie von ihrem Vorhaben erzählt. „Doch ich wollte Ihnen eigentlich von Edwina berichten“, fuhr Maria fort. „In der Zeitung nannte man es zwar einen Unfall, doch ich wusste, sie hatte sich das Leben genommen. Ein Leben, das ihr unerträglich geworden war. Auf schnurgerader Straße mit guter Sicht war ihr Wagen von der Fahrbahn abgekommen und gegen einen Baum geprallt. Sie war lebensgefährlich verletzt und tief bewusstlos. Nach zwei Tagen ist sie auf unserer Intensivstation gestorben. Sie war erst 24 Jahre alt.“

Versuch einer Bestechung

Als ich nachmittags auf meine Station kam, wartete eine Frau auf mich. Sie war ungefähr 40 Jahre alt, hatte grobe Gesichtszüge und trug jetzt im Sommer einen dicken Mantel, was mich erstaunte. Sie sprach mich plötzlich an und sagte in einem Deutsch, das stark mit östlichem Akzent gefärbt war: „Sie wundern sich über meinen Mantel? Ich komme gerade aus Russland. Sie sind doch die Stationsärztin?“ Als ich dies bejahte, fragte sie mich, ob sie mich sprechen könne. Ich geleitete sie darauf in mein Dienstzimmer. Kaum hatte ich die Tür geschlossen, drückte sie mir einen 100 DM-Schein in die Hand und sagte: „Das Geld ist für Sie. Ein russischer Arzt hat bei mir einen großen Tumor an der Gebärmutter festgestellt. Ich möchte mich nicht in Russland operieren lassen. Bitte sorgen Sie dafür, dass ich vom besten Frauenarzt in diesem Krankenhaus operiert werde.“ Ich gab ihr sofort den Schein zurück und sagte ihr, jede Frau würde bei uns vom besten Arzt operiert und niemand bräuchte Bestechungsgelder zahlen. Jetzt bedankte sich die Fremde und verließ das Zimmer. Sie tauchte nie wieder auf. Ob man in Russland wissen wollte, ob deutsche Ärzte für Bestechung anfällig sind? Ich wusste, dass dort Bestechung eine große Rolle spielt.

Reflexionen aus meinem Tagebuch

Meine Gemeinschaft hat mich gefragt, ob ich jetzt endlich, eineinhalb Jahre nach meiner Facharztausbildung, in die Mission nach Ghana ausreisen möchte oder ewig in Rheydt bleiben wolle. Ich war länger geblieben als vorgesehen, weil mein Chef mich darum gebeten hatte. Er hatte zu mir gesagt: „Sie haben so viel bei uns gelernt, nun möchten wir auch etwas von Ihnen haben.“ Ich habe für Ghana zugesagt. Jetzt muss ich bald wieder meine Koffer packen. Wie oft bin ich in meinem Leben schon umgezogen. Man sagt, dass jeder Abschied ein kleines Stück Sterben ist. Ich finde, diese Feststellung ist wahr. Oft habe ich vielen Menschen, die mir vertraut waren, Lebewohl gesagt. Einige von ihnen habe ich nie wiedergesehen, als wären sie wirklich gestorben. So wird es mir jetzt wieder ergehen. Meine Kollegen werden ihre Stelle wechseln und nicht mehr da sein, wenn ich einmal zurückkomme. Manche Freunde und Bekannte, die älter sind, werden dann vielleicht gestorben sein. Andererseits werde ich wieder neue Menschen und Freunde finden, das ist ein Trost. Jetzt habe ich schon einige Nachrichten und Informationen von meinen Mitschwestern bekommen, die in Eikwe sind. Ich hatte sie gefragt, ob es in Ghana auch eine kalte Zeit wie in Simbabwe gibt. Denn ich erinnerte mich, wie sehr ich dort gefroren habe. Eine ältere Engländerin hat mir damals erzählt, sie habe, bevor sie mit ihrem Mann nach Simbabwe ausgewandert sei, ihren Haushalt aufgelöst. Sie hatte viele Kleider und auch Wintersachen. Diese hatte sie großzügig an ihre Verwandtschaft verteilt. Als es in Simbabwe so kalt wurde, flog sie nach England zurück und kaufte sich Wintersachen, darunter einen Pelzmantel!

Zita hat mir geschrieben, dass es in Ghana keinen Winter, nur eine kalte Zeit gibt. Da genüge eine Strickjacke. Ich solle mich eher darauf einstellen, dass ich viel schwitze. Wegen der hohen Luftfeuchtigkeit würde meine Haut immer nass sein. Beim Briefeschreiben würden immer Wasserflecken auf dem Briefpapier und dem Schreibtisch durch die feuchten Hände entstehen. Man könne in Ghana nicht mit einem Füllhalter, sondern nur mit Kuli schreiben. Es sei denn, im Raum sei eine Klimaanlage wie in den Büros der Ministerien installiert. In Eikwe könne man davon nur träumen. Ansonsten sei es in Westafrika Monate lang sehr heiß, die Temperaturen könnten bis 40 Grad ansteigen. Auch wehe in der Trockenzeit der Harmattan, der heiße Wüstenwind aus der Sahara, und bringe viel Sand mit. Sie gab mir auch praktische Tipps. Was die politische Situation anbetrifft, solle ich mich überraschen lassen. Andererseits solle ich mich auf das Meer, den Atlantischen Ozean freuen. Denn vom Schwesternhaus könne man auf die Brandung schauen. Zita weiß, dass ich aus einer Hafenstadt komme und das Meer liebe. Nun, ich werde mich von Ghana überraschen lassen.

Mein letzter Brief aus Rheydt

Liebe Irmgard, hab Dank für Deine Nachricht, dass mein Visum und vor allem meine Arbeitserlaubnis für Ghana in Würzburg angekommen sind. Ich hatte mich schon auf eine längere Wartezeit in Würzburg eingestellt, wie wir es oft bei unseren Schwestern erlebt haben, die für einen Einsatz in Indien oder Pakistan bestimmt waren. So habt Ihr auch schon meinen Flug gebucht. Ich bin ein

Glückspilz und freue mich auf Afrika. Ich wollte mich hier eigentlich auf Französisch verabschieden, doch da erlebte ich einen Sturm der Entrüstung bei unseren Schwestern. Sie sagten mir, dass ich mich nur um meine Abschiedsrede zu kümmern brauche, alles andere werden sie arrangieren. Als verflossene und zukünftige arme Missionsärztin bräuchte ich auch kein Geld auszugeben, sie würden für meine Party, so nannten sie meinen Abschied, sammeln. Es wurde wirklich eine Party, und was für eine! Sie kauften sogar ein Spanferkel, das unser Oberarzt Frias geschickt tranchierte. Auch gab es Berge von belegten Broten und Sandwiches. Dazu tranken wir Bier, Mineralwasser und Fruchtsäfte. Alle haben sich gut unterhalten und wir haben viel gelacht. Dann hielt ich eine kleine Abschieds- und Dankesrede. Anschließend hielt unser Chef auch eine Ansprache, von der ich vollkommen überrascht war. Ich fand sie kopiert in einem großen wunderschönen Fotoalbum, das mir meine Stationsschwester Notburga im Namen aller Anwesenden zum Abschied schenkte. So möchte ich Dir jetzt einiges aus seiner Rede zitieren. Du weißt, dass ich mich nicht selbst loben will. Doch unser Chef hat es getan, und irgendwie habe ich mich darüber gefreut. Alles, was ich bei meiner Arbeit für selbstverständlich hielt, war wohl in seinen Augen und vielleicht für alle Schwestern und Kollegen, mit denen ich zusammengearbeitet hatte, eher ungewöhnlich. Er sagte:

„Jeder, der eine Zeitlang hier ist, prägt eine Abteilung mit. Sie haben das auf Ihre Art getan. Ab nächste Woche wird die Atmosphäre eine andere sein. Nicht nur, dass Ihre Arbeitskraft uns fehlen wird, sondern die Art … Ich glaube, jeder würde das genau so sagen wie ich jetzt. Dass Sie Ihren Beruf nicht als Job aufgefasst haben, dass Sie von einer 40 Stunden-Woche nichts gehört und diese auch nicht praktiziert haben, dass Sie Maßstäbe gesetzt haben in verschiedener Hinsicht. Es dürfen jetzt alle zuhören. Zum Beispiel die Arztbriefe. So schnell, wie die rausgingen, das ist bis jetzt keinem gelungen. Dann die ruhige Art, dieses unermüdliche Engagement – sprich Idealismus – gerade für die, die es am nötigsten, die es am schwersten

hatten. Das müssen wir sagen, diesen Dank müssen Sie sich sagen lassen. Wir sind einem Menschen begegnet und haben zu danken."

Wenn Du willst, kannst Du die ganze Rede lesen, wenn ich in Würzburg bin. Ich bin jetzt dabei, meine Koffer zu packen. Ein Glück, dass eine Kollegin das Zimmer mit Möbeln, Eisschrank und Küche übernehmen wird. Doch es gibt noch viel zu tun. Mein Wagen wird bis zur Decke voll sein, vor allem mit Büchern. Meine Abschiedsrunde im Krankenhaus steht mir noch bevor. Ich muss zugeben, dass sie mir schwer fallen wird. Ich hoffe, dass weder Schwester Käthe noch ich weine, wenn ich ihr Lebewohl sage. Auch von meiner Freundin Jeannette muss ich mich trennen. Der Abschied von ihr ist für mich der schwerste. Wir waren immer wie zwei Schwestern zusammen und ich werde sie sehr vermissen. Sie sagte mir schon vor einer Woche, sie sei traurig und könne sich nicht vorstellen, dass ich nicht mehr da sein werde. Du wirst mich wie versprochen am 3. März abholen? Zum letzten Mal viele liebe Grüße aus Rheydt,

Gabi

Vorbereitung meiner Reise nach Ghana

Nach tränenreichem Abschied von meiner Mutter, Schwester und Schwager, den Riedels sowie Freunden in Bremerhaven fuhr ich nach Würzburg zurück. Mein Bruder Clemens lebte damals mit seiner Familie in der Schweiz. In Würzburg gab es noch viel zu tun. Zunächst musste ich mich einer medizinischen Tropentauglichkeitsprüfung unterziehen, die wieder Prof. Strick vornahm. Als alle Untersuchungen in Ordnung waren und ich die für Ghana notwendigen Impfungen bekommen hatte, widmete ich mich weiteren Reisevorbereitungen. Ich schickte eine Kiste mit gynäkologischen Instrumenten als unbegleitetes Fluggepäck zum Flughafen Frankfurt und packte auch zwei Koffer mit persönlichen Sachen. Ich hatte jetzt noch einen Monat Zeit bis zu meinem Abflug mit der Lufthansa von Frankfurt nach Accra, der Hauptstadt von Ghana. Der Beschluss meiner Gemeinschaft, mich ins kleine Fischerdorf Eikwe zu schicken, war für mich relativ kurzfristig gekommen. Der Vater meiner Mitschwester und Kollegin

Marie-Luise, die das Krankenhaus in Eikwe leitete, war chronisch krank geworden und brauchte ihren Beistand. So wartete sie schon auf mich, um dann nach Deutschland zurückzufliegen. Doch vorher wollte sie mit mir fünf Wochen zusammenarbeiten und mir dann das Hospital übergeben.

Ich nützte meine Zeit in Würzburg, um meine Kenntnisse in Tropenmedizin aufzufrischen und mich über Ghana zu informieren. Doch leider war meine Suche nach einem Buch über Ghana in allen Buchgeschäften der Stadt vergeblich. Ein Verkäufer meinte: „Sie werden nichts über Ghana finden, weil es erstens kein Touristenland ist wie zum Beispiel Kenia mit seinen Nationalparks. Zweitens ist Ghana chronisch in einer wirtschaftlichen Flaute, die sich allmählich zur Katastrophe entwickeln wird. Alle paar Jahre kommt ein anderer General an die Macht und beutet das Land noch weiter aus. Dies ist auch kein Anreiz, ein Reisebuch über Ghana zu veröffentlichen." Als ich ihn fragte, woher er sein Wissen habe, antwortete er mir, dass seine Quelle das Fernsehen sei. Ob ich keinen Fernseher hätte? Ich hatte keinen und habe auch wegen meines Dienstes, der um 7 Uhr morgens anfing und spätabends zu Ende war, nie bei meinen Kollegen ferngesehen. Als ich ihm das sagte, erntete ich ein mitleidiges Lächeln.

Doch dann hatte ich Glück, denn auf einem Flohmarkt fand ich ein, wenn auch abgegriffenes, Buch über Ghana. Ich vertiefte mich sofort in seine Lektüre. Ich erfuhr, dass Ghana in Westafrika liegt, früher englische Kolonie war und damals „Goldküste" (Gold Coast) genannt wurde. Zu seinen Bodenschätzen gehört Gold, deswegen sein Name. Erst bei seiner Unabhängigkeit, die es 1957 als erster afrikanischer Staat erlangte, nahm es den Namen Ghana an. Gleich Rhodesien, das nach dem alten Königreich Simbabwe umbenannt wurde, wählte man den Namen Ghana nach einem stolzen Königreich der Vergangenheit aus. Um die Unabhängigkeit zu erlangen, hatte man am runden Tisch verhandelt und zivilen Ungehorsam nach dem Vorbild von Mahatma Gandhi gezeigt. Es war zu keinem Blutvergießen gekommen, im Gegensatz zu den meisten afrikanischen Staaten, wo das Blut vor ihrer Unabhängigkeit in Strömen geflossen war. Dieser großartige Erfolg war dem ersten ghanaischen Präsidenten Kwame Nkrumah zu verdanken, der sein Land in die Unabhängigkeit geführt hatte. Leider riss Kwame Nkrumah schon nach kurzer Regierungszeit alle Macht an sich und wurde zum Alleinherrscher. Er führte ein Einparteiensystem ein und ließ Personen ohne Gerichtsverfahren bis zu fünf Jahren ins Gefängnis werfen. Auch verschwendete er die nationalen Ressourcen. Aus der einen Billion Dollar staatlichem Bankguthaben, das die Engländer hinterlassen hatten, waren bei Nkrumahs Sturz 1966 eine Billion Dollar Auslandsschulden geworden. Über Kwame Nkrumah war zu lesen, dass er sich, bevor er gestürzt wurde, Zauberdoktoren und traditionellen Priestern zuwandte. Zum Schluss fühlte er sich wie ein Gott und ließ sich „Osagyefo“ (Erlöser) nennen.

Doch seine Verdienste müssen auch gewürdigt werden. Er hat sein Volk in die Freiheit geführt und als Afrikaner die Achtung der Weißen gewonnen. Er führte große Bauprojekte durch, von denen sein Land immer profitieren würde, wie zum Beispiel Tema, den Hafen von Accra, und den riesigen Akosombo-Damm, der für ganz Ghana Strom produzieren kann. Auch trieb er die Industrialisierung voran und baute das Bildungs- und Gesundheitswesen aus. Eines seiner Hauptanliegen war der Panafrikanismus, die Einheit Afrikas. Seine Nachfolger waren nacheinander ein ziviler Präsident und zwei Generäle, die in die eigene Tasche wirtschafteten und langsam das Land weiter in den Abgrund führten. Das einzige Lob, das sie verdienten, war, dass ihre Staatsstreiche unblutig verliefen.

Das Klima ist ungesund, denn es herrschen bis zu 40 Grad Temperaturen mit einer Luftfeuchtigkeit von 90 %. Auch grassierte in Ghana die Malaria. Viele Europäer waren an ihr und anderen Tropenkrankheiten gestorben, deswegen nannte man Ghana auch das „Grab des weißen Mannes“. Ghana hatte 19,788 Mio. Einwohner (heute, im Jahr 2018, hat es 28,834 Mio., ein enormes Wachstum).

Die Amtssprache ist Englisch, die Sprache der ehemaligen Kolonialherren. Ghanas Flagge wurde von Theodosia Okoh, einer ghanaischen Frau, entworfen. Sie hat drei Farben: Rot steht für das Blut, das Ghana im Kampf für seine Freiheit in den vergangenen Jahrhunderten gegen seine Eroberer vergossen hat – gelb für Gold und andere Bodenschätze – grün für seine Vegetation. Neben diesen Farbstreifen zeigt sie einen schwarzen Stern, der die Freiheit des ghanaischen Volkes darstellt.

Ein dunkles Kapitel in Ghanas Geschichte ist der Sklavenhandel, der ganz Westafrika betraf und drei Jahrhunderte andauerte. Nach Schätzungen einiger Geschichtsschreiber wurden insgesamt 50 Mio. Sklaven von Afrika nach Amerika transportiert. Ghanas ganze Küste ist heute noch mit Festungen und Sklavenburgen bestückt. Insgesamt hat man 76 gezählt. Der Sklavenhandel wurde von Amerika sowie den europäischen Nationen Portugal, Frankreich, Dänemark, Schweden und Deutschland betrieben. Die meisten Sklaven wurden nach Amerika verschifft, um dort auf den Baumwoll- und Tabakplantagen zu arbeiten. Moderne Historiker schreiben, dass man die Schuld des Sklavenhandels nicht nur den amerikanischen und europäischen Handelsgesellschaften zuschreiben könne. Die afrikanischen Könige und Häuptlinge waren gierig nach Waffen, um Kriege führen zu können. So kauften sie Gewehre von den weißen Händlern, um ganze Clans und Stämme zu Kriegsgefangenen zu machen. Ihre Opfer verkauften sie an arabische Zwischenhändler. Die Araber zahlten ihnen für die Sklaven niedrige Preise und verkauften diese wiederum an die Handelsgesellschaften mit hohem Gewinn. Am lukrativen Sklavenhandel waren also mehrere Parteien beteiligt. Dennoch ist es ein Schandfleck für die christlichen Nationen, den man auch heute nicht argumentativ wegwischen kann.

Es war spätabends, als ich das Kapitel über die Sklaverei zu Ende gelesen hatte. Ich wurde nachdenklich und geriet ins Grübeln. Was müssen die Ghanaer – die Nachfahren eines geknechteten und versklavten Volkes – von uns – den Nachfahren der Sklavenhändler – denken? Gewiss, es war nicht die jüngste Vergangenheit wie der Holocaust der Juden. Dennoch war es nicht so lange her. Der letzte Sklave war 1896, also vor 80 Jahren, verkauft worden. Ich musste an unsere Diskussionen denken, die wir als Studenten geführt hatten. Gibt es eine Kollektivschuld oder nicht? Wem gilt die Schuldzuweisung? Wir waren geteilter Meinung gewesen. Irgendwie beschlich mich jetzt ein ungutes Gefühl. Ich konnte nicht weiterlesen und ging zu Bett.

In dieser Nacht hatte ich einen seltsamen Traum. Ich stand am Ufer eines breiten Flusses, der mir so groß wie ein Ozean erschien. Am anderen Ufer war eine riesige Menschenmenge. Die Menschen waren Afrikaner, die mich alle anstarrten. Ich hatte plötzlich Angst vor ihnen und wollte weglaufen. Da erschien mitten in der Menschenmasse eine Lichtgestalt und ich wusste, dass es Jesus war. Er winkte mir zu und bedeutete mir, ans andere Ufer zu kommen. Jetzt hatte ich keine Angst mehr und ging zu ihm hinüber. Ich merkte gar nicht, dass ich übers Wasser ging. Als ich drüben angekommen war, war Jesus nicht mehr da. Doch jetzt stand auch ich mitten in der Menschenmenge. In diesem Augenblick wachte ich auf.

Im Allgemeinen erinnere ich mich nicht an Träume und versuche oft vergeblich, mir einen Traum ins Gedächtnis zurückzurufen. Doch dieser Traum war so intensiv, dass ich mich jetzt noch nach 40 Jahren so klar erinnere, als hätte ich ihn letzte Nacht geträumt. Ich deutete ihn damals im Sinn meiner Berufung und war in meiner Absicht bestärkt, als Missionsärztin nach Afrika zu gehen.

Meine Familie

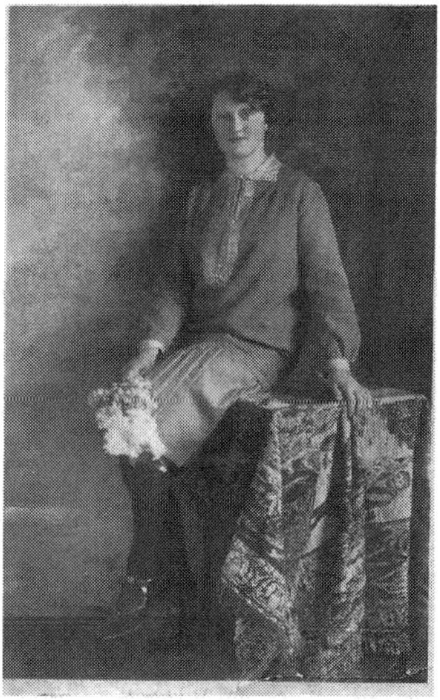

Meine Mutter

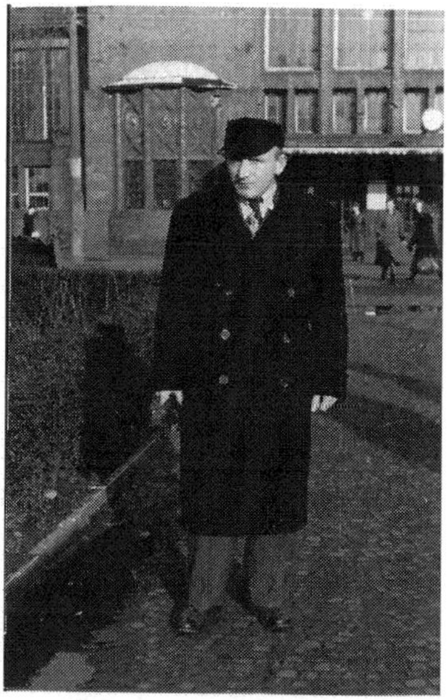

Mein Vater

Ich und mein Bruder Clemens

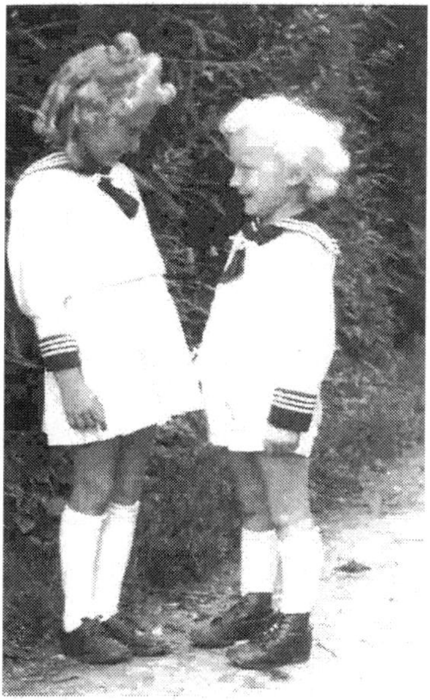

Meine Schwester

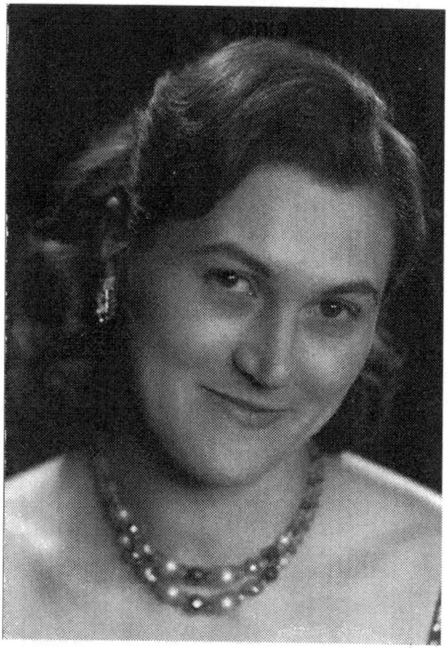

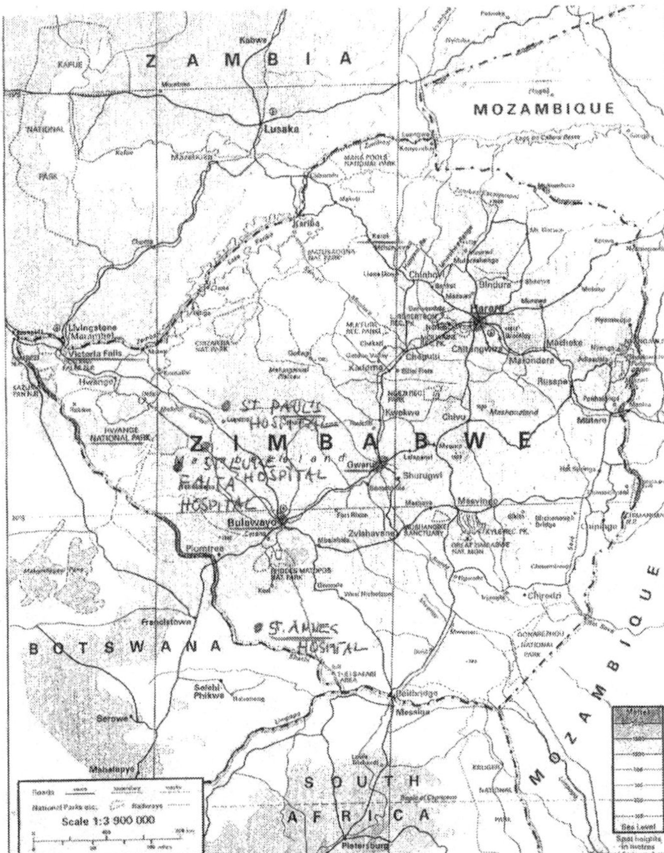
ZAMBIA
MOZAMBIQUE
Lusaka
Kariba
Chinhoyi
Bindura
Harare
Chitungwiza
Marondera
Rusape
Mutare
Livingstone
Victoria Falls
Hwange
HWANGE NATIONAL PARK
ST. PAUL'S HOSPITAL
ZIMBABWE
ST. LUKE'S HOSPITAL
FALTA HOSPITAL
Gweru
Shurugwi
Bulawayo
Masvingo
Zvishavane
Plumtree
Francistown
ST. ANNES HOSPITAL
BOTSWANA
Selebi Phikwe
Serowe
Mahalapye
Beitbridge
Messina
SOUTH AFRICA
Pietersburg
Chiredzi
MOZAMBIQUE
Scale 1:3 900 000
Sea Level

Rhodesien (Simbabwe)

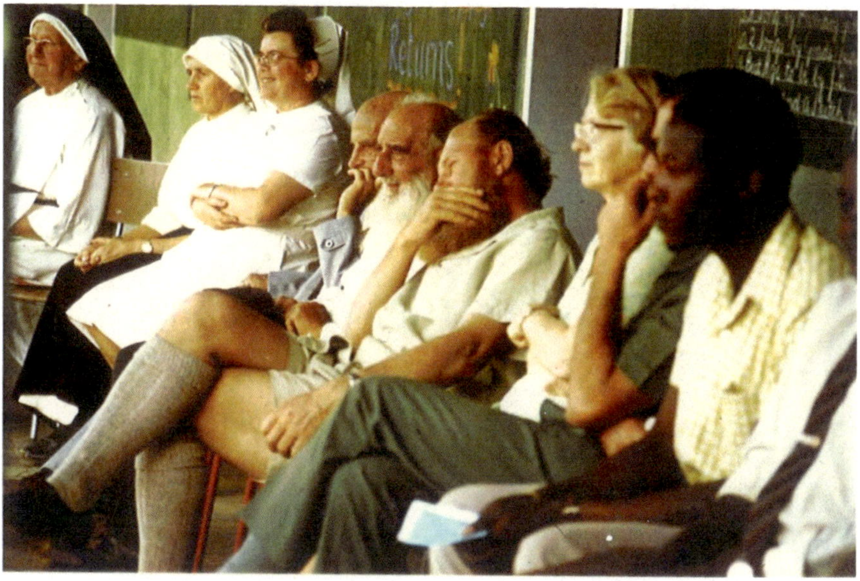

Weißer Bart: Bruder Markus, roter Bart: Pater Waldemar,
flankiert links von Sr. Mary, rechts von Dr. Rothschuh

Simane Puthe

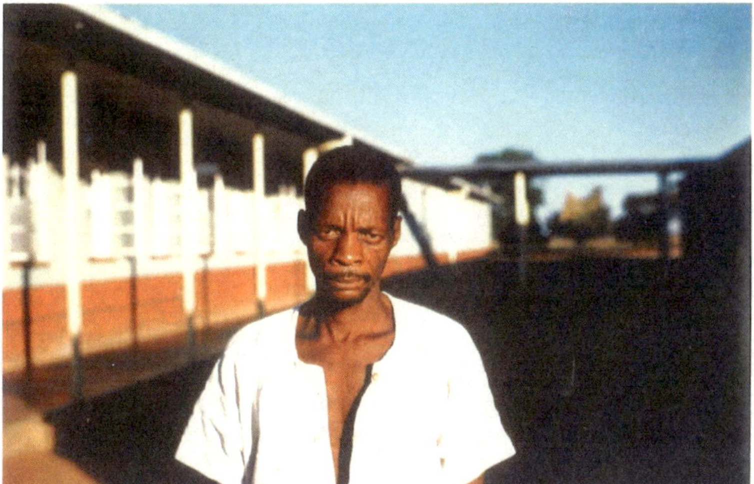

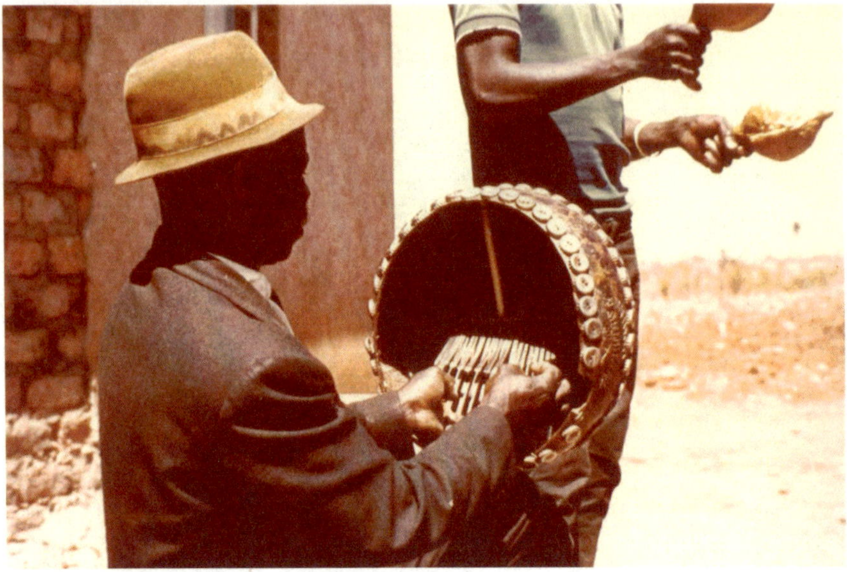

Mbira-Spieler

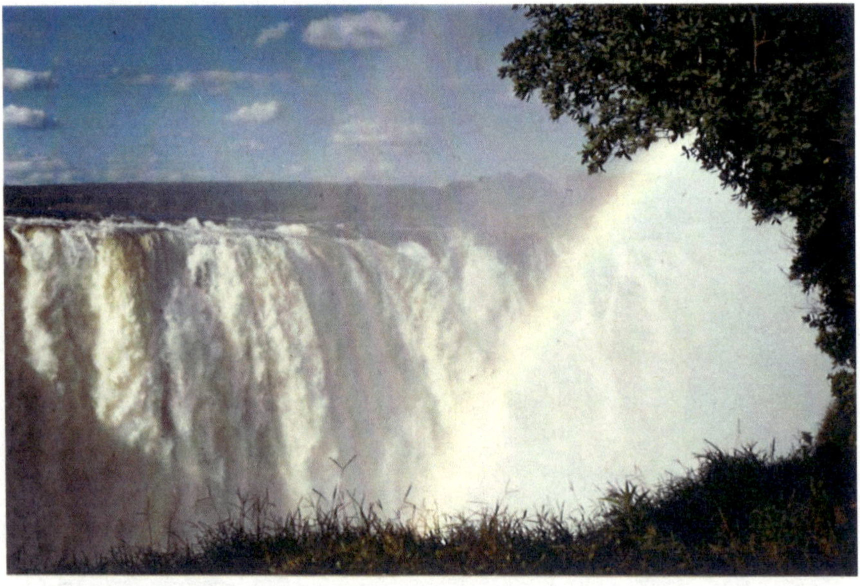

Victoria-Wasserfälle

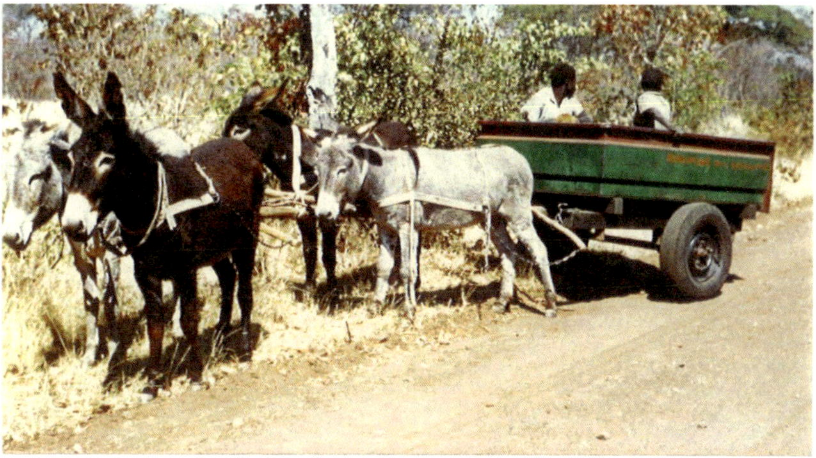

Scotch-Cart

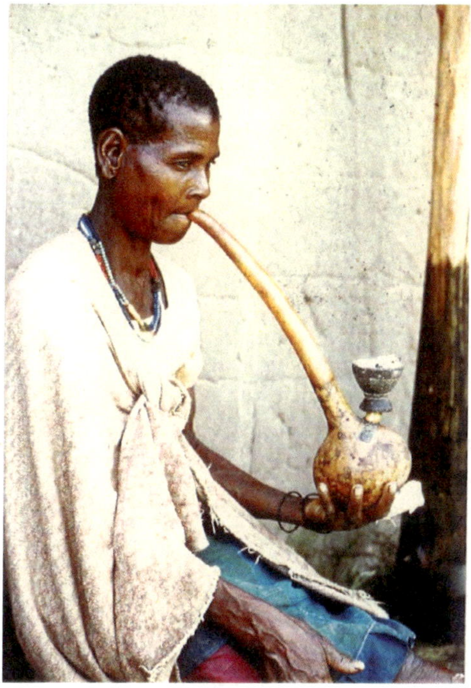

Tonga-Frau

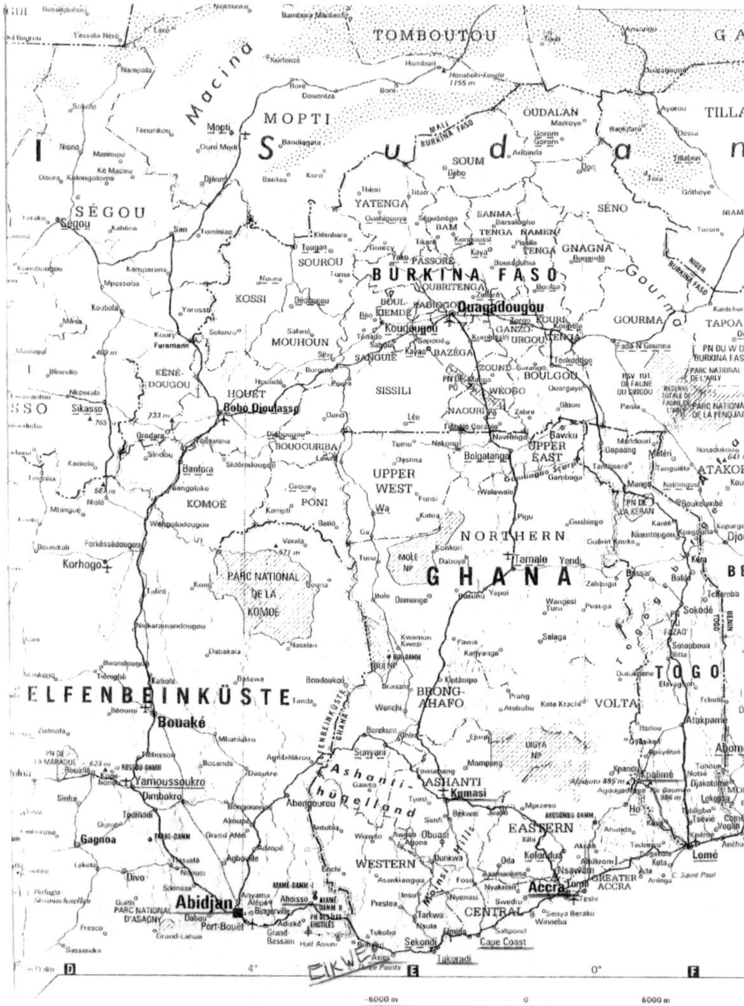
TOMBOUTOU
MOPTI
Sudan
SÉGOU
BURKINA FASO
Ouagadougou
Bobo Dioulasso
GHANA
NORTHERN
UPPER WEST
UPPER EAST
BRONG-AHAFO
ASHANTI
Kumasi
EASTERN
WESTERN
CENTRAL
GREATER ACCRA
Accra
VOLTA
TOGO
Lomé
ELFENBEINKÜSTE
Abidjan
Bouaké
Yamoussoukro
PARC NATIONAL DE LA KOMOÉ
Ashanti-hügelland
Tamale
Cape Coast
Takoradi
Sekondi

Ghana

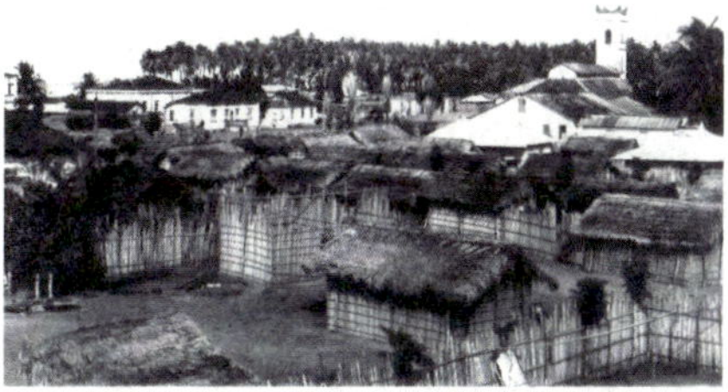

Eikwe

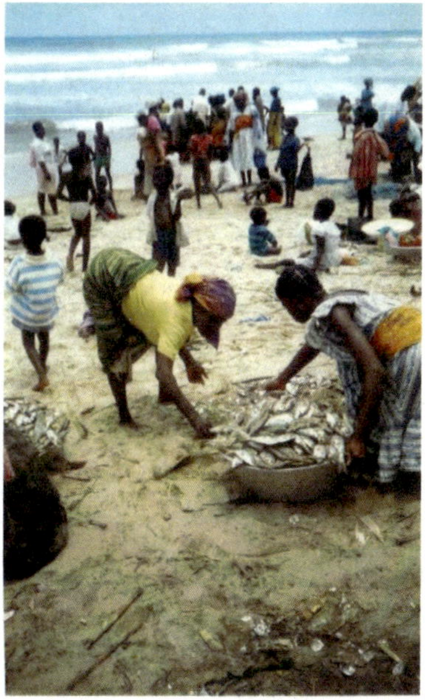

Nach reichem Fischfang

Frauen tragen Fischernetze

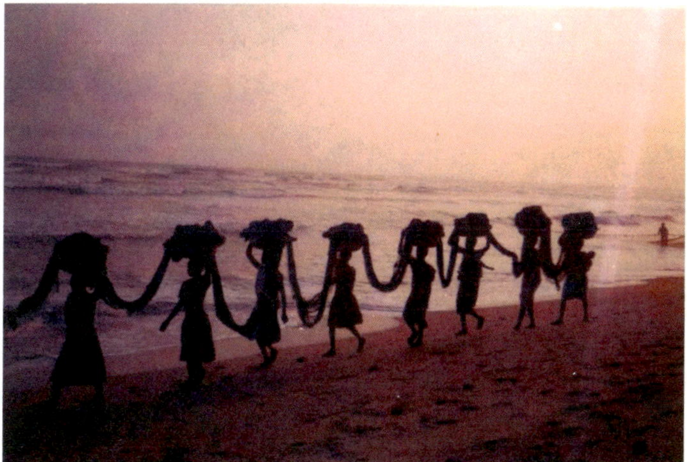

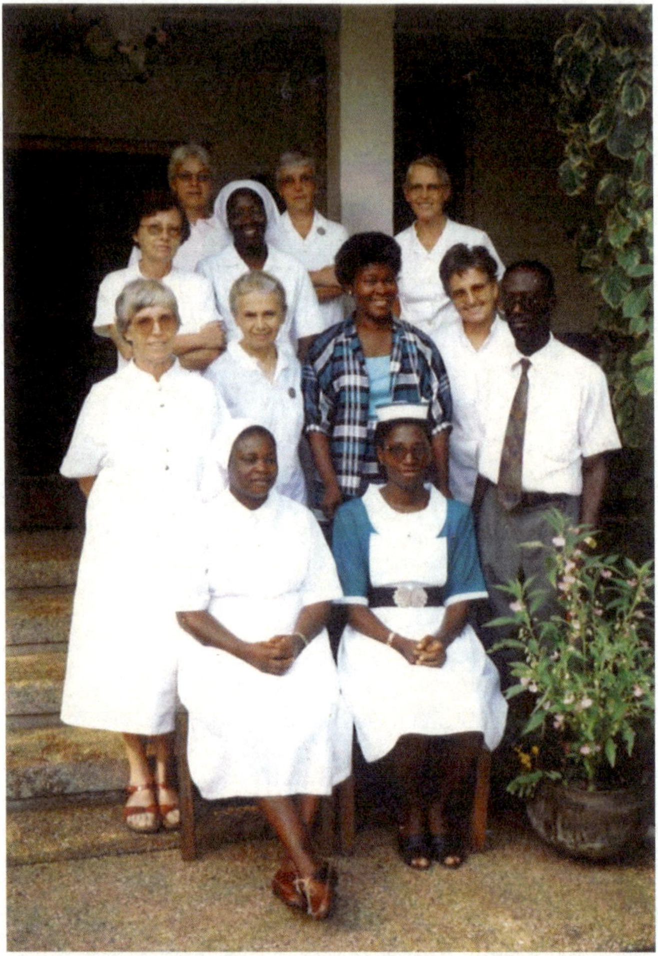

1. Reihe, von links nach rechts: Sr. Comfort, Sr. Amy
2. Reihe: Sr. Johanna, Sr. Tilly, Dr. Irene, Sr. Ludovika, John Abakah
3. Reihe: ich, Sr. Monika Akumah
4. Reihe: Sr. Marlies, Sr. Elisabeth, Sr. Irmgard

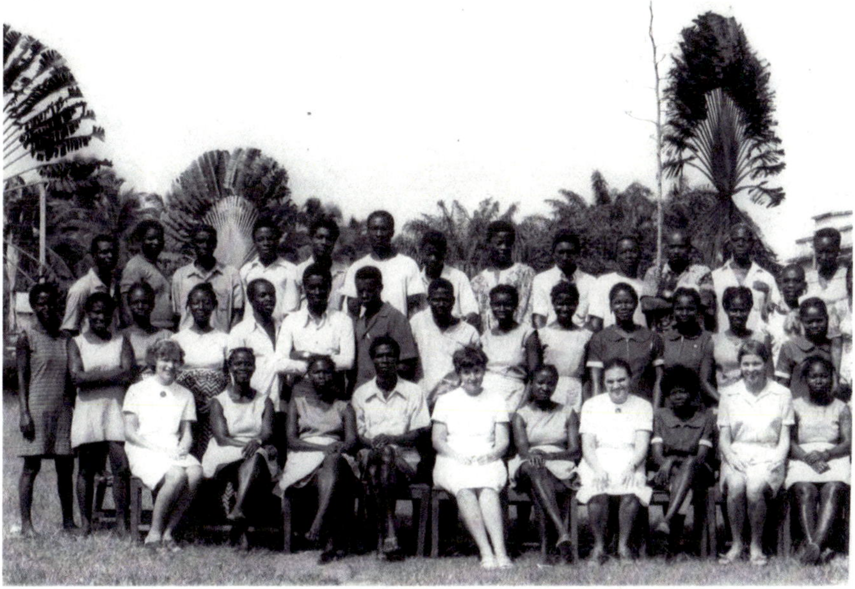

Krankenhauspersonal 1974

Krankenhauspersonal 2012

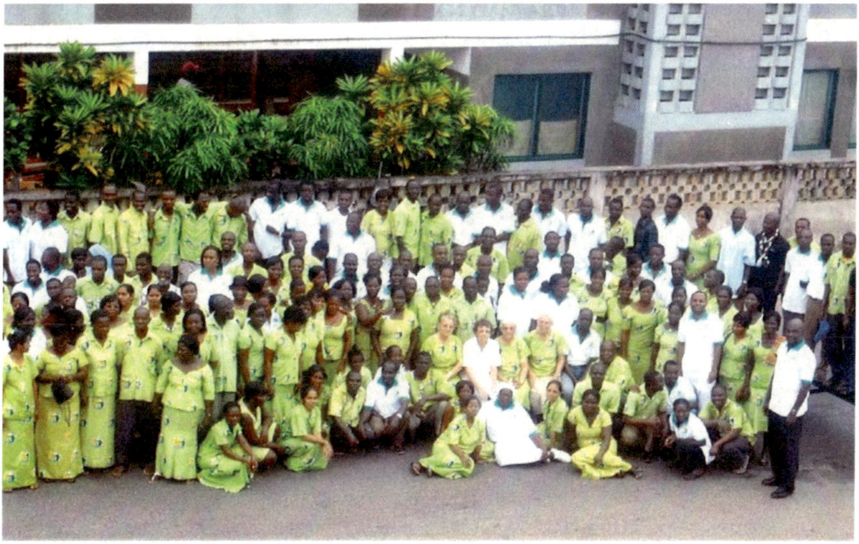

Abschied

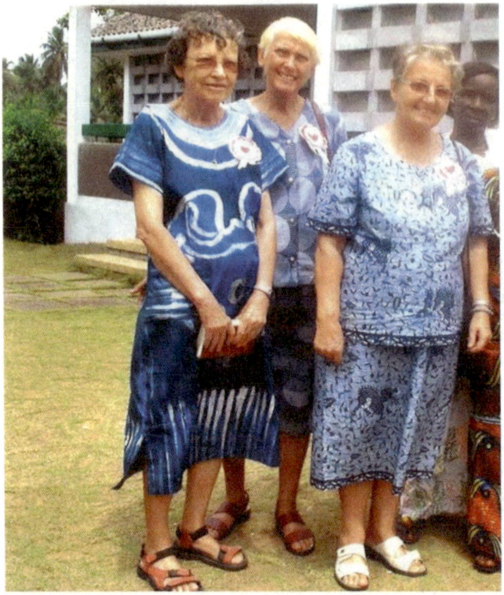

Von links nach rechts:
ich, Irmgard und Ludovika

Von links nach rechts: ich, Ludovika, Irmgard und Elisabeth

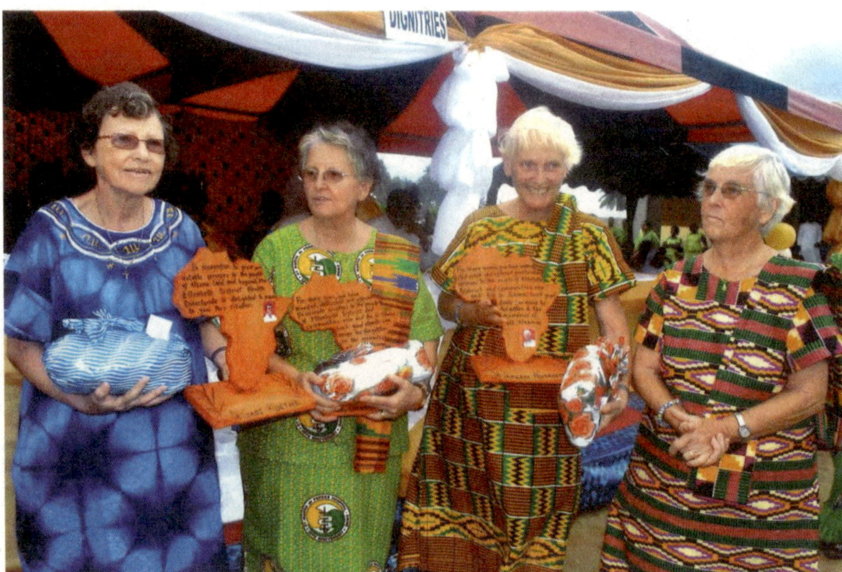

Ghana

Die Zeit in Würzburg neigte sich dem Ende zu und es kam der Morgen des 16. Mai 1978, an dem ich mich auf meine Reise nach Ghana machte. Im letzten Augenblick hatte mir Irmgard die Anschrift von Steyler Schwestern gegeben, die sich in Ghana „Holy Spirit Sisters“ nannten und in Accra eine Schule hatten. Marie-Luise hatte mir geschrieben, sie wolle mich vom Flughafen abholen. Irmgard meinte, dass jetzt Regenzeit in Ghana sei und der Wagen aus Eikwe vielleicht irgendwo im Schlamm stecken bleiben würde. Dann wäre es gut für mich, in der Not solch eine Adresse zu haben.

Wie es Brauch mit ausreisenden Mitgliedern war, hatten wir am letzten Abend mit allen Schwestern der Gemeinschaft mit einem Glas Wein und einem guten Abendessen Abschied gefeiert. Morgens um fünf Uhr war ein gemeinsames Frühstück vorgesehen und dann winkten mir alle Schwestern vor dem Haus ein Lebewohl zu. In Frankfurt wimmelte es von afrikanischen Passagieren, die den Lufthansa-Flug nach Lagos und Accra gebucht hatten. Was wir nicht wussten war, dass Lufthansa überbucht und ein zweites Flugzeug von den Philippen-Airlines ausgeliehen hatte. Wie viele andere Passagiere flog ich mit der zweiten Maschine, deren Besatzung auch deutsch war. Mir fiel auf, dass viele Afrikaner und nur wenige Europäer an Bord waren. Aus den lauten Unterhaltungen der Afrikaner entnahm ich, dass sie fast alle aus Nigeria stammten. Wenn ich je im Leben protzige Menschen gesehen habe, dann diese Nigerianer. Sie waren alle groß gewachsen und gekleidet wie Häuptlinge und deren Frauen. Manche Männer waren mit ihrer Nationaltracht bekleidet, die aus bunten Hemden und Hosen mit Batikmustern bestand. (Batik ist ein Färbeverfahren für Stoffe, das mit flüssigem Wachs durchgeführt wird. Ich habe später oft den ghanaischen Frauen beim Färben zugeschaut.) Andere steckten in maßgeschneiderten Anzügen. Viele trugen an ihren Handgelenken eine Rolex-Armbanduhr und an den Fingern goldene Ringe. Die Frauen übertrafen ihre Männer mit ihrem Schmuck. Ihre Halsketten, Armbänder und Ringe schienen aus purem Gold zu sein. Ihre Kinder waren eine Kleinausgabe der Eltern, nur dass sie mit teurem Spielzeug wie elektrischen Autos oder übergroßen Puppen beschäftigt waren. Ich war überzeugt, dass die Nigerianer alle Geschäftsleute waren, die von den reichen Ölvorkommen ihres Landes profitierten. Sie hatten viele Bordkoffer und Plastiktüten bei sich, die nicht in die Gepäckablage über unseren Köpfen passten. Viele hatten ihre Tüten mit der Aufschrift „duty free" zwischen und vor ihren Füßen abgelegt. Ich nahm an, dass sie im Airport noch zollfrei Parfüm und Alkohol eingekauft hatten. Sie unterhielten sich sehr laut. Als die Stewardessen das Mittagessen servierten, aßen sie nur wenig und schickten die Tabletts halbvoll zurück. Sie schienen etwas Besseres gewöhnt zu sein. Doch eine afrikanische Matrone vor mir schien hungrig zu sein und leerte ihr Tablett bis auf den letzten Krümel. In Lagos, der Hauptstadt von Nigeria, stiegen alle Nigerianer aus und bis auf wenige Afrikaner, Inder und eine Handvoll Europäer war das Flugzeug leer. Die Mummy vor mir war sitzen geblieben, sie schien aus Ghana zu kommen. Sie ähnelte den Marktfrauen, die ich später oft in Takoradi und Accra sehen würde. Sie verlangte von der Stewardess zum vierten Mal eine kleine Flasche Rotwein und schien ihrer Sprache nach einen Schwips zu haben.

Ankunft in Accra

Die Maschine tankte in Lagos auf und erreichte eine Stunde später Accra. Insgesamt waren wir acht Stunden unterwegs gewesen. Als ich die Gangway betrat, schlug mir heiße, feuchte Luft entgegen und ich wusste, dass ich jetzt in den Tropen war. Im Kotoka International Airport gab es zwei Ausgänge, einen für Ghanaer und einen für Ausländer. Vor dem Ausgang für Ghanaer war eine riesige Schlange, weil mehrere Flugzeuge gleichzeitig gelandet waren. Beim zweiten Ausgang warteten nur eine Handvoll Ausländer, darunter einige Inder. Die Pass- und Zollkontrollen verliefen langsam und wir mussten viel Geduld aufbringen. Ich sah zum ersten Mal, dass das westafrikanische Tempo anders war als das südafrikanische. Es hatte sicher damit zu tun, dass in Südafrika die Beamten Weiße waren. Die ghanaischen Beamten hatten vielleicht ein anderes Zeitgefühl. Die Zollbeamten winkten mich durch, so brauchte ich meine Koffer nicht zu öffnen. Doch sie stürzten sich auf das Gepäck eines beleibten Inders. In der Halle war Gedränge und ich musste eine Weile auf meine beiden Koffer warten. Es gab keinen Kofferkuli und ich hatte Mühe, beide Koffer zu schleppen. Ich war jetzt schweißgebadet. Beim Warten auf Marie-Luise, die mich ja abholen wollte, sah ich mich im Flughafen um. Verglichen mit dem Frankfurter Airport war er klein und schmutzig. Überall waren Bretterverhaue, als wenn man vorhätte, ihn zu erweitern. Auch fiel mir auf, dass einige Beamte zerknitterte und abgewetzte Uniformen trugen. Jetzt strömten immer mehr Menschen in die Halle. Es handelte sich um Familienangehörige oder Freunde, die die heimkehrenden Passagiere lauthals begrüßten und sie in ihren Umarmungen zu erdrücken schienen. Dann ergriffen sie ihre Koffer und Taschen und eskortierten die Heimkehrer mit lautem Palaver nach Accra hinaus.

Die Halle leerte sich allmählich und Marie-Luise war immer noch nicht aufgetaucht. Da trat ein gut gekleideter junger Mann auf mich zu und fragte, ob er mir helfen könne. Ich nahm an, dass er zum ghanaischen Bodenpersonal gehörte, obwohl er keine Uniform trug, denn ich hatte bemerkt, dass einige Beamte in Zivil waren. Ich antwortete, dass ich meine Kollegin suchen würde, die mich abholen wollte. Er bot an, mir bei meiner Suche zu helfen. Er bat eine Zollbeamtin, die sich in der Mitte der Halle mit jemandem unterhielt, auf meine beiden Koffer aufzupassen. Dann suchten wir beide vergeblich zwei Stockwerke des Flughafens nach Marie-Luise ab. Inzwischen war es Mitternacht geworden. Mein Begleiter fragte mich, ob ich in ein Hotel wollte, doch ich gab ihm die Anschrift der Steyler Schwestern, die in der Nähe der medizinischen Universität Korle-Bu wohnten. Wir gingen zurück, um meine Koffer zu holen.

Die Beamtin war verschwunden, aber meine Koffer standen in der Mitte der großen Halle und ich wunderte mich, dass sie niemand mitgenommen hatte. Jetzt winkte mein Begleiter ein Taxi herbei, das aber nicht als solches erkennbar war. Ich hatte noch nie einen so rostigen und verbeulten Wagen gesehen. Rasch war der Fahrer ausgestiegen und ehe ich protestieren konnte, hatte er meine Koffer eingeladen. Er nannte einen Preis in DM, der mir hoch erschien, doch ich war zu müde zum Protestieren. Der junge Mann schien meine Zweifel zu ahnen und sagte beruhigend, in dieser Zeit sähen alle Taxis so aus. Ich stieg zögernd ein und bedankte mich bei meinem guten Samariter. Dann ratterte der Wagen in die Nacht hinein.

Der Flughafen lag weit außerhalb der Stadt und es dauerte eine Ewigkeit, bis wir Accra erreichten. Plötzlich bekam ich Angst, die sich allmählich steigerte. Ich befürchtete, ich sei einer Bande in die Hände gefallen. Dies hatte ich oft von Kollegen gehört, die in Nigeria gearbeitet hatten. Ich bekam Herzklopfen und fing zu beten an. Die Straßen waren spärlich beleuchtet, einige waren dunkel und die Fahrt schien endlos. Ich machte mich darauf gefasst, in einem Slum zu landen und ausgeraubt zu werden. So betete ich noch inbrünstiger. Nach einer Stunde hielt der Fahrer an. Die Scheinwerfer seines Wagens beleuchteten ein großes Schild mit der Aufschrift: *St. Mary, Secondary School, Holy Spirit Sisters.* Wir waren wirklich am Ziel angekommen. Ich atmete erleichtert auf und schämte mich meiner misstrauischen Gedanken. Der Fahrer hupte und ein verschlafener Wächter öffnete ein großes Eisentor. Bald erschien eine Schwester, der ich mich vorstellte und meine Situation erklärte. Ich bat sie, den Fahrer zu bezahlen, ich würde ihr morgen das Geld geben. Sie handelte sofort den Preis herunter und dann verschwand das Taxi in der Dunkelheit. Schwester Monika, so war ihr Name, nannte mir ihr Problem. Da Exerzitien im Kloster stattfanden, waren alle Betten besetzt. Ich wusste, dass meine Mitschwester Anneliese an den Exerzitien teilnahm, vielleicht könnte ich in ihrem Zimmer schlafen. So suchten wir das ganze Kloster nach einer Schwester ohne

Schleier ab. Im Gegensatz zu Ordensschwestern kleideten sich unsere Schwestern in Zivil. Nachdem wir an alle Türen geklopft und alle Exerzitantinnen geweckt hatten, fanden wir Anneliese im letzten Zimmer. Sie war in einem Abstellraum mit einem Bett einquartiert worden und da war leider kein Platz für mich. Schwester Monika hatte jetzt den Einfall, mich in der leerstehenden Mädchenschule unterzubringen. Die Schülerinnen hatten große Ferien. Leider gab es da keine Matratzen und auch kein Bettzeug. Anneliese gab mir ihren Regenmantel zum Zudecken, denn inzwischen war es kalt geworden. Ich musste auf einem Lattenrost übernachten, auf dem jede Holzlatte ächzte, wenn ich mich umdrehte. Lange Zeit fand ich keinen Schlaf. Ich wachte sehr früh von einer entfernten Männerstimme auf, die in einer mir unbekannten Sprache etwas rief. Es war der Ruf des Muezzins einer benachbarten Moschee, der zum Gebet rief. Ich wusch mich flüchtig unter dem dünnen Strahl eines Wasserhahns, der zeitweise nur tropfte. Nach der Frühmesse begrüßte ich die Schwestern und berichtete ihnen von meiner Odyssee. Schon bald tauchte Marie-Luise auf. Sie erklärte mir, weil sie mich nicht bei den Passagieren der Lufthansa gefunden hätte, sei sie enttäuscht ins Gästehaus für kirchliches Krankenhauspersonal zurückgefahren, wo sie ein Zimmer für mich gebucht hatte. Sie sagte: „Du wirst ja früh flügge." Zum Frühstück gab es Tom Brown, einen Maisbrei. Die Portionen waren genau eingeteilt, jede Schwester bekam eine kleine Schale. So stand ich hungrig auf. Marie-Luise bot mir im Auto eine Scheibe selbstgebackenes Brot aus Eikwe an. Als sie hineinbiss, hörte ich das Brot krachen, weil es so hart war, und verzichtete auf diesen Imbiss. Ich wollte keinen Zahn verlieren.

Wir fuhren zur Ausgabestelle meiner Kiste mit den Instrumenten. Wir mussten lange warten, bis der Beamte kam. Während Marie-Luise mit ihm wegen der Kiste verhandelte und stritt, las ich die Tageszeitung Daily Graphic, deren Ausgabe schon vier Wochen alt war. Mir fiel ein Leserbrief auf. Ein Patient des Universitätskrankenhauses Korle-Bu beschwerte sich, dass es im ganzen Krankenhaus kein Aspirin oder andere Schmerztabletten gab und er sie sich bei einem fliegenden Händler (petty trader) am Tor besorgen musste. Das war dieselbe Universität, die vor 20 Jahren in ganz Afrika bekannt war und wo sich sogar viele europäische Medizinstudenten um einen Studienplatz beworben hatten. Endlich war es Marie-Luise gelungen, meine Kiste herauszubekommen. Sie sagte mir, dass der Beamte Kalabule, d.h. Schmiergeld haben wollte. Doch als Ärztin eines katholischen Hospitals ließ sie sich nicht darauf ein und musste deswegen Ärger in Kauf nehmen. Draußen hielt uns ein kleiner Junge an, der mehrere Behälter mit NUTELLA in den Händen hielt und zum Kauf anbot. Marie-Luise feilschte mit ihm um den Preis und kaufte schließlich alle. Sie informierte mich, dass die Straßenhändler die wenigen Waren, die es in den Geschäften gab, aufkauften und dann ihre eigenen Preise mit den Kunden aushandelten. Die Regale in den großen Kaufhäusern sind leer. So etwas Gutes wie diese NUTELLA hätte sie sich seit Monaten nicht aufs Brot schmieren können. Es war jetzt zu spät geworden, um noch nach Eikwe zu fahren. Wegen der schlechten Straßenverhältnisse würden wir von Accra aus acht Stunden brauchen.

Besuch bei Dr. Edgitha in Battor

So fuhren wir einen anderen Weg und besuchten Dr. Edgitha im Missionshospital von Battor, das von Dominikanerinnen aus Speyer geführt wurde. Auch Dr. Edgitha gehörte diesem Orden an. Die Schwestern empfingen uns freundlich und hörten aufmerksam zu, als ich ihnen die neuesten Nachrichten aus Deutschland berichtete. Später sollte ich mich auch auf unserer einsamen Missionsstation Eikwe über die interessante Abwechslung freuen, die mit einem Gast verbunden war. Dr. Edgitha war auch Gynäkologin und so waren wir bald am Fachsimpeln. Das Abendessen war zu meinem Erstaunen wie in Deutschland. Ich erfuhr, dass gerade deutsche Besucher dagewesen waren und ganze Koffer voller Lebensmittel dagelassen hatten. Am nächsten Morgen verabschiedeten wir uns von den Schwestern, nicht ohne sie zu einem Gegenbesuch einzuladen.

Unsere Fahrt nach Eikwe

Jetzt fuhren wir immer am Meer entlang und in mir erwachte meine alte Liebe zum Wasser. Einige Mitschwestern hatten beim Abschied gescherzt, sie wüssten, warum ich nach Eikwe gehe. Das Fischerdorf liegt am atlantischen Ozean und ich selbst komme aus einer Hafenstadt, von der ich ihnen immer in der Binnenstadt Würzburg vorgeschwärmt hatte. Marie-Luise sagte, dass wir auf einer internationalen Straße fuhren, die irgendwann mit der Elfenbeinküste verbunden werden sollte. Es war zwar eine Teerstraße, doch sie wies große Schlaglöcher auf. Jedes Mal, wenn ich ein Schlagloch sah, musste ich mich festhalten, weil der Wagen hochsprang, obwohl wir langsam fuhren. So konnte ich kaum einen Blick auf die Umgebung werfen. In der Ferne sah ich die beiden Sklavenburgen von Cape Coast und Elmina. Sicher würde ich sie später einmal besichtigen. Als ich Marie-Luise erstaunt fragte, warum so wenige Autos unterwegs wären und so viele verrostete Autowracks in den Straßengräben lägen, erklärte sie mir, dass es kaum Verkehr gebe aus Mangel an Ersatzteilen und an Dieselöl. Die Wracks lägen dort, weil die Fahrer selbst Ersatzteile gebastelt und diese dann Unfälle verursacht hätten. Vor allem, weil die Ghanaer mit hoher Geschwindigkeit führen. Sie selbst hätten Glück mit den Ersatzteilen für den VW. Doch leider würde die VW-Werkstatt bald geschlossen. Übrigens würde auch die Lufthansa nicht mehr lange fliegen. Ghana habe viele Schulden bei ihr und anderen Fluggesellschaften und bei deutschen Unternehmen. Die Inflationsrate sei 130%.

An den Straßenrändern wanderten lange Prozessionen von Farmern. Viele Frauen hatten ihre Babys auf den Rücken gebunden und trugen auf dem Kopf eine schwere Last. Marie-Luise setzte ihre Erklärungen fort: „Die Frauen tragen Cassava oder man nennt diese Knollenfrucht auch Maniok. Andere tragen Kochbananen, die Plantain genannt werden. Die Männer haben ihre Buschmesser bei sich, die in Ghana Cutlass heißen.“ Wir begegneten plötzlich großen Lastwagen, die dicke Holzstämme geladen hatten. Die Stämme waren mit eisernen Ketten auf der offenen Ladefläche befestigt. Aus dem Auspuff kamen dicke Wolken, die uns einhüllten. „Diese Wagen nennt man Timber lorries“, sagte Marie-Luise und fing zu husten an. Sie musste jetzt sehr langsam fahren, weil wir im dunklen Qualm fast nichts sehen konnten. „Wo wir hier hineingeraten sind“, schimpfte sie, „das nennt man wohl in Europa Pollution. Doch in Ghana scheint man noch nie von einer Pollution des Verkehrs gehört zu haben. Die Baumstämme stammen aus dem Regenwald, der bald verschwunden sein wird. Da muss ich dir eine Geschichte erzählen, die wir neulich gehört haben. Du musst wissen, dass auf Schmuggeln die Todesstrafe steht. Da ging ein Missionar zum Castle, das ist der Regierungssitz in Accra. Als ein Sekretär im Vorzimmer des Generals Akuffo, dem Regierungsoberhaupt, ihn nach seinem Anliegen fragte und hörte, dass nachts an der Grenze nach Togo viele Timber lorries Bauholz schmuggeln, winkte der Sekretär beruhigend ab: ‘Guter Mann, gehen Sie nach Hause. Der Eigentümer der Lastwagen ist der General selbst.’ Die Timber lorries sind nachts gefährlich. Meist werden sie im Dunkeln hinter einer Kurve geparkt. Deswegen gab es unzählige Unfälle mit Todesopfern. Erst kürzlich kamen drei Missionare ums Leben, deren Auto nachts mit einem parkenden Wagen kollidierte. Daraufhin hat unser Bischof allem Missionspersonal und den Priestern verboten, nachts zu fahren.“ Wir erreichten jetzt die Zwillings-Hafenstadt Takoradi Sekondi, wo früher der erste Missionsarzt von Eikwe, Dr. Heiermann, und seine Frau sowie unsere Mitschwestern mit dem Schiff angekommen waren. Es ging weiter auf einer holperigen und staubigen Straße, vorbei an Gummiplantagen und Kokosnusspalmen. Jetzt fuhren wir auf die Fähre am Ankobra Fluss und mussten warten, bis sie sich gefüllt hatte.

Ankunft in Eikwe

Am Spätnachmittag kamen wir in Eikwe an. Marie-Luise hupte anhaltend und laut. Da schien das ganze Dorf in Bewegung zu kommen. Zuerst begrüßte ich meine Mitschwestern und anschließend schüttelte ich viele Hände. Später setzten wir uns auf die Veranda an einen nett gedeckten Kaffeetisch. Maria hatte einen Guavenkuchen gebacken. Leider enthielt er harte Kerne und ich bekam wieder Angst um meine Zähne. So aß ich nur ein kleines Stück, doch alle anderen hatten ihre Teller bald geleert. Als es dunkel wurde, zündete Zita Kerosinlampen an. Der Generator wurde nicht angeworfen, weil man das Dieselöl für Notoperationen brauchte. An diesem Abend war ich von der langen Reise so müde, dass ich in meinem Bungalow bald zu Bett ging.

Ich habe so ausführlich über meine Ankunft in Ghana und in Eikwe berichtet, weil sie mir immer lebhaft in Erinnerung bleiben wird. Meine Enttäuschung, dass mich niemand abholte, meine Panik in dem Taxi, wo ich glaubte, ausgeraubt zu werden, die fast schlaflose Nacht auf dem unbequemen Lattenrost, Tom Brown Brei als eingeteilte kleine Portion, der Leserbrief über Aspirin, das der Patient im Universitätskrankenhaus nicht bekommen konnte, die leeren Geschäfte, die Straße mit riesengroßen Schlaglöchern, die Horrorinflationsrate und das Abholzen des Regenwaldes. Ich war in ein Land gekommen, dessen Wirtschaft am Boden lag, dessen Politiker korrupt und dessen Menschen verarmt waren. Doch ich sah auch die frohen Gesichter der Menschen, die mich in Eikwe begrüßten. So fragte ich mich, ob ich in diesem Land den Kranken helfen könnte, wie ich es mir vorgestellt hatte. Meine Missionsarbeit in Rhodesien war immer noch in meinen Gedanken. Dieses Mal würde alles anders sein, dachte ich, ehe ich in tiefen Schlaf fiel.

Einen Monat später erfuhren wir, dass eine Engländerin nachts ein Taxi am Flughafen genommen hatte, dann ausgeplündert und auf die Straße gesetzt worden war. Sie musste meilenweit laufen, bis ein mitleidiger Autofahrer anhielt und sie zur englischen Botschaft brachte. Auch wurde Herr Schmitt – der Leiter des Lufthansabüros, den wir flüchtig in Accra kennengelernt hatten (er hatte uns gesagt, wo wir meine Kiste abholen konnten) – in seinem Bungalow abends von zwei Männern erstochen. Die Lufthansa schloss ihr Büro zwei Jahre später, VW gab seine Werkstätten auf und kehrte nach Deutschland zurück. Auch andere Fluggesellschaften verließen Ghana. Nur die holländische KLM beendete ihren Service nicht und war die einzige Fluggesellschaft, mit der man ab 1984 noch nach Europa fliegen konnte.

Mein erster Eindruck von Eikwe und Vorstellung bei den Ältesten

Am nächsten Morgen war es schon hell, als ich in meinem Bungalow aufwachte. Mein Wecker, den ich nicht gestellt hatte, zeigte acht Uhr. Sicher hatte die Arbeit im Hospital bereits angefangen. Nach der Morgentoilette eilte ich hinüber ins Schwesternhaus. Da war ein Frühstückstisch für mich gedeckt. Mir fiel auf, dass die Tischbeine in kleinen Schalen mit Kerosin standen, dessen Geruch sehr intensiv war. Auch war meine Tasse umgekehrt auf die Untertasse gestellt. „Das Kerosin ist gegen die Ameisen", klärte Zita mich auf, die gerade eintrat, „die umgekehrte Tasse wegen der Kakerlaken, die nachts in sie hinein fliegen oder krabbeln." Sie lud mich nach dem Frühstück zum Rundgang in Eikwe ein. Auch wollte sie mich den Dorfältesten vorstellen. Zita gab mir, während ich frühstückte, viele Hinweise und setzte sie bei unserem Rundgang fort. „Im Augenblick hat Eikwe keinen Häuptling, der wird erst in drei Monaten gewählt."

Das Dorf Eikwe hat nur 500 Einwohner, aber sie bezeichnen ihr Dorf als Stadt. Es besteht aus vielen Hütten und einigen mehrstöckigen Häusern, die wie die Häuser in Städten aussehen. Ich erfuhr, dass sie noch aus der Kolonialzeit stammten und von reichen Kaufleuten gebaut worden waren, die mit Holz gehandelt hatten. Jetzt sahen die Häuser heruntergekommen aus. Sie hatten viele Löcher und die Ölfarbe war abgeblättert. Die meisten Häuser wurden von mehreren Familien bewohnt. Doch es gab auch Ruinen, die abgerissene Gebäude waren, weil man Steine brauchte. Die Hütten bestanden nicht aus Lehm, wie ich es von Simbabwe kannte. Sie waren mit dem Material der Raffiapalme gebaut, das die Leute „raffia sticks“ nannten. Die Dächer sind aus Palmenblättern angefertigt. Wenn die Hütten ein Zementfundament haben, stehen sie 30 Jahre. Doch im Augenblick gab es keinen Zement zu kaufen. Die Hütten waren in einem Viereck um einen großen Hof angelegt. So wohnte und lebte die Großfamilie zusammen. Alle Aktivitäten wie Kochen, Waschen und Palavern fanden im Hof statt. Doch einige der sogenannten „compounds“ hatten auch eine rußgeschwärzte Küche. Man geht nur bei Unwetter zum Schlafen, oder wenn es kalt ist in den Hütten. Die Dorfbewohner kennen daher auch keine Wohnkultur, wie wir sie in Deutschland haben. In einer Hütte stehen Kisten, wo sie Kleider und Wertsachen aufbewahren. Einige besitzen auch Tische und Stühle.

Wir betraten einen Hof und begrüßten eine Frau, die von einer großen Kinderschar umgeben war. Zita hatte sie einige Male im Hospital behandelt. Die Frau strahlte über das ganze Gesicht, als sie uns sah. Sie war gerade dabei, in einem Holzbottich mit einem großen Stampfer „Fufu“ zu stampfen. „Fufu besteht aus gekochtem Cassava und Plantain“, erklärte Zita mir. „Man isst es mit einer Soße, die entweder aus Palmnüssen oder an Festtagen aus Erdnussbutter besteht. Dazu gibt es entweder Eier, Fisch oder Huhn. Hier bei den Nzemas, so heißt der Stamm, der die Küste bewohnt, isst man jeden Tag Fufu. Beim Stampfen sind die Frauen sehr geschickt, denn sie müssen mit einer Hand den Stampfer halten und mit der anderen den Fufu wenden. Manche junge Mädchen, die das Fufustampfen lernen, haben sich schon mit dem Stampfer den Daumen abgequetscht.“ Nach unserem Abschied begleitete uns die Kinderschar zum Ältestenrat, der schon auf einem öffentlichen Platz auf uns wartete. Die Männer waren in ihren besten Kleidern erschienen und sahen ehrwürdig aus. Sie waren mit bunten Stoffen bekleidet, die sie wie eine Toga trugen. Einige Kleider rochen nach Kampfer. Zita erklärte mir später, dass die Kleidung in den Kisten wegen Motten und anderen Insekten mit vielen Mottenkugeln aufbewahrt wird. Ich würde diesen durchdringenden Geruch noch oft genug in der Sonntagsmesse wahrnehmen.

Ein junger Mann fungierte als Dolmetscher. Zunächst gingen wir reihum und schüttelten allen Ältesten die Hände. Dann erhoben sich diese und schüttelten uns die Hände. Zita bekam einen besonderen Handschlag, wobei die Daumen gegeneinander gerieben wurden. Dann folgte ein langes Frage- und Antwortspiel. „Warum kommen Sie? Was haben Sie gelernt? Kommen Sie auch aus Deutschland? Sind Sie auch eine Schwester?“ Es kam mir wie ein Verhör vor. Doch später sagte mir Zita, dass die Ältesten ganz normale Fragen gestellt hatten, um die Neugierde der Dorfbewohner zu befriedigen. Diese würden sie zu einem Dorfpalaver treffen. Zita überreichte jetzt einem Ältesten eine Flasche Schnaps, die dieser öffnete und etwas Schnaps auf die Erde goss. Der Dolmetscher erklärte mir, die Ältesten bäten um den Segen der Ahnen für mich und meine Arbeit als Ärztin. Nun trank zuerst der Älteste aus der Flasche und reichte sie dann weiter. Nachdem alle Anwesenden, einschließlich uns, einen Schluck aus der Flasche getrunken hatten, war unser Treffen mit den Ältesten beendet. Ich fragte Zita, wer die Ahnen in Ghana sind, und stellte fest, dass sie sich mit dem Ahnenkult gut auskannte. Sie erklärte, ich hätte gerade ein Trankopfer für die Ahnen gesehen. Diese Zeremonie nenne man „to pour libation“. Ich sollte sie noch oft erleben, denn sie wird bei vielen Gelegenheiten vollzogen. „Die Ahnen nehmen als ‘lebende Tote’ am Leben der Ghanaer teil. Sie sind immer da. Wenn sie gerufen werden, helfen sie. Doch wer unmoralisch gehandelt hat, den bestrafen sie. Die Ahnen waren in ihrem Leben starke Persönlichkeiten, manchmal sogar Helden. Manche haben ihren Clan vor dem Untergang bewahrt und für ihn eine Schlacht gewonnen. Ein Ahnherr hatte immer eine große Familie mit vielen Kindern und Enkeln. Er muss auch ein hohes Alter erreicht haben und weise gewesen sein. Der Dorfpfarrer Enoo vergleicht sie mit unseren Heiligen, nur dass die nicht bestrafen.“

Den Strand von Eikwe hatte Zita als große Überraschung für mich bis zum Schluss aufbewahrt. Bei seinem Anblick fühlte ich mich zu Hause. Es war gerade Ebbe und die Brandung war weit draußen.

Zita sagte mir, dass man bei Ebbe Kilometer lang am Strand laufen kann. Auch Fahrräder und Autos können auf dem festen Sand bei Ebbe fahren. Der Strand wurde von einem Wald aus Kokosnusspalmen eingerahmt. Ab und zu fiel eine Kokosnuss mit dumpfem Aufprall herunter. Die Seebrise wehte sanft und kühlte unsere Körper angenehm. „Der Strand sieht so schön aus wie auf einer Postkarte und könnte Touristen anlocken“, bemerkte ich. „Der Schein trügt“, erwiderte Zita. „Um drei Uhr nachmittags darfst du nicht an den Strand gehen. Da hocken viele Leute hier und benutzen den Ozean als Wasserspülklosett. Später musst du aufpassen, dass du nicht in Exkremente trittst. Ich rate dir, hier nicht barfuß zu gehen, weil du dir Sandflöhe oder Hakenwürmer holen kannst. Die Kinder kommen nach den Erwachsenen. Wenn du wirklich einmal um diese Zeit an den Strand gehst, wirst du dich wundern, warum einige Kinder wie kleine Gummibälle herumhüpfen. Sie haben sich einen Pfeffereinlauf gemacht und verteilen den Pfeffer im Darm, indem sie hochspringen. Das sieht eigentlich lustig aus. Schau dir die Palmen an. Einige von ihnen werden bald umfallen, weil ihre Wurzeln vom Wasser untergraben sind.“ Erst jetzt fiel mir auf, dass einige Palmen sich gefährlich zum Ozean neigten. Ich sah, wie ihre vielen dünnen Wurzeln bloßgelegt waren. „Am schlimmsten ist die Pollution“, fuhr Zita fort. „Die Leute benutzen das Meer als Abfalleimer. Schau dir die Plastikflaschen an, die dort hingeworfen wurden. Wenn die Flut kommt, nimmt das Meer sie mit. Doch meine Litanei ist jetzt zu Ende, du wirst selbst deine Beobachtungen machen. Auf jeden Fall ist der Eikwe-Strand keiner für Touristen.“

Bulukinder und der Bau des Hospitals

Am Nachmittag packte ich meine Koffer und die Instrumentenkiste aus. Am darauffolgenden Tag wurde ich von Marie-Luise in den Hospitalbetrieb eingeweiht. Sie hatte ihren freien Tag und führte mich herum. Doch vorher sagte sie: „Da du jetzt meine Nachfolgerin bist und das Hospital leiten wirst, solltest du etwas über seine Entstehung wissen.“ Sie hatte ein kleines Heft mitgebracht, aus dem sie mir vorlas: „Die Nzemas hatten einen grausamen Brauch. Sie opferten jedes zehnte Kind, das Bulukind (Bulu heißt in Nzema zehn), den Göttern. Der erste holländische Missionar, der hierher kam, bemühte sich vergeblich um die Abschaffung dieser Art von Menschenopfer. So bat er in Frankreich den Orden der Soeurs de Sacre Coeur um einige Schwestern, die ihm in seinem Anliegen helfen sollten. 1920 kamen vier Schwestern ins Nzemaland, um mit den Häuptlingen zu verhandeln. Die Bulukinder würden in einem großen Waisenhaus erzogen werden, das in Akim Swedru in der Zentralregion lokalisiert war. Es wurde von ihrem Orden verwaltet. Aus den Mädchen würden gute Hausfrauen und aus den Jungen gute Handwerker werden. Nach langen Palavern waren die Häuptlinge einverstanden. So wurden von da an alle abgegebenen Bulukinder zum Waisenhaus in Akim Swedru geschickt. Als sie später mit 16 Jahren entlassen wurden, waren die jungen Mädchen als Bräute begehrt und die jungen Männer fanden sofort Arbeit. Da die vier Schwestern medizinisch ausgebildet waren und eine von ihnen Hebamme war, behandelten sie einfache Krankheiten und die Hebamme half den Frauen zu entbinden. So konnten sie in Eikwe vielen Leuten helfen. Leider verlangte die Regierung nach der Unabhängigkeit 1957 die Namen der Eltern der Bulukinder und deren Einverständnis für eine Adoption. Die Eltern fürchteten Repressalien und hörten auf, ihre Kinder ins Waisenhaus zu geben. Andererseits war der grausame Brauch inzwischen abgeschafft und die Schwestern hatten ihr Ziel erreicht. Daher und weil die Regierung jetzt nur noch staatlich geprüfte Krankenschwestern anerkannte, kehrten die Schwestern in ihre Heimat zurück."

Krankenhausbau

Zwischen Eikwe und dem nächsten Regierungskrankenhaus in Axim flossen der Amazulefluss, den man nur mit einem Kanu überqueren konnte, und der breite Ankobrafluss, dessen Fährverkehr nachts eingestellt war. So konnten akut Kranke – wie Männer mit eingeklemmtem Leistenbruch – oder Schwangere, die einen Kaiserschnitt brauchten, nachts das Distrikthospital in Axim nicht erreichen. Im Busch gab es eine hohe Todesrate. Die Nzemas baten Pater Sevrin um ein Krankenhaus. Dieser fragte Bischof Amissah und dieser wiederum Misereor. Da Misereor immer eine Eigenleistung verlangt, errichteten die Einwohner dreier Dörfer gemeinsam unter der Leitung des Paters die ersten Gebäude. Dann wurden mit Hilfe von Misereor und der deutschen Botschaft der Krankenhausbau und seine Einrichtung vollendet. Dr. Heiermann, der 1959 nach Eikwe kam, modernisierte es und trug noch viel zu seiner Verbesserung bei. Das Missionsärztliche Institut schickte außer ihm im selben Jahr die Schwestern Magdalena und Thea von der Gemeinschaft der Missionshelferinnen nach Eikwe und ein Jahr später folgte Schwester Karoline. Diese drei nannte man später die Pionierschwestern von Eikwe, weil sie mitten im Urwald ihre mühsame Arbeit angefangen hatten. Als Marie-Luise ans Ende der Entstehungsgeschichte des Hospitals gekommen war, musste ich daran denken, was unsere Geschichtslehrerin uns vor dem Abitur gesagt hatte. „Wenn Sie die Vergangenheit nicht kennen, werden Sie auch die Gegenwart nicht verstehen, denn diese baut auf der Vergangenheit auf." So war ich froh, dass ich etwas über die Ursprünge des Hospitals erfahren hatte.

Das Hospital Eikwe

Unser Krankenhaus hatte eine chirurgische, eine medizinische, eine geburtshilfliche Abteilung und eine Kinderstation mit insgesamt 80 Betten. Viele Kranke lagen auf Matten am Boden, weil es nicht genug Betten gab. Sie wurden in Ghana „floor cases" genannt. Doch nur die Missionshospitäler haben diese „Mattenpatienten" aufgenommen. Die Regierungskrankenhäuser hatten währenddessen viele leere Betten, weil es keinen Arzt und keine Medikamente gab. Ich war begeistert von unserem „Hospital am Meer". Es lag ungefähr 400 Meter von den Wellen des Atlantischen Ozeans entfernt und das Schwesternhaus, das noch aus der Zeit der französischen Schwestern stammte, lag noch näher am Meer. Unser Hospital war das einzige in ganz Ghana, das am Ufer des Atlantischen Ozeans lag. In der Nacht hörte ich das schäumende Geräusch der Brandung und wie die Wellen sich auf dem flachen Strand verliefen. Im Hospital standen mehrere Kokosnusspalmen und an seinem Eingang grüßten Fächerpalmen die Eintretenden. Das Besondere an diesem Hospital war, dass die einzelnen Stationen getrennt voneinander lagen. So kam man bei der Visite immer wieder an die frische Luft und erhielt von der afrikanischen Sonne ausreichend UV-Bestrahlung. Wegen des permanenten Sonnenlichtes gab es keine Kinder mit Rachitis. Wegen der jodhaltigen Meeresluft sah ich auch keine Kröpfe wie damals in Würzburg. Andererseits hatte die Seebrise einen großen Nachteil, so berichteten mir meine Mitschwestern. Die Luft war salzhaltig und feucht. Alles, was aus Metall war, rostete schnell. Maschinen mussten ständig gewartet und die Instrumente im Kreiß- und Operationssaal nach jedem Gebrauch geölt werden. Holz wurde von dem Klima modrig und brüchig. Die Termiten unterhöhlten ganze Balken, die häufig ausgewechselt werden mussten. Ursula, die Krankenoberin, klagte darüber, dass Eikwe isoliert im Busch lag, weit entfernt von der nächsten Stadt. In der Regenzeit war unsere Landstraße nicht passierbar. Es war schwer, die notwendigen Sachen für das Hospital und Proviant zu bekommen. „Wir leben noch in einer Pionierzeit", sagte sie.

Krankheiten und Marie-Luises Abschied

In Westafrika haben die meisten Menschen eine Bindegewebsschwäche, die sich in Leisten- und Nabelbrüchen sowie Gebärmuttervorfällen bemerkbar macht. Im Vordergrund stehen Leistenbrüche, weil die Männer schwere Arbeit im Busch oder beim Fischfang verrichten müssen. Eingeklemmte Leistenbrüche sind manchmal schwierig zu operieren, weil die Patienten spät kommen und die eingeklemmten Därme schon nekrotisch sind. Deswegen war für mich der Anfang schwer, weil ich als Frauenärztin und Geburtshelferin in den vergangenen Jahren nur Operationen durchgeführt hatte, die zu meinem Fachgebiet gehörten. Marie-Luise lernte mich einige Wochen an, Brüche, Blinddarmentzündungen oder Typhusperforationen zu operieren. Auch gab es viele Knochenbrüche zu versorgen. Im Operationssaal war es sehr warm, weil es weder einen Ventilator noch eine Klimaanlage gab. So war mein Operationskittel nach einigen Operationen so durchgeschwitzt, dass ich ihn auswringen konnte. Meinen Assistenten erging es besser, weil sie keine Gummischürze unter dem sterilen OP-Kittel trugen. Dann kam der Tag, an dem Marie-Luise mir nicht mehr zur Seite stand. Wir vermissten sie, weil sie sich bei allen Krankheiten und Operationen gut auskannte und eine Allroundärztin war. Zu ihrer schönen Abschiedsfeier kamen die Ältesten von Eikwe und alle Häuptlinge mit ihrem Ältestenrat aus den umliegenden Dörfern. Auch hatte Marie-Luise außer allen Angestellten unsern Dorfpfarrer Enoo und andere Priester eingeladen. Mir fiel auf, dass alle Priester Ghanaer waren. Zita erklärte mir, fast der ganze Klerus in Ghana bestehe aus einheimischen Priestern und Bischöfen. Nur in den großen Städten gebe es noch einige weiße Missionare. Als Grund zitierte sie Bischof Erzoah, der gesagt hatte, es sei wegen der hohen Sterblichkeitsrate der Missionare an Malaria zur frühzeitigen Afrikanisierung der Kirche in Ghana gekommen. Höhepunkt der Feier war der Tanz der Ewe-Fischer, den sie Vogeltanz nannten. Sie bewegten ihre Arme wie schwingende Flügel. Die Ewes, ein Stamm aus der Volta-Region, gehörten einer Handelsflotte an, die auch in der Nähe von Eikwe ihre Netze auswarf.

Am nächsten Morgen versammelte sich das Krankenhauspersonal, um Marie-Luise, die vier Jahre in Eikwe gewesen war, zu verabschieden. Sie hatte durch ihr Organisationstalent viel dazu beigetragen, die Abläufe im Krankenhausbetrieb zu vereinfachen und zu verbessern. Auch hatte sie Wert auf Disziplin im Operationssaal gelegt, von der ich jetzt profitieren konnte.

Blicke ich heute auf meine Anfangszeit in Eikwe zurück, war sie schwer. Es gab viel, was ich lernen musste. Vor allem musste ich meine Zeit in Rhodesien vergessen, weil ich mich immer beim Vergleichen ertappte. Es gab in Eikwe keinen Pater Waldemar, der uns mit guten Würsten versorgte, noch einen Bruder Markus, der sich mit Maschinen auskannte und alles reparieren konnte. Wie oft haben wir uns in den schwierigen Jahren nach einem Bruder als Mädchen für alles gesehnt! Auch gab es kein Großwild, sondern nur Mäuse, Ratten, eine Katze und Pluto, einen kleinen Hund, der alle Leute biss. Neben Ameisen, Kakerlaken, und Tausendfüßlern gab es alle Arten von Insekten und, wie mir Zita sagte, auch Hundertfüßler, deren Biss schmerzhaft ist. Zita erklärte mir auch, dass es Großwild in den Nationalparks und im Regenwald gab, doch nicht bei uns an der Küste. Ein Trost war für mich, dass mir meine Mitschwestern halfen, wo immer sie konnten. Ich hatte den Eindruck, wir würden ein gutes Team bilden. Allmählich stellte ich fest, dass – obwohl einige schon Jahre in Ghana waren – sie immer noch mit großen Schwierigkeiten zu kämpfen hatten. Gleich mir war irgendwann auch für sie der Augenblick gekommen, wo sie die Flinte ins Korn werfen und nach Hause zurückkehren wollten. Doch sie haben durchgehalten, das gab mir Mut, weiterzumachen. Ich fühlte mich zwar oft wie Don Quichote, der gegen Windmühlen kämpft. Doch ich wusste, dass ich mit Gottes Hilfe und der von meinen Mitschwestern die Strapazen überleben würde.

Eine wunderbare Gebetserhörung

Neben aller Mühe gab es andererseits fast jeden Tag Dinge, die ich vorher nie erlebt hatte und die meine Anfangszeit interessant machten. Eines Tages hatten wir fast kein Dieselöl mehr und konnten keine Notoperationen durchführen. So stellte sich Ursula mit einer leeren Tonne an die Straße und bat die Fahrer, die nach Takoradi fuhren, sie dort füllen zu lassen. Wir hatten von der Regierung eine Sondererlaubnis bekommen, Diesel für das Krankenhaus zu erwerben. Die Fahrer brauchten nur unsere Papiere bei einer bestimmten Tankstelle vorzuzeigen. Doch alle weigerten sich und fuhren vorbei. Ich schlug vor, Gott zu bitten, dass die Frau eines Fahrers einen Kaiserschnitt braucht. So beteten wir inbrünstig am Straßenrand und bald hat der Herrgott unsere Bitte erfüllt. Ein Fahrer brachte seine Frau mit einer Bauchhöhlenschwangerschaft. Sie musste sofort operiert werden. Ich weiß nicht, woher er so rasch eine Tonne mit Diesel zum Hospital brachte. Schon nach einer halben Stunde lag die Patientin auf dem Operationstisch. Wir brauchten für sie keine Transfusionen, weil wir ihr ihr eigenes Blut aus der Bauchhöhle übertrugen. Dieses Verfahren hatte ich in Rhodesien gelernt. Bis heute fand ich keine Erklärung dafür, dass das Blut bei Bauchhöhlenschwangerschaften und Milzrupturen ungerinnbar ist. Diese Tatsache hat uns geholfen, viele Menschenleben zu retten, wenn Bluttransfusionen nicht zur Verfügung standen.

Feuerameisen

Da ich endlich einige Briefe nach Deutschland schicken wollte, hatte ich den Einfall, meine Eindrücke mit Fotos zu illustrieren. Ich hatte beobachtet, dass schon kleine Jungen geschickt auf die Kokosnusspalmen kletterten, um Kokosnüsse zu ernten. So wollte ich einen Kletterer fotografieren, der oben in der Baumkrone saß. James, unser junger Gärtner kam meiner Bitte nach und kletterte so schnell wie ein Kukuba (ghanaisches Eichhörnchen) auf die Palme hinter meinem Bungalow. Doch dann bewegte er sich in Zeitlupe und fragte mich, ob er noch höher klettern sollte. Ich rief ihm zu, dass ich ihn fotografieren möchte, wenn er in Höhe der Kokosnüsse sitzt. So robbte er langsam weiter und ich wunderte mich über seine Unlust, die Krone zu erreichen. Endlich war er oben angekommen und ich konnte meine Aufnahmen machen. Als ich fertig war, rutschte er am Stamm blitzschnell hinunter und führte unten einen Indianertanz auf. Jetzt erst sah ich, dass sein Körper mit roten Ameisen bedeckt war. Diese Art von Ameisen nennt man Feuerameisen, weil sie rot wie Feuer sind und ihre Stiche wie Feuer brennen. Schnell versuchte ich einige Ameisen von seiner Kleidung zu entfernen, mit dem Erfolg, dass sie auf meinem Kleid weiterkrabbelten und ich meine Feuertaufe bekam. Als Dank erhielt James später einige Fotos vom „Mann mit den Feuerameisen im Baum“, wie ich es nannte. Zu meinem Erstaunen war es in Takoradi möglich, Fotos entwickeln zu lassen.

Stromausfälle

In diesen Jahren praktizierte die Regierung das „power sharing". Der Akosombodamm produzierte wegen seines niedrigen Wasserspiegels nicht genug Elektrizität. In den Städten wurden die einzelnen Stadtteile tagsüber und nachts abwechselnd mit Strom versorgt. Wenn wir zu Einkäufen nach Accra fuhren, übernachteten wir im Gästehaus der Steyler Schwestern. Wir mussten immer Taschenlampen und Kerzen mitnehmen, weil der Stadtteil, wo die Schwestern wohnten, oft stockdunkel war. In den Städten war es jetzt immer laut. Alle betuchten Leute schafften sich einen Generator an. Das Dieselöl besorgten sie sich aus Togo oder von der Elfenbeinküste. Oft konnten wir in Accra wegen ratternder Generatoren nicht schlafen. Man munkelte, die Regierung würde den Strom vom Akosombodamm an die Elfenbeinküste verkaufen. Auch verbrauchte eine amerikanische Aluminiumfabrik viel Wasser und Strom und der Zorn der Bevölkerung wurde immer größer. Zum Schluss war die Regierung gezwungen, die Aluminiumfabrik schließen zu lassen, und die Amerikaner mussten Ghana verlassen.

Interessante T-Shirts

Wenn Ghanaer etwas durchsetzen wollen, drucken sie oft ihre Wünsche auf T-Shirts und Tausende Menschen tragen ihre Botschaft im ganzen Land herum. An einem Morgen kam ein junger Mann zu uns, der über Schmerzen beim Wasserlassen klagte. Sein Urinbefund ergab, dass er an Gonorrhoe litt. Auf dem Laborzettel stand dafür die Abkürzung „Go". Plötzlich lachte meine Übersetzerin laut los. „Schauen Sie, Doktor, er hat seine Diagnose auf sein T-Shirt geschrieben." Ich las „Go, Americans, Go." Manchmal trugen T-Shirts zu großer Erheiterung oder auch heiligem Zorn bei. Bei einer Priesterweihe wurde das entsprechende Konterfei auf T-Shirts gedruckt und während der feierlichen Primizmesse trugen es alle Gläubigen. Wenn dicke Marktfrauen diese T-Shirts anzogen, erschien das Gesicht des neu geweihten Priesters über dem gigantischen Busen doppelt so breit und auch die Gesichtszüge ähnelten keineswegs mehr ihrem Besitzer.

Jeden Morgen vor unserer Arbeit beteten wir unser Morgengebet zusammen mit allen Angestellten vor einer Muttergottesstatue. An einem Morgen schickte Irmgard empört einen Arbeiter zum Umziehen nach Hause und sagte zu ihm: „So ein T-Shirt trägt man nicht im Missionshospital!“ Sie hatte auf seinem gelesen: *Love a nurse t.d.s.* Das heißt: *Liebe eine Krankenschwester drei Mal täglich.*

Kühe, Schweine und Federvieh im Hospital

In der ersten großen Regenzeit, die ich in Ghana erlebte, kollabierte der Zaun des Hospitals, der aus Stöcken der Raffiapalme bestand. Jeden Tag erschien eine andere große Lücke. Die Folge war, dass alle möglichen Besucher und andere Leute sich im Hospital herumtrieben und den Hospitalbetrieb störten. Immer wenn ich Visite machte oder Spritzen gegeben und Medikamente verteilt wurden, mussten wir eine Schar von Besuchern aus den Zimmern schicken. Alle Krankenschwestern sagten, wir bräuchten eine Mauer aus Zement, denn Zement fällt nicht um! Doch das Eikwe-Hospital stand nicht auf der Liste der Regierung von „allocations“, d.h. Zementzuteilungen. Nach dem Morgengebet wurden jetzt regelmäßig die Arbeiter von Ursula abkommandiert, um Schweine und Kühe aus dem Hospitalhof zu jagen. Die Kühe gehörten den Fulanis, Hirten aus dem Norden, die wegen der besseren Weiden in den Süden gekommen waren. Die Hühner schafften es sogar in die Patientenzimmer! Ein gefangenes Huhn landete bei uns im Kochtopf. Alles Protestgeschrei des jeweiligen Besitzers half nicht, wenn eines seiner Hühner oder Hähne fehlte. Sie hatten „no man's land“ (Niemandsland) betreten. Als ich eines Morgens bei einem Kaiserschnitt aus dem Operationssaal durch ein Fenster schaute, muhte mich der übergroße Kopf einer Kuh an. Wir erschraken alle und für mich war dieser Vorfall der endgültige Anstoß zu handeln. Am nächsten Tag fotografierte ich die ganze Kuhherde auf dem Hospitalgelände. Mit den Fotos fuhr ich nach Takoradi und präsentierte sie dem Beamten, der den Zement verteilte. Ich hatte Glück, da er ein Kollege war, der für dieses Amt ins Ministerium abberufen war. Er hörte meine Erklärungen geduldig an, betrachtete die

Kuhherde auf den Bildern lächelnd und fragte, wieviel Zement wir bräuchten. Irmgard, die ein Gefühl für Bauten hatte, weil es in ihrer Familie mehrere Architekten gab, hatte mir die Anzahl von den Zementsäcken aufgeschrieben, die wir für den Bau einer Mauer benötigten. Als ich dem Kollegen ihre Berechnung zeigte, stellte er mir gleich die Zuteilung aus. Meine Mitschwestern in Eikwe konnten unser Glück kaum glauben, als ich ihnen das kostbare Papier zeigte. Doch ich versicherte ihnen, dass es keine Fälschung war. An diesem Tag beschlossen meine Mitschwestern, immer mich als ihre Botschafterin zu schicken, wenn es ein Problem mit der Regierung gab!

Wirtschaftliche Krise und Theas Kampf mit dem Omahene

Die wirtschaftliche Lage wurde immer schlechter. Auch die Drogerien und Apotheken waren jetzt leer. Wir hatten noch große Pakete mit Ärztemustern vom Aussätzigen-Hilfswerk in Österreich bekommen. Man könnte den Patientenansturm auf unsere Ambulanz mit dem Sturm auf die Bastille verglichen haben. Manchmal zählten wir 1000 Patienten am Tag. Die meisten brauchten nur einige Chloroquin- oder Aspirintabletten oder ein einfaches Wurmmittel. Wir fingen damals unsere Arbeit in der Ambulanz im Dunkeln an und hörten bei einbrechender Dunkelheit auf. Ursula erzählte mir, dass zu Nkrumas Zeit Medikamente, Operationen und ein stationärer Aufenthalt in den Regierungskrankenhäusern nichts gekostet hatten. Unsere Pionierschwestern hätten es damals schwer gehabt. Die Missionshospitäler mussten sich ihre Dienste bezahlen lassen, weil sie den Angestellten Gehälter auszahlen und die Medikamente kaufen mussten. Eines Tages kam der Omahene, (der oberste Häuptling einer Region, dem alle Häuptlinge unterstehen) und verlangte von Thea, die damals Krankenhausoberin war, für alle Kranken freie Behandlung. In den Regierungskrankenhäusern wäre alles frei. Als sie seinen Wunsch, vielmehr seinen Befehl ablehnte, befahl er ihr, das Hospital zu schließen. Sie wusste, dass der Omahene in dieser Hinsicht von der Regierung keinerlei Vollmacht hatte, und so kümmerte sie sich nicht um sein Palaver, das er zweimal wiederholte. Jetzt, 40 Jahren später, erschien derselbe Omahene bei uns als alter Mann. Wir behandelten ihn ehrerbietig, wie es die Sitte des Landes verlangt. Er brauchte nie zu warten und sich den langen Schlangen anzuschließen. Ein Linguist trug seinen reich verzierten Stab und ein Kissen, auf das sich der Omahene gleich setzte, nachdem er in mein Behandlungszimmer eingetreten war. Er brauchte nie zu bezahlen und schien zufrieden zu sein. Jetzt sah er etwas verhutzelt aus und ich konnte kaum glauben, dass er 50 Kinder mit vier Frauen gezeugt hatte!

Ich war damals zwei Jahre allein, bis Dr. Rieke kam, der drei Jahre blieb. Das nachfolgende Kommen und Gehen der Kollegen erschien mir wie der Wellengang des Atlantischen Ozeans vor unserer Haustür. Die Wellentäler dauern oft so lange wie die Wellengipfel. Viele Notoperationen fielen an und die OP-Mannschaft sagte mir: „Doctor, the theatre is your second home.“ (Doktor, der Operationssaal ist Ihr zweites Zuhause.) Ich war oft von den Operationsfällen fasziniert. Viele waren in keinem Lehrbuch beschrieben, es kam auf unsere Intuition an. Andererseits hatte ich viel von den Rotariern, den pensionierten Chefärzten der Chirurgie aus Deutschland, gelernt.

Ascheampong, ein wunderbares Kraut

An einem Abend brachte man einen jungen Mann, dem beim Bambusschneiden ein Bambusrohr, das scharf wie ein Messer war, sein linkes Handgelenk verletzt hatte. Seine Freunde hatten seinen Arm mit einem Holzscheit geschient und die Wunde mit Blättern verbunden. Als ich vorsichtig die Blätter entfernt hatte, schoss mir ein Blutstrahl aus der großen Armarterie ins Gesicht. Ich klemmte die Blutungsquelle sofort ab und versorgte die Wunde. Ich wunderte mich, dass diese einfachen Blätter die heftige Blutung zum Stillstand gebracht hatten, während ich mehrere Umstechungen dafür brauchte. Man sagte mir, dass die Pflanze Ascheampong heißt. Sie wurde nach dem vorherigen, abgesetzten Staatsoberhaupt, General

Ascheampong genannt, weil zu seiner Zeit diese Pflanze als Unkraut alle Felder überwucherte. Das Ascheampongkraut würde auch hier in Eikwe überall wuchern, selbst hinter dem Operationssaal. Damals ahnte ich noch nicht, dass dieses Unkraut in Zukunft viele Menschenleben retten sollte. Die Wunde des jungen Patienten heilte überraschend schnell und ohne Infektion.

Ein Racheakt

Am nächsten Nachmittag brachte uns der Landrover vom Half Assini-Hospital einen jungen Mann, der völlig ausgeblutet war. Der Arzt war nicht da gewesen und die Krankenhausoberin schickte den Verletzten zu uns. Er wurde von fünf Freunden begleitet, die sie als Blutspender mitgeschickt hatte. Während der Patient drei Bluttransfusionen vor der Operation bekam, erfuhr ich, was geschehen war. Er hatte seine Frau gestern mit einem Liebhaber erwischt und diesen verprügelt. Heute Morgen, als er auf dem Weg zu seiner Fähre war, die er als Fährmann bediente, hatte ihn sein Nebenbuhler aufgelauert und ihm ein langes Messer in den Bauch gerammt. Bei der Operation nähten wir zahlreiche Darmverletzungen und stillten Blutungen aus dem Bauchfell. Doch einen langen tiefen Stich in der Leber konnten wir nicht nähen. Als ich unseren Bauchschnitt zugenäht hatte, dachte ich deprimiert, dass der Patient nicht überleben würde. Kodjo, so hieß er, würde aus der verletzten Leber verbluten. Ich wunderte mich, dass er am nächsten Tag noch lebte. Wie nach jeder abdominalen Operation war sein Bauch etwas gebläht. Ich sah Kodjo dann einige Tage nicht, weil ich im OP viel zu tun hatte, doch ich konnte mich immer auf die Erfahrung meiner Mitschwestern verlassen, die die Stationen leiteten. Nach einer Woche meldete Monika, dass Kodjo jetzt sehr aufgebläht war. Sie fragte, ob sie jetzt einen Magenschlauch legen könnte. Nachdem ich Kodjo gesehen hatte, dessen Bauch sich wie ein Ballon vorwölbte, stimmte ich dem Vorschlag zu. Ich wunderte mich, dass er beim Betrachten der Zunge und der Bindehaut seiner Augen keinerlei Anzeichen einer Anämie hatte. Beim Legen des Schlauches schien Kodjo zu explodieren, und eine gallige Flüssigkeit ergoss sich über ihn sowie alle Anwesenden. Als wenn wir auf eine Wasserader gestoßen wären! Unsere weißen Kittel hatten sich alle grün gefärbt und wir stanken wie die Pest. Doch Kodjo war jetzt erleichtert und sein Bauch sah aus wie ein Ballon, aus dem man die Luft gelassen hatte. Retrospektiv konnte ich mir seinen Fall erklären. Die aufgeblähten Därme und vor allem der mit Flüssigkeit gefüllte Magen hatten den Stich in der Leber tamponiert. Doch Kodjo sollte uns noch weiter beschäftigen. Wir operierten bei ihm eine Woche später einen eingeklemmten Leistenbruch, und um ihn glücklich zu machen, führten wir bei ihm auf sein inständiges Bitten eine Zirkumzision durch, da er noch unbeschnitten war. Doch sollte die Beschneidung nicht seine letzte Operation bei uns sein. Fünf Jahre später erschien Kodjo mit einem Narbenbruch des Bauchschnittes. Wir setzten ihm ein Netz ein. Er kam nicht wieder, die Serie seiner Operationen schien beendet zu sein. Vor seiner Entlassung sagte er uns, er habe mit seiner neuen Frau zwei Söhne gezeugt.

Später haben wir – nach dem fachmännischen Rat von Chirurgen – bei einer verletzten Leber die Blutungsquelle tamponiert und die Bauchdecke offen gelassen. Wenn die Blutung aufhörte, haben wir die Tamponade entfernt und den Bauchschnitt verschlossen.

Rawlings erster Staatsstreich

Einige Monate danach, als wir den Eindruck hatten, dass die wirtschaftliche Lage besser geworden war, fuhr Anneliese mit unserem Fahrer Theo am 2. Juni 1979 nach Accra, um einzukaufen. Vier Tage später kam sie mit leerem Wagen zurück. Was war geschehen? Sie erzählte uns: „Wir waren am 4. Juni nachmittags in Accra angekommen und auf dem Weg zum Medikamentenlager der Libanesen. Plötzlich waren alle Straßen leergefegt, doch wir wussten den Grund nicht. Theo fragte einige Leute, die von einem Balkon auf uns hinunterschauten. Sie riefen uns warnend zu, wir sollten nach Hause fahren. Es sei wieder ein Staatsstreich, und diesmal würde geschossen. Wir beeilten uns, nach St. Mary zu den Steyler Schwestern zu fahren, was ohne Zwischenfall gelang. Als die Lage ruhig schien, fuhren wir nach Eikwe zurück. Es ist wirklich von Nachteil, dass wir hier im Busch keinen Radioempfang haben."

Eine Woche später besuchte uns Schwester Rosemary von den Holy Child Schwestern aus Takoradi. Holy Child war ein amerikanischer Orden und mehrere Schwestern hatten lange Jahre als Lehrerinnen in ordenseigenen Schulen gearbeitet. Doch Nkrumah hatte alle Orden enteignet und die Schwestern waren jetzt von der Regierung angestellt. Ihre Schule in Takoradi war eine Höhere Töchterschule, die von ihnen verwaltet wurde. Die meisten Schülerinnen waren katholisch und besuchten in der Schulkapelle regelmäßig die heilige Messe. Wenn wir in Takoradi einkauften, übernachteten wir im Kloster der Schwestern, die wir alle kannten. Abends saßen wir meist zusammen und erfuhren Neuigkeiten. Ich hatte schon einige Male ihre Gastfreundschaft in Anspruch genommen und stellte immer wieder fest, dass alle Missionare wie Pech und Schwefel zusammenhielten. Schwester Rosemary berichtete uns, dass Fliegerleutnant Jerry Rawlings mit Soldaten den Staatsstreich durchgeführt und General Akkufo verhaftet hatte. Rawlings hat die Ghanaer bei einer Radioansprache beruhigt und gesagt, man könne die Probleme des Landes nicht mit Kugeln lösen. Die Lage im Land sei normal. Sie informierte uns auch, dass im staatlichen Medikamentenlager in der Hafenstadt Tema große Schiffsladungen mit Medikamenten angekommen waren. Alle Hospitäler waren aufgerufen, dort Medikamente zu kaufen. Dies war eine gute Nachricht für uns, weil unsere Apotheke fast leer war. So beschlossen wir, dass ich mit Zita am nächsten Tag nach Tema fahren sollte. Ursula informierte mich, dass Bischof Erzoah uns nicht erlaubt hatte, ein Konto zu führen. So mussten wir Geld mitnehmen und bar bezahlen. Ich fand diese Tatsache seltsam, doch ich klemmte mir eine Aktentasche unter den Arm, die prall mit Geldscheinen gefüllt war. Als Proviant haben wir für die vier Tage lange Reise eine kleine Dose Erdnüsse mitgenommen. Weder in Takoradi noch in Accra konnten wir etwas zu essen kaufen. Außer dem Frühstück bei den Steyler Schwestern in Accra aßen wir vier Tage lang nur Erdnüsse. Zwischen Accra und Tema fährt man an großen Militärübungsplätzen vorbei. Als wir dort hinkamen, wurden wir durch eine große Menschenmenge angehalten. Ein Lastwagen nach dem anderen hielt, alle mit Leuten voll beladen. Diese sprangen so rasch wie möglich vom Wagen und eilten zu den Übungsplätzen. Dann tauchten mehrere Soldaten auf, die uns den Weg freimachten, sodass wir weiterfahren konnten.

Im Medikamentenlager in Tema bekamen wir fast alle Medikamente, die wir brauchten. Doch der Beamte nahm unser Geld nicht, weil der Safe nicht in Ordnung war. Er kannte unser Hospital von früher und wusste, dass wir nicht mit Scheck bezahlen konnten. So riet er uns, in einem Monat wiederzukommen, dann wäre der Safe repariert. Die Soldaten hatten heute Morgen die früheren Staatsoberhäupter General Akuffo und Affrifa mit mehreren anderen Personen auf den Exerzierplätzen erschossen. General Ascheampong war schon vor einigen Tagen hingerichtet worden. Alle Leute in der Lagerhalle waren schockiert und immer wieder hörten wir den Namen Akuffo. Als wir nach Accra zurückfuhren, war die Straße durchgängig und menschenleer. In Accra gingen wir auf den großen Markt, um Sachen für das Hospital ein zu kaufen. Ich hatte meine Aktentasche mit dem Geld wieder fest unter den Arm geklemmt. Dreimal tippte mir jemand auf die Schulter und sagte: „Madam, passen Sie auf Ihr Geld auf." In Takoradi lenkte ich meine Schritte sofort zum Bischofshaus. Ich erzählte Bischof Erzoah unsere Erlebnisse mit dem Geld. Er schien Verständnis für meine Not zu haben und erlaubte uns, ein Konto zu eröffnen! Als wir in Eikwe ankamen, hatten wir Hunger und waren etwas stolz, unsere Mission erfüllt zu haben. Aber wir waren auch besorgt um die Zukunft.

Unsere Angestellten hatten jetzt Angst. Sie berichteten uns, viele reiche Leute seien von den Soldaten erschossen worden. Geschäftsleute, die korrupt waren, wurden verprügelt und ihr Vermögen beschlagnahmt. Man wusste nie, wie die Soldaten sich verhalten würden, vielleicht käme es zu einem großen Blutvergießen. Meine Übersetzerin Elisabeth riet uns zu fliehen. Wir erfuhren, dass in Takoradi schon einige Missionare sich auf eine Flucht vorbereitet und die meisten ausländischen Geschäftsleute das Land verlassen hatten. Für uns kam eine Flucht nicht infrage, wir konnten die Kranken nicht im Stich lassen. Wir mussten zwar fast täglich Menschen mit Knochenbrüchen und anderen Verletzungen behandeln, die ihnen von Soldaten zugefügt worden waren, doch wir hatten nicht gehört, dass sie Missionspersonal belästigten. Auf den Straßen gab es noch mehr Barrikaden als vorher. Wir aber wurden von den Soldaten nie angehalten und immer höflich durchgewinkt. Einmal sagte ein Soldat zu Elisabeth: „Schwester, wenn ich Ihren Wagen sehe (unser Wagen war als Hospitalauto erkenntlich), bekomme ich immer Kopfschmerzen." Sie lachte über seinen Scherz, gab ihm aber nichts und konnte trotzdem weiterfahren. Allmählich hörten wir immer weniger von Gewalttätigkeiten und die militärische Aktion, die Rawlings „house cleaning" (Hausputz) nannte, schien beendet zu sein.

Auf dem Weg zur Demokratie

Zur Überraschung der Ghanaer wurden am 9. Juli 1979 freie Wahlen ausgerufen und Dr. Hilla Limann wurde zum Präsidenten gewählt. Ich erinnere mich noch, als der neue Minister von Takoradi Eikwe besuchte. Da er auch das Hospital besichtigen wollte, musste ich ihn am Dorfeingang zusammen mit den Ältesten empfangen. Ich traute meinen Augen nicht, als ich zu beiden Seiten der Straße lange Tische aufgereiht fand, auf denen Fische in allen Größen angeboten wurden. So etwas hatte ich noch nie in Eikwe gesehen, das waren böhmische Dörfer. Als der Minister kommentierte, es ließe sich bei diesem reichhaltigen Fischangebot in unserem Dorf gut leben, musste ich ihm widersprechen, dass es diese vollgepackten Tische nur heute ihm zu Ehren gab. Einige Jahre später geschah etwas Ähnliches in Accra. Vor dem Staatsbesuch von Präsident Clinton in Ghana sammelte man alle Bettler von Accra ein und brachte sie in eine nah gelegene Kleinstadt. Nach dem Abflug vom Ehepaar Clinton liefen alle wieder zurück.

Präsident Dr. Limann hatte den Nzemas den Bau einer Zementbrücke über den Ankobra-Fluss versprochen. Dieses war das erste Projekt, das er verwirklichte. Eine englische Straßenbaufirma stellte sie in einem halben Jahr fertig. Deswegen waren die Nzemas und auch wir ihm für immer dankbar. Die Brücke war ein großer Fortschritt für die westliche Region.

Theo, unser ältester Fahrer

Vorbei waren die Zeiten, in denen die Fähre außer Betrieb oder gar gesunken war und wir einen weiten Umweg fahren mussten. Doch bevor wir die Brücke benutzen konnten, erlebten wir einen Vorfall, der uns vielleicht das Leben gekostet hätte. An einem Nachmittag musste ich mit einigen Angestellten zu einem medizinischen Treffen nach Takoradi fahren. Es sollte das beste Hospital der westlichen Region gewählt und ausgezeichnet werden. Theo, unser ältester Fahrer, fuhr den Landrover. Die englischen Straßenbauingenieure hatten vor der neuen Brücke die Straße hinunter in den Busch verlegt, um die alte Straße neu zu teeren. Theo musste einen Hügel hochfahren, um auf die Brücke zu kommen. Auf der Mitte des Hügels angekommen, schaltete er falsch und der Landrover hielt in einem fast rechten Winkel auf dem Abhang an. Ich hatte den Eindruck, dass der Wagen hinten überkippte. Die lebhafte Unterhaltung unserer Angestellten hörte schlagartig auf. Wir erwarteten, dass Theo den Wagen neu startete. Doch da erlebte ich zum ersten Mal, wie ein Mensch in einer gefährlichen Situation kopflos werden kann. Theo sprang aus dem Wagen und versteckte sich im Busch gleich einem Kapitän, der als Erster sein sinkendes Schiff verlässt. Wir waren alle wie erstarrt, denn wenn wir uns bewegt hätten, wären wir kopfüber den Abhang hinuntergefallen. Vor der Brücke hatten sich einige Fahrer versammelt, die ihre Wagen auf der anderen Seite der Brücke abgestellt hatten. Sie hatten Theos Manöver beobachtet und beschimpften ihn.

Sie schienen ihn zu kennen und riefen ihn zurück. Doch Theo ließ sich nicht mehr blicken. So erbarmte sich ein junger Mann und fuhr unseren Landrover den Abhang hinauf. Als der Wagen auf der Straße stand, erschien Theo wieder, sprang in den Wagen und fuhr schweigend weiter. Theo war der erste Fahrer, den wir eingestellt hatten.

Später, als der Hospitalbetrieb immer größer wurde, kamen noch zwei Fahrer dazu. Ich wusste nicht, dass Theo Analphabet war. Er kaufte auf jeder Fahrt die Tageszeitung und schien sie zu lesen, während ich einkaufte oder in einem Ministerium zu tun hatte. Bis ich bei meiner Rückkehr bemerkte, dass er beim Lesen die Zeitung umgekehrt hielt. Er antwortete auf meine Frage, dass er nicht lesen könne und die Zeitung für einen Freund kaufe. Ich wunderte mich, dass er einen Führerschein bekommen hatte. Später erfuhr ich, dass man diesen auch mit Bestechungsgeldern erhalten kann. Als ich wieder Verstärkung durch eine Kollegin bekam und mich freimachen konnte, fuhr ich öfter mit Theo. Wenn ich in Accra zum „medical council“ (Amt für die Anmeldung von Krankenschwestern) fahren wollte, musste ich ihm sagen: „Dort, wo Schwester Ursula die Pferde gesehen hat.“ Hinter dem „medical council“ war eine von den Engländern angelegte Pferderennbahn. Manchmal sah man dort Pferde mit ghanaischen Reitern. Wollte ich zum großen Souvenirmarkt im Zentrum von Accra, musste ich sagen: „Wo Schwester Ursula kleine Sachen gekauft hat.“ Ursula war früher oft mit ihm unterwegs gewesen und hatte sein Vokabular geprägt. Ihre Worte waren ein Sesam-öffne-dich. Wer sie nicht kannte, war verloren.

Einmal fuhr ich mit ihm nach Accra, um bei einer deutschen Firma einzukaufen. Wir brauchten dringend Talkumpuder für unsere Apotheke. Die ghanaischen Angestellten der Firma meinten, der Puder sei nicht mehr vorrätig. Der eintretende deutsche Manager hatte noch das Wort „Talkumpuder“ gehört und sagte: „Sie können zwei Säcke davon haben, sie sind im Lager.“ Ich hatte wieder einmal, wie so oft, den Eindruck, dass die Angestellten bei der Medikamentenausgabestelle „bribes“(Bestechungsgeld) erwartet hatten. Ein unmutiger junger Mann ging mit uns ins Lager und lud die beiden Säcke in unseren Wagen. Während wir an der Kasse zahlten, muss er seiner Verärgerung Luft gemacht haben. Er schlitzte beide Säcke unten auf. Als wir außerhalb von Accra auf einer holperigen Straße zurückfuhren, hüpften die Säcke hoch und Wolken von Talkumpuder zogen durch den Wagen. Bei unserer Ankunft in Takoradi sahen wir beide wie Bäckermeister aus, die gerade aus der Backstube kommen. Wir waren über und über mit weißem Puder bedeckt. Die Holy Child-Schwestern in Takoradi, bei denen wir Pause machten, lachten herzlich bei unserem Anblick, doch dann gaben sie uns große Tücher, um die Säcke, die mittlerweile halb leer waren, abzudecken. Theo war später nie mehr zu bewegen, zu der deutschen Firma zu fahren. Er konnte störrisch sein wie ein Esel. Von nun an musste John, unser zweiter Fahrer, den verflixten Puder holen.

Ich war oft über Theo erstaunt, wie er sich in gewissen Situationen zu helfen wusste. Er hatte immer einen Nylonstrumpf dabei, falls der Keilriemen riss. Den Riemen ersetzte er durch den Strumpf, so konnte er weiterfahren. Blieb er auf einer schlammigen Straße stecken, riss er im letzten Moment das Steuer herum, sodass sein Wagen quer stand und nachkommenden Autos den Weg versperrte. Deren Fahrer waren nun gezwungen, unseren Landrover aus dem Schlamm zu heben.

Fast alle ghanaischen Fahrer hatten eine oder mehrere Frauen und meist viele Kinder. Doch da sie oft tagelang unterwegs waren, hatten sie auch, wo immer sie übernachteten, ihre Liebchen. So auch Theo. Als viele Jahre später Aids ausbrach, war er der Erste unserer Angestellten, der an den Folgen dieser neuen Krankheit starb.

Patienten

Thomas, der als Tischler im Hospital arbeitete, litt schon seit Jahren an einem langsam wachsenden Tumor im Mund, der vom Zahnfleisch ausging. Seine Sprache war deswegen etwas verwaschen.

Ich war erst zwei Monate in Ghana, als Thomas zu mir kam. Er klagte über Kau- und Schluckstörungen. Als er seinen Mund öffnete, sah ich, dass die Geschwulst mandarinengroß war und wunderte mich, dass er mich so spät aufsuchte. Ich überwies ihn sofort an die Universitätsklinik in Accra. Wir wussten nicht, dass wegen der unsicheren politischen Lage die meisten Professoren und Ärzte von Korle Bu das Land verlassen hatten. So wurde Thomas nach wenigen Tagen zurückgeschickt. Auch in anderen Regierungskrankenhäusern war kein Kollege, der diese spezifische Operation durchführen wollte. Thomas würde ohne operativen Eingriff langsam verhungern. Ich nahm zwar an, dass der Tumor gutartig und leicht zu entfernen war, doch ich fürchtete die Blutung nach dem Eingriff. So lehnte ich es ab, ihn zu operieren. Eines Morgens erschien Thomas' ganze Großfamilie. Der Großvater bat mich inständig, seinen Enkel zu operieren, selbst auf die Gefahr hin, dass er verbluten würde. In diesem Zustand könne er nicht weiterleben. Ich ließ ich mich vom Mitleid bewegen und führte die Operation durch, nicht ohne mich mit einem elektrischen Messer auszurüsten und um Gottes Hilfe gebetet zu haben.

Der Tumor war leicht zu entfernen, doch dann trat die gefürchtete Blutung der großen Wundfläche auf. Zuerst versuchte ich zu nähen, dann die Wunde mit einem Elektrokauter zu verschorfen, zum Schluss tamponierte ich. Alle Maßnahmen waren vergeblich und ich hatte Angst, Thomas würde verbluten. Da fiel mir der junge Mann mit der Bambusverletzung ein. Ich wies einen Assistenten an, das Kraut Ascheampong zu bringen. Er glaubte, mich nicht verstanden zu haben, und sah mich wie alle anderen Assistenten erstaunt an. Doch dann lief er los und in wenigen Minuten kam er mit einem Armvoll Ascheampong zurück. Wir wuschen die Blätter, wickelten sie in Gaze und tamponierten damit die blutende Wunde. Kurz darauf hörte Thomas zu bluten auf und dieses „Unkraut" hatte vor meinen Augen das zweite Wunder gewirkt. Thomas hat noch lange Jahre als Tischler bei uns gearbeitet. Einige Monate nach seiner Operation hat er geheiratet, während er früher vergeblich nach einer Frau gesucht hatte.

Ein Unfall im Busch

Ich erlebte die erste kleine Regenzeit im Oktober, aus der aber langsam eine große wurde. Man sagte mir, die Küste sei das regenreichste Gebiet von ganz Ghana. Es regnete Tag und Nacht und der Regen fand kein Ende. Da brachte man einen jungen Mann namens Herbert, der von einer Palme gestürzt war und dabei seine Wirbelsäule verletzt hatte. Seine Arme und Beine sowie sein ganzer Körper waren gelähmt. Seine Haut wies überall Geschwüre auf. Herbert sprach Englisch und erzählte mir seine Geschichte. Er hatte sich von seiner Frau verabschiedet, um tief im Busch Palmwein zu holen. Er hatte eine lange Leiter an den Stamm einer hochgewachsenen Palme gelehnt und war die Stufen wie immer hinaufgestiegen. Als er oben angekommen war, fiel die Leiter plötzlich um. Er konnte sich nirgends festhalten und stürzte auf den Rücken. Als er auf der Erde lag, konnte er sich nicht mehr bewegen. Da war niemand im tiefen Busch, der ihm helfen konnte.

Einen Tag später alarmierte seine Frau die Nachbarn, doch niemand wusste, wo er hingegangen war. Erst nach drei Tagen fanden sie ihn. Herbert hatte ein Martyrium durchgemacht. Zuerst hatte es einige Stunden nicht geregnet, so krabbelten viele Insekten auf ihm herum. Am schlimmsten waren die Ameisen. Er konnte sie nicht spüren, doch er wusste, dass sie ihn überall bissen. Sie liefen auch auf seinem Gesicht herum, und er musste seinen Kopf hin und her bewegen. Dann fing es an zu regnen und bald lag er tief im Wasser, aber wenigstens sein Kopf war frei. Als es in der Nacht zu regnen aufhörte, versickerte das Wasser, doch am Tag kamen die Insekten wieder.

Er atmete beim Sprechen schwer und sagte gefasst, dass er bald sterben würde. Doch war er froh, nicht mehr einsam im Busch zu liegen und auf Hilfe zu warten. Als ich in sein junges, gleichwohl ernstes Gesicht blickte und mir bewusst wurde, dass ich Herbert nicht helfen konnte, drehte sich mir das Herz um. Auch diesen jungen Mann würde ich nie vergessen. In der folgenden Nacht starb er.

Palmwein

Als ich einige Wochen später hörte, dass der Dorflehrer Thomas im Busch Palmwein holen wollte, bat ich, ihn begleiten zu dürfen. Er war einverstanden und erklärte mir unterwegs die Technik des Palmweinstechens. Man sucht sich eine hohe Palme aus. Die selbst angefertigte Leiter muss aus hartem Holz sein, das die Termiten nicht unterhöhlen können. Auch muss der Boden geprüft werden, damit die Leiter nicht wackelt oder einsinkt. Zur eigenen Sicherheit umschlingt man sich, wenn man die oberste Stufe erreicht hat, mit einem dicken Seil, das auch um den Stamm befestigt wird.

Wir hatten inzwischen die Palme erreicht, die Thomas sich am Vortag ausgesucht und nahe der Krone angestochen hatte. Ich konnte sehen, wie aus einem langen Ritz in der Baumrinde der Wein in ein Gefäß tropfte, das unter der Spalte befestigt war. Es war so viel Wein herausgeflossen, dass Thomas einen halben Eimer damit füllen konnte. Darin schwammen einige Holzstückchen, die er jetzt heraussiebte. Als wir ins Dorf zurückkamen, warteten schon seine Freunde in der „Palmweinecke" auf den ghanaischen „sundowner", wie ich es nannte. Auch ich durfte vom süßlichen Getränk kosten. Den Alkoholgehalt schätzte ich auf 3-7%. Anders verhielt es sich mit destilliertem Palmwein, der im Busch illegal hergestellt wurde. Dieser wurde Kuduku oder Apateschie genannt und enthielt 40-50-prozentigen Alkohol. Beim Destillieren setzte man dem Wein eine mir unbekannte Substanz zu, um mehr Apateschie zu gewinnen. Da diese Substanz zwar geschmacklos, aber giftig war, litten viele Männer an einer Leberzirrhose oder starben an Leberkrebs.

Angesagter hoher Besuch

Ich habe nie erfahren, warum sich hohe Regierungsbeamte für unser Missionshospital interessierten. Mehrere Male kamen Minister von Takoradi und Accra, um das Hospital zu besichtigen. Selbst Präsident Rawlings besuchte uns zweimal. Doch in diesen zwei Jahren regierte Präsident Limann. Weil unsere Straße in der Regenzeit unpassierbar war, hatte er seinen Besuch mit einem Kleinflugzeug ankündigen lassen. Alle Angestellten warteten auf den Präsidenten zur angegebenen Zeit. Doch nachdem wir eine Stunde vergeblich gewartet hatten, ging jeder an seine Arbeit. Da erschien plötzlich ein blauweißer Vogel am Himmel, der sich auf dem Fußballplatz niederließ. Alle Leute liefen zu dem kleinen Flugzeug, um den Präsidenten zu begrüßen. Zuerst stieg der Pilot aus. Dieser öffnete aber nicht, wie wir erwartet hatten, die Kabinentür, um den Präsidenten herauszulassen. Nein, er öffnete das Heck des Flugzeugs, und heraus kam zu unserer Überraschung ein Schaf. Es muss vorher gebadet worden sein, denn ein so weißes Schaf hatte ich noch nie gesehen. Der Pilot präsentierte es mir als Gastgeschenk. Der Präsident selbst wäre leider wegen wichtiger Staatsgeschäfte am Kommen gehindert. Wir schenkten das Schaf den Tuberkulosepatienten, die an diesem Abend ein Festmahl aßen und viele andere Patienten dazu einluden.

Ungewöhnliche Lebensmittel

Da wir immer viel schwitzten, hatten wir großen Bedarf an Flüssigkeit, und mir wurde geraten, beim Mittagessen nie die Suppe auszulassen. Nach einiger Zeit bemerkte ich, dass Zita an einigen Tagen die Suppe aß, sie jedoch an anderen Tagen verschmähte. Die Suppe schmeckte an allen Tagen gleich und ich konnte Zitas Essverhalten nicht verstehen. Sie wollte mir auch den Grund nicht nennen, warum sie manchmal die Suppe ausließ. Als ich einmal zufällig vor dem Mittagessen in die Küche kam und in den Topf mit der noch ungekochten Suppe schaute, lüftete ich ihr Geheimnis. Im Wasser schien es seltsam lebendig zu sein. Da wusste ich, dass ich die ganze Zeit Würmer gegessen hatte, die ich für Graupen hielt. Von dem Tag an aß ich nie wieder Suppe, dafür trank ich zwei Gläser Wasser. In unserem Vorratsraum siebten unsere Schwestern jeden Tag vor dem Brotbacken das Mehl durch. Danach wimmelte es auf dem Sieb von Maden, doch wenigstens kamen die Maden nicht ins Brot. An meinem ersten Weihnachten in Eikwe bekam Anneliese von ihren Eltern ein Paket, das für das vergangene Weihnachtsfest abgeschickt worden war. „Es muss irgendwo liegen geblieben sein", bemerkte sie gelassen, denn solche Verspätung gab es öfter. Sie packte mehrere Tafeln Schokolade aus, die von einer dicken weißen Pilzschicht überzogen waren. Dann griff sie nach einer großen Bürste, fing an, den Schimmel abzuschrubben, und stellte fest: „Erstaunlich, dass so wenig Schimmel drauf ist. Letztes Mal war es viel mehr."

Schwesternhaus und mein Bungalow

Als ich mich einige Wochen nach meiner Ankunft im Schwesternhaus umschaute, bemerkte ich, unter welch einfachen, ja primitiven Umständen meine Mitschwestern noch 1978 lebten. Manchmal wohnten sie dort zu sechs, doch sie hatten auf dem Flur nur eine Toilette. Auch eine Dusche fehlte, stattdessen schütteten sie sich das Wasser mit einer halben Kalebasse über den Kopf. In ihren Zimmern waren keine Waschbecken und die Matratzen hatten Löcher. Monika klagte eines Tages darüber, dass sich in ihrer Matratze nachts immer etwas bewegte und sie den Eindruck hätte, da drin wäre eine Maus. Als wir sie ungläubig auslachten, lud sie uns in ihr Zimmer ein. Bei unserer Suche fanden wir wirklich ein süßes Mäuschen, dem leider unsere „Muschi" den Garaus machte. In der Küche war die Tür unseres Kerosin-Eisschranks kaputt. Wir mussten immer zwei Stühle vor die Tür stellen, damit sie nicht herausfiel.

Da das Schwesternhaus nah am Strand war und man von ihm auf die Brandung schauen konnte, wurde es von Besuchern „Hotel Sea View" genannt. Doch es war ein schäbiges Hotel, denn die Seebrise mit ihrem starken Salzgehalt und ihrer hohen Luftfeuchtigkeit hatte die Fensterrahmen vermodern und die Eisenbetten verrosten lassen. Wenn die Schwestern von einer Reise zurückkamen, konnten sie ihre getragenen Kleider nicht in den Schrank hängen, sondern mussten sie sofort waschen. Als Ludowika, von uns kurz Lu genannt, einmal todmüde von Accra zurückkam, hängte sie ihren Blue Jeans-Rock gedankenlos im Schrank auf und vergaß ihn dort. Als sie ihn zwei Wochen später wieder anziehen wollte, hatte er sich in einen Pelzmantel verwandelt. Eine dicke Schicht Schimmel hatte sich darauf entwickelt! Hätte ich es nicht selbst gesehen, hätte ich es nicht geglaubt. Als Erzbischof Amissah, den wir aus Anlass der Feier des 25-jährigen Bestehens des Hospitals als einen seiner Gründer eingeladen hatten, in Eikwe war, wollte er auch das Schwesternhaus besichtigen. Es war 1920 erbaut worden und in ihm hatten die französischen Schwestern schon gewohnt. Davon zeugte ein großes Herz Jesu, das die Oberin ihres Ordens „Sacre Coeur“ am Eingang hatte anbringen lassen. Als der Erzbischof seinen Kopf in ein Zimmer gesteckt hatte, sagte er zu unserer großen Verwunderung: „Wenn hier jemals ghanaische Schwestern einziehen sollten, dann müsst ihr aus diesen Löchern (damit meinte er die Zimmer) gut eingerichtete Appartements machen.“ Als wir im Jahr 2012 Ghana verließen, waren wir dem Wunsch des schon verstorbenen Erzbischofs Amissah nachgekommen. Die ghanaischen Schwestern von der Kongregation „Infants Jesus“ wohnten in einem neuen Schwesternhaus, das große Zimmer mit Nasszellen besaß.

Auch mein Bungalow sollte all die Jahre durch ein neues Haus ersetzt werden, weil der Zahn der Zeit an ihm genagt hatte. Doch ich fühlte mich in ihm wohl, auch als die Fenstersimse und Türen morsch waren. Kaum hatten wir Eikwe verlassen, wurde es abgerissen und durch einen Neubau ersetzt, der eine Einbauküche und eine Warmwasserleitung besaß. Meine Nachfolgerin, Dr. Theresia Pellio, die als gefragte Chirurgin viel operieren musste, fand im neugebauten Haus eine Zufluchtsstätte und fühlte sich dort zu Hause.

Schwester Winifred

Ich traf Schwester Winifred, die der amerikanischen Kongregation „Holy Child“ angehörte, zum ersten Mal in Takoradi kurz nach meiner Ankunft in Ghana, als wir von Battor nach Eikwe fuhren. Vielleicht hatte ich ein besorgtes Gesicht gemacht beim Gedanken an die vielen neuen Aufgaben, die in Eikwe auf mich warteten. Denn die ersten Worte, die sie mit freundlichem Lächeln an mich richtete, lauteten: „Don“t worry, God will bless you.“ (Machen Sie sich keine Sorgen, Gott wird Sie segnen.) Schwester Winifred war klein, etwas gebeugt, ihr Gesicht war voller Runzeln, doch sie blickte aus strahlend blauen Augen. Sie ähnelte nicht nur äußerlich Mutter Teresa von Indien. Denn wie ich sie später erlebte, war sie für mich die Mutter Teresa von Ghana. Meine Mitschwestern erzählten mir, sie habe lange in Nigeria gearbeitet, ehe sie nach Ghana kam. Als dort der Bürgerkrieg, der sogenannte „Biafra-Krieg“ (1967-1970), zwischen muslimischen Haussas und christlichen Ibos ausbrach, half Schwester Winifred den Ibos. Sie organisierte Schiffsladungen mit Lebensmitteln für die verhungernde Bevölkerung. Durch diese Hilfsaktion wurde sie zum Staatsfeind Nr. 1 erklärt und die Regierungstruppen waren auf dem Weg, sie zu ermorden. Doch sie entkam ihnen im letzten Augenblick mit einem Helikopter, der sie mit Zwischenlandungen nach Ghana brachte. Dort nahm sie sich der Armen und Behinderten an. Auch half sie Bischof Amissah von Cape Coast, die einheimische Kongregation „Infant Jesus Sisters“ zu gründen.

Als dann auch in Ghana wegen der wirtschaftlichen Krise eine Hungersnot ausbrach, ergriff Schwester Winifred wieder die Initiative, die Misere zu lindern. Sie richtete in Takoradi eine Marmeladenfabrik und eine Hühnerfarm ein, die von ghanaischen Frauen verwaltet wurden und wo viele von ihnen Arbeit fanden. Man konnte nirgendwo etwas kaufen, doch aus Takoradi brachten wir immer Marmelade und Eier mit, wenn wir dort auf den Ämtern etwas zu erledigen hatten. Später errichtete sie ein Heim für behinderte Kinder. Ich habe öfter ihren Kleinbus voll mit behinderten Kindern unterwegs gesehen, um die Kinder zu einer orthopädischen Klinik zu bringen. Ich erinnere mich noch an zwei Episoden: An einem Sonntagmorgen besuchten wir beide die Messe bei den Mönchen des amerikanischen Ordens „Holy Cross“. Nach der Messe wollte sie zu einer Konferenz in Accra fahren. Sie hatte es eilig, weil die Messe lange gedauert hatte. So sprang sie flink wie ein Wiesel in ihren Wagen, fuhr rückwärts und rammte einen Laternenpfahl. Sogleich kletterte sie aus ihrem Auto und besah sich die große Delle an einem der Kotflügel. Andere Ordensschwestern hätten die Hände über dem Kopf zusammengeschlagen und lamentiert. Schwester Winifred nicht. Ganz spontan kamen diese Worte aus ihrem Mund: „Thanks be to God, nobody is hurt!" (Gott sei Dank, niemand ist verletzt). Sie schien einen besonderen Draht zum Herrgott zu haben, denn die meisten ihrer Pläne konnte sie in die Tat umsetzen. Sie half dabei auch von sich aus nach. Wenn sie bei Politikern etwas erreichen wollte, dann fuhr sie bei ihnen mit einem Mercedes vor, denn der machte immer einen großen Eindruck auf sie. Ansonsten benutzte sie ihren VW-Käfer, den sie als Gebrauchtwagen gekauft hatte.

Es gehörte schon zur Tradition, dass Schwester Winifred uns einige Tage vor Weihnachten in Eikwe besuchte. Sie schenkte uns immer Ice Cream zu Weihnachten, so konnten wir einmal im Jahr Eis essen. Sie aß dann bei uns Mittag, ehe sie nach Takoradi zurückfuhr. Mich erstaunte immer wieder, wie sie unser einfaches Essen lobte. Der Höhepunkt für sie war der Nachtisch, denn es gab meist Orangen. Ich werde nie vergessen, wie sie fast meditativ ihre Apfelsine schälte und genüsslich die einzelnen Stücke in ihren Mund schob. Sie gehörte zu den seltenen Personen, die im Hier und Jetzt leben. „God is good", sagte sie dann, „the orange tastes sooo good!" (Gott ist gut, die Apfelsine schmeckt sooo gut!) Ich habe nie wieder jemanden getroffen, der mit so viel Achtsamkeit eine Apfelsine aß.

Zur Verwunderung aller Leute gab sie nach vielen Jahren ihr aktives, karitatives Leben auf und wurde Einsiedlerin. In ihrer Heimat Amerika hatten zu jener Zeit Betrachtungsorden viele Neuaufnahmen, im Gegensatz zu anderen Orden, die über Nachwuchssorgen klagten. In die kontemplativen Orden traten eine Reihe von Ärztinnen, Rechtsanwältinnen und Professorinnen ein, also Frauen, die ein aktives Leben geführt hatten. Sie wollten für den Rest ihres Lebens noch immer der Gesellschaft dienen, doch auf andere Weise. Sie beteten für das Heil der Welt und lebten in der Gegenwart Gottes. Als ich davon hörte, musste ich an die Worte eines buddhistischen hohen Würdenträgers denken, der einmal geäußert hatte, dass die Welt schon längst untergegangen wäre, wenn die Mönche nicht so viel gebetet hätten. Seine Worte kann man auch auf die kontemplativen Orden beziehen.

In Ghana kam für Schwester Winifred eine Eremitage infrage. Ihre Generaloberin in Amerika bezweifelte, ob sie für diesen ganz anderen Lebensstil geeignet sei. So schickte sie ihre Mitschwester zwei Jahre im wahrsten Sinn des Wortes in die Wüste. Dort lebte Schwester Winifred ganz allein, nur Klapperschlangen leisteten ihr Gesellschaft. Als sie später an Blutkrebs erkrankte, fragte ich mich, ob vielleicht auch dort geheimgehaltene Atombombenversuche stattgefunden hatten, wie es später von anderen Wüsten bekannt wurde. Schwester Winifred bestand ihre Prüfung und kehrte nach zwei Jahren als Einsiedlerin zurück. Ihre Eremitage befand sich auf einem sanften Hügel in der Nähe von Cape Coast. Dort betete sie stundenlang vor dem „Allerheiligsten". Selten bekam sie Besuch von ihren Mitschwestern. Sie alle berichteten, Schwester Winifred sei glücklich. Erst nach einigen Jahren sah ich sie wieder. Diesmal kam sie als Patientin und ich war erschrocken über ihr bleiches Aussehen. Wir diagnostizierten Blutkrebs und gaben ihr zunächst eine Bluttransfusion. Danach fühlte sie sich besser und machte gerade Kniebeugen, als ich am nächsten Morgen ihr Zimmer betrat. Jede Kniebeuge, begleitet von einem Vaterunser, sei eine Fürbitte für Leute, die sie darum gebeten hatten, erklärte sie mir, als sie mein Erstaunen bemerkte. Ihre Diagnose nahm sie sie ruhig auf. Sie bat mich, keine Therapie einzuleiten und keine weiteren Transfusionen zu geben, da diese ihren Gesundheitszustand nur vorübergehend verbessern würden. Sie wollte nicht, dass junge Menschen ihr Blut für sie alte Frau geben sollten. Dann äußerte sie den Wunsch, ins Kloster in Cape Coast heimzukehren, wo sie früher einige Jahre gelebt hatte. Dort angekommen verabschiedete sie sich von ihren zahlreichen Mitschwestern, von denen viele ghanaisch waren. Fünf Tage später starb sie in den Armen von Schwester Barbara und in Gegenwart ihrer großen Gemeinschaft. Wir waren zu ihrer Beerdigung eingeladen. Als das letzte Lied der Messe verklungen war, hinkte ein kleiner Junge auf Krücken zu ihrem Sarg hin, der vor dem Altar stand. Er weinte herzzerreißend um seine Mutter Winifred, und bei seinem Anblick kamen auch uns die Tränen. Sie wurde später auf dem Hügel ihrer geliebten Eremitage begraben. Von diesem Hügel aus konnte man auf das Meer blicken und ich stellte mir Schwester Winifred vor, wie sie jeden Abend dort stand und auf den Ozean schaute.

Amputationen

Die Ghanaer hassen Amputationen und ich hasse sie auch. Der Körper eines Häuptlings muss unversehrt sein, ihm darf kein Finger oder Zeh fehlen. Sollte ein Häuptling durch einen Unfall einen Finger verlieren, wird er sofort abgesetzt. Er wird „destooled“, das heißt, er verliert den Stuhl, auf dem der Häuptling bei seinen Amtsgeschäften vor dem Volk sitzt. Mr. Otoo, der Häuptling (Nana) von Bou, war ein hoch gewachsener, schlanker Mann, dessen Erscheinung auf seine Umgebung Eindruck machte. Er war schon lange Jahre Diabetiker, doch er hatte wegen vieler Aktivitäten die Behandlung vernachlässigt. Später gestand er uns, dass er sich mit Kräutern behandelt hatte. Sein Zucker war entgleist und wir hatten Mühe, ihn wieder einzustellen. Sein rechter Fuß wies Durchblutungsstörungen auf und der kleine Zeh war nekrotisch. Wir wollten ihn amputieren, doch der Nana weigerte sich. Er litt große Schmerzen, die auch nicht durch unsere Schmerzmittel gelindert wurden. Unsere Parole war: Der Zeh muss ab! Der Nana und jeder von uns wusste, dass die Amputation die Enthebung von seinem Amt bedeutete. Das wollte er auf keinen Fall zulassen. Obwohl er mit Antibiotika abgedeckt war, bekam er hohes Fieber und hatte erste Anzeichen einer Sepsis. Wir rieten ihm noch einmal dringend zur Amputation des Zehs, was ein lächerlich kleiner Eingriff war. Aber er weigerte sich heftig. Der Nana von Bou sagte: „Ich bin jetzt Häuptling und ich werde als Häuptling sterben.“ Sein Wunsch wurde schon nach einigen Tagen durch die Ausbreitung der Sepsis erfüllt. Wie sehr Ghanaer an der „Ganzheit“ ihres Körpers hängen, zeigte uns auch eine kleine, alte Frau im Operationssaal. Es hatte zwei Wochen gedauert, bis sie mit der Amputation ihres linken schwarzen, nekrotischen Unterschenkels einverstanden war. Sie wurde in den Operationssaal gefahren und auf dem OP-Tisch festgeschnallt. Der Anästhesist wollte gerade mit der Narkose anfangen, als sie schrie: „Ich will nicht operiert werden. Ich bin mit zwei Beinen auf die Welt gekommen und möchte sie mit zwei Beinen verlassen!“ So mussten wir sie losbinden und zurückbringen. Eine Woche später starb sie friedlich im Hospital.

Ich selbst konnte an die Amtsenthebung eines Häuptlings wegen eines fehlenden Fingers oder Zehs nicht glauben. Warum sollte er nicht mehr Häuptling sein, weil ihm ein Finger, Zeh, Arm oder Bein fehlte? Im Mittelalter hatte die Kirche auch darauf bestanden, dass ein Priester einen unversehrten Körper hatte. Verkrüppelte wurden nicht zur Priesterweihe zugelassen. Diese Regel ging auf das Alte Testament zurück und bezog sich auf die Priester, die im Tempel dienten. Sollten Gesetze von vor 2000 Jahren und der Kirche des Mittelalters hier im afrikanischen Busch angewandt werden? Vielleicht hatte der entgleiste Diabetes das Verhalten des Häuptlings beeinflusst, der die Amputation seiner Zehe verweigerte. Meine Zweifel wurden durch einen hoch dramatischen Fall zerstreut. Der Unfall passierte am höchsten Feiertag der Ghanaer, am 6. März, dem „Independence Day“, dem Tag, als Ghana unabhängig wurde. Alle Leute hatten ihre Festtagskleider angezogen und viele sahen sich die Militärparaden an, die fast in jeder Stadt und sogar in einigen Dörfern stattfanden. Wir waren gerade beim Mittagessen im Schwesternhaus, als eine Krankenschwester durch den Garten zu uns eilte. Es musste etwas Dringendes geschehen sein, denn im Allgemeinen bewegten sich Ghanaer majestätisch langsam. Sie rief uns zu, ein schrecklicher Unfall wäre passiert. Der Häuptling von Ahiem, Mr. Enyan, wäre schwer verletzt und man hätte ihn schon in den Operationssaal gebracht. Ich lief mit Marie Jeanne, unserer

Narkoseschwester, sofort hinüber. Was war geschehen? Zwei Wagen waren mit großer Geschwindigkeit auf unserer Buschstraße zusammengestoßen und einer war an der rechten Seite des anderen entlanggeschleudert worden. Der Häuptling hatte als Beifahrer seinen rechten Arm hinaushängen lassen und dieser war abgerissen worden. Beide Fahrer und die anderen Insassen hatten sich Schnittwunden und Knochenbrüche zugezogen. Wir versorgten die stark blutende Wunde am rechten Schultergelenk des Häuptlings, dessen Arm fehlte, und behandelten alle anderen Unfallopfer. Dann sahen wir plötzlich die blutigen Kentetücher (bunte handgewebte Tücher) und die großen, reich verzierten Ledersandalen des Häuptlings in einer Ecke des Operationssaals liegen, die man ihm eilig ausgezogen hatte. Jemand bemerkte: „Sie gehören einem Häuptling, der jetzt keiner mehr ist." Zur Nachuntersuchung in der Ambulanz vier Wochen später erschien der Nana von Ahiem als einfacher Farmer.

Ich empfand eine Amputation immer als schrecklichen operativen Eingriff, weil er die Patienten verkrüppelt. Dennoch habe ich gerade durch diese Operation erfahren, wie energisch und vertrauensvoll Menschen mit ihrem Unglück umgehen und wie sie trotz fehlendem Arm oder Bein mit ihrem Schicksal fertig werden. Sie scheinen ihr Unglück als Herausforderung zu betrachten, der sie tapfer begegnen müssen. Ich denke an Kwesi, der als kleiner Junge seinen rechten Arm durch eine Kreissäge verlor, an Philip, dem der rechte Arm bei einem Autounfall zerquetscht wurde, oder an Kofi, einem älteren Farmer, dem ein fallender Baum den linken Unterschenkel zerschmetterte. Kwesi hat mit seinem linken Arm schreiben gelernt und als Jugendlicher Informatikkurse besucht. Heute ist er in der Verwaltung unseres Hospitals angestellt. Er hat geheiratet und zwei Kinder. Philip, den ich manchmal in der Ambulanz gesehen habe, arbeitet als Farmer auf seinen Cassava- und Reisfeldern und hat mehrere Arbeiter angestellt. Auch er hat eine Frau und Kinder. Kofi hatte ich lange nicht mehr gesehen. Ich hatte ihn nach seinem Unfall als einen lebhaften, dynamischen Patienten kennengelernt und angenommen, er bekomme sein Leben wieder in den Griff. Nach 20 Jahren tauchte er plötzlich in der Ambulanz wegen einer Erkältung auf. Als Bagatellfall wäre er von einer Krankenschwester behandelt worden, doch er wollte mich wiedersehen. Er mochte jetzt 70 Jahre alt sein, doch er sah immer noch drahtig aus und machte einen wachen Eindruck. Er hatte einen kleinen Jungen auf seinem Schoss, den ich für seinen Enkel hielt. Doch er verkündigte mir stolz, es sei sein jüngster Sohn und er habe inzwischen 15 Kinder und 12 Enkel. Ich habe mich später oft gefragt, was aus diesen Männern geworden wäre, wenn sie keinen Unfall gehabt hätten. Ob sie wohl auch so viel Energie für ihr Leben aufgewendet hätten? Ob der Unfall in ihnen Ressourcen aktiviert hat, die ihnen vorher unbekannt waren?

Ainhum

In Ghana gibt es eine geheimnisvolle Krankheit, die nur bei gewissen afrikanischen Stämmen auftritt und die man „Ainhum“ nennt. Das Wort stammt aus der Sprache der Yorubas, ein Stamm, der in Nigeria lebt. Ainhum bedeutet „absägen“ und bezeichnet eine spontane Autoamputation im Grundgelenk der vierten oder fünften Zehe. Wir haben viele Patienten behandelt, die wegen eines Ainhums zu uns kamen. Oft war die „Selbstamputation“ einer Zehe nicht vollständig und behinderte die Patienten beim Gehen. Man brauchte die betroffene Zehe im Amputationsring nur abzuschneiden und die minimale Wunde blutete auch nicht. Ich wusste, wenn ein Häuptling an einem Ainhum leidet, verliert er nicht nur die Zehe, sondern auch seine soziale Stellung als Häuptling. Doch ich habe nie einen Häuptling mit Ainhum gesehen. Ob diese Krankheit Häuptlinge verschont hat?

Ich möchte noch eine komische Scheinampution schildern, die eine junge Mutter sehr erschreckt hat. In diesem Fall hatte der ghanaische Anästhesist versäumt, die Patientin vor der Narkose aufzuklären: Eines Morgens schrie eine junge Frau, die gerade einen Kaiserschnitt bekommen hatte, auf der Wochenstation so laut, dass wir unsere Visite abbrachen und zu ihr eilten. Sie schrie: „Ich will meine Beine wiederhaben, gebt mir meine Beine wieder!“ Sie hatte eine Rückenmarksnarkose bekommen, nach der die Beine zwei Stunden betäubt sind. Die Patientin beruhigte sich erst, nachdem ich ihr versichert hatte, nach einer Stunde wäre sie wieder im Besitz ihrer Beine.

Abtreibungen

Abtreibungen waren in Ghana nicht legal, doch wurden viele illegal vorgenommen. Manchmal führten Kollegen, häufiger einheimische Heiler die Abtreibungen durch. Am häufigsten aber war die Selbstmedikation mit Kräutern, deren Dosierung den meisten Mädchen und Frauen unbekannt war. Viele wurden mit starken Blutungen bei uns eingeliefert, aber wenn sie eine Curettage bekamen, stand die Blutung oft. Manche brauchten Bluttransfusionen und es gab auch Todesfälle durch eine Schädigung der Leber oder Niere. Die jungen Patientinnen starben dann entweder im Leberkoma oder an Nierenversagen. Ich erinnere mich an eine junge Frau, die keinen Urin mehr produzieren konnte. Im Ultraschallbild sahen wir statt der Nieren zwei große Abszesse. Die Patientin starb nach einigen Tagen. Sie hatte versucht, mit Kräutern abzutreiben. Den schlimmsten Fall erlebten wir bei einer 30-jährigen Frau, die im vierten Monat abgetrieben hatte. Ihr Mann war einige Jahre im Ausland gewesen und sie hatte sich während dieser Zeit einen Liebhaber genommen. Als ihr Mann seine Rückkehr ankündigte, war sie schwanger. Sie hatte einen Kräutersud namens „black power“ getrunken, von dem bekannt war, dass er tödliche Folgen haben konnte. Sie kam mit Blutungen und laut schreiend zur Aufnahme. Der diensthabende Kollege führte eine Ausschabung durch, doch die Patientin blutete und schrie weiter. Wir entschlossen uns zur Probelaparotomie, nach dem im Ultraschall nichts Auffälliges zu sehen war. Kaum hatten wir die Bauchhöhle eröffnet, schlug uns ein übler Geruch entgegen. Blay, der assistierte, rief: „I hear the smell!“ Ich hatte mich inzwischen an seinen Ausruf gewöhnt, denn es roch bei Bauchoperationen oft unangenehm im Operationssaal. Ich wusste mittlerweile, dass Ghanaer den Geruch nicht riechen, sondern hören. Die Gebärmutter und Eierstöcke waren pechschwarz und wurden nicht mehr durchblutet. Doch auch, nachdem wir sie entfernt hatten und die Patientin wieder aufgewacht war, schrie sie weiter. Dann bildeten sich große Blasen auf ihrem ganzen Körper, die Brandblasen ähnlich waren. Kurz darauf verstarb sie.

Die meisten Abtreibungen machten Schulmädchen und Studentinnen. Wir waren erstaunt, wie plötzlich eine ganze Abtreibungswelle auf uns zukam. Täglich mussten wir zwei bis fünf Curettagen durchführen, weil in der schwangeren Gebärmutter Plazentareste zurückgeblieben waren und die Schulmädchen bluteten. Wir fanden heraus, dass die jungen Patientinnen einige Tabletten Misoprostol eingenommen hatten, ein Medikament, das unter dem Namen Cytotec rezeptpflichtig verkauft wurde. Doch leider war es ein Medikament, das in jeder Drogerie ohne Rezept abgegeben wurde. Seine Hauptwirkung ist Vorbeugung von Magenentzündung und Magengeschwüren. Seine Nebenwirkung ist die Auslösung von Wehen. In der Geburtshilfe wendeten wir es in niedriger Dosierung bei übertragenen Schwangerschaften oder auch zur Nachhilfe bei schwacher Wehentätigkeit an. Ich fand es interessant, wie die Nebenwirkung entdeckt wurde. Wir erfuhren, dass Teenager in Brasilien systematisch Medikamente ausprobiert hatten, um abtreiben zu können. Sie hatten auf diese Weise die Wirkung von Misoprostol herausgefunden und die brasilianischen Gynäkologen hatten es plötzlich ebenfalls mit vielen Abtreibungen zu tun. Nach einer Weile erfuhren sie vom Geheimnis der Teenager. Wir waren gewiss nicht darüber erbaut, dass in Ghana so viele Abtreibungen durchgeführt wurden, doch wir waren erleichtert, dass keine Kräuter mehr mit tödlichen Folgen eingenommen wurden. Wir fragten uns, warum gerade Schülerinnen so oft schwanger wurden. In den höheren Klassen waren sie einem enormen psychologischen Druck von den Jungen ausgesetzt. Sie hörten ständig Schlagwörter wie „ein Mädchen ohne Sex ist wie Suppe ohne Salz … haben Mädchen keinen Sex, werden sie krank“. Wenn in einer Schulklasse fast alle Freundinnen einen

Freund hatten, war es einzelnen Mädchen fast unmöglich, allein zu bleiben oder sich seinem Freund zu verweigern. Die Anwendung der Antibabypille schien ihnen unbekannt zu sein. Bemerkenswert war für uns war, dass sich während unserer Aufklärungskampagnen über Aids die Zahl der Abtreibungen stark verringerte. Doch als die Hauptwelle von HIV abgeklungen war, gab es umso mehr Abtreibungen mit dem neu eingeführten Medikament „Cytotec".

Das Malheur eines Bischofs

Die ghanaischen Bischöfe Erzoah, Sam und Martin, die nacheinander unsere Diözesanbischöfe und Eigentümer unseres Missionshospitals waren, besuchten uns nach ihrer Weihe, doch auch später bei besonderen Anlässen. So waren wir an den Besuch eines Bischofs gewöhnt, als Bischof Owusu zu uns kam. Er war Bischof von Sunyani und in der Bischofskonferenz für das Ressort Gesundheit zuständig. Er kehrte gerade von einem Deutschlandbesuch zurück und wollte uns die Grüße des Direktors des Missionsärztlichen Instituts, Prof. Dr. Pater Urban Rapp, ausrichten, den er auch gesehen hatte.

Wir verbrachten einen informativen, auch heiteren Abend mit ihm, denn der gute Bischof war leutselig und zu Späßen aufgelegt. Am nächsten Morgen wollte er in unserer Hauskapelle die heilige Messe mit uns feiern. Er war im sogenannten Prälatenzimmer neben der Kapelle untergebracht. Das Zimmer war geräumig und besaß eine Tür mit Schnappschloss. Dieses besondere Schloss war schon mehreren Besuchern zum Verhängnis geworden, wenn sie draußen waren und den Schlüssel nicht bei sich hatten. So erging es auch Bischof Owusu kurz vor der Messe. Die Tür war zugefallen und er stand draußen nur mit Unterhose bekleidet. Wir hatten noch nie einen ehrwürdigen Bischof in Unterhose gesehen, welch lustiger Anblick. Wir brauchten unser Lachen aber nicht zu unterdrücken. Bischof Owusu hatte Humor und lachte über sich selbst. Als er dann im vollen Ornat eines Bischofs (nur ohne Mitra) in der Kapelle erschien, musste ich an das Sprichwort denken: „Kleider machen Leute."

Reiseabenteuer in der Regenzeit

1979 gab es in Ghana eine ungewöhnlich intensive und lange Regenzeit, wobei an der Küste die meisten Dörfer überschwemmt wurden. Weil der Patientenstrom nachgelassen hatte, wurde ich im Oktober 1979 beauftragt, unsere Mitschwester Marie Jeanne vom Flughafen in Accra abzuholen. Im August war schon Irmgard, die von Lu abgeholt worden war, nach abenteuerlicher Reise von Accra zu uns gekommen. In Takoradi hatte ihnen unser freundlicher Bischof Erzoah seinen Wagen mit Fahrer zur Verfügung gestellt. Doch er ahnte nicht, dass er seinen Fahrer samt Irmgard und Lu auf eine Straße geschickt hatte, die aus Wasser und Schlick bestand. Der Fahrer und unsere zwei Schwestern mussten ständig aussteigen und auf Hilfe warten, weil der Wagen stecken blieb. Als Irmgard und Lu endlich in Eikwe ankamen, meinten wir, sie kämen von einer Schlammschlacht und müssten sofort in meinem Bungalow duschen (der Fahrer wusch sich bei Peter, einem Angestellten). Ihr Anblick schreckte meine Mitschwestern ab, nach Accra zu fahren. Das war sicher auch ein Grund für sie, mich dorthin zu schicken!

Der Regen hielt immer noch an und es gab keine Straße mehr, sondern nur noch eine Wasserwüste. Ich wurde von Abraham, einem meiner OP-Assistenten, begleitet. Zunächst gingen wir stundenlang bei Ebbe am Meer entlang, bis wir Essiama, ein großes Dorf, erreichten, von wo aus wir per Lastwagen nach Takoradi fuhren. Von dort ging es weiter mit einem bunt bemalten Kleinbus, Trotro genannt, bis Accra. Auf der Straße trafen wir zufällig Bruder Paul vom Steyler Orden, der uns zum Flughafen brachte. Da wartete schon Marie Jeanne auf uns, und Bruder Paul fuhr uns nach St. Mary's. Als ich am nächsten Morgen den Schwestern sagte, dass wir mit einem Neoplantbus vom State Transport nach Takoradi zurück fahren wollten, meinten sie, meine Absicht sei eine Utopie. Die Leute würden Schlange stehen und müssten dort übernachten, um vielleicht in zwei Tagen eine Busfahrkarte zu bekommen. Wir machten uns trotzdem auf den Weg zur Busstation. Es war sicher kein Zufall, dass wir Erzbischof Amissah begegneten, der uns sofort drei Karten für den State Transport besorgen ließ. Am nächsten Tag fuhren wir nach Takoradi und dann nach Essiama. Von dort wurden wir vom Lehrer John mit einem Kanu abgeholt. Leider setzte unterwegs wieder heftiger Regen ein und während der einstündigen Kanufahrt auf dem schwarzen Fluss wurden außer uns und Lehrer John auch Marie Jeannes Koffer sowie meine Taschen durchnässt. In dem Dorf Aiyenzele wartete Irmgard mit einigen jungen Männern auf uns, die sie als Träger angeheuert hatte. Diese trugen hintereinander laufend die Koffer und Taschen auf dem Kopf und wir schlossen uns ihnen an. Die Prozession der Männer durch den Busch erinnerte mich an alte Filme von Missionaren, die mit ihren Trägern im Urwald unterwegs waren. Irgendwie fühlte ich, dass ich endlich auch innerlich in Schwarzafrika angekommen war. Unsere Straße war nun passierbar und wir fuhren mit dem Landrover nach Eikwe zurück. Ich dankte Gott, dass wir, wie die Engländer sagen, die Reise „safe and sound" (sicher und gesund) bewältigt hatten. Am nächsten Morgen schien die Sonne und Marie Jeanne hatte ihr Stundenbuch, das im Koffer nass geworden war, und viele nasse Cedi-Geldscheine aus meiner Tasche an die Wäscheleine zum Trocknen gehängt.

Fahrt an die Elfenbeinküste

Seit 1979 kamen trotz schlechter Straßenverhältnisse und anhaltender Regenfälle immer mehr Patienten aus der Elfenbeinküste zu uns. Im Lauf der Jahre mussten wir viele schwangere Frauen behandeln, doch es kamen auch viele Männer zu einer Operation von der anderen Seite. Unser Personal sagte mir, dass ihr Stamm, die Nzemas, die ganze Küste bis Abidjan besiedelt hatte und die Grenze, die die europäischen Großmächte gezogen hatten, mitten durch ihr ursprüngliches Stammesgebiet schnitt. So waren die Patienten von drüben oft Mitglieder ihrer Großfamilien. Auch war die Behandlung in den dortigen Krankenhäusern nicht gut und man zog die von Ghana vor. Von der Realität dieser Feststellung konnten Marie Jeanne und ich uns überzeugen, als wir im Mai 1981 nach Abidjan fuhren, um Ersatzteile für unseren Generator zu besorgen. Marie Jeanne sprach fließend Französisch und so konnten wir viele Informationen von italienischen und französischen Schwestern sammeln, als wir eine Woche bei ihnen übernachteten. Wir wunderten uns über die gute wirtschaftliche Entwicklung. Es gab alles zu kaufen. Vor allem wurde überall gebaut, während es in Ghana keinen Zement gab und es zu einem absoluten Baustillstand gekommen war. Abidjan wurde damals das „Paris von Afrika" genannt, denn es gab überall in der Hauptstadt Geschäfte, die französisch geprägt waren. Auch waren die Straßen breit und modern angelegt und wir hatten das Gefühl, in einer europäischen Stadt zu sein.

Die französischen Schwestern wohnten in einem Stadtteil, der schon bessere Zeiten gesehen hatte. Schmutzige Straßen, heruntergekommene Häuser, die bald einstürzen würden. Sie wohnten im Slum, den es offensichtlich in allen Hauptstädten der Welt gibt. In Accra wurde dieser Stadtteil Sodom und Gomorrha genannt! Von den Schwestern erfuhren wir, dass Frankreich noch einen sehr großen Einfluss im Sinn einer Kolonialmacht hatte. Der Präsident Houphouet-Boigny war mit wirtschaftlicher Unterstützung Frankreichs schon seit 1960 im Amt. Es ging das Gerücht, hinter jedem Minister der Elfenbeinküste stehe ein französischer. Viele Waren, sogar Äpfel und Kartoffeln, wurden von Frankreich eingeführt. Andererseits wurde das Land immer noch ausgebeutet. Die großen Bananenplantagen, durch die wir fuhren, gehörten Franzosen. Auch Holz aus dem Regenwald sowie Kakao wurden nach Frankreich geschickt.

Nachdem wir unsere Geschäfte in Abidjan erledigt hatten, fuhren wir nach Aboisso zu den italienischen Schwestern. Auf den Straßen waren viele Polizeibarrieren aufgerichtet, noch zahlreicher als in Ghana. Aboisso ist eine Kleinstadt mit Krankenhaus und Gefängnis. Als wir ein besonders schönes Haus sahen, informierte uns eine Schwester, darin sei ein Bordell. Besonders am Wochenende kamen von Ghana Lastwagen, die junge Mädchen zur Prostitution nach

Aboisso, Abidjan und in andere Städte brachten. Die meisten Mädchen kehrten montags aus Aboisso zurück.

Den Besuch des Hospitals vermittelte uns eine italienische Schwester, die dort als Hebamme arbeitete. Sie und ein französischer Arzt waren die einzigen Europäer. Der französische Kollege erzählte, er sei auch für das Gefängnis zuständig. Dort herrschten katastrophale Zustände. Die Insassen müssten Jahre auf ihren Prozess warten. Selbst wenn sie nur einen der großen Plastikbeutel gestohlen hätten, mit denen die Bananenstauden abgedeckt wurden, würde ihnen der Prozess gemacht. Die Ernährung sei nicht ausreichend und viele verhungerten. In der Elfenbeinküste wende man dasselbe Prinzip wie in Ghana an. Die Gefangenen müssten zusätzlich zur kleinen Gefängnisration von Angehörigen ernährt werden. Sei keine Familie vor Ort, gehe es ihnen schlecht. Der Kollege hatte die verhungernden Gefangenen ins Krankenhaus eingeliefert. Die meisten vertrugen aber das fette Essen nicht, das aus der Krankenhausküche kam. Deshalb hatten die Schwestern für sie Diätkost zubereitet.

Ein afrikanischer Kollege führte uns durch die Stationen. Viele Betten waren leer. Die verschriebenen Medikamente waren teuer und mussten von den Angehörigen der Kranken in einer Apotheke in der Stadt gekauft werden. Die Abteilung der Wöchnerinnen war gut belegt, vielleicht weil die italienische Schwester als Hebamme dort arbeitete. Im Operationssaal sahen wir rostige Instrumente und Maschinen, die außer Betrieb waren. Dann führte uns der Kollege in einen großen Raum, wo die Gefangenen untergebracht waren. Ihr Anblick war für Marie Jeanne und mich ein Schockerlebnis. Ungefähr 20 Gefangene saßen im Kreis auf dem Boden und starrten vor sich hin. Sie waren aneinander gekettet. Der Kollege informierte uns über ihre Straftaten. Die Männer waren Schmuggler, Diebe oder Einbrecher. Doch die meisten hatten nur einen kleinen Diebstahl begangen. Ich werde diese Männer mit den starren, hoffnungslosen Augen nie vergessen. Nach dem Besuch dieses Krankenhauses verstand ich, warum so viele Patienten zu uns kamen. Die Schwestern in Aboisso wirkten wie Engel. Wenn ein Gefangener endlich entlassen wurde, versuchten sie, eine Arbeitsstelle für ihn zu finden. Ihr Gärtner war ehemaliger Gefängnisinsasse und sie hatten beim Bau ordenseigener Kindergärten frühere Häftlinge angestellt.

In Aboisso arbeiteten auch italienische Patres. Als wir von Abidjan zurückkamen, teilten uns die Schwestern mit, dass die Patres am Morgen ein Totenamt für einen katholischen Minister gelesen hatten. Da der Minister mit dem Präsidenten befreundet war, waren viele Regierungsbeamte von Abidjan gekommen. Die Beerdigung, die auch den italienischen Priestern anvertraut war, konnten wir uns abends im Fernsehen anschauen. Zuerst sahen wir ein christliches Begräbnis. Doch kaum hatten die Priester das Grab verlassen, tauchten Fetischpriesterinnen auf, die um das Grab herum einen wilden Tanz aufführten. Sie waren alle dick und „oben ohne". Also vermischte sich auch in den höchsten Regierungskreisen das Christentum mit den Naturreligionen und so eine Szene wurde sogar vom nationalen Fernsehsender ausgestrahlt! Ob ich Afrika je begreifen konnte? Mir fiel Pater Waldemar ein, der einmal zu mir gesagt hatte: „Je länger ich in Rhodesien bin, desto weniger verstehe ich die Afrikaner." Am folgenden Nachmittag wurden wir zur Geburtstagsfeier eines italienischen Paters eingeladen. Bei der Gelegenheit gab es zur Hauptmahlzeit gut schmeckendes, weißes Fleisch, das die Lieblingsspeise des Paters war. Man sagte mir, es sei Kaninchenfleisch. Als ich es gegessen hatte, meinte man, es wäre Schlangenfleisch gewesen. In der Elfenbeinküste fiel uns auch etwas Positives auf. Wann immer wir Kinder nach dem Weg fragten, konnten sie Marie Jeanne verstehen und antworteten in fast akzentfreiem Französisch. Wir hatten den Eindruck, die Regierung lege viel Wert auf Bildung. Doch sie tat wenig für ihre Kranken.

Kranke aus der Elfenbeinküste

Kaum waren wir in Eikwe zurück, als man einen Patienten von der Elfenbeinküste zu uns brachte. Sein Bauch war wie ein Luftballon aufgebläht. Bei einer Aspiration gewannen wir dunkles Blut. Bei der anschließenden Operation entfernten wir einige Liter altes Blut und der Patient hörte zu bluten auf. Seine Begleiter erzählten uns eine skurrile Geschichte. Der Patient hatte sich betrunken, weil sein bester Freund gestorben war. Als er nach dem Abzug der anderen Trauergäste allein am Grab des Freundes stand, war er ins schon ausgehobene nächste Grab getaumelt. Am folgenden Nachmittag, als man einen Sarg ins Grab hinunterlassen wollte, sah man, dass schon jemand drin lag.

Unsere nächste Patientin aus der Elfenbeinküste war eine Frau mit einer akuten Bauchhöhlenschwangerschaft. Sie war schon auf einem Operationstisch der Universität in Abidjan angeschnallt gewesen, als sie bemerkte, dass sie von zwei jungen Studenten operiert werden sollte. Sie sprang vom Tisch und kam mit einem Taxi zu uns. Das Taxi hatte unterwegs eine Panne und sie musste mit einem anderen Wagen weiterfahren. Wir glaubten ihre Geschichte, weil uns vor ihr schon mehrere Kranke berichtet hatten, dass sie von Studenten operiert werden sollten. Auch jene Kranken hatten das Weite gesucht. Wir operierten nun die inzwischen kollabierte Patientin in höchster Eile, denn sie wäre innerlich fast verblutet.

Ein junges Mädchen aus Abidjan hatte vor einigen Wochen einen Kaiserschnitt bekommen. Sie klagte über Schweregefühl im Bauch und über Stuhlgangbeschwerden. Wiederum einige Wochen später kam ein weiteres junges Mädchen aus Abidjan mit denselben Beschwerden nach einer Operation. Diesmal war es eine Bauchhöhlenschwangerschaft, die im Nachbarland operiert worden war. Bei beiden jungen Frauen entfernten wir ein eingerolltes Abdecktuch, das tief in die Bauchhöhle gestopft worden war. Die erste Patientin hatte einen Abszess entwickelt, die zweite eine Stuhlfistel. Bei der Entlassung beider Patientinnen schickten wir sie mit den Tüchern und einem Brief in die entsprechenden Krankenhäuser in der Elfenbeinküste zurück.

Father Baker

In der Diözese wurden wieder einmal alle Priester versetzt. Zu uns kam der holländische Pater Baker, der schon fast 40 Jahre in Ghana war. Sein letzter Einsatz war jahrzehntelang in Enchi gewesen, einer von uns weit entfernten Kleinstadt, wo er einziger Europäer war. So freute er sich, dass er jetzt eine angenehme Abwechslung hatte und wir ihn zu Sonntagskaffee oder Abendessen einluden. Er kannte Land und Leute und erzählte uns viele Erlebnisse aus Ghana, die für uns manchmal aufschlussreich waren. Auch sandte der Bischof den jungen ghanaischen Priester John als Kaplan und Hospitalseelsorger, der zugleich für die vielen Außenstationen verantwortlich war. Der Pater würde nach 40 Jahren in der Mission in Ghana bald nach Holland zurückkehren, um dort in den Ruhestand zu treten.

Father Baker, wie er in Eikwe genannt wurde, war ein großer, hagerer Mann, der dem Orden der „society of missionaries of Africa" – kurz SMA – angehörte. Diese Kongregation lebt nach den ersten zwei evangelischen Räten, nämlich Gehorsam und Ehelosigkeit, doch die Priester dürfen Vermögen besitzen. Father Baker war ein Kettenraucher, und es war uns ein Rätsel, woher er seine Zigaretten in dieser schweren Zeit bekam. Auch für das holländische Heineken-Bier schien er eine geheimnisvolle Quelle entdeckt zu haben. Heineken wurde zwar in Ghana gebraut, doch man konnte es nicht mehr kaufen. Wenn er in der Dorfkirche predigte, verwandelte er sich in einen strengen Propheten des Alten Testaments. Mit erhobenem Zeigefinger hielt er jeden Sonntagmorgen seine Strafpredigten, und rief „brimstone and ashes" (Schwefel und Asche) auf seine erschrockenen oder erstaunten Schäfchen herab. Der erhobene Zeigefinger war sein Markenzeichen. Wenn die Leute von ihm redeten, nannten sie nicht seinen Namen, sondern hielten ihren Zeigefinger nach oben. Wenn ich an ihn denke, kommen mir zwei Episoden in den Sinn: In Enchi hatte er sich mit einem Lehrer angefreundet und wie er uns erzählte, war dieser Lehrer sein bester Freund geworden. Nach einigen Monaten in Eikwe bekam er die Nachricht, dass sein

Freund an schwerer Gelbsucht erkrankt war. Er schickte sofort seinen Kaplan nach Enchi mit dem Vorschlag, sich in Eikwe behandeln zu lassen. So traf der Patient mit seiner Familie Tage später bei uns ein und sah von der langen Reise mitgenommen aus. Unsere Untersuchungen ergaben leider einen weit fortgeschrittenen Leberkrebs. Schon nach zwei Wochen starb der Patient. Es war jetzt für die Familie, die ihren Toten unbedingt in Enchi begraben wollte, ein großes Problem, den Verstorbenen im Sarg in ihre Stadt zurück zu transportieren. Sie hätten niemals die hohen Kosten tragen können. Ein Toter bedeutet für einen Fahrer, der ihn transportieren soll, Unglück. Man muss ihm eine Flasche Schnaps als Beschwichtigungsopfer für die bösen Geister von Toten geben, die auf den Straßen lauern. Ferner muss man ihm einen enorm hohen Geldbetrag zahlen und die Angehörigen müssen einen Sarg kaufen, der in Ghana teuer ist. Aber Ghanaer finden aus Schwierigkeiten immer einen Ausweg, das habe ich in diesem Fall wieder bemerkt. Die Angehörigen bestellten den Verwandten, der sie mit seinem Wagen gebracht hatte, platzierten den Toten sitzend in die Mitte und flankierten ihn zu beiden Seiten. Sie hatten ihm seinen Anzug angezogen und einen Hut aufgesetzt. Von draußen konnte man nicht erkennen, dass er tot war. Father Baker teilte uns später mit, die Familienangehörigen seien gut in Enchi angekommen. Sie hatten keine Probleme an den vielen Polizeibarrieren, weil sie sofort ein Bündel Geldscheine für die Beamten bereithielten und gleich passieren konnten. Niemand merkte unterwegs, dass sie einen Toten nach Hause brachten.

Der zweiten Episode möchte ich die Überschrift: „Der Pater und der verflixte Hummer“ geben. Die Fischer unseres Nachbardorfs Krisan schickten uns nach einem guten Fang wieder einmal einige Hummer. Wir luden am Sonntagabend Father Baker wie gewöhnlich ein, doch diesmal zu einem ungewöhnlichen Essen. Die Hummer waren für uns eine große Delikatesse und für Father Baker eine große Überraschung. Elisabeth, ein junges Mädchen, das bei uns kochen gelernt hatte, hatte die Hummer schon in der Küche tranchiert und Irmgard servierte jedem von uns einige Stücke auf unsere Teller. Der Pater schien noch nie in seinem Leben Hummer gegessen zu haben. Er biss kräftig in den Panzer des Krustentieres. Plötzlich flog sein Gebiss quer über den Tisch und landete auf dem Boden. Das ungewöhnliche Geschoss verpasste nicht seinen Überraschungseffekt. Nach dem ersten Schrecken mussten alle Anwesenden – außer dem Pater – ein Lachen unterdrücken. Der Pater hatte immer noch seinen Mund geöffnet, der wie ein Krater in seinem erstaunten Gesicht gähnte. Katharina, die ihr Lachen kaum zurückhalten konnte, tauchte unter den Tisch und suchte nach der Prothese. Nachdem ihr Eigentümer sie wieder dort fixiert hatte, wo sie hingehörte, erbarmte sich Katharina und entfernte dem verflixten Hummer seinen Panzer. Jetzt endlich konnte ihn der Pater mit einiger Verspätung genießen.

Spitznamen

Unsere Leute nannten, wenn sie über jemanden redeten, oft keine Namen, sondern imitierten die Person durch eine Geste wie zum Beispiel den erhobenen Zeigefinger von Father Baker, oder sie gaben ihnen Spitznamen, die eine wesentliche Tätigkeit oder Redensart der Person ausdrücken sollten. Ursula trank viel Kaffee und lief oft mit einer Tasse Kaffee in der Hand vom Schwesternhaus zu ihrem Büro. Also wurde sie „Sister coffee“ genannt. Der kleine John, der bei uns aufwuchs, weil seine Mutter ihn verstoßen hatte, war ein guter Beobachter. Er nannte Lu „Sister ten o'clock“, weil sie abends um zehn Uhr immer Hunger bekam und an den Eisschrank ging. Ich selbst wurde von meinen OP Assistenten „Dr. Sharp“ genannt, entweder weil ich viel (mit einem scharfen Skalpell) operierte oder weil ich großen Wert auf Pünktlichkeit legte. Ich sagte am Vortag des Operationsprogramms immer: „Tomorrow at 7 o'clock sharp (in Nzema pepe).“ Mit der Zeit waren meine Mitarbeiter so pünktlich, dass sie mir, wenn ich vor den Operationen noch im Kreißsaal zu tun hatte, hinterherliefen und sagten: „Doktor, wir warten auf Sie.“ Ihre Pünktlichkeit war eine große Leistung.

Denn in Ghana sagt man von uns Weißen: „Ihr habt die Uhr, doch wir haben die Zeit.“ Man spricht von „ghanaischer Zeit“. Wie oft haben wir selbst bei Regierungstreffen gewartet! Wenn es auf zehn Uhr angesetzt war, fing es vielleicht um elf Uhr an. „Immer mit der Ruhe, bloß keine Hektik“, hörten wir, wenn wir uns beschwerten.

Seltsame Sitten

Allmählich gewöhnte ich mich an die großen Invasionen von Patienten, die regelmäßig wie gigantische Ozeanwellen über das Hospital hinwegrollten. Es waren Verkehrsopfer nach einer Massenkarambolage oder die Opfer des Staatsstreichs von 1981; später folgten die der Bürgerkriege in Liberia, Sierra Leone und der Elfenbeinküste.

Ich lernte auch viele Sitten und Brauchtümer kennen, die sich weitgehend auf dem Land oder im tiefen Busch erhalten hatten. Ich glaube, ich hätte sie kaum kennengelernt, wenn ich nur in einem Regierungskrankenhaus einer großen Stadt gearbeitet hätte. Die gefährlichste Sitte von allen war das Zickzackfahren nach dem gewaltsamen Tod eines Fahrers. Ein Kollege musste mit vielen Insassen im Zickzack und mit Höchstgeschwindigkeit einige Straßen abfahren, die dem Verstorbenen vertraut waren. Der Fahrer vertrieb dadurch den Geist des Toten, der sonst keine Ruhe gefunden hätte und vielleicht aggressiv geworden wäre. Ich hatte den Eindruck, die Fahrer warfen in ihrer „drivers union“, einer Art Gewerkschaft, das Los, um einen Kollegen für dieses Himmelfahrtskommando zu finden. Jeder wusste, dass solch ein Unterfangen schon viele Todesopfer gefordert hatte. Nachdem ein Fahrer von einem fallenden Baum erschlagen worden war, hat sich auf solch einer Höllenfahrt ein Bus mit 40 Insassen überschlagen. Der einzige Tote war der einzige Sohn des Verstorbenen. Die Leute glaubten, dass der Vater seinen Sohn gerufen habe. Die übrigen Insassen wurden leicht oder schwer verletzt in unserem Hospital aufgenommen. Unter ihnen war eine Hochschwangere, deren rechten Unterarm wir amputieren mussten. Sie konnte aber die Schwangerschaft austragen und ein gesundes Baby gebären. Esi, ein siebenjähriges Mädchen, würde wohl sterben müssen. Sie war lange Zeit tief bewusstlos und ein großes Stück ihres linken Schädelknochens war abgesplittert. Ihr Gehirn lag bloß und man konnte die weiße Gehirnmasse sehen. Nach unserer klinischen Erfahrung hatte sie keine Überlebenschance. Doch wir wurden eines Besseren belehrt. Als die ghanaische Hilfskrankenschwester Alice Esi in diesem desolaten Zustand sah, sagte sie: „Wenn Gott will, dass Esi überlebt, wird sie es tun.“ Als Esi später aufwachte, hatte sie keinerlei Anzeichen einer Hirnschädigung. Sie war ein aufgewecktes und lebhaftes Mädchen. Doch sie jagte mir einen großen Schrecken ein, als ich an einem Vormittag aus dem Fenster unserer Ambulanz sah: Esi lief um die Wette mit einem kleinen Jungen! Ich dachte, ihr Gehirn würde herausschwappen, und brachte sie eilends in ihr Bett zurück. Später überwiesen wir sie zu einem spanischen Kollegen, der als Gehirnchirurg in einem Missionshospital arbeitete. Einige Zeit später stellte sich Esi bei uns mit einer Metallplatte vor, die den Defekt im Schädelknochen abdeckte. Leider wohnte Esi in einem weit entfernten Dorf und wir sahen sie nie wieder.

Einbruch

Wir hörten, dass bei den Missionaren in Takoradi – den irischen St. Louis Schwestern –, den amerikanischen Holy Child - und den Holy Cross Schwestern sowie bei den italienischen Franziskanermönchen immer wieder eingebrochen wurde. Bei den Franziskanern wurden die beiden Wachhunde vergiftet, ehe die Einbrecher ein Lager mit Schuhen ausräumten. Pech für die Diebe war, das es nur von jedem Paar die linken Schuhe gab, da die rechten in einem ihnen unbekannten Lager untergebracht waren. Dann traf es auch uns. Man entwendete am helllichten Tag bei Elisabeth ein Radio. Wir waren so enttäuscht, dass ich dem Häuptling, Mr. Kweku, der gerade eingesetzt war, damit drohte fortzugehen. Dieser berichtete mein Vorhaben sogleich dem Omahene, dem obersten Häuptling unserer Region, und der rief wiederum alle Häuptlinge zu sich. Es wurde beschlossen, uns eine große Geldspende zukommen zu lassen. Da die Restriktionen auf Zement aufgehoben waren, kauften wir für das Geld viele Säcke Zement, um das Hospital zu erweitern.

ABU

Zu dieser Zeit suchte uns der Direktor der deutschen Straßenbaugesellschaft ABU (Allgemeine Bauunion) auf, die den Regierungsauftrag bekommen hatte, die internationale Straße zur Grenze der Elfenbeinküste zu bauen. Er kündigte uns an, seine Firma hätte 1000 ghanaische Arbeiter und 50 Europäer angestellt. Wenn wir die Behandlung der Angestellten und Arbeiter übernehmen würden, würden wir große finanzielle Gewinne machen. Er hatte eine sofortige Zusage von uns erwartet und war enttäuscht, dass wir erst beraten mussten. Wir waren mit Arbeit überlastet und wussten nicht, wie wir mit den zusätzlichen künftigen Arbeitsunfällen fertig werden sollten. Da wir das einzig gut funktionierende Hospital in der Nähe der Straßenbauarbeiten waren, sagten wir zögernd zu. Die Zusammenarbeit erwies sich später als Segen für beide Parteien. Der Direktor war zufrieden mit der prompten Behandlung seiner Arbeiter. Wir bekamen Hilfe von den deutschen Technikern und konnten viele Sachen für das Hospital über ABU aus Deutschland einführen.

Rawlings zweiter Staatsstreich

Es kam der 31. Dezember 1981, ein Tag, an dem das Leben vieler Ghanaer sich ändern sollte. Bei der Übergabe der Regierungsgewalt 1979 soll Rawlings zu Dr. Limann, der als Präsident demokratisch gewählt worden war, gesagt haben: „Schaffen Sie die Korruption ab. Wenn es Ihnen in zwei Jahren nicht gelingt, werde ich wiederkommen." Doch die meisten Minister bereicherten sich und die wirtschaftliche Situation verschlechterte sich rapide. Die Inflation stieg auf 110%. Die Lebensmittel waren sehr teuer geworden und das Transportsystem kollabierte. Am 31.12.1981 hatte Rawlings keine Geduld mehr und schlug zu. Der 31. Dezember verlief für uns wie immer mit viel Arbeit und es gab keine ungewöhnlichen Ereignisse. Zur Feier des neuen Jahres hatten wir Father Baker eingeladen, dem wir sogar einige Flaschen Bier besorgen konnten. Wir hatten Sandwiches vorbereitet und das Bier im Kühlschrank kaltgestellt. Als wir uns mit unserem Gast gerade hingesetzt hatten, stürzte Regina, eine Hilfskrankenschwester, aufgeregt auf die Veranda des Schwesternhauses und kündigte uns an, dass ein Wagen nach dem andern ins Hospital fahre und Schwerverletzte bringe. Wir eilten sofort ihr nach und erfuhren, dass der Fliegerleutnant Jerry Rawlings seinen zweiten Staatsstreich in Accra durchgeführt hatte. Seine Soldaten waren im Süden des Landes ausgeschwärmt, um eine Verhaftungswelle korrupter Personen zu starten. Einige Soldaten hatten sich betrunken, und als sie Leute sahen, die in Nkroful, einem größerem Dorf, aus einer Kirche kamen, schossen sie wild um sich. Die Menschenmenge bestand aus katholischen Gläubigen, die um ihre Kirche herum eine Danksagungsprozession machen wollten. Als die Schießerei anfing, stoben alle auseinander, was die Soldaten reizte, die Flüchtenden durch Kugeln aufzuhalten.

Niemand wusste, wie viele Tote es gab. Doch wir wussten am nächsten Morgen, wie viele angeschossene oder niedergetrampelte Patienten wir versorgt hatten. Oft mussten wir Patienten bitten, ihr Bett einem Schwerverletzten zu überlassen und sich neben oder unter das Bett zu legen. In solchen Situationen platzte das Hospital aus den Nähten. Wir operierten einen fettleibigen Mann, der von Kugeln durchlöchert war. Er hatte keine Überlebenschancen und starb noch in der Nacht. Die Kollegen aus den Distrikthospitälern waren alle geflüchtet. So wurden Notfälle von dort zu uns überwiesen. Eine Frau, die für einen vierten Kaiserschnitt in einem Distrikthospital aufgenommen war, wurde zu uns transferiert, doch sie starb auf dem Weg im Hospital-Landrover. Wir mussten das tote Baby herausschneiden. Der Glaube der Nzemas war, dass eine tote Mutter, die mit ihrem Kind im Leib begraben wird, die Erde verunreinigt. In der Zeit vor Aids hatten wir einige Male solch makabre Operation in unserer kleinen Leichenhalle durchgeführt. Wegen der Ansteckungsgefahr führten wir, als sich Aids ausbreitete, solche

Autopsien nicht mehr durch. Die Leute gingen dann zu Fetischpriestern. Eine andere Schwangere erlag ihren Verletzungen, doch wir konnten das Baby aus dem Bauch der toten Mutter retten. Dies war für mich ein Déjà-vu Erlebnis eines ähnlichen Falles in Rhodesien. In dieser Nacht gab es auch Geburten und bei blutenden Frauen mussten wir einige Ausschabungen durchführen. Gegen sechs Uhr morgens waren wir fertig und wünschten unseren Angestellten ein gutes neues Jahr. Der enttäuschte Father Baker war längst nach Hause gegangen und bereitete jetzt die Frühmesse vor.

Leider kam es nach Rawlings Machtübernahme zu vielen Gewalttätigkeiten und Morden. Die ersten Jahre waren kein Ruhmesblatt für die Militärregierung. Im Juni 1982 wurden drei Richter, darunter eine Frau des Obersten Gerichtshofs und ein pensionierter Offizier in Accra, entführt und ermordet. Ihre verbrannten Leichen fand man Tage später. Verbrennen war die größte Schmach, die man Ghanaern antun konnte, sie war ein absolutes Tabu. Die Empörung der Bevölkerung war groß. Rawlings gab an, er hätte mit der Ermordung der Richter nichts zu tun. Die Leute bekamen den Eindruck, er könnte sein Militär nicht mehr kontrollieren. Dr. Irene, eine ghanaische Kollegin, mit der ich später acht Jahre zusammenarbeitete, glaubte Rawlings nicht. Die Richterin war ihre leibliche Schwester. Sie war für viele Waisenkinder eine Wohltäterin gewesen, denn sie hatte ihnen das Schulgeld bezahlt. Die Kinder trauerten um sie wie um eine Mutter. Dr. Irene erzählte uns von einer Konfrontation zwischen Rawlings und dem sechsjährigen Sohn ihrer Schwester, als Rawlings eine Schule besuchte. Er drückte jedem Jungen die Hand. Der kleine Sohn aber streckte seinen Arm nicht aus, sondern sagte: „Ich gebe dir nicht meine Hand, du hast meine Mutter ermordet!"

Nach Rawlings zweiter Machtübernahme haben die Ghanaer seine Soldaten wieder gefürchtet. Wir hörten, dass sie auch in mehreren Missionshospitälern die Speisekammern und Kühlschränke der Missionare heimgesucht hätten. Wir dachten damals, wenn die Soldaten zu uns kommen, werden sie enttäuscht sein. Unsere Vorratskammer war fast leer, und da wir nicht genügend Kerosin hatten, waren unsere Kerosineisschränke warm.

Soldaten in Eikwe

Wenn ich in der Notaufnahme Abszesse drainierte und septische Wunden behandelte, zog ich statt meines weißen Kittels einen Haushaltskittel mit einer Gummischürze darüber an. Eines Morgens war ich gerade damit beschäftigt, Sandflöhe (chiggers) aus den verhornten Fußsohlen eines Fischers herauszuschneiden, als ein Trupp Soldaten mit einem Offizier im Hospital erschien. Augustin, mein Assistent, benachrichtigte mich, dass der Offizier die Ärztin sehen wolle. Als ich erschien und mich vorstellte, fragte er mich, ob ich wirklich die leitende Ärztin sei. Er konnte es nicht glauben, da er ein anderes Bild von einem Doktor im Kopf hatte. Meine ghanaischen Kollegen waren etwas beleibt, meist von großer Statur und mit blütenweißem Kittel. Sie stellten eine Autorität dar. So wie er selbst und seine Soldaten, die alle kräftig und wohl genährt aussahen. Ich dagegen war schmächtig und hatte einen Haushaltskittel an, der nicht sauber war. Ich musste es ihm zum zweiten Mal beteuern, dass ich das Hospital leitete. Doch dann legte er mit erstaunlichen Anklagen los, die er laut hervorstieß. Ich als Besitzerin des Hospitals würde die Leute ausbeuten und hätte wohl schon viel Geld angehäuft. Ich sollte ihm mein Scheckbuch bringen, dann würde er sehen, wie viele Millionen ich auf dem Konto hätte etc. Als er mit seinen Tiraden fertig war, sagte ich ihm, er hätte mich wohl mit einer anderen Person verwechselt. Ich informierte ihn, dass ich eine einfache Missionsärztin sei, die seinem Volk helfen möchte. Das Hospital gehöre nicht mir, sondern den Leuten. Es wurde „people's hospital" genannt, denn die Leute hatten es selbst gebaut. Wenn er mir nicht glaube, könne er die Dorfältesten zur Bestätigung meiner Worte holen lassen. Der Offizier antwortete barsch, dass er die Ältesten sprechen wolle. So lud ich ihn und seine sechs Soldaten in meinen Bungalow ein. Doch ihre Maschinengewehre mussten sie draußen lassen. Als die Ältesten in ihren besten Stoffen gekleidet erschienen, bestätigten sie dem Offizier, dass ich die Wahrheit gesagt hätte. Sie unterhielten sich in Twi, deswegen verstand ich nicht alles, was sie redeten. Doch jetzt warf mir der Offizier zum ersten Mal einen freundlichen Blick zu. Dann verabschiedete er sich mit seinen Soldaten und gab mir sogar die Hand.

Am folgenden Sonntag fuhr ein Militärfahrzeug ins Hospital und wieder sprang ein Offizier mit seinen Soldaten heraus. Ich war gerade auf dem Weg in den OP, um einen Kaiserschnitt zu machen. So winkte ich ab und sagte, ich hätte jetzt keine Zeit für ein Interview. Ich traute meinen Ohren nicht, als er sagte: „Ich will nichts von Ihnen, ich möchte nur wissen, was Sie brauchen." Ich verwies ihn an Irmgard, die gerade aus der Kirche kam, und verschwand im OP. Irmgard sagte mir später, dass sie den Soldaten eine lange Liste geschrieben habe. Sie hätte Diesel, Kerosin, einige Säcke Mehl, Reis und Zucker für die Angestellten aufgeschrieben. Doch sie meinte, dieses Manöver sei eine Farce. Denn die Soldaten in Afrika nähmen alles und gäben nie. So stand es in den Zeitungen, die sie in Deutschland gelesen hatte. Eine Woche später jedoch fuhr ein großer Lastwagen in den Hof des Hospitals und lud große Tonnen mit Diesel, Mehlsäcken, kurz allem ab, was Irmgard aufgeschrieben hatte. Wir mussten nichts bezahlen! Das Ansehen der neuen Regierung war in Eikwe enorm gestiegen. Leider lernten wir bald eine andere Seite des neuen Staatsoberhaupts Rawlings kennen.

Hungersnot

Rawlings neigte dem Kommunismus zu, wie es sein großes Vorbild Nkrumah getan hatte. Er wollte strikte Kontrollpreise einführen, hatte aber nicht mit dem geschlossenen Widerstand der mächtigen Marktfrauen gerechnet. Diese verfügten über den Handel von ganz Ghana. Plötzlich gab es im Land keine Märkte mehr und unversehens brach eine Hungersnot aus. Es gab nirgendwo etwas zu kaufen: weder Brot noch Cassava noch Fisch noch Fleisch oder Gemüse.

Wir mussten Lebensmittel in kleinen Mengen in der Elfenbeinküste einkaufen, um zu überleben. Das gesamte Krankenhauspersonal war so untergewichtig wie wir. Dennoch behielten die Ghanaer ihren Humor. Als Irmgard bei der Regierung in Takoradi Papiere abgab, hörte sie folgenden Dialog zweier Büroangestellter. Sagt der Erste, der aus der Mittagspause kommt: „Ich fühle mich wie ein Grashüpfer, denn ich habe nur Zuckerrohr geknabbert.“ Sagt der Zweite: „Ich gehe jetzt zum Bäcker und kaufe ‘Rawlings Kuchen’“. Jeder wusste, er meinte das weiße Fruchtfleisch der Kokosnüsse.

Zum Streik der mächtigen Marktfrauen gesellten sich weitere Katastrophen. 1980 trat eine Dürre auf, die drei Jahre anhalten sollte. Auch verbrannten großflächige Buschfeuer die Felder. Die Elite des Landes flüchtete ins Ausland, dieses Phänomen nannte man in Ghana zutreffend „brain drainage“ (Ableitung von Gehirn). Gleichzeitig machte die Vertreibung einer Million Ghanaer aus dem benachbarten Nigeria das Maß des Unglücks übervoll.

Die gekaufte halbe Kuh

Eines Tages hörten wir von einer befreundeten Ordensschwester, man könne bei einer geheimen Stelle in Takoradi Fleisch kaufen. Sagte sie Fleisch? Das war für uns ein fast unbekanntes Wort geworden, denn wir waren seit einem Jahr Zwangsvegetarier. Sie fuhr fort: „Man bekommt das Fleisch aber nur, wenn man laute Schimpfkanonaden stumm auf sich niederprasseln lässt. Der Verkäufer ist ein ungehobelter Mann, der Kalabule haben will. Doch um Himmels willen protestieren Sie nicht und geben ihm nichts. Wir Schwestern müssen konsequent sein. Das Fleisch gibt er Ihnen zum Schluss doch!“ Wer sollte am nächsten Tag nach Takoradi fahren? Lu, die sichtlich abgemagert war, und ich wurden ausersehen. Ich war so dünn, dass meine Mitschwestern mich „Biafrakind“ nannten. Sie spotteten, meine Knochen klappern zu hören, bevor ich um die Ecke kam. In Takoradi fand unser Fahrer John nach einigem Suchen die Stelle, von der im Geheimtipp die Rede gewesen war.

Wie erstaunt waren wir, als wir einen netten jungen Mann antrafen. Er fragte freundlich nach unseren Wünschen und woher wir kämen. „Oh“, sagte er, „Sie kommen vom Eikwe-Krankenhaus, davon habe ich viel gehört. Sie versorgen viele Kranke, nicht wahr? Sie müssen schwer arbeiten, nicht wahr? Wenn man schwer arbeitet, muss man gut essen, um bei Kräften zu bleiben. Übrigens, haben Sie einen großen Kühlbehälter mitgebracht?“ Wir bejahten alles, obwohl wir nur eine kleine Kühlbox mitgenommen hatten, denn die Schwester hatte angedeutet, dass wir nur zirka 2 kg Fleisch bekommen würden. Dann schaute der junge Mann auf die Uhr und sagte entschuldigend: „Leider kommt die Lieferung aus dem Norden erst um 2 p.m. (14 Uhr) Uhr. Sicher haben Sie noch etwas in der Stadt zu erledigen, doch bitte seien Sie um 2 p.m. wieder hier.“

Und ob wir pünktlich zurück waren! Leider war das Büro nun geschlossen. Davor hatte sich eine Schar Männer versammelt, die an ihren langen grauen Kasacks als Muslime aus dem Norden zu erkennen waren. Sie redeten wild durcheinander und fuchtelten mit den Armen. Wir kamen uns in ihrer Gesellschaft etwas hilflos vor. Von unserem netten jungen Mann fehlte jede Spur. Da fuhr ein großer Lastwagen vor, einige Männer sprangen heraus und verteilten steif gefrorene ganze Kühe (ohne Hufe und Kopf, mit abgezogener Haut) an die herandrängenden Männer. Gerade als eine halbe Kuh hinunter gereicht wurde, tauchte der junge Mann neben uns auf und sagte: „Die gehört Ihnen!“ Er nannte einen niedrigen Preis, den wir gleich bezahlten und uns dabei herzlich bedankten. Er wies noch einen Arbeiter an, das Fleisch mit einer Axt zu zerteilen. Bald flogen uns Knochensplitter um die Ohren und wir mussten in Deckung gehen. Als der Schlachter fertig war, luden wir den Berg Fleisch in unseren VW-Bus und brausten davon. So rasch waren wir noch nie nach Eikwe zurückgefahren, fürchteten wir doch, dass unsere halbe Kuh auftauen würde. Doch siehe da! Sie war immer noch tiefgefroren, als wir in Eikwe ankamen. Die Fleischstücke waren bald verteilt, für uns blieb der Rest in der kleinen Kühlbox übrig. Daraus zauberte Elisabeth, unsere ghanaische Köchin, am nächsten Tag einen saftigen Braten. Es war ein Festschmaus für uns Vegetarier.

Kaplan John, unser Wohltäter

Unser Kaplan John, der immer zu den Außenstationen von Eikwe unterwegs war, hatte das Dorf Adumbrim tief im Busch besucht. Der Weg dorthin war voller Löcher und Steine und in der Regenzeit nur zu Fuß oder mit einem Landrover passierbar. Die Dorfbewohner unterbreiteten dem Kaplan ihre großen Probleme. Sie konnten ihre reiche Ernte von Cassava, Mais und Plantain nicht verkaufen, weil sie von der Umwelt abgeschlossen waren. Nach Rücksprache mit uns fuhr unser Kaplan regelmäßig nach Adumbrin, um den nun zufriedenen Leuten ihre Ernte abzukaufen. Wir verteilten sie an unsere Angestellten. Eines Tages kehrte Kaplan John erst spät abends zurück, obwohl er schon früh losgefahren war. Als er endlich in Eikwe eintraf, erzählte er, dass fast alle Dorfbewohner an Grippe erkrankt waren und nicht auf die Felder gehen könnten. So hatte er mit seinen Jungen, die ihn immer begleiteten, selbst Cassava und Plantain geerntet.

Tilapia, der Stinkfisch

Meinen ersten Heimaturlaub nahm ich zwei Jahre nach meiner Ankunft in Ghana. Als ich in einer Schlange am Airport in Accra stand, musste ich an die Abschiedsfeier denken, die mir unser Personal bereitet hatte. Sie hatten sogar das Bibeldrama vom verlorenen Sohn aufgeführt. Ich musste immer noch lächeln über die Rede von Christopher, einem jungen OP-Assistenten. Er sagte: „Dr. Gabi fährt nicht mit einem Taxi nach Deutschland, nicht mit einem Trotro, nicht mit einem Bus, sondern sie fliegt mit einem Flugzeug!“ Die meisten unserer Angestellten konnten sich unter einem Flugzeug nichts vorstellen, weil sie noch nie einen Jumbojet gesehen hatten. Ich wurde aus meinen Gedanken gerissen, als die Leute mit ihrem Gepäck weiterrückten. Jetzt bemerkte ich, dass es strenge Kontrollen gab. Jeder Passagier, der Ghana verließ, musste seinen Koffer öffnen. In der Schlange vor mir stand ein Mann, dessen Koffer bestialisch roch. Er musste seinen Koffer unter den strengen Augen des Zollbeamten öffnen. Er enthielt alle Zutaten einer typisch ghanaischen Mahlzeit. Cassava, Yam, Plantain und mehrere große Exemplare Tilapia, den Stinkfisch. Ich kannte diese Fischart von unseren Angestellten, die uns manchmal eingeladen hatten. Der geräucherte Fisch soll eine Delikatesse sein. Doch ich konnte mich nie überwinden, ihn zu essen, weil er so stank. Von den Ghanaern selbst wurde er „Stinkfisch" genannt. Der Kofferbesitzer erklärte dem Beamten, dass sein Freund in England, den er besuchen wollte, großes Heimweh nach Ghana habe. Er hätte sich gewünscht, dass er ihm eine ghanaische Mahlzeit mitbrächte. Der Beamte hatte Verständnis und ließ den Mann durchgehen. Doch er konnte sich die Bemerkung nicht verkneifen, Ghana sei am Verhungern und die wenigen Nahrungsmittel, die es noch gebe, schleppe er ins reiche England. Ich las eine ähnliche Geschichte in dem humorvoll geschriebenen Buch „Ghanains, a sovereign people in profile" vom ghanaischen Journalisten Ebow Daniel. Das kleine Drama spielt auf dem Kennedy-Airport in New York. Die Frau eines ghanaischen Diplomaten will ihrem Ehemann eine Freude machen und hat von ihrer Reise aus Ghana auch den Tilapia-Stinkfisch mitgebracht. Leider herrschen in Amerika strenge Importverbote. Obwohl die Diplomatenfrau dicke Krokodilstränen vergießt, muss sie den Stinkfisch am Airport zurücklassen. Diese beiden Begebenheiten zeigten mir, wie sehr die Ghanaer ihren Stinkfisch lieben.

Der Spion, der aus der Hitze kam

Nach Rawlings zweitem Putsch herrschte plötzlich eine Spannung zwischen Regierung und katholischer Kirche. Rawlings hatte Bischof Sarpong aus Kumasi, der ihn kritisiert hatte, zu seinem Feind erklärt. Die Zeitungen druckten Artikel mit Anklagen gegen die Kirche, und die Atmosphäre im Land war vergiftet. Diese Tatsachen muss man wissen, um folgende Begebenheit verstehen zu können.

Als ich eines Morgens nach der Visite in die Sprechstunde für ambulante Patienten kam, wurde ich von Elisabeth schon sehnlichst erwartet. „Ich habe gerade einen Mann mit einem Fotoapparat in den Operationsblock gehen sehen. Sicher spioniert er für die Zeitung, vielleicht sogar für die Daily Graphic. Gewiss wird er unsere altertümlichen Autoklaven, die schmutzige OP-Wäsche vom Kaiserschnitt letzte Nacht oder sogar herumflitzende Kakerlaken fotografieren. Morgen stehen wir dann mit skandalösen Fotos in der Zeitung. Bitte geh hinüber und schau nach dem Rechten." Ich begab mich sogleich in den Operationssaal. Unsere OP-Assistenten waren dabei, Instrumente zu reinigen und Tupfer zu drehen. Die schmutzige OP-Wäsche war schon gespült. „Habt ihr hier einen Fotografen hereinkommen sehen?", fragte ich. „Denn Schwester Elisabeth sah ihn hier im OP." Alle Anwesenden beteuerten mir, es wäre kein Fremder aufgetaucht. Vielleicht, dachte ich, hat Elisabeth eine optische Täuschung gehabt. Eventuell hat der Mann nur die Tür aufgemacht und ist zur daneben liegenden Kinderabteilung gegangen.

So verließ ich den OP, bemerkte aber im Vorraum, dass sich unter den aufgereihten Sandalen der OP-Assistenten – sie mussten vor dem Betreten des Operationssaals die Schuhe wechseln – ein Paar guter Lederschuhe befand. „Wem gehören diese Schuhe?", fragte ich erstaunt. „Diese Schuhe? Die gehören nicht uns", sagten die OP-Assistenten fast wie aus einem Mund. „So muss der Besitzer in der Nähe sein", stellte ich fest und fing an, die Türen der Vorratsräume zu öffnen. Bei der letzten Tür schien sich jemand von innen dagegen zu stemmen. Ich bat einen Assistenten, mir zu helfen, die Tür zu öffnen, was er zögernd tat. Plötzlich gab die Tür nach und wir beide prallten gegen einen erschrockenen, ja zitternden Mann, der eine Kamera an sich presste. Ich war so erbost, dass ich ihn nicht zu Wort kommen ließ. Ich verlangte barsch seine Kamera, die er mir ohne große Gegenwehr überließ. Ich beschlagnahmte auch seine Schuhe, damit er nicht fliehen konnte. Dann ging ich geradewegs zum Schwesternhaus. Der barfüßige Spion und alle OP-Assistenten folgten mir auf den Fuß. Die Schlange hinter mir wurde immer länger, da sich jetzt auch Patienten anschlossen.

Als ich mich beim Schwesternhaus herumdrehte, kam ich mir wie der Rattenfänger von Hameln vor. Denn die Schlange hatte gewaltige Ausmaße angenommen und unser Garten war voller Leute. Meine Mitschwestern aßen gerade zu Mittag und sahen mich erstaunt an, als ich triumphierend das Corpus Delicti, nämlich die Kamera und die schönen Lederschuhe, hochhielt. Derweil hatte sich das anfängliche Gemurmel draußen zu lautem Getöse gesteigert. Plötzlich erschien Augustin, der älteste Assistent, auf der Veranda und wollte eine Erklärung im Namen seiner Kollegen abgeben. Der Mann im OP war kein „Spion", wie ich ihn inzwischen genannt hatte, sondern ein befreundeter Berufsfotograf. Jeder kannte ihn. Sie hätten ihn an diesem Morgen einbestellt, damit er vom OP-Team Gruppenaufnahmen mache. Der Mann habe ein Fotolabor im übernächsten Dorf, das könne jeder da draußen bestätigen. Augustins Aussagen klangen glaubhaft. Ich ging kopfschüttelnd hinaus und gab dem noch immer eingeschüchterten Fotografen seine Sachen zurück. Darauf erntete ich Beifall aus der Menge. Ich denke, dass in der ganzen Welt noch nie eine Spionageaffäre so schnell aufgeklärt worden ist wie diese. Die Leute entfernten sich rasch und bald waren wieder Ruhe und Frieden eingekehrt. Später lachten wir oft über die Sache mit dem Spion. Insgeheim dachte ich, dass Elisabeth zu viele Kriminalromane gelesen hatte.

Immer Regenzeit

Die nächste Regenzeit war noch stärker als die vorherige. Ich hatte den Eindruck, dass die von den Meteorologen vorausgesagte Klimaveränderung sich zuerst in Afrika bemerkbar macht. Die meisten Dörfer an der Küste standen wieder unter Wasser, wie damals, als ich Marie Jeanne von Accra abgeholt hatte. Irmgard kam von einem „local leave", wie wir unseren Urlaub in Ghana im Gegensatz zum Heimaturlaub nannten, aus Kumasi, der Hauptstadt der Aschanti-Region, zurück. Der Wagen, der sie brachte, war ein Lastwagen, der Kokosnüsse geladen hatte. Irmgard thronte auf den Kokosnüssen wie die Prinzessin auf der Erbse. Sie hatte den Beifahrersitz einer Patientin mit starken Bauchschmerzen überlassen. Wir diagnostizierten eine chronische Bauchhöhlenschwangerschaft und die Patientin wurde eilends in den Operationssaal gefahren. Beim Abendbrot meinte ich, dass Irmgards Souvenir typisch für sie war. Alle anderen bringen uns aus Kumasi original bunt gewebte Kentestreifen mit, wofür die Aschantis berühmt sind. Doch Irmgard denkt praktisch und ist für ihre praktischen Geschenke bekannt, und sei es eine Bauchhöhlenschwangerschaft, die uns sofort beschäftigt!

Ich war dann die Letzte, die mit Theo zum Postamt nach Takoradi durchkam. Dort hatte sich ein Paketberg angehäuft. Die Pakete enthielten wertvolle Medikamente, die vom Aussätzigen-Hilfswerk in Österreich gespendet wurden. Diese Institution versorgte nicht nur Leprakranke medizinisch, sondern spendete auch Medikamente für die Armen. Die kostenlosen Medikamente waren jahrzehntelang ein großer Segen für unser Hospital. Wir trafen noch einen befreundeten Schweizer, der uns einige Würstchen schenkte. Als wir nach dem Übersetzen mit der Ankobra-Fähre auf unserer Buschstraße weiterfuhren, war das Wasser gestiegen. Unser Wagen schaffte es bis Essiama. Dort stieg ich mit den Würstchen in der Hand in einen Lastwagen um. Kwame, der Fahrer, stammte aus dem Nachbardorf und ich kannte ihn als Patienten. Er musste eine andere Straße fahren. Vor ihm im tiefen Wasser liefen zwei junge Männer. Dem einen reichte das Wasser bis zum Bauchnabel, dem anderen bis zur Brust. So suchte sich Kwame seinen Weg mit Hilfe seiner Führer. Nach etwa 100 Metern wurde der Wasserspiegel niedriger und Kwame konnte zügig weiterfahren. Wir erreichten die sogenannte Hupfbrücke, die als gefährlich für Autos bekannt war. Diese Holzbrücke war auf einer Uferseite nicht befestigt und hob sich hoch, wenn der Wagen darüber gefahren war. So fuhr jeder Autofahrer sehr langsam, fast im Zeitlupentempo über die Bretter. Jetzt aber war der kleine Fluss unten über die Ufer getreten und hatte sie überschwemmt. Niemand wagte es, jetzt auf die andere Seite zu fahren, denn ohne Übersicht konnte man abstürzen. Einige Lastwagen standen am Straßenrand. Alle Leute waren ausgestiegen und wollten bis zum nächsten Morgen mit der Weiterfahrt warten. Kwames Passagiere schlossen sich ihnen an. Sie zündeten kleine Feuer an, um sich zu wärmen. Ich konnte sie beobachten, weil Vollmond war.

Auch Kwame war ausgestiegen, doch ich zog es vor, im Wagen zu bleiben. Kwame schien es unangenehm zu sein, dass seine Doktorin die Nacht im Busch verbringen musste. Plötzlich hörten wir auf der anderen Seite lautes Motorengeräusch. Ein Lastwagen brauste über die Brücke und fuhr an uns vorbei. Als Kwame das gesehen hatte, sprang er in seinen Wagen und schaltete den Motor an. Seine Passagiere riefen auf Nzema, er sei verrückt, dann meinetwegen auf Englisch: „Madman, madman!" Sie weigerten sich einzusteigen. Jetzt fuhr auch Kwame mit großer Geschwindigkeit über die Hupfbrücke. Einen Augenblick hatte ich das Gefühl, hinunter ins reißende Wasser zu fallen. Doch dann glitt der Wagen ans andere Ufer. Jetzt hatten seine Leute ihre Taschen ergriffen und rannten zu uns über die Brücke. Sie nannten Kwame jetzt "master, master". Nun, dachte ich, zwischen einem Geisteskranken und einem Genie soll nur ein kleiner Schritt sein! Ehe wir Eikwe erreichten, mussten wir einen Lastwagen, der den Weg blockierte, aus dem Schlamm schieben. Um ein Uhr nachts klopfte ich Ursula aus dem Bett, damit sie die Würstchen in den Eisschrank legte. Obwohl sie schlaftrunken war, lächelte sie. Alle hatten sich meinetwegen Sorgen gemacht. Sie war froh, dass ich zurück war und sogar Würstchen mitbrachte!

Airlift

Der Regen hörte nicht auf und erinnerte uns an die Sintflut. Das Wasser erreichte langsam auch die Straße vor dem Hospital. Wir waren wieder einmal von der Umwelt abgeschnitten. Unser Vorrat an Medikamenten war aufgebraucht, selbst die Temperaturkurven der Regierung fehlten uns. Sie waren uns zugesagt worden, doch wir konnten sie in Takoradi nicht abholen. Vor allem mangelte es uns an Dieselöl und Kerosin. So hielten wir wieder einmal Kriegsrat. Wir wollten den Kollegen, der uns den Zement vermittelt hatte und für die Aktivitäten der Hospitäler zuständig war, um einen Airlift mit einem Helikopter bitten. Wenn wir keine Hilfe bekommen würden, mussten wir das Hospital schließen. Ich wurde zum zweiten Mal zu unserem damaligen Wohltäter geschickt. So wanderte ich am nächsten Morgen wieder am Strand entlang. Der Kollege vom Amt bedauerte unsere desolate Situation, zuckte aber mit den Schultern. Er könne sich bemühen, uns einen Airlift zu besorgen, es sei aber fraglich, ob es gelingen würde. Ich kehrte entmutigt nach Eikwe zurück.

Inzwischen war eine Woche seit unserer Anfrage vergangen und es war keine Hilfe gekommen. Wir wollten am nächsten Tag das Hospital schließen. Plötzlich hörten wir in der Luft ein Geräusch, das sich wie das Tuckern unserer Wasserpumpe anhörte. Wir starrten in den blauen Himmel. Da kam wirklich der ersehnte Helikopter geflogen. Er kreiste über dem Hospital. Jetzt flogen durch seinen Luftdruck alle Matratzen hoch, die wir zum Lüften auf den Rasen gelegt hatten. Die Bettlaken und Handtücher hingen nicht mehr an der Wäscheleine, sondern in den Zweigen der Palmen! Der Pilot hatte nun entdeckt, wo er landen konnte. Als er zum großen Platz vor der Kirche flog. folgte ihm das ganze Dorf. Als er ausgestiegen war, erkannte ich, dass die Farbe der Engel nicht weiß, sondern schwarz ist! Der Engel im Pilotenanzug brachte uns die Pakete von der Post, Berge von Temperaturkurven und Tonnen mit Diesel und Kerosin. Er kündigte an, er würde solange wir isoliert waren wöchentlich Diesel und Kerosin bringen. Die Nachricht war zu gut, um wahr zu sein. Doch er erfüllte wochenlang sein Versprechen. Wir wussten nicht, dass ein Propeller solch hohen Druck erzeugen kann, dass ein Sandsturm entsteht. Kaum hatte der Pilot den Motor gestartet, flogen die Temperaturkurven wie weiße Vögel durch die Luft. Alle hatten plötzlich Sand im Mund und konnten vor Sand nicht mehr sehen. Die Kinder schrien und die Erwachsenen flüchteten mit ihnen in die Kirche! Später rieten wir Father Baker, einen Sandsturm zu erzeugen, dann wäre seine Kirche am Sonntag voll!

Krankentransport per Helikopter

Als der große Regen aufgehört und das Leben in Eikwe sich normalisiert hatte, machte ich zwei Wochen Urlaub bei den irischen St. Louis-Schwestern in Kumasi. Ich war von der vielen Arbeit erschöpft und schlief viel. Plötzlich erschien Theo und brachte eine schlechte Nachricht. Zita hatte einen Herzinfarkt bekommen. Die Diagnose hatte ein ghanaischer Internist in Takoradi gestellt, nachdem er das in Eikwe angefertigte EKG gesehen hatte. Unsere Buschstraße war verschlammt und hatte viele Löcher. Es war ein Risiko, Zita mit einem Landrover zu transportieren. Der Internist riet zu einem Airlift und Weiterflug nach Deutschland. Meine Mitschwestern baten mich, in Accra bei der deutschen Botschaft vorzusprechen und um einen Helikopter anzufragen. Doch es war Independence Day und alle Botschaften waren geschlossen. So fuhren wir nach Accra zu Schwester Ancilla von der St. Louis Kongregation, die uns schon oft geholfen hatte. Sie versuchte eine Stunde lang, den deutschen Botschafter zu erreichen, und plötzlich war er am Apparat. Als ich ihm mein Anliegen vorgetragen hatte, antwortete er mir, dass er am Abend zur Feier der Unabhängigkeit bei Rawlings eingeladen sei. Gewiss würde er dort Militärattachés treffen und sie um einen Gefallen bitten können. Er würde sich bei mir noch an diesem Tag in St. Mary's melden.

Dann ging alles ganz schnell. Wir bekamen den Helikopter, der eigentlich direkt mit Offizieren zum Norden Ghanas fliegen sollte. In Eikwe wurde Zita auf einer Trage in den Helikopter geladen und wir flogen nach Accra zurück. Sr. Ancilla hatte für uns beide ein Ticket bei der Lufthansa besorgt. Am nächsten Tag nach dem „Go ahead" vom Lufthansaarzt flogen wir beide nach Deutschland. Eine Ambulanz holte uns in Frankfurt ab und fuhr mit Blaulicht nach Würzburg. In der Missionsärztlichen Klinik hatten sie schon auf Zita gewartet. Ich war müde, doch froh, meinen Auftrag erfüllt zu haben. Zita war jetzt in guten Händen. Die Kollegen diagnostizierten eine Elektrolytstörung, die einen Effekt auf ihr Herz hatte. Sie erklärten mir, eine Elektrolytentgleisung zeichne im EKG einen ähnlichen Befund wie ein Herzinfarkt auf. Ich konnte mir ihre Diagnose nur so erklären, dass Zita vor einigen Wochen einen Typhus durchgemacht hatte. Damals hatte sie blaue Lippen und auch über Herzschmerzen geklagt. Nach angemessener Behandlung fühlte sich Zita viel besser und konnte später wieder ausreisen. Nach der Aufregung wurde mir bewusst, dass die ghanaische Regierung uns wohlgesonnen war. Sie hatte uns immer geholfen, wenn wir in Not waren.

Ein Zwischenfall bei einer Operation

Der neue Häuptling von Eikwe, Mr. Kweku, hatte uns für das Hospital viel Land für unsere Erweiterungsbauten gegeben. Wir hatten immer ein gutes Verhältnis zu diesem Häuptling, doch die Dorfbewohner lehnten ihn aus uns unbekannten Gründen ab. Eines Tages nahmen wir seine schwangere Frau auf. Sie blutete stark wegen einer vorliegenden Plazenta, einer sogenannten Placenta praevia. Sie brauchte dringend Bluttransfusionen, doch der Häuptling fand nicht genügend Spender, deren Blutgruppen passten. Damals hatten wir noch keine Blutbank. Ich spürte, wie dem Häuptling eine Welle von Abneigung entgegenschlug, und unser Personal weigerte sich, ihm zu helfen. Derweil war der Freund von Niklaus, dem Laborleiter, wegen eines Schlangenbisses aufgenommen worden. Auch er brauchte dringend Blut, weil das Gift der Schlange eine starke Anämie bei ihm bewirkt hatte. Niklaus eilte selbst mit einer Flasche Blut zu ihm. Doch seine Hilfe kam zu spät, sein Freund lag tot im Bett. Da der Freund dieselbe Blutgruppe wie die Häuptlingsfrau hatte, nahm ich Niklaus sofort die Flasche aus der Hand und eilte zur blutenden Patientin. All dies geschah an dem Sonntag, als ein Fußballspiel in Essiama stattfand, dem alle Dorfbewohner entgegengefiebert hatten. Essiama gegen Eikwe, es war seit Wochen Gesprächsstoff und es wurden sogar Wetten abgeschlossen. Die Patientin, die immer noch blutete, brauchte dringend einen Kaiserschnitt und wir schoben sie eilends in den Operationssaal. Als ich die Assistenten rief, stellte ich mit Entsetzen fest, dass sie, obwohl sie Dienst hatten, bis auf Augustin alle in Essiama waren.

Da kehrte gerade meine Kollegin Annette, die frei hatte, von einem Strandspaziergang zurück. Ich bat sie zu assistieren und sie folgte mir gleich in den OP. Wenn Schwangere in einem kritischen Zustand waren, operierten wir immer unter örtlicher Betäubung. Die Patientin fürchtete die Operation und fing zu schreien an, sobald wir an den Operationstisch traten. Das Geschrei steigerte sich noch mehr. Ich weiß nicht, ob das Gezeter der Auslöser war oder dass meine Kollegin nichts gegessen hatte: Sie rief plötzlich meinen Namen und begann langsam nach hinten zu schwanken. Zum Glück fing Marie Jeanne sie auf. Annette hielt beide Hände mit einer sterile Schere und Pinzette steif in die Luft. Im selben Augenblick trat Augustin an ihre Seite, nahm ihr schweigend die Instrumente ab und assistierte weiter. Annette wurde auf den Boden neben die Häuptlingsfrau gelegt. Diese hörte wie vom Donner gerührt zu schreien auf. Sie betrachtete voller Staunen Annette, die unten neben ihr lag. Wir konnten in Ruhe ihr Baby der Hebamme übergeben und zu Ende operieren. Nach der Operation ging es Annette besser und sie konnte aufstehen. Erst jetzt lachten wir alle los, denn das Geschehen wäre eine gute Szene für einen heiteren Film gewesen.

Eine verkannte Lehrmethode

„Die Frauen in den Dörfern bekommen zu viele Kinder. Wie sollen sie sie alle groß ziehen? Die armen Frauen haben noch nie von einer Familienplanung gehört.“ Das sagte eine Kollegin und nahm sich vor, die Frauen zu lehren, wie sie eine Schwangerschaft verhüten könnten. Sie wusste, dass die Pille nicht infrage kam, die Frauen würden sie nicht regelmäßig nehmen. Auch die Spirale liebten sie nicht. So kam nur die Billingsmethode infrage. Sie war auch die natürliche Empfängnisverhütungsmethode, die von der Kirche empfohlen wurde. In Indien propagierte sie sogar Mutter Teresa. Es war eine einfache, wenn auch nicht sichere Methode. Die Frauen sollten den Schleim in ihrer Scheide untersuchen. In den unfruchtbaren Tagen war er dickflüssig und klumpig, in den fruchtbaren Tagen flüssig und klar. Die Kollegin war zunächst etwas enttäuscht, weil nur wenige Frauen zu ihrem Unterricht kamen. Sie gab den Frauen ihre Ratschläge auf der Veranda der Kinderabteilung, die man von unserer Ambulanz aus sehen konnte. Eine Krankenschwester, die viele Leute kannten, fungierte als Dolmetscherin. Ich war zunächst etwas pessimistisch gegenüber diesem Unterricht eingestellt. Denn ich fragte mich, ob die Ehemänner das Verhalten ihrer Frauen akzeptieren würden, wenn sie sich ihnen wegen dieser Methode verweigerten. Andererseits wusste ich, dass die Frauen in Ghana sehr stark sind. Die Marktfrauen hatten sogar Rawlings in die Knie gezwungen. Zu meinem Erstaunen beobachtete ich, wie immer mehr Frauen auf der Veranda saßen und meiner Kollegin aufmerksam zuhörten. Dann kam der Tag, an dem alle Plätze auf der Veranda besetzt waren. Nach dem Unterricht fragte die Kollegin ihre Dolmetscherin, warum so viele Frauen sich für die Billingsmethode interessieren würden. Wie aus der Pistole geschossen kam die Antwort: Endlich könnten die Frauen herausfinden, wann ihre fruchtbaren Tage wären. Sie würden nur an diesen Tagen ihren Männern zur Verfügung stehen, denn sie wollten alle Kinder bekommen. An diesem Tag beendete meine frustrierte Kollegin ihren Unterricht.

Huckepack aus einem versinkenden Auto

Eines Vormittags war ich mit John, unserem jungen Fahrer, und einigen Angestellten auf dem Rückweg von Accra nach Eikwe. Wir hatten den Wagen mit Medikamenten vollgeladen, die wir in Accra eingekauft hatten. Da die Hauptstraße neu angelegt wurde, mussten wir auf einer provisorischen Buschstraße fahren. Die Straße hatte tiefe Schlaglöcher, die von schweren Lastwagen verursacht worden waren. In der Trockenzeit konnte John langsam sie umfahren, doch in der Regenzeit waren sie unsichtbar. John hatte für solch eine Situation immer einen Plan. Er hielt den Wagen an und beobachtete, wie andere Fahrer mit ihren Lastwagen die Tiefe des Wassers ausloteten. Dann wusste er, wie er die Löcher vermeiden konnte. Morgens hatte John mir gesagt, dass er wegen Moskitos im Gästehaus der Schwestern nicht gut geschlafen hatte. Das war wohl der Grund, warum er nicht aufpasste und auf der Buschstraße in ein besonders tiefes Loch geriet. Als der Wagen zu sinken anfing, öffneten John und meine Begleiter geistesgegenwärtig die Türen und sprangen in den tiefen Schlamm. Sie hielten mit vereinten Kräften die Tür an meiner Seite offen und riefen mir zu, mich aus dem Wagen zu retten. Ich wollte gerade gleich ihnen hinausspringen, als ein Hüne von Straßenarbeiter vor der geöffneten Tür erschien und sagte: „Madam, climb my back!“ (Steigen Sie auf meinen Rücken!) Was ich sofort tat, denn der Wagen kippte jetzt zusätzlich zur Seite in den Busch. Mein Retter transportierte mich huckepack auf ein Stück der neuen Straße hinauf, das schon geteert worden war, ins Trockene. Es muss ein komischer Anblick gewesen sein, wie ich huckepack wie ein Baby auf dem Rücken seiner Mutter hinaufgetragen wurde. Inzwischen war auch eine Gruppe von Straßenarbeitern John und unseren Angestellten zu Hilfe geeilt. Gemeinsam konnten sie das Auto aus dem Loch heben und aus dem Wasser schieben. Zu unserem Erstaunen sprang der Motor sofort wieder an. Wir bedankten uns bei unseren Rettern und gaben ihnen Geld für ein gutes Mittagessen.

Anthony Blay

Unser Operationsteam war sehr gut. Alle Gastchirurgen, die in den kommenden Jahren zu uns kamen, staunten, wie geschickt sie bei den oft schwierigen Operationen assistieren konnten. Von den Assistenten ragte besonders Anthony Blay heraus, nicht nur, weil er eine Länge von 1,85 Metern hatte. Er schien einen sechsten Sinn zu haben und ahnte die Vorgehensweise der jeweiligen Operateure voraus. Doch manchmal wunderte ich mich über seine seltsamen Gedankengänge und sein Verhalten. Er hatte noch nie einen Film gesehen, als wir unserem Personal 1982 Zefferrellis Film „Jesus von Nazareth“ vorführten. Er stritt sich mit seinen Kameraden und behauptete, der Film zeige den wirklichen Jesus. Die Wahrheit dämmerte ihm, als ich ihm sagte, dass es vor 2000 Jahren noch keine Filmkameras gab. Ein anderes Mal zog ein gewaltiges Gewitter auf während wir einen Kaiserschnitt operierten. Die Blitze schlugen sehr nahe ein, weil das Gewitter sich über Eikwe zusammenbraute. Es krachte fürchterlich. Ich kommentierte, um unsere Leute zu beruhigen, ein Blitz schlage nur im höchsten Punkt ein, das sei der Kirchturm. Blay, der mir assistierte, zog plötzlich bei jedem aufleuchtenden Blitz den Kopf ein. Er hatte Angst, dass ein Blitz ihn treffen könnte, weil er der höchste Punkt im Operationssaal war.

Als ich eines Nachmittags Visite machte, lief er mit kreidebleichem Gesicht auf mich zu, als hätte er einen Geist gesehen. Er brachte mit vor Angst bebender Stimme hervor, eine Tote würde im Operationssaal liegen. Ich konnte ihm nicht glauben, doch ich folgte ihm in den OP. Da lag die Schwangere, die kurz nach der Aufnahme in einem eklamptischen Anfall gestorben war. Irmgard hatte sie in den Vorraum des Operationssaal bringen lassen, weil sie für die Tote keinen anderen Platz gefunden hatte. Die Angehörigen wollten sie in einer Stunde abholen, doch sie waren nicht zurückgekommen. Inzwischen waren vier Stunden vergangen. Man hatte mich nicht von der Präsenz der Toten im Vorraum des Operationssaals, der unbeleuchtet war, informiert. Da ein Kaiserschnitt angefallen war, hatte ich die OP-Mannschaft gerufen. Blay war zuerst gekommen, hatte die Tote für die neue Patientin gehalten und in den Operationssaal geschoben. Er hatte sich gewundert, dass sie auf seine Fragen keine Antwort gab. Im OP entdeckte er, dass sie tot war. Als sich die Situation geklärt hatte, konnte sich auch Blay beruhigen.

Ein anderes Mal wollte er mich dringend privat sprechen. Er hatte ein Radio gekauft und angezahlt. Dem Verkäufer, der ihn kannte, hatte er versprochen die restliche Summe am selben Tag zu bezahlen. Doch er hatte kein Geld mehr. Er wusste, dass ich selbst ihm solch eine große Summe von meinem Taschengeld nicht vorstrecken konnte. Er flehte mich an, ihn als schwerkranken Patienten aufzunehmen. Nur dann würde sein Bekannter ihm eine weitere Frist gewähren. Blay war mir als der Mann bekannt, der immer Geldsorgen hatte, weil seine Frau ein Kind nach dem andern bekam. Er war stolz auf seinen Nachwuchs und sagte immer, seine Kinder seien sein Reichtum. Ich hatte Mitleid mit Blay und er bekam ein Bett als Typhuspatient. Der Verkäufer, der ihn am Nachmittag aufsuchte, wagte nicht, sich wegen Ansteckungsgefahr seinem Bett zu nähern, und ging unverrichteter Dinge nach Hause. Noch in anderen Angelegenheiten musste ich Blay und auch anderen Angestellten helfen. Zuerst, als ich noch jung war, nannten sie mich ihre Mutter, Mamae. Später bezeichneten sie mich als ihre Nana, ihre Großmutter.

Clevere Patienten vom Jahr 1983

An einem Sonntagnachmittag trank ich zusammen mit meinen Mitschwestern eine Mischung aus deutschem Bohnenkaffee und Muckefuck. Diese Mischung gab es nur am Sonntag, ansonsten tranken wir wie in der Nachkriegszeit Muckefuck. Die Sonntagnachmittage waren in jenen Jahren für uns eine Zeit, um zusammenzusitzen, Bohnenkaffee zu genießen und zu entspannen. Wir wussten nicht, dass dieser Sonntag der letzte beschauliche Tag für uns sein sollte. Wir unterhielten uns über unsere Arbeit. Wir konnten wegen Mangel an Dieselöl nur die allernötigsten Operationen durchführen und keine Operationen buchen. Allmählich hatten die Kranken den Eindruck, ich wäre eine Ärztin, die nicht operieren konnte. Ich wusste, dass in den Augen der Afrikaner so ein Doktor kein Doktor ist. Da machte Anneliese, die im OP instrumentierte, einen verhängnisvollen Scherz. Sie sagte: „Wie wäre es, wenn wir statt Geld für die Operationen von den Patienten Dieselöl verlangen würden? Sagen wir 1 Gallone für einen kleinen operativen Eingriff, 5 Gallonen für einen großen Bruch und 10 Gallonen für eine Myomoperation." Wir lachten herzlich über den fantasievollen Einfall, denn wo sollten unsere Dorfbewohner Diesel herbekommen, wo es in ganz Ghana kaum etwas gab? Ich habe nie herausbekommen, wer an dem Sonntagnachmittag unser Gespräch belauscht hat. Er musste etwas Deutsch verstanden haben, denn Ghanaer sind Sprachgenies. Viele von ihnen sprechen mehrere eingeborene Sprachen. Sie behalten jedes Wort, das sie einmal gehört haben. Ich wusste auch noch nicht, dass Ghanaer „magicians“, also Zauberer sind. In einer fast ausweglosen Situation finden sie immer Mittel, aus ihr herauszukommen. Zu unserem großen Erstaunen stand am folgenden Mittwoch in der Ambulanz eine kleine Schlange von Leuten mit Dieselölkanistern. Die Kanister waren verschieden groß und enthielten entweder zwei oder fünf Gallonen Diesel. Ich hatte den Verdacht, sie hätten den Diesel aus der benachbarten Elfenbeinküste geschmuggelt, die nur eine Autostunde entfernt war. So buchte ich nach langen Monaten die ersten Leistenbrüche. In der folgenden Woche wartete in der Ambulanz auf mich eine noch längere Schlange Patienten, neben denen zahlreiche Kanister mit Dieselöl standen. Ich konnte an der Größe der Kanister ablesen, welche Art von Operation sie haben wollten. Doch leider machten wir schlechte Erfahrungen. Einige Kanister enthielten eine Mischung aus Palmwein und Diesel, andere aus Wasser und Diesel, wieder andere aus Benzin und Diesel. So musste jeder Kanister auf seinen Inhalt geprüft werden, bevor er angenommen wurde. Die Betrüger wurden bestraft, indem sie für ihre Operation die doppelte Anzahl Gallonen bringen mussten. Wir erklärten den Leuten immer wieder, sie würden mit ihrem gepanschten Diesel unseren Generator schädigen und dann könnte kein Patient mehr operiert werden. So hörte das Panschen auf. Manche brachten Diesel auf Raten. Auf der Ambulanzkarte stand dann zum Beispiel: *2 Gallonen Diesel deponiert, es fehlen noch 3.* Diese Bezahlung mit Treibstoff und einem bestimmten Geldbetrag wurde von uns jahrelang praktiziert.

Als wir Jahre später neue Karteikarten einführten, behielten wir einige alte ausrangierte Karten als Souvenir. Wir zeigten sie einander und sagten: „Weißt du noch damals, als wir im Dunkeln saßen und nur der Operationssaal ständig Licht hatte? Das waren Zeiten.“ Unter den alten Karten fand ich auch eine von einem jungen Mädchen, das meinen Namen trug. Ich hatte es nie gesehen, weil sie immer nur wegen Bagatellen behandelt wurde. Ich fragte mich, wie die Eltern meinen vollen Taufnamen herausgefunden hatten, denn ich las, die kleine Patientin hieße *Dr. Gabriele Katharina Köthe.* Nun, seit der Sache mit dem Dieselöl wunderte mich nichts mehr.

Zu dieser Zeit hatte uns ein Missionar besucht und unsere Misere erlebt. Bei seinem Besuch war auch die Pumpe, die aus einem Bohrloch das Wasser pumpte, nicht in Ordnung. Unsere Angestellten mussten das Wasser in großen Eimern vom Dorfbrunnen holen. Einige Jahre später besuchte der Missionar unsere Mitschwestern in Namibia am Okavango. Als er während seines Besuches auf uns zu sprechen kam, sagte er: „Eikwe, das ist die Missionsstation in Ghana, wo die Schwestern im Dunkeln sitzen und kein Wasser haben." Eine wahrhaft schmeichelhafte Bemerkung über uns.

Der Einbrecher

Die Zeit von 1978 bis 1985 in Ghana erinnerte uns an die Nachkriegszeit in Deutschland. Es mangelte an allem, selbst am Klopapier. Heute können wir darüber lächeln, doch damals hat sich Bischof Erzoah sehr bedankt, als wir ihm zu Weihnachten vier Rollen Toilettenpapier schenkten. 1979 gab es wenigstens einen Lichtblick für Mütter von Kleinkindern. Die amerikanische Regierung gewährte Ghana mit dem Programm „Child Welfare Food" (Nahrung für das Wohl des Kindes) eine Art Entwicklungshilfe. Auch alle Krankenhäuser mit Kinderabteilungen waren in das Programm eingeschlossen. So bekamen wir regelmäßig große Sendungen von Trockenmilch, Pflanzenöl in 5 Liter-Dosen und Mais. Die wie Gold glänzenden Dosen mit dem kostbaren Öl waren heiß begehrt und man munkelte, sie würden sogar auf dem Schwarzmarkt angeboten. Unsere Zuteilungen lagerten wir im Holzschuppen neben dem alten Ärztebungalow. Zu der Zeit wohnten Irmgard und ich dort. In Eikwe war schon mehrfach in Hütten von Marktfrauen eingebrochen worden, wo man sich reiche Beute erhoffte. Deswegen hatten wir unsere Nachtwächter angewiesen, den Schuppen öfter zu kontrollieren. Damals hatten wir noch keinen elektrischen Strom und unsere Nachtwächter waren nur mit Kerosinlampen ausgerüstet. Die Batterien für die Taschenlampen waren rar und teuer. So waren Taschenlampen nur Dr. Annette und mir vorbehalten, da wir oft in der Nacht zu Notfällen gerufen wurden. Eines Nachts schüttelte mich jemand heftig an den Schultern und riss mich aus dem Tiefschlaf. Im Schein einer Kerosinlampe erkannte ich Irmgard. „Schon wieder ein Kaiserschnitt?“, fragte ich schlaftrunken. Ich hatte Nachtdienst. „Psst“, flüsterte sie, „hörst du nicht? Einbrecher!“ Ich war nun hellwach. Auch ich vernahm jetzt ein lautes Geräusch. Als würde jemand die Brettertür des Schuppens eintreten. „Du musst etwas unternehmen“, flüsterte Irmgard mir zu. „Ich habe die Außentür schon geöffnet.“ „Ich kann nicht im Nachthemd nach draußen gehen“, protestierte ich. „Hier ist mein Morgenrock“, flüsterte sie, „schlüpf rein.“ Sie half mir beim Anziehen und schob mich dann zur Tür hinaus. „Warum soll ich eigentlich gehen und nicht du?“, fragte ich noch.

Ich stand in der kalten Nachtluft und der Krach vom splitternden Holz übertönte meine Worte. Ich sah den Einbrecher sofort, denn er hatte eine Kerosinlampe neben sich gestellt. Ich war mir bewusst, dass ich keine Waffe hatte, nur eine Taschenlampe. Doch die hob ich wie eine Pistole und richtete den Lichtstrahl auf das Gesicht des Einbrechers. „Was tun Sie da?“, rief ich mit lauter Stimme. Der Mann bückte sich blitzschnell und hob ein langes Brett hoch. So, dachte ich, jetzt wird er auf mich zukommen und mich erschlagen. Doch im gleichen Augenblick erkannte ich unsern Nachtwächter Mr. Awuley. Vom Brett baumelte ein dickes Tau. „Ich habe eine Schlange erschlagen“, rief er und hielt mir das Brett entgegen. Das Tau entpuppte sich als eine Riesenschlange, es mochte eine Kobra sein. Jetzt war auch Irmgard unbemerkt hinzugetreten und begutachtete dieses Prachtexemplar von Schlange ausgiebig. Alle Spannung war gelöst. Wir bedankten uns bei Mr. Awuley und gingen wieder zu Bett. Am Morgen erzählten wir unseren Mitschwestern von unserem nächtlichen Abenteuer. „So“, sagte ich, „jetzt habe ich für euch einen Spion und einen Einbrecher gestellt. Den nächsten Verdächtigen fangt ihr selbst.“ Übrigens schien der Schuppen unantastbar zu sein. Er wurde nie aufgebrochen.

Eine Reise in den Norden Ghanas und nach Togo

Marie Jeanne, die alle Narkosen und kleine operative Eingriffe machte, und ich hatten viel zu tun gehabt. Wir waren beide erschöpft und brauchten dringend einige Tage Urlaub. Dr. Annette erklärte sich bereit, uns für eine Woche zu „vertreten". Ihr standen unsere erfahrenen Schwestern sowie ein ausgezeichnetes OP-Team zur Seite. So entschlossen wir uns, in den Norden zu fahren und unsere beiden Mitschwestern Karoline und Johanna zu besuchen. Diese arbeiteten in Sirigu, einem Dorf im Norden, an der Grenze zu Burkina Faso und Togo. Sie verwalteten ein kleines Gesundheitszentrum und besuchten die Menschen in ihren Dörfern. Wir wussten, dass unsere Reise etwas anstrengend sein würde, denn viele Tankstellen hatten nicht genügend Benzin, dann musste man eine andere suchen. Im Norden war Trockenzeit. Während der Süden in einer Wasserflut ertrank, waren im Norden die Flüsse ausgetrocknet und der Boden hart mit vielen Rissen. Als wir eine Pause im Kloster einer ghanaischen Kongregation machten, sagte uns eine Schwester: „Wir haben wenig Wasser. Sie können ein Glas trinken, aber sich nicht die Hände waschen." Ihr Ausspruch geht mir heute noch nach, wenn ich sehe, wie wir Deutschen Wasser verschwenden.

Wir fuhren zuerst nach Boku, wo in einem Krankenhaus eine unserer „ward assistants" (medizinische Helferinnen) Krankenpflege lernte. Wir wollten uns bei dieser Gelegenheit auch das Krankenhaus ansehen und die Oberin führte uns durch die Stationen. Wir standen gerade vor dem Operationssaal, als dessen Tür heftig aufgestoßen wurde und ein Europäer mit rotem Kopf herausstürzte. Er warf seine Gummihandschuhe auf den Boden und riss sich seine Gesichtsmaske ab. Es war ein holländischer Chirurg. Wir erfuhren von ihm, dass er gerade mit einer Operation anfangen wollte, als draußen ein Lastwagen vorfuhr. Es war der Wagen, der nach Monaten das erste Kerosin lieferte. Wie auf Kommando stürzten alle Leute aus dem Operationssaal davon, selbst der Anästhesist hatte seinen schlafenden Patienten verlassen! Ich verstand die Wut meines Kollegen, doch andererseits verstand ich auch die Leute, die nicht mehr abends im Dunkeln sitzen und endlich ihre Kerosinlampen anzünden wollten!

Erst am Abend erreichten wir Sirigu und wurden von Karoline und Johanna herzlich empfangen. Sie lebten dort sehr einfach. Sie hatten keinen elektrischen Strom, keine Mauer um ihr kleines Haus und benutzten die Dorftoilette. Wasser holten sie sich von der Missionsstation der weißen Väter, die ein Bohrloch mit einer Wasserpumpe besaßen. Weil keine Mauer ihr Haus abschirmte, hingen die Kinder von Sirigu ständig an den Fenstern und störten ihre „privacy" (Privatleben). Ich hatte den Eindruck, dass es die Missionare im Norden schwer hatten. Sie lebten oft in Orten, die einsam und abgelegen waren. Unsere Mitschwestern in Eikwe hatten uns gebeten, ihnen einige Körbe, die unten viereckig und oben rund sind und nur im Norden geflochten werden, mitzubringen. Michael, ein junger Mann, der auf der Missionsstation arbeitete, bot sich an, uns zu einem Korbflechter zu führen. Unterwegs trafen wir auf eine kleine Gruppe junger Männer, die Haschisch rauchten. Karoline hatte uns gesagt, im Norden würde viel Rauschgift geschmuggelt. Auch begegneten wir einem alten Mann, der nur mit einem Ziegenfell bekleidet war. Michael kannte ihn und wechselte mit ihm einige freundliche Worte. Als ich ihn fragte, ob er nur dieses Ziegenfell hätte, um sich anzuziehen, nickte der Alte. Er sagte, er würde sogar nachts damit schlafen. Da fiel mir das Alte Testament ein, wo es heißt, ein gepfändeter Mantel müsse einem Armen bis Sonnenuntergang zurückgegeben werden, weil er seine einzige Decke sei.

Wir liefen noch eine Stunde, denn die Hütte des Korbflechters war tief im Busch. Als wir sie erreicht hatten, bemerkten wir einen großen Stein, von dem frisches Blut heruntertropfte. Michael erklärte, dass der Flechter Animist sei und wohl gerade seinen Göttern ein Huhn geopfert habe. Ich erschrak ein wenig, als der Mann aus seiner Hütte trat. Er war wie alle Menschen im Norden groß gewachsen und trug nur einen Lendenschurz. Dicke Schweißperlen glänzten auf seiner pechschwarzen Haut und seine Hände waren blutverschmiert. Als er uns anstarrte, konnte er uns das Fürchten lehren. Michael wechselte einige Worte mit ihm und der schwarze Mann holte aus seiner Hütte einige schöne Körbe. In Ghana und auch hier im Norden läuft kein Verkauf ohne Handeln ab, das tat Michael für uns. Wir bekamen einen guten Preis und kehrten zufrieden zu unseren Schwestern zurück. Am Abend wurden wir von den Missionaren eingeladen, weil sie eine Antilope geschenkt bekommen hatten. Karoline sagte uns, Antilopenfleisch sei etwas Besonderes. Wir verbrachten einen geselligen Abend und es wurde spät. Pater Gruschinski riet uns wegen des Benzinmangels in Ghana über Togo nach Eikwe zurückzufahren. Die wirtschaftliche Situation sei in Togo gut und es gebe an jeder Tankstelle Benzin für uns.

Das unheimliche Abenteuer zweier Nonnen

Um Mitternacht erzählte der Missionar noch eine Begebenheit, die wir kaum glauben konnten. Doch Karoline bestätigte, sie habe sich wirklich so zugetragen. Vor einigen Jahren musste ein Flugzeug in Abidjan zwischenlanden, weil man die Propeller überprüfen wollte. Den Passagieren wurde mitgeteilt, sie würden am nächsten Morgen weiterfliegen. So waren sie gezwungen, sich für die eine Nacht ein Hotel zu suchen. Unter den gestrandeten Passagieren befanden sich zwei Ordensschwestern. Sie fragten einen Taxifahrer nach einer billigen Unterkunft und dieser fuhr sie zu einem Gästehaus. Leider standen nur noch Einzelzimmer zur Verfügung. Da die Schwestern zu müde waren, um weiter nach einem Hotel mit billigen Doppelzimmern zu suchen, nahmen sie das Angebot an. Sie gingen beide sofort zu Bett. Eine Schwester bekam plötzlich starke Kopfschmerzen und wollte ihre Mitschwester im anderen Zimmer um eine Aspirin bitten. Da bemerkte sie, dass ihr Bett langsam im Boden versank. Sie sprang auf, lief ins Nebenzimmer und es gelang ihr, die Mitschwester aus ihrem sinkenden Bett zu ziehen. Beide zu Tode erschrockenen Schwestern stürzten im Nachthemd die Treppe hinunter und suchten die nächste Polizeistation auf. Die Beamten machten sofort eine Razzia im Gästehaus und fanden im Keller zehn junge Touristinnen, die für einen Harem in Saudi Arabien bestimmt waren. Wir beide waren beeindruckt von dieser Geschichte, vielleicht, weil wir sie zu nächtlicher Stunde hörten.

Weiterfahrt nach Togo

Am späten Vormittag fuhren wir in Richtung Togo und nach zwei Stunden erreichten wir die Grenze. Da es jetzt Mittagszeit war, kehrten wir in einem kleinen Restaurant ein und bestellten einen Imbiss. Wir tranken beide eine Flasche Coca-Cola. Diese Marke gab es in ganz Ghana nicht mehr, obwohl Coca-Cola die Welt bis in den letzten Winkel erobert hatte. Für uns, doch auch für unsere Mitschwestern war Cola seltsamerweise ein Zeichen von Zivilisation. Ich denke, dass ich jetzt weiß, warum wir damals so nach diesem amerikanischen Getränk dürsteten. Als nach dem Zweiten Weltkrieg die Amerikaner Kaugummi, Hot Dogs und Coca-Cola nach Deutschland brachten, waren diese Sachen für uns Zeichen, dass unsere Not ein Ende hatte und es aufwärts ging. Später, als es in Ghana wieder Coca-Cola gab, tranken wir sie nie mehr!

Marie Jeanne unterhielt sich noch sehr angeregt mit einigen Franzosen. Als wir weiterfuhren, wurde es schon dunkel. In Afrika wird es so plötzlich Nacht, als ob ein schwarzes Tuch vom Himmel fällt und die Erde bedeckt. Pater Gruschinski hatte uns ein billiges Hotel in einem bekannten Nationalpark empfohlen. Wir fanden den Eingang zum Park und fuhren weiter auf einer Buschstraße. Da keine Saison war, fuhren wir durch hohes Gras. Endlich hörten wir das Geräusch eines Generators und sahen einen Lichtschein. Wir waren die einzigen Gäste und der nicht uniformierte Kellner hatte Schwierigkeiten, uns ein Abendessen zusammenzusuchen. Als wir in unserem Zimmer waren, verstellten wir sofort unsere Betten. Wir bemerkten, dass wir die Fenster nicht schließen konnten und auch das Türschloss nicht funktionierte. So schoben wir einen großen Schrank vor die Tür und ließen die ganze Nacht das Licht an.

Wir konnten beide an diesem einsamen und unheimlichen Ort nicht schlafen. Da das Licht brannte, schwirrten viele Moskitos um uns herum und am nächsten Morgen waren unsere Bettlaken blutig von den Stichen unserer Peiniger. Niemand kam in der Nacht, um uns auszurauben! Als wir in den Speisesaal traten, hatte der freundliche Kellner uns Rühreier und Toast vorbereitet. Auch hatte ein Hotelangestellter unseren staubigen Wagen gewaschen. Wir schämten uns etwas für unsere Verdächtigungen. Doch verrückten wir auch in den nächsten drei Hotels, wo wir übernachteten, die Betten!

Auf unserer Fahrt trafen wir einen alten Mann, der uns erstaunte, weil er sich mit uns auf Deutsch unterhalten konnte. Er hatte es in einer deutschen Bierbrauerei gelernt. Auf diese Weise erfuhren wir, dass Franz Josef Strauß einige Brauereien in Togo besaß. Ansonsten war Togo noch von den Franzosen geprägt. Die meisten Leute sprachen Französisch. Auch konnten wir wie in Frankreich Baguette kaufen. In Ghana wurde das englische Weißbrot gebacken, das wir „Kautschukbrot" nannten. Man konnte es wie Gummi zusammendrücken. Daher backte Schwester Tilli unser eigenes Brot in einem Lehmofen im Schwesternhaus. Als wir in einer Stadt unseren Wagen parkten, erschienen kleine Jungs, die ihn gegen ein kleines Trinkgeld bewachten. Wir waren froh um sie, denn in der Stadt, in der sie nicht aufgetaucht waren, kehrten wir gerade noch rechtzeitig zurück, um einen Diebstahl zu verhindern. Die Diebe hatten schon ein Wagenfenster heruntergedrückt, doch wir haben sie überrascht.

Unser letztes Hotel war ein Fünf-Sterne-Haus in Kpalime, einer Grenzstadt zu Ghana. Der Standard und der Preis eines Fünf-Sterne-Hotels in Togo entsprechen einem Drei-Sterne-Hotel in Deutschland. Doch der Speisesaal war etwas Besonderes. Da durfte man eigentlich nur mit Abendkleid oder in Anzug mit Krawatte rein. Diese Regelung galt für Leute, die aus der Stadt kamen und nicht im Hotel wohnten. Doch waren alle Gäste vornehm gekleidet und wir in unseren Blue Jeans waren eine unrühmliche Ausnahme. Wir beobachteten ein junges, schick gekleidetes Paar. Ihre Tischmanieren waren etwas geziert, sie gehörten zur neureichen afrikanischen Elite. Als sie beim Dessert angelangt waren und den Pudding gekostet hatten, verzog Madam ihr Gesicht und teilte dem Gatten mit, das Dessert munde ihr nicht. Der Ehemann rief daraufhin laut nach dem „garcon". Er kanzelte ihn ab und sagte streng, der Pudding sei verdorben. Wir mussten uns ein Lachen verkneifen, als der Kellner die Schale mit dem Pudding in die Hand nahm und sie vor den Augen seiner erstaunten Gäste leer löffelte. Sein Gesicht hatte dabei den Ausdruck, als würde er die beste Nachspeise seines Lebens essen. Nach der kleinen Mahlzeit verschwand er. Fünf Minuten später servierte er dem unzufriedenen Paar eine halbierte Banane mit einem Tupfen Schlagsahne!

Ein gemieteter Ehemann

Zurück in Eikwe gab es wieder viel Arbeit. Dr. Annette hatte die „Stühlchen-Mami" einbestellt. Die kleine Frau wurde von uns so genannt, weil sie kurze, verkrüppelte Beine hatte, mit denen sie sich auf einem niedrigen Hocker sitzend rasch vorwärts bewegte. Man hörte schon von Weitem das „Klack-Klack"-Geräusch vom Aufsetzen ihres Hockers auf den Boden. Sie war in der 38. Schwangerschaftswoche und brauchte bald ihren vierten Kaiserschnitt. Manchmal tobten ihre drei kleinen Jungen, die sie in Abständen von drei Jahren durch einen Kaiserschnitt bekommen hatte, durch das Hospital. Nach ihrer Operation saß immer ihre Mutter an ihrem Bett. Ihren Ehemann hatte ich bisher nicht gesehen. Doch nachdem wir sie dieses Mal operiert hatten, erschien ihr Mann, wie mir die ghanaischen Krankenschwestern sagten, als ich ihn nach seiner Identität fragte. Ich konnte es kaum glauben. Der Mann, der jetzt an ihrem Bett saß und ihre Hand hielt, war bedeutend jünger als sie und – verglichen mit ihr – ausgesprochen gutaussehend. Ottilia, eine unserer Hebammen, klärte mich auf. Er war zwar der Vater des neuen Babys, doch nicht ihr angetrauter, sondern ein angeheuerter Ehemann, wie die Väter der drei Jungen vorher es gewesen waren. Die Großfamilie der Stühlchen-Mami bezahlte großzügig einen

Mann, der ihr ein Kind zeugte, und kleidete ihn sogar neu ein. Der „Ehemann“ blieb je nach Laune oder Bezahlung bei ihr bis zum Wochenbett. Nachdem er seine Pflicht erfüllt hatte, konnte er gehen. Dieser Brauch wurde von vielen Familien praktiziert, deren Tochter von Geburt an verkrüppelt oder später Opfer einer Kinderlähmung geworden war. Es war auch die Antwort auf unser großes Rätselraten, warum die meisten verkrüppelten jungen Mädchen schwanger wurden. Diese konnten oft nicht laufen oder sich nur auf allen Vieren fortbewegen.

Ottilia erwähnte, dass manchmal eine Mutter gegen die Vergewaltigung ihrer behinderten Tochter nicht protestierte in der Hoffnung, sie werde dadurch schwanger. Durch dieses Vorgehen hatte die Familie doppelten Gewinn. Die junge Mutter hatte bewiesen, dass sie eine „Frau“ ist und Kinder bekommen kann. Zudem ist ihr Nachwuchs ihre Altersversorgung.

Mary, eine tot geglaubte Patientin

Es geschah, ehe ich um die blutstillende interne Wirkung des Wunderkrautes Ascheampong wusste. Mary sah wie eine dicke Marktfrau aus und kam aus einer Häuptlingsfamilie. Sie musste in dieser Familie eine Autorität sein, denn sie hatte immer eine Schar Verwandte um ihr Wochenbett sitzen. Sie hatte neun Kinder geboren und bekam diesmal Zwillinge. Eine einheimische Hebamme hatte die Geburt mit Kräutern eingeleitet und übersehen, dass der erste Zwilling eine Querlage war. Mary kam mit einem Wehensturm nachts zu uns und wir operierten sie sofort. Leider war der erste Zwilling schon abgestorben und die Gebärmutter wegen der massiven Kräutereinläufe vereitert. Obwohl die Patientin mit Antibiotika abgedeckt war, entwickelte sie eine Sepsis und fing zu bluten an. Wir mussten die Gebärmutter entfernen, um die Blutung zum Stillstand zu bringen. Nach der Operation spendeten Anthony, einer der OP-Assistenten, und ich Blut, da Mary während der Operation viel geblutet hatte. Eine Woche später starb auch der zweite Zwilling und

Mary fing wieder zu bluten an. Inzwischen hatte sie von unserer Blutbank schon fünf Transfusionen und auch alle Blutgerinnungsmittel bekommen, die wir vorrätig hatten. Ihr Mann, der besorgt um sie war, benachrichtigte alle Mitglieder der Häuptlingsfamilie, die in mehreren Dörfern verstreut wohnten. Sie spendeten fast täglich Blut, um Mary zu retten. An einigen Tagen hörte sie zu bluten auf, doch dann fing sie wieder an. Wir konnten uns so einen Fall medizinisch nicht erklären. Vielleicht verursachten die vielen Kräuter, die sie zu sich genommen hatte, diese seltsame Blutgerinnungsstörung. Als wir nach drei Wochen insgesamt 25 Mal Mary transfundiert hatten und sie immer noch blutete, bat ihr Mann uns, seine Frau zum Sterben nach Hause zu schicken, denn auch die Großfamilie war nun ausgeblutet und konnte ihr nicht mehr helfen. Schweren Herzens entließen wir Mary. An jenem Abend beteten wir in unserer Hauskapelle für Mary, dass sie in Frieden sterben möge. Doch vor allem vertrauten wir unserem Herrgott ihre vielen Kinder an, die nun zu Waisen wurden.

Zwei Wochen später, als wir gerade operierten, stürzte Irmgard in den OP und verkündete, Mary sei wiedergekommen. Wir konnten es nicht glauben und ich eilte nach der Operation sofort auf Station. Es war wirklich Mary. Sie hatte zu bluten aufgehört, doch diesmal kam sie mit einem Platzbauch. Wir nähten die Wunde nicht zu, sondern ließen sie zuheilen. Ich hatte später einen Narbenbruch bei ihr erwartet, der aber nicht auftrat. Ihr Bauch war so hart wie der Panzer einer Ritterrüstung. Marys Genesung grenzte an ein Wunder. Sie lebte noch 30 Jahre und starb an Blutvergiftung.

Die Konkurrenz

Wenn jemand ein Medizinstudium in der westlichen Welt absolviert hatte und in den 70er-Jahren in den afrikanischen Busch kam, wusste er oft nicht, ob er lachen oder weinen sollte. So erging es mir, als ich 1978 nach Eikwe kam. Bald erfuhr ich, dass ich nicht die Einzige war, die sich um das Wohl der Kranken bemühte. Ganz allmählich wurde mir bewusst, dass es die westliche Medizin erst seit einigen Jahrzehnten für die allgemeine Bevölkerung gab. Die „weißen" Ärzte waren zunächst nur für die Angehörigen der Kolonialmächte da. Ich konnte diese Tatsache zuerst nicht glauben. Doch ich las diese Behauptung immer wieder in medizinischen Artikeln, die von afrikanischen Medizinern publiziert wurden. Wie konnte ich dann von meinen Patienten verlangen, dass sie nicht mehr die einheimische Medizin einnahmen oder Methoden der Heilung anwendeten, die Generationen vor ihnen seit Jahrhunderten praktiziert hatten? Warum sollten sie nicht mehr Zauberdoktoren, Kräuterkundige, Gesundbeter, Wahrsager, Propheten, Fetischpriester oder einheimische Hebammen aufsuchen, die schon lange vor uns da gewesen waren und die ihnen geholfen oder sie geheilt hatten?

Schon bald erkannte ich, dass viele der genannten Gruppen gleich uns vielen Menschen helfen konnten. Nur war es wichtig zu wissen, an welcher Krankheit die Patienten litten, denn das war manchmal eine Frage von Leben und Tod. Gleich der chinesischen Medizin, die auch viele Pflanzen anwendet, verhält es sich mit der afrikanischen. Die meisten Kräuter helfen bei chronischen Erkrankungen, während die akuten wie zum Beispiel eine Typhusperforation oder Meningitis ein Anwendungsgebiet der Schulmedizin sind. Diese gravierenden Unterschiede wurden leider oft nicht von den anderen Gruppen erkannt und ich hatte dann meine liebe Not, die Schwerkranken vom Rand des Grabes zurückzuholen. Die einheimischen Hebammen waren eigentlich gute Geburtshelferinnen, doch manchmal brachten sie eine Schwangere, die einen Kaiserschnitt brauchte, zu spät ins Krankenhaus. Die Gruppe der Wahrsager oder Fetischpriester konnte dem Kranken helfen, wenn dieser glaubte, dass er verflucht sei, oder wenn er an nervösen Störungen litt. Doch Krankheiten wie Schlaganfall oder Epilepsie wurden erfolgreicher mit Medikamenten der Schulmedizin behandelt. Auch die Gebete waren hilfreich, aber die Heiler und Propheten mussten sich zugleich mit Krankheiten auskennen.

Misslungene alternative Heilmethoden

Manchmal verzweifelte ich fast an den einheimischen „Selbstbehandlungen".

- Eine Frau kam mit starken Kopfschmerzen zu uns. Sie jammerte laut und hielt sich den Kopf. Sie hatte Läuse und um diese loszuwerden, hatte sie sich die Haare mit Kerosin massiert.
- Ein Mann, der an chronischer Verstopfung litt, machte sich einen Einlauf mit Kerosin. Wir spülten seinen Darm mit vielen Litern Kochsalzlösung aus und seine Darmkrämpfe hörten auf. Doch die Ambulanz roch noch wochenlang nach Kerosin.
- Regelmäßig umkränzten die Mütter die Kopfkissen ihrer Kleinkinder oder sogar Babys mit Mottenkugeln, um Ameisen abzuhalten. Sie wussten nicht, dass Mottenkugeln Naphthalin, Kampfer und das starke Nervengift Pyrethrum enthalten. Ich bin davon überzeugt, dass viele Babys, deren Tod man nicht erklären konnte, daran gestorben sind.
- Mottenkugeln befanden sich manchmal auch im Reis, den man auf dem Markt kaufte. Auch dort sollten sie Insekten abhalten. Wir nahmen ein Ehepaar auf, die beide an akuter Anämie litten, und hätten wir nicht sofort transfundiert, wären beide gestorben. Weil sie sich beide eine Gonorrhoe zugezogen hatten, lösten sie Mottenkugeln in Schnaps auf und tranken das Gebräu. Ein Freund hatte ihnen geraten, die Frau solle zwei, der Mann eine Mottenkugel nehmen. Die Frau brauche zweimal so viel Blut wie ihr Mann.
- Eine Großmutter brachte ihren neugeborenen Enkel, zu Irmgard, die bei seiner Geburt als Hebamme dabei gewesen war. Das Baby schrie so laut, dass die Ohren wehtaten. Irmgard sah am Anus des Kleinen etwas Rotes hervorschimmern. Es entpuppte sich als lange Pfefferschote. Die Großmutter hatte sie dort platziert, weil ihr Enkel nach der Geburt zu schreien aufgehört hatte.
- Unsere einheimischen Krankenschwestern informierten mich, dass es für Kinder 150 verschiedene Einläufe gibt. Die meisten Einläufe enthalten eine Medizin. Früher hatten die Mütter sie mit

dem Mund in den Anus ihrer Kinder geblasen, doch jetzt gab es die von den Engländern eingeführten Einlaufpumpen aus Gummi (enema bulb).

- Manchmal nahmen wir Kinder auf, die durch die Applikation von Kräutern auf die Augen erblindet waren. Bei Rückenschmerzen wurden Kinder oft mit heißem Sand eingerieben und kamen mit großen Brandblasen zu uns. Erwachsene mit fraglichen Wirbelsäulenverletzungen wurden noch drastischer behandelt. Man streute heißen Sand auf den Rücken und ein Kind trampelte auf dem Rücken herum. Viele Schwangere, die abtreiben wollten, starben nach der Einnahme von Kräuterabtreibungsmitteln.
- In unserem Kreißsaal ertappten wir einige Male Großmütter, als sie entweder Tomatenpaste, ihre Spucke oder nassen Sand auf die frische Nabelwunde ihrer neugeborenen Enkel strichen. Das betrachteten sie als einheimische Medizin. Wir waren froh, dass die Mütter eine Dreifach-Impfung gegen Tetanus erhalten hatten. Als es noch keine Tetanusimpfung gab, starben viele Säuglinge an Tetanus neonatorum, dem Neugeborenenwundstarrkrampf.

Einheimische Knochenärzte

Wenn ein Patient nach einem Verkehrsunfall mit Knochenbrüchen zu uns kam, durften wir eine Frage nicht vergessen: „Wo möchten Sie behandelt werden, bei uns oder bei einem ‘bone setter’ (Knocheneinrichter)?“ Erst dann konnten wir ihm bei dislozierten Bruchstücken raten, dass er besser bei uns oder von einem Orthopäden behandelt werden sollte. Waren es aber einfache Frakturen, so durfte er einen „bone setter“ konsultieren. Ein Patient, der nach einem Verkehrsunfall multiple Verletzungen hatte, wünschte sich für seine Oberarmfraktur die Behandlung von einem befreundeten „bone setter“. Dieser kam jeden dritten Tag ins Hospital, um die Fraktur zu behandeln. Er applizierte Kräuter und eine breite Manschette aus Stöckchen, die er jeden dritten Tag enger um die Fraktur anlegte. Einige Wochen nach seiner Entlassung stellte sich der Patient bei uns vor. Der Bruch war tadellos verheilt.

Heilkraft aus dem Regenwald

Oft habe ich eine Gelegenheit genutzt, die Regenwälder Kakum und Ankasa zu besuchen oder Propheten und Heiler kennenzulernen. Leider sind nur noch kleine Gebiete von Regenwäldern bedeckt. Rawlings sagte sogar in einer Fernsehansprache, Ghana habe seine Regenwälder verloren. Deswegen stellte er ein Programm auf, bei jeder Gelegenheit Bäume zu pflanzen. Dennoch waren sie kein Ersatz für die jahrhundertalten Bäume des Regenwaldes. Diese wurden von den Engländern abgeholzt, um Platz zu machen für Kakao-, Ölpalmen- oder Ananasplantagen. Auch nach der Unabhängigkeit fällte man die Urwaldriesen weiter, um sie als wertvolle Hölzer nach Übersee zu schicken. Mary Kingsley, die im 19. Jahrhundert Westafrika bereiste und das informative und amüsante Buch „Travels in West Afrika“ geschrieben hat, würde Ghana nicht wiedererkennen und laut klagen: „Ghana, wo ist dein gigantischer Dschungel, wo sind deine dichten Mangrovenwälder geblieben?“

Die Regenwälder sind eine Fundgrube für Heilpflanzen. Beim Besuch des Regenwaldes Kakum zeigte man uns Bäume, deren Rinde oder Blätter Malaria, Asthma, Herzkrankheiten oder Wunden heilen. Beeindruckt bin ich auch von der Heilkraft des Neem Baumes, der „Dorfapotheke“ genannt wird. Aber ich erfuhr zugleich, dass man aus ihm ein Abtreibungsmittel gewinnen kann. Und es gibt Pflanzen, aus denen man ein tödliches Gift herstellen kann.

Ich wurde von einem Propheten eingeladen, der Tobsüchtige und Geisteskranke behandelte. Ich sah einen jungen Mann, der mit einem Tau an einen Baum gebunden war. Er schien zu schlafen. Der Prophet erklärte mir, er habe am Tag zuvor dem wild um sich schlagenden Patienten einen Kräutertrank eingeflößt. Wenn er sich später beruhigt hätte, würde der Kranke losgebunden und mit verschiedenen Kräutern behandelt. Auch wendete der Prophet eine Art Gesprächstherapie an. Er zeigte mir eine Anzahl kleiner Räume, in denen nur eine Pritsche zum Schlafen stand. Die Patienten waren jetzt auf den Feldern, um Cassava zu ernten. Sie arbeiteten für den Propheten, der dies als Beschäftigungstherapie auffasste.

Im tiefen Busch fand ich eine Fetischpriesterin. Eine junge Frau, die ich als eine schizophrene Patientin kannte, lag in einer Badewanne in einer Art Kräutersud, der schäumte. Sie war ruhig und schien ihr Bad zu genießen. Ich war beeindruckt von der Behandlung, weil ich die Kranke oft wild durch Eikwe rasen gesehen hatte. Sie hat nie die von uns verschriebenen Tabletten genommen. Leider konnten wir ihr solch ein Bad nicht anbieten. Auch diese Kranke musste später die Kosten der Behandlung mit Arbeit vergüten.

Ein Prophet, der in einer riesigen Kirche agierte, sah in seinem Gewand wie ein Kardinal aus. Er war groß gewachsen und stellte wirklich eine Autorität dar. Doch mich stieß der Personenkult ab, den seine Anhänger praktizierten. Als sie sich von ihm verabschiedeten, warfen sie sich reihenweise vor ihm nieder und küssten seine Füße.

Weitere alternative Heilmethoden

Ich interviewte eine Prophetin und fragte sie, wie sie eine junge Frau behandle, die mit dem HIV-Virus infiziert war. Sie sagte mir, dass sie ihre Götter um Hilfe bitte. Bei Vollmond gehe sie in den Busch und ihre Götter würden ihr helfen, die Pflanze zu finden, die eine bestimmte Krankheit und auch Aids heile.

Einige Male habe ich die Kirche der „Wasserträger“ besucht. Sie wurden so genannt, weil ihre Gläubigen mit einer großen Schale Wasser auf dem Kopf stundenlang stehen mussten, bis die Propheten aus einer Hütte stürmten und aus den Schalen Wasser über den Köpfen der Kranken ausschütteten. Dabei murmelten oder sangen sie Gebete. Die Prophetinnen selbst kamen mit ihren Krankheiten zu uns. Meist litten sie an Hochdruck oder Herzkrankheiten. Teils „verdankten“ sie die Krankheiten ihrer Fettsucht. Die war entstanden, weil sie zu viele Schafe aßen, die ihre Kranken opfern mussten.

Es gab auch die „Action Church", die Pfingstkirchen und andere Heilskirchen. Dort wurde laut gebetet, gesungen, in Zungen geredet, getrommelt, getanzt oder mit den Füßen gestampft. In der „Action Church", eine amerikanische Sekte, traten die Gläubigen vor den Altar und bezeugten, wie Gott ihnen in der vergangenen Woche geholfen oder gar eine wunderbare Heilung bewirkt habe. Ich selbst erlebte so einen Gottesdienst einmal mit. Diese Art von Gottesdienst entspricht der afrikanischen Mentalität mehr als die katholische Messe.

Medikamente

Wir wunderten uns früher, wenn die von uns verschriebenen Antibiotika nicht wirkten. Bis wir merkten, dass es „fake drugs" (gefälschte Medikamente) waren. Statt Ampicillin enthielten sie Cassava-Puder.

- Eine Professorin von Korle Bu schilderte uns den Fall eines Diabetikers, den sie zur Einstellung seines Zuckers aufgenommen hatte. Als er trotz angemessener Insulindosen ins Koma fiel, stellte sie fest, dass ihr Insulin eine Zuckerlösung war! Die meisten „fake drugs" kamen aus Nigeria.
- Im Jahr 2003, als die Berliner Mauer schon lange nicht mehr existierte, lieferte uns eine Apotheke Paracetamol-Tabletten, die in Ost- Deutschland produziert worden waren!
- Als wir den Eindruck hatten, dass die Chloroquin Tabletten wirkungslos waren, mit denen wir Malaria behandelt hatten, ließen wir sie im Missionsärztlichen Institut in Würzburg analysieren. Man fand heraus, dass die Tabletten im Darm nur teilweise resorbierbar waren. Schließlich verbot die ghanaische Regierung die Einfuhr von Medikamenten aus Nigeria.

In den ersten Jahren, als es sie in Ghana nicht mehr zu kaufen gab, bestellten wir unsere Medikamente bei MEDEOR in Deutschland. Auch bekamen wir, wie schon erwähnt, viele Medikamentenspenden aus Österreich. Als die wirtschaftliche Situation besser wurde, bestellten wir bei ghanaischen, libanesischen, indischen Medikamentengroßhändlern und in einem Medikamentenlager der katholischen Kirche in Accra. Diese Medikamente wirkten gut und waren keine „fake drugs."

Auf dem großen Markt von Kumasi, den ich 1990 besuchte, sah ich auf langen Tischen Kräuter, Blätter, Baumrinden, getrocknete Eidechsen und Schlangenhäute. Dieses Sortiment einheimischer Medizin war auf allen Märkten Ghanas zu finden. Daneben stand ein Tisch mit Medikamenten aus der westlichen Welt. Ich war überzeugt, unsere Kranken würden sich an beiden Tischen bedienen. In Deutschland haben wir im Jahr 2018 dieselbe Situation. Der Markt mit chinesischer Medizin floriert und die Postämter sind voll mit Paketen aus China. Ein eifriger Verkäufer bot mir Kapseln an, die gut gegen Kopfschmerzen wären. Ich erkannte sie aber als Tetracyclinkapseln.

Mit der Zeit entwickelte sich auch in Ghana eine Antibiotikaresistenz. Mehrere Faktoren spielten dabei eine Rolle. Viele ghanaische Ärzte verschrieben Antibiotika in unkontrollierter Weise. Die Rotarier aus Deutschland, die fast jedes Jahr zu uns kamen, waren entsetzt über die Vielzahl der Antibiotika, die junge ghanaische Kollegen den Patienten gaben. Auch konnte man Antibiotika „over the counter" (über den Tresen) ohne Rezept in „drug stores", den ghanaischen Drogerien, kaufen. Elisabeth war zufällig in solcher Drogerie, als ein altes Mütterchen zwei Ampicillinkapseln kaufte, um die eitrige Wunde ihrer Enkeltochter zu behandeln. Sie würde nächste Woche erst wieder Geld bekommen, dann würde sie noch mehr Kapseln kaufen.

Diese Art von Drogerien war in jedem Dorf zu finden. Auch in Eikwe gab es eine. Der Inhaber war nach einigen Jahren aus der Elfenbeinküste zurückgekommen. Er nannte sich Doktor Yanka und pries auf einem großen Schild seine Medizin an, mit der er alle Krankheiten, sogar Aids heilen könne. Da er wusste, dass zugleich viele Patienten aus der Elfenbeinküste zu uns kamen, pries er sie auch auf Französisch an.

Ein Patient, den ich besuchte, zeigte mir seine Hausapotheke mit diversen angebrochenen Packungen verfallener Antibiotika.

Eine deutsche Freundin, die mich in Ghana besuchte, erzählte uns ihr interessantes Erlebnis auf einer Busfahrt von Kumasi bis Accra. Der Bus war wie immer voll besetzt. Bei einem Zwischenstopp stieg ein Herr mittleren Alters zu, der mit einem Smoking mit Fliege bekleidet war. Seine außergewöhnliche Erscheinung beeindruckte alle Mitreisenden. Er stand vorn im Bus und stellte sich als Dr. Konadu vor. Dann öffnete er seinen Lederkoffer, der von Medikamentenschachteln und kleinen Medizinflaschen überquoll. Meine Freundin musste lachen, als sie den Auftritt des falschen Doktors schilderte: „Der Mann hätte jeden deutschen Kabarettisten vor Neid erblassen lassen. Er zog solch eine geschickte Show ab, die mich so begeisterte, dass ich ihm den ganzen Inhalt seines Koffers abgekauft hätte, obwohl ich kein Wort verstanden habe. Wenn er seine Schachteln und Flaschen theatralisch hochhielt, damit auch die Leute auf den hintersten Plätzen ihn sehen konnten, riss er einen Witz nach dem anderen. Der ganze Bus schüttelte sich vor Lachen. Manchmal streute er englische Wörter ein. Als ich das Wort 'Sex' hörte, nahm ich an, seine Medizin wirke wie Viagra. Damit erzeugte er eine weitere Lachsalve. Ihr hättet seine Mimik sehen sollen! Er rollte mit den Augen, verzog sein Gesicht, als wolle er weinen, und im nächsten Augenblick lachte er los. Er hat es geschafft, uns vier Stunden pausenlos zu unterhalten. Zum Schluss konnte er eine Riesenerfolgsbilanz verzeichnen: Sein Koffer war leer und seine Taschen voll."

Farben spielen selbst bei Medikamenten eine Rolle

Der ghanaische Mediziner und Soziologe Kodjo A. Senah stellte bei Feldstudien fest, dass gewisse Dorfbewohner bestimmte Farben von Tabletten für spezifische Krankheiten bevorzugen. Dieses Phänomen hatte ich schon in Rhodesien, doch besonders in Eikwe kennengelernt. Meine Patienten liebten rote und braune Tabletten, damit sie besseres Blut bekamen. Ich fand die Beobachtungen des Kollegen aufschlussreich und ich möchte sie kurz schildern: Die Leute bevorzugten die Farben gelb, rot, braun und weiß. Sie nahmen gern gelbe Tabletten gegen Malaria, weil Chinin, das früher von den Weißen gegen Malaria eingenommen wurde, gelb ist. Sie bevorzugten rot und braun gefärbte Tabletten oder Flüssigkeiten für den Blutaufbau. Guinness-Bier hat eine braune Farbe und sie tranken es mit Leidenschaft. Sie hatten gar nicht so Unrecht mit ihrer Annahme. Denn Guinness enthält Hopfen, Malz und Hefe und ist reich an Vitamin B. Diese Substanzen helfen beim Blutaufbau. Weiß war die Farbe des weißen Mannes. Was von ihm kam, war scheinbar immer gut.

In diesem Zusammenhang möchte ich auch die Vorliebe einiger ghanaischer Frauen erwähnen, die eine hellere, wenn nicht gar weiße Haut wollten. Sie benutzten „bleaching creams" (bleichende Cremes). Leider wurde oft die Haut nicht einheitlich heller, sondern weiß gefleckt, und die Frauen sahen manchmal recht gescheckt aus. Eine ghanaische Ordensschwester erfuhr am eigenen Leib, dass auch kleine deutsche Mädchen weiße Haut lieben. Als die Schwester in Deutschland eine Familie besuchte, baute sich die vierjährige Anna vor ihr auf, musterte sie von oben bis unten und sagte zu ihrer Mutter: „Mami, die ist aber schmutzig, die gehört in die Badewanne."

Im Allgemeinen lieben Ghanaer Farben, und wie fast bei allen Afrikanern ist ihre Kleidung bunt als Ausdruck ihrer Lebensfreude. Farben haben eine intuitive, unbewusste Bedeutung, die jeden von uns beeinflusst, sagen die Psychologen. Es gibt eine wissenschaftliche Erklärung für die Wirkung von Farben:

- Gelb soll anregend und nervenstärkend sein.
- Rot ist die Farbe der Vitalität, Leidenschaft, doch auch des Zorns. Es wirkt appetitanregend. Das Nervensystem wirft Adrenalin aus und der Blutdruck steigt.
- Braun wirkt beruhigend und stabilisierend.
- Weiß wirkt reinigend und sauber.

Die pharmazeutische Industrie hat sich das Wissen von der psychologischen Wirkung der Farben auf Menschen längst angeeignet.

Ferner stellten wir fest, dass unsere Patienten Injektionen liebten. Alles, was weh tat, war eine starke Medizin. Doch die Mütter von Kleinkindern verweigerten eine intramuskuläre Spritze in den Po ihres Sprösslings. Sie fürchteten, davon würde er Kinderlähmung bekommen. Die Kleinkinder bekamen deshalb bei uns intramuskuläre Spritzen in den Oberschenkel.

Staatspräsident Jerry Rawlings besucht Eikwe

Eines Tages erschien in der Ambulanz ein Soldat und meldete, Präsident Rawlings wolle das Hospital besichtigen. Er würde in einer Woche zu uns kommen. Der Soldat hatte eine alte Uniform an und brachte seine Worte so komisch vor, dass ich ihn für betrunken und seine Ankündigung für einen Scherz hielt. In der Woche darauf behandelte ich Patienten in der Ambulanz, als ein Pfleger ganz aufgeregt zu uns kam und das Kommen von Rawlings mit einem Panzer und 100 Soldaten ankündigte. Er hätte es von seinem Freund im Nachbardorf gehört, der rasch zu uns gelaufen war. Da wir Übung im Organisieren von Notfällen hatten, trommelten wir alle Angestellten zusammen. Sie mussten sich eilends im Spalier am Eingang aufstellen. Dann tauchte der Wagen des Direktors, Herrn E. von ABU, auf. Später sagte er mir, Rawlings habe ihn gebeten, ihn zum Hospital zu fahren. Er wechselte oft seinen Wagen, weil er Angst vor Autobomben hatte. Jetzt tauchte auch rechtzeitig Father Baker auf, den ich fragen konnte, wie man in Ghana das Staatsoberhaupt anreden musste. „His Excellency", war seine Antwort.

Wie eingeübt winkten alle Angestellten Rawlings zu. Als der Wagen den großen Platz vor dem Hospital erreicht hatte, stieg er aus und begrüßte die Menschenmenge vor ihm. Uns Schwestern und Father Baker schüttelte er die Hand. Rawlings trug eine einfache Soldatenuniform. Er war groß gewachsen und sah gut aus. Ich fragte mich, wer dieser Mann war. Wir hatten so viel Widersprüchliches über ihn gehört und manches über ihn in der Tageszeitung gelesen. Ich dachte an die Ermordung der drei Richter. Die Frau unter ihnen (Dr. Irenes Schwester, Dr. Irene arbeitete später bei uns) soll ein drei Monate altes Baby gestillt haben, stand als Nachtrag in einer Zeitung. Doch in der letzten Ausgabe der Daily Graphic war ein Foto von Rawlings, wie er in einem Gully von Accra stand und mit seinen Soldaten den Unrat ausschachtete. Auch ein Missionar hatte begeistert von ihm erzählt, dass er Dorfbewohnern bei der Reisernte geholfen hätte. Sein bester Freund war Thomas Sankara, der Präsident von Burkina Faso. Dieser war wie Rawlings Offizier der Luftwaffe gewesen und hatte wie er einen Militärputsch durchgeführt. Sankara war ein großer Idealist und hatte auch Charisma. Rawlings anderer Freund war der libysche Diktator Muammar al-Gaddafi.

Alle drei Männer hatten einen Staatsstreich durchgeführt. Doch man fragte sich, welchen Weg Rawlings in Zukunft einschlagen würde: den des charismatischen Sankara oder den des als brutal bekannten Gaddafi. Inzwischen hatte Rawlings eine kleine Ansprache gehalten und bat mich, als leitende Ärztin über die Arbeit des Hospitals zu berichten. Für mich war es eine gute Gelegenheit, ihn über die vielen Krankheiten zu informieren, die durch eine Impfung vermieden werden könnten. Es war wieder eine Masern- und Keuchhustenepidemie ausgebrochen. Wie ich es schon in Rhodesien erlebt hatte, starben die meisten Kinder an einer Masernlungenentzündung oder sie erstickten an Krupp. Auch hatten wir viele Patienten mit Tuberkulose aufgenommen und unsere Medikamente reichten nicht aus, um sie zu behandeln. Im Säuglingszimmer lagen einige Babys mit Wundstarrkrampf und starben fast alle. Durch Impfungen von Schwangeren kann man diese Todesfälle vermeiden. Die furchtbare Krankheit Polio kann durch eine Impfung ganz verschwinden. Ich dramatisierte meinen Bericht ein wenig, führte einige Beispiele verstorbener Kinder aus und sagte, dass die Jugend als Ghanas Zukunft unbeachtet im Busch sterbe.

Meine Worte müssen auf Rawlings gewirkt haben. Nach meiner Rede wollte er die Kinderabteilung sehen. Ich hatte nicht den Eindruck, dass er schauspielerte, als er mit bewegtem Gesicht die nach Luft ringenden Kinder betrachtete und andere in den Arm nahm. Er schien vom Elend, das er auf allen Stationen sah, wirklich betroffen zu sein. Wer immer dieser Mann war und wie immer ihn die Historiker beurteilen mögen, fest steht, dass er zwei Wochen nach seinem Besuch ein Impfteam schickte und nationale Impfkampagnen in die Wege leitete. Auch wurde Tuberkulose auf nationaler Ebene behandelt. Als wir viele Jahre später mit der furchtbaren Aidsepidemie zu tun hatten, wurde diese Krankheit nicht vertuscht, wie es in einigen anderen afrikanischen Ländern geschah. Ghana gehörte zu den ersten Ländern Afrikas, die Patienten mit der neuen Krankheit kostenlos mit den teuren Medikamenten behandelten.

Der Junge mit dem Baum im Bauch

Eines Nachmittags wurde ich in die Notaufnahme gerufen. Man sagte mir, ein Junge mit einem Baum im Bauch sei aufgenommen worden. Ich dachte, dass die Krankenschwestern etwas übertreiben, damit ich sofort komme. Doch diesmal hatte ich ihnen mit meiner Annahme Unrecht getan. Da saß ein ungefähr 15-jähriger Junge namens Simon auf einem Hocker mitten im Raum. Er konnte sich nicht auf das Notbett legen, weil ein dicker Ast, der wirklich wie ein kleiner Baumstamm aussah, ihn aufgespießt hatte. Er war mitten in seinen Bauch eingedrungen und ragte an der rechten Seite in Höhe der Niere heraus. Wie war es zu diesem Unfall gekommen? Simon war ein „palmwine tapper“, ein Palmweinzapfer. Er war von einer langen Leiter heruntergefallen und vom dicken Ast eines nahestehenden Baumes aufgespießt worden, so wie man Schmetterlinge für eine Sammlung mit einer Nadel aufspießt. (Meine Eltern hatten solch eine Sammlung von Schmetterlingen von einem Nachbarn geerbt.) Ich sagte, wir müssten ihn sofort ins Regierungshospital in Takoradi überweisen. Da erntete ich Protest der ghanaischen Assistenten und meiner Mitschwestern, die sich inzwischen zu uns gesellt hatten. Der Junge konnte nicht in unserem Landrover transportiert werden, und bis wir einen Lastwagen organisiert hätten, wäre er tot. Ich zuckte wie schon oft mit den Schultern und bat meinen Kollegen Dr. Rieke, dcn „Baum“ abzusägen. Danach wurde Simon, der in auffallend gutem Zustand war, operiert. Als wir das restliche Holz aus ihm herauszogen, waren wir erstaunt, dass nicht die erwartet massive Blutung auftrat. Ich kann mir es heute noch nicht erklären, warum die Därme unverletzt blieben. Wir mussten nur seine durchbohrte rechte Niere entfernen und kleine Blutungen im Bauchfell verschorfen. Auch nach der Operation ging es Simon gut. Bis auf die Tatsache, dass er Alkoholentzugserscheinungen zeigte. Wie jeder Palmweinzapfer war er an sein tägliches Quantum Palmwein gewöhnt. Als dieser Zustand vorüber war, erholte er sich schnell. Seine geschmeidigen Bewegungen waren die eines wilden Tieres und erinnerten mich an Mogli aus dem Dschungelbuch von Rudyard Kipling. Auch gebärdete er sich ein wenig wild, sodass wir meinten, er wäre wirklich im Dschungel aufgewachsen. Ein Onkel, sein einziger Verwandter, besuchte ihn einige Male. Der „Baum“, der sich nun in unserem alten Büro im Hospital befand, wurde zum viel bestaunten Ausstellungsobjekt. Viele Leute, die von dem Unfall gehört hatten, kamen nur zu uns, um den „Baum“ zu sehen! Dass „Mogli“ seinen Unfall überlebt hatte, erschien uns allen wie ein Wunder. Elisabeth sagte: „Wir brauchen nicht nach Lourdes zu fahren, um Wunder zu sehen. Wir erleben hier eines ‘live’.“ Unser Mogli wurde unruhig. Es zog ihn hinaus in den Busch und nach drei Wochen entließen wir ihn. Leider hatte er keine Sehnsucht nach dem Hospital und wir sahen ihn nie wieder.

Die Ewes

Immer wenn Vollmond war und ich keinen Dienst hatte, ging ich zu später Stunde an den Strand und lief langsam zu den nächsten Dörfern. Die Fischerdörfer lagen alle nahe am Meer. Zwischen Eikwe und unserem Nachbardorf Krisan hatten die Ewe-Fischer ihre Hütten ganz nah an den Strand gebaut. Die Ewes waren ein Stamm, der sich in der Volta-Region angesiedelt hatte, und sie wurden als geschickte und mutige Fischer angesehen. Sie waren von einer Fischereigesellschaft angeheuert und zu uns geschickt worden, weil unser Küstengebiet für sein reiches Fischvorkommen bekannt war. Die Ewes hatten viel größere Kanus als die Nzemas und fuhren auch noch hinaus, wenn die See stürmisch war. Meist kamen sie mit gutem Fang zurück. Sie verkauften einen Teil der Fische an die Nzemas. Doch die meisten Fische wurden von ihren Frauen geräuchert und dann in großen Lastwagen auf den Markt nach Kumasi gebracht. Die Ewes vertrugen sich gut mit den Nzemas, denn für beide Stämme gab es genug Fische. Andererseits fürchteten sich unsere Leute vor den Ewes, weil diese noch heidnische Bräuche hatten. Man erzählte uns, dass sie ihren Meeresgöttern sogar Menschenopfer darbringen. Als eine alte Frau mit ihrer 14-jährigen Enkelin aus Eikwe verschwand, verdächtigte man sofort die Ewes des Mordes an ihnen. Einige Tage später jedoch wurden beide im schwarzen Fluss tot aufgefunden. Ihr Kanu war gekentert und da beide nicht schwimmen konnten, waren sie ertrunken. Immer wenn ich am Tag oder nachts am Ewe Dorf vorbeiging, musste ich an diese Geschichte denken.

Meeresleuchten

Eines Nachts war ich wieder unterwegs. Bei Vollmond war immer Ebbe und das Meer hatte sich weit zurückgezogen. Ich sah, wie der Schein des Mondes sich im Wasser spiegelte, und hörte von fern die Brandung. Das Mondlicht fiel auch auf die glatten Blätter der Kokosnusspalmen und schien sie zu lackieren. Ich fühlte den nassen Sand unter meinen Füßen und sah Tausende Krabben, die sich bei meinem Näherkommen in kleinen Löchern versteckten. Viele weiße Muschelschalen glommen auf und zwischen ihnen lag oft der trockene Leib einer Qualle. Ganz plötzlich leuchtete das ganze Meer in einem intensiven Farbton von Smaragdgrün auf und ich erblickte eine Märchenlandschaft. Da hatte ich das gleiche Gefühl eines Urerlebnisses wie damals in Yosemite mit den Sequoia-Bäumen. Ich fühlte mich in eine andere Welt versetzt, die mich mit ihrer Schönheit überwältigte. Ich habe lange auf den phosphoreszierenden Ozean geschaut, ich konnte mich nicht sattsehen. Tausende kleine grüne Lichtteilchen tanzten auf den Wellen. Als ich am nächsten Morgen meinen Mitschwestern mein nächtliches Erlebnis erzählte, stellte sich heraus, dass sie so etwas noch nie gesehen hatten. Später forschte ich in wissenschaftlichen Berichten über Phänomene, die im Meer auftreten. Ich fand heraus, dass Meeresleuchten durch Dino-Flagellaten entsteht, die eine Biolumineszenz erzeugen. Dino-Flagellaten sind Einzeller, die zu den Algen gerechnet werden. Einige Jahre später fand ich in einem Lexikon, doch auch in Rachel Carsons Buch „The sea around us“ folgende Erklärung: *Beim Meeresleuchten scheint das Meerwasser blau bis grün zu lumineszieren. Tatsächlich leuchtet aber nicht das Meerwasser selbst, sondern die im Seewasser befindlichen Kleinstlebewesen senden nach Berührungsreiz mehr oder weniger lang andauernde Lichtsignale aus.*

Nach dem wunderbaren Erlebnis war ich noch mehr vom Atlantischen Ozean begeistert, auf den wir täglich blickten. Im Heimaturlaub las ich Schriftsteller, die vom Meer erzählten. Herman Melvilles „Moby Dick“ und „Redburns“ sowie Joseph Conrads „Typhoon“ und „The Nigger of the Narcissus“. Sehr angetan war ich von den Büchern der Meeresbiologin Rachel Carson, die „The sea around us“ und „The edge of the sea“ schrieb. Ihr bekanntestes Buch „The silent spring” las ich später, als ich mich für den Schutz der Umwelt interessierte.

Fischer als Lebensretter

Am Nachmittag eines ghanaischen Feiertags (in Ghana gab es viel mehr Feiertage als in Deutschland) ging ich mit Gertrud, einer Missionarin auf Zeit, am Strand spazieren. Es war heiß, doch die Seebrise war angenehm kühl. Wir unterhielten uns über die letzten Unfälle, die auch Gertrud als Krankenschwester mitversorgt hatte. Plötzlich fragte sie mich mit gepresster Stimme, ob ich auch von einem Insekt gestochen wäre. Ich verneinte es. Als ich dabei in ihr Gesicht blickte, sah ich, dass es krebsrot angelaufen und etwas ödematös war. Ich erschrak, als sie auch Atemstörungen bekam. Sie hatte ohne Zweifel allergisch auf einen Insektenstich reagiert und ich befürchtete, sie würde ein Glottisödem (Kehlkopfödem) bekommen. Ich bat sie, sich hinzusetzen, und lief zurück, um Hilfe zu holen. Es war kein Zufall, dass ich beim Ewe-Dorf den Fischer traf, der für die anderen übersetzte. Ich erklärte ihm die Situation und bat ihn, Gertrud auf dem Holzgestühl, mit dem sie oft ihre Kranken transportierten, zum Hospital zu bringen. Seine Männer sollten mit ihr auf die Straße laufen. Ich würde ihnen mit Dr. Rieke mit einem Wagen entgegen fahren. Sie sollten sich beeilen, denn es war eine Sache auf Leben und Tod. Zum Glück traf ich meinen Kollegen in seinem Bungalow an. Ich wusste, dass er immer einen kleinen Notkoffer parat hatte. Nach meiner kurzen Erklärung fuhren wir los. Da sahen wir schon die Ewe-Fischer mit der hoch auf dem Stuhl thronenden Gertrud uns rasch entgegenkommen. Sie litt jetzt an schwerer Atemnot und rang nach Luft. Wir hielten sofort an und mein Kollege spritzte ihr Cortison sowie Calcium. Beide Medikamente werden bei einer Allergie angewandt. Sofort konnte Gertrud wieder frei atmen. Doch sie erbrach fürchterlich. Ohne Zweifel hatten die Ewes Gertrud durch ihr rasches Handeln das Leben gerettet. Wir bedankten uns bei ihnen, ehe sie samt Stuhl ins Dorf zurückkehrten. Da wir wussten, dass Ewes gern ghanaisches Brot essen, bedankten wir uns nach einigen Tagen mit 20 Broten, die wir ihnen schenkten.

An einem anderen Sonntagnachmittag brachten einige Ingenieure von ABU einen Kollegen, der beinah im Meer ertrunken war. Er hatte viel Wasser geschluckt, doch jetzt konnte er wieder normal atmen. Ich hörte gleich seine Lungen ab, doch bis auf dezente Rasselgeräusche waren sie frei. Ich kannte den jungen Patienten, Herrn K., der früher von uns wegen einer Grippe behandelt worden war. Damals war er wortkarg gewesen und ich hatte den Eindruck, er sei etwas schüchtern. Jetzt schien er unter leichtem Schock zu stehen. Ich nahm ihn daher zur Beobachtung auf, nachdem ich ihm Antibiotika gespritzt hatte. Am Abend klopfte Herr K. an die Tür meines

Bungalows. Er müsse mit jemandem reden, sagte er. Er schien aufgeregt zu sein, denn seine Worte waren ein regelrechter Redefluss. Er berichtete, dass er erst gestern aus Deutschland zurückgekommen sei. Heute Morgen war er von seinen Kollegen zum Schwimmen in Essiama eingeladen worden. Er hatte sofort zugesagt, denn er liebte Schwimmen und war ein guter Schwimmer. Im Gegensatz zu seinen Kollegen war er weit hinausgeschwommen, ohne zu wissen, dass es dort eine starke Strömung gab. Als er zurückschwimmen wollte, kämpfte er vergeblich gegen die Strömung an. Er ging unter, und als er zu sterben glaubte, sah er sein ganzes Leben wie einen Film, der sich vor ihm abspulte. Jede Einzelheit seiner verschiedenen Lebensphasen trat ihm vor Augen: wie er als kleiner Junge zum ersten Mal zur Schule ging, wie er seine Frau kennengelernt oder sein Examen als Ingenieur abgelegt hatte. Dann hatte ihn jemand ergriffen und er hatte sich gewehrt. Er hatte einen Schlag auf den Kopf bekommen und war untergegangen.

Später erfuhr er, dass eine Gruppe Fanti-Fischer ihn beobachtet und bemerkt hatte, dass er am Ertrinken war. Ihr bester Schwimmer war ihm zur Hilfe gekommen. Da er sich an seinen Retter angeklammert hatte, musste dieser ihn schlagen und untertauchen. Der Fischer war dann langsam mit ihm ans Ufer geschwommen und die anderen Fischer hatten geholfen, ihn aus dem Wasser zu ziehen. Am Strand hatte er Unmengen Wasser erbrochen und es war auch aus seiner Lunge gelaufen. Doch jetzt fühlte er sich viel besser. Er sei zu mir gekommen, weil er unbedingt über sein Erlebnis mit dem abgespulten Film sprechen wolle. Leider wusste ich damals noch nicht, dass er eine Nahtoderfahrung gemacht hatte. Viele Menschen, die noch einmal mit dem Leben davongekommen sind, haben solch ein Erlebnis beschrieben. Ich fragte Herrn K., ob er nach seiner Rettung sein Leben ändern wolle. Er sagte mir, Gott hätte ihm ein zweites Leben geschenkt, und im Augenblick sei er von großer Dankbarkeit erfüllt. Mir kamen seine Worte bekannt vor, denn ich hatte dieses Gefühl nach meinem Unfall in Rhodesien gehabt.

St. Martin de Porres

Das Jahr 1984 rückte näher, in dem wir das 25-jährige Jubiläum unseres Hospitals feiern wollten. Wir wussten, dass die Feier solch eines Festes in Ghana immer eine große Sache war. So standen wir neben der vielen Arbeit unter Druck. Vor allem mussten wir unserem „Kind", dem Hospital, endlich einen Namen geben. Den richtigen Namen zu finden war schwierig. Auch unsere Angestellten konnten uns nicht weiterhelfen. Father Baker war unser Retter. Er schlug vor, das Hospital nach Martin de Porres zu benennen. Dieser Heilige war in Deutschland weitgehend unbekannt. Doch in Holland und in den südlichen Ländern Europas wurde er verehrt. Wir erfuhren, dass Martins Mutter eine Afrikanerin in Peru war, deren Vorfahren als Sklaven vielleicht sogar aus Ghana gekommen waren. Sein Vater war Don Juan de Porres, ein spanischer Edelmann und späterer Gouverneur von Panama. Martin war im katholischen Glauben aufgewachsen und schon als kleiner Junge in mystischen Erfahrungen Jesus begegnet. Er lernte den Beruf eines Baders und trat später als Bruder in den Dominikanerorden ein. Er kümmerte sich um Arme und Kranke und stand bald im Ruf von Heiligkeit, denn durch ihn geschahen Wunder und wunderbare Heilungen. Als wir von seiner Geschichte hörten, wussten wir, dass wir endlich für das Hospital einen Schutzpatron gefunden hatten.

Ich fuhr dann in Heimaturlaub und lud Pater Urban Rapp, den Direktor des Missionsärztlichen Instituts, zu unserem Jubiläum ein. Gleichzeitig trug ich ihm unsere Bitte vor, eine lebensgroße Statue von Martin de Porres anfertigen zu lassen. Pater Urban kannte als Honorarprofessor der Kunstgeschichte einige Bildhauer und gab sofort unser Anliegen in Auftrag. Schon bald teilte er mir mit, dass die Statue unseres Schutzheiligen fertig sei. Er sagte, der Künstler habe ein neues Material verwendet, das besonders tropentauglich sei. Unser Martin sei so stabil, dass er sogar, wenn ein Panzer über ihn fahre, unversehrt bleibe. Diese erfreuliche Nachricht teilte ich meinen Schwestern in Eikwe telefonisch mit und sie ließen vom Maurer

James einen schönen Sockel für unseren zukünftigen Schutzpatron anfertigen. Martins Statue sollte nach dem Hochamt in Eikwe feierlich von Pater Urban enthüllt werden. In Würzburg mischte sich ein Wermutstropfen in meine Vorfreude. Schwester Notburga, die lange in Indien gearbeitet hatte und einmal Afrika erleben wollte, war auch von uns eingeladen. Sie hatte sich schon ein Visum für Ghana besorgt. Da die Zugverbindung nach Frankfurt am Tag unseres Abflugs zeitmäßig ungünstig war, sollte sie im Wagen von Pater Urban mitfahren. Doch dieser erhob Einspruch, da wegen des Transportes der Statue kein Platz im Wagen sei. Nun bewirkte Martin sein erstes Wunder für uns. Als uns Pater Urban zwei Wochen vor dem Abflug Martins Statue zeigen wollte, wurde er vom Heiligen überrascht. Sein Kopf hatte sich sanft von seinem Körper entfernt und bildete einen großen Spalt. Damit war entschieden, dass Notburga mitfahren konnte und Martin zurück blieb. Er sollte vier Wochen später folgen.

25-jähriges Jubiläum des Hospitals

Von der Jubiläumsfeier ist zu berichten, dass alle geladenen Gäste – wie der Mitbegründer des Hospitals, der ghanaische Erzbischof Amissah, der Omahene, alle Häuptlinge, Ältesten und Angestellten – zufrieden waren, denn es gab auch ein großes Festessen. Nur die Enthüllung der Statue wurde vermisst und der leere Sockel von allen Gästen enttäuscht besichtigt. Ich erinnere mich an zwei Begebenheiten: Am 3. November, dem Namenstag unseres neuen Heiligen, an dem wir unser Jubiläum feierten, war es ungewöhnlich heiß. Das Hochamt wurde auf dem großen Platz vor dem Hospital gefeiert. Der beleibte Erzbischof Amissah war Hauptzelebrant. Als er die Predigt hielt, fiel mir auf, dass ihm der Schweiß in Strömen herunterlief. Ich hatte noch nie einen Menschen so schwitzen sehen. Doch er hatte sich auf die Hitze vorbereitet. Er zog aus seinem Ärmel große, bunte Taschentücher hervor und ließ sie wieder im Ärmel verschwinden. Er wirkte wie ein Zauberer auf dem Jahrmarkt. Jedes Mal, wenn er das nächste Tuch hervor zog, erwartete ich als Überraschungseffekt, dass er ein Kaninchen oder eine Taube hervorzauberte. Ich bemerkte, dass meine Mitschwestern die Tücher auch ganz fasziniert betrachteten. Leider war unsere Andacht durch diese Vorführung verflogen.

Nach der Messe fand die Zeremonie der „donations“, der Spenden statt. Sie gehörte zu jedem Fest, sei es Taufe, Priesterweihe oder Beerdigung. Die Ausgaben des betreffenden Veranstalters sollten damit gedeckt werden. Es wurde ein großer Korb aufgestellt und die Spender reihten sich in eine Schlange ein, die sich langsam vorwärts bewegte. Einer unserer Angestellten nahm die Spende entgegen und rief den Namen des Spenders sowie den Betrag seiner Spende laut aus. Wenn der Name des Spenders verkündet wurde, klatschte das Publikum Beifall. Da entdeckten wir plötzlich einen unserer Tuberkulosepatienten, der so mittellos war, dass wir ihm jeden Tag Geld für sein Essen geben mussten. Er stand schon am Korb und spendete einen hohen Betrag. Sein Name wurde ausgerufen und er bekam besonders viel Beifall. Ich weiß nicht, ob er sich das Geld geliehen, gespart oder gestohlen hatte. Sicher hat er sich mit seiner Handlung einen großen Traum erfüllt. Einmal im Leben wollte er zeigen, dass er kein armer Schlucker war, dass er auch seinen Stolz hatte. In der Kultur der Ghanaer, besonders bei den Nzemas, war ein Armer ein „nobody“, ein Niemand.

Martin wurde uns später in einer großen Kiste über die Baufirma ABU geliefert. Er machte auch nach seiner Ankunft Furore. Wir hatten seinen Zementsockel in der Nähe des Kreißsaals aufstellen lassen, dort sollte er die gebärenden Frauen beschützen. Doch zuerst protestierten einige Frauen gegen diese Lokalisation, weil sie keinen Mann vor dem Kreißsaal duldeten. Mit der Zeit aber beruhigten sich die aufgebrachten Gemüter.

Das Unkraut Ascheampong, ein Lebensretter

Wie schon öfter angedeutet, konnten wir durch Anwendung dieses „Unkrauts“ viele Leben retten. Es war das Antidot zu einer Pflanze, die schwangere Frauen ab dem sechsten Schwangerschaftsmonat einnahmen, um eine leichte Entbindung zu haben. Doch oft kamen diese Frauen mit einem Wehensturm, der so stark war, dass die Gebärmutter zerriss. Vor allem traten unstillbare Blutungen auf. Um Ascheampong auch intern anzuwenden, hatten wir den Einfall, den Saft der Blätter zu extrahieren. Ich hatte bemerkt, dass es durch das Auflegen der Blätter nie zur Wundinfektion gekommen war. Eines Abends mussten wir bei einer Schwangeren nach dem Kaiserschnitt die Gebärmutter entfernen, weil die Patientin nicht zu bluten aufhörte. Während der Operation wurde das Blut ungerinnbar und alle üblichen Blutstillungsmittel versagten. Wir gaben die Patientin auf. Da fiel mir ein, dass wir eine Flasche mit frischem Saft von Ascheampong im Eisschrank aufbewahrten. So entleerte ich ins Abdomen der Patientin den ganzen Inhalt der Flasche und verschloss den langen Operationsschnitt. Wie erstaunt waren wir am nächsten Morgen, als die Patientin in ihrem Bett saß und uns anlächelte. Sie bekam kein Fieber und die Wunde heilte ohne Infektion. Ascheampong galt von jetzt ab als Wunderdroge.

Noch einen zweiten Fall möchte ich schildern: Ein Farmer war von einer Schlange in seine rechte Hand gebissen worden. Er kam so spät, dass unser Antiserum für das Schlangengift nicht mehr wirkte. Das Gift löste sein Blut auf und dieses wurde ungerinnbar. Der Patient blutete aus der Bissstelle, doch am meisten in den rechten Arm hinein, der anschwoll und aussah, als würde er platzen. Der medizinische Ausdruck für diesen Zustand ist „Kompartmentsyndrom“. In solchem Fall muss man den Druck auf das Gewebe durch einen tiefen Schnitt entlasten, sonst wird der Arm nicht mehr durchblutet und das Gewebe stirbt ab. Ich entschied mich zum operativen Eingriff mit dem Risiko, dass der Patient verbluten könnte. Dann applizierte ich auf den gespaltenen Arm meine Wunderdroge Ascheampong. Auch diesmal erfüllte die Pflanze meine Erwartungen und wir konnten den Arm des Patienten retten. Fünf Wochen später arbeitete der Farmer wieder auf seinen Feldern.

Nach diesem außergewöhnlichen Fall sah ich im Internet nach. Unsere Wunderpflanze war die Pflanze Chromolaena odorata. Ihre Eigenschaften waren in einem amerikanischen Labor in vitro, doch auch in Tierversuchen getestet worden. Sie war auch unter vielen anderen Namen bekannt, zum Beispiel Siam- oder gar Teufelskraut, weil es als „Unkraut" schwer zu bekämpfen ist. Doch eigentlich ist in diesem Kraut eine ganze Apotheke enthalten. Ihr Extrakt ist ein Mittel gegen Krebs, Diabetes, Krämpfe, Pilze, schützt die Leber, ist wundheilend und blutstillend. In Ghana hat es noch eine andere, besondere Anwendung gefunden. Es wird zur Einbalsamierung von Leichen angewandt! Welche Pflanzenart gibt es noch auf der Welt, die man im Leben und auch im Tod verwenden kann?

Die Pflanze Ascheampong hat in Eikwe unzähligen Frauen und Müttern Neugeborener das Leben gerettet. Doch sie wird wohl nie von der Pharmaindustrie entdeckt werden und ihr Schattendasein als „Unkraut" weiterführen. Andererseits frage ich mich, wie viele uns noch unbekannte Nutz- und Heilpflanzen durch das Abholzen des Regenwaldes in Ghana schon verloren gegangen sind. Zum Glück ist mein Ascheampong diesem Schicksal entkommen, weil es als „Unkraut" überall wächst. So hat es wenigstens eine Chance, eines Tages von einem cleveren Pharmazeuten entdeckt zu werden, damit alle seine wunderbaren Eigenschaften zur Wirkung kommen.

Sandraub vom Strand im Jahr 1999

Es waren viele Jahre vergangen, seit ich im kleinen Fischerdorf Eikwe angekommen war. Wann immer ich die Gelegenheit hatte, ging ich zum Atlantischen Ozean hinunter. Dabei kam ich an den wenigen Raffia-Hütten vorbei und am kleinen Friedhof. Unsere Angestellten wohnten fast alle im neuen Eikwe auf der anderen Straßenseite. Sie ahnten, dass eines Tages das Meer den Sand, auf dem die Hütten standen, wegspülen würde. Auf diese Weise waren schon einige Dörfer verschwunden. Sie hatten sich, als die wirtschaftliche Lage besser wurde, Steinhäuser gebaut. Sie brauchten dazu viel

Sand, den sie vom Strand holten. Dadurch wurde die Erosion noch mehr gefördert. Eines Nachmittags hatte ich am Strand von benachbarten Dörfern große Lastwagen gesehen, in die einige Männer Sand schaufelten. Gerade hatte ich in der Zeitung einen Artikel über die Erosion von Ghanas Küsten gelesen. Es war streng verboten, Sand vom Strand zu entfernen. Ich sprach die Männer an und machte sie auf das Verbot aufmerksam. Wenn sie ihren Sandraub fortsetzen würden, würde ich sie beim Häuptling von Eikwe melden. Wir hatten inzwischen einen neuen Häuptling, der Geschäftsmann war. Bei meinen Worten lachten die Arbeiter schallend und sagten, unser Häuptling wäre ihr Arbeitgeber. Er würde den Sand an Glasfabriken verkaufen. Leider bestätigte Niklaus, unser Laborchef, die Behauptung der Arbeiter. Niklaus war der Tufahene, der Mann, der gleich nach dem Häuptling das Sagen hat. Er konnte dem neuen Häuptling nur seine Missbilligung ausdrücken, über die dieser aber hinwegging. Alle Leute in Eikwe hatten inzwischen erkannt, dass der Häuptling eigenwillig und geldgierig war.

Es tat mir weh, dass der schöne Strand so malträtiert wurde. Die Erosion in Eikwe hatte stark zugenommen und die vorderste Reihe der Kokosnusspalmen war umgefallen. Ihre Wurzeln ragten anklagend in den Himmel.

Beobachtungen am Strand

Das Leben von Eikwe spielte sich jeden Tag vor allem auf dem weißen Strand, am Ufer des Atlantischen Ozeans ab. Da zogen die Fischer an den Tauen ihrer blauen Netze. Wenn sie das Netz eingezogen hatten und sich viele Fische darin befanden, läutete ein Fischer eine Glocke, die wie eine Schiffsglocke klang. Dann wussten alle, dass es Fisch zu kaufen gab. Von den umliegenden Dörfern waren die Frauen mit großen Schüsseln und Schalen auf dem Kopf schon vorher gekommen und hatten geduldig auf das Einholen der Netze gewartet. Doch jetzt wurde es in Eikwe lebendig. Die Frauen verließen ihre Hütten und eilten zum Strand hinunter. Auch unsere

Köchin machte sich mit einer Schüssel auf den Weg. Leider erfuhren wir nie, welche Art von Fisch auf den Tisch kam. Die Leute kannten nur die Namen der Fische in Nzema, doch nicht auf Englisch. Nur der Oktopus war uns bekannt und wir aßen ihn als große Delikatesse. Die Nzemas schickten ihren Fang nicht wie die Ewes nach Kumasi. Zuerst wurden die Fische nach Art und Größe aussortiert. Dabei war es für mich immer interessant, wie die Männer mit den Frauen feilschten, wenn sie ihre Fische verkauften. Sie erinnerten mich ein wenig an die Auktionatoren in Bremerhaven. Nur dass sie ihren Handel nicht mit einem Hammer, sondern mit einem deftigen Handschlag mit einer Marktfrau abschlossen. Einige Fische hoben die Männer für ihre Familien auf. Wenn es einen guten Fang gab, waren alle Leute, besonders in Eikwe, zufrieden.

Nachdem die Fischer ihren Verkauf abgeschlossen hatten, trugen sie, manchmal auch ihre Frauen, die schweren Netze und Taue ins Dorf zurück. Sie liefen immer in einer Prozession, wobei alle Männer mit einem Tau durch die Netze auf dem Kopf oder auf einer Stange miteinander verbunden waren. Dieser Anblick war für mich ein Symbol von Gemeinschaft und Einigkeit. Bei den Nzemas blieben die Boote am Mittwoch am Strand und am Donnerstag fuhren auch die Ewes nicht aufs Meer hinaus. Diese Tage gehörten den Meeresgöttern, denen sie Opfer darbrachten. Morgens saßen einige Fischer am Strand und flickten ihre Netze. Andere besserten ihre Kanus aus. Es gab auch bunt angestrichene Boote, die einzelnen Fanti-Fischern gehörten. Diese erneuerten die Farbtöne, die das Salzwasser weggeätzt hatte. Einmal gingen wir zu viert spät abends an den Strand. Da hörten wir im Ewedorf die Trommeln und wussten, dass sie wieder eine Ziege geopfert hatten. Plötzlich begegneten wir Männern und Frauen, die alle weiß angemalt waren. Die Farbe war wie Tünche dick aufgetragen und sie waren in weiße Tücher gekleidet. Sie blickten uns nicht an und grüßten auch nicht, wie sie es tagsüber taten. Sie hatten einen starren Blick und schienen in Trance zu sein. Sie gingen rasch an uns vorüber und waren bald unseren Blicken entschwunden. Wir waren erschrocken stehen geblieben. Die Ewes waren uns wie Geister aus einer anderen Welt erschienen. Es gab Gerüchte, dass sie Voodoo praktizierten.

Ich liebte die Nachmittage, wenn das Meer ganz weit draußen war. Dann konnte ich leicht über den nassen Sand laufen und nach der „intertidal community“ der Meereswissenschaftlerin Rachel Carson suchen. So nannte sie die kleinen Lebewesen, die sich bei Ebbe im Sand verstecken, bei Flut im Wasser schwimmen und sich von noch kleineren Geschöpfen ernähren. Es sind Würmer, Krebse und Muscheln. Auch die Kinder suchten oft nach ihnen, indem sie ihre Füße wie einen Schraubstock tief in den Sand bohrten. Wenn sie etwas unter den Füßen spürten, bückten sie sich rasch, um einen Wurm oder eine Muschel in ihren kleinen Eimer zu werfen. Das ergab eine eiweißreiche Mahlzeit. Um fünf Uhr hörte man in der Ferne, wie die Frauen Fufu stampften, und bald liefen alle Kinder mit ihren gefüllten Eimerchen heim. Die Nzemas essen wie alle Ghanaer mit den Händen. Sie benutzen dafür die rechte Hand, denn die linke ist unrein. Die Großfamilie sitzt im Kreis um die in der Mitte platzierten Töpfe herum. Jeder ergreift eine Handvoll Fufu und taucht sie geschickt in die Palmnusssoße, in der Fisch oder Eier schwimmen.

Wenn ich mich am frühen Nachmittag dem Ewe-Dorf näherte, lief eine Kinderschar auf mich zu. Sie hatten wohl nicht viele Weiße vorher gesehen. Die Kleinen strichen über meine Arme, um meine Haut zu fühlen. Ich hatte immer etwas Mühe, von ihnen loszukommen, und erst, wenn ich etwas weiter von ihrem Dorf entfernt war, gingen sie nach Hause. Kehrte ich in meinen Bungalow zurück, musste ich duschen, um Sand und Schmutz vieler Kinderhände abzuwaschen. Ich liebte es auch, auf dem Stamm einer gestürzten Kokosnusspalme zu sitzen und aufs Meer zu blicken. Manchmal saß ich wie die Kinder auf einer Kokosnuss. Diese Zeit des Träumens war für mich die beste Entspannung von den vielen Operationen und dem Ansturm der Patienten in der Ambulanz. Manchmal erblickte ich in der Ferne Fischdampfer. Alle Fischer schimpften auf sie. Sie wussten, dass diese Schiffe Japanern gehörten, die ihnen ihre Fische „stahlen“, wie sie es nannten. Sie hatten deswegen schon eine Petition bei der Regierung eingereicht.

Ich musste jetzt an den jungen Ewe-Fischer denken, der vor drei Wochen laut weinend von seinen Kameraden in unsere Notaufnahme getragen wurde. Ein Hai hatte ihm den rechten halben Fuß abgebissen, als er auf dem Bootsrand saß. Wir versorgten die große, blutende Wunde. Doch sie wollte nicht heilen. Zuerst nahmen wir an, dass der Biss eines Hais wegen seiner Mundflora giftig ist. Doch dann erfuhren wir die Wahrheit. Sein Fuß war durch eine Dynamitexplosion abgerissen worden. Das Fischen mit Dynamit war streng verboten, weil dadurch die Fischbrut vernichtet wird. Doch in Ghana werden so viele Verbote nicht beachtet. Was sagt der Volksmund? „Man darf sich nur nicht erwischen lassen!“ Diese Weisheit trifft nach meinen Erfahrungen besonders auf Ghana zu.

Obwohl eine deutsche Umweltbehörde überall im Namen der Regierung große Warnschilder anbringen ließ, dass man die vom Aussterben bedrohten Meeresschildkröten nicht fangen solle, sah ich sie manchmal in einem Dorf aufgehängt. Die Menschen hatten Hunger. Warum sollten sie sich so viel Fleisch entgehen lassen?

Oft war der ganze Strand dicht mit kleinen weißen Muscheln übersät, sodass man den Sand für Kalkgestein halten konnte. Auch sah ich manchmal Seesterne oder auch Muschelgehäuse, die von kleinen Krebsen bewohnt waren. Ab und zu fand ich die Gerüste von Sanddollars. Wir sammelten sie, malten sie golden an und hängten sie zu Weihnachten an kleine Palmen, wo sie wie Goldsterne aussahen. Manchmal fanden wir die Gehäuse von Stachelschnecken, die von vielen Stacheln bedeckt sind und einen langen, stacheligen Ausläufer haben. Selten fanden wir die hübschen Gehäuse der Porzellan- oder der Kegelschnecken, die ein außergewöhnlich schönes Muster aufweisen. Wir liebten besonders die Kaurimuscheln, die in der Sonne glänzen. Sie waren früher eine Währung wie unser Geld und dienten als Zahlungsmittel in Afrika und Asien. Die schönsten Muscheln und Schneckengehäuse schenkten wir unseren Gästen oder den Rotariern. Wir sagten ihnen, dass sie Strandgut waren, denn diese Muscheln und Schnecken lebten in Meerestiefen oder an Felsenküsten. Doch die meisten schönen Muscheln, Schneckengehäuse und viele andere Arten schenkte ihnen Eric, einer unserer OP-Assistenten. Er war mit einem Ewe-Fischer befreundet, der sie aus der Tiefsee mitbrachte, wo nur Ewes fischten. Oft waren besonders viele Quallen an Land gespült worden und manche vertrockneten. Wir sahen uns vor, nicht barfuß in die noch lebenden Quallen zu treten, denn manche brannten wie Feuer. Immer wieder entdeckte ich zarte, schleimige Kriechspuren kleiner Wurmschnecken. Einige Male sah ich eine Gruppe Geier, die sich um ein totes Schaf versammelt hatte, das ertrunken war. In Tierfilmen hatte ich öfters beobachtet, wie Geier sich aggressiv gegenüber ihren Artgenossen verhalten, wenn sie Aas fressen wollen. Doch die Eikwe-Geier, wie wir sie nannten, waren friedlich und stritten nie. Vielleicht fanden sie immer genügend tote Ziegen, Schafe oder Kühe und waren nicht ausgehungert. Geier standen unter Naturschutz und waren auch Tabuvögel wie die Raben, die niemand anrühren durfte. Fast jeder Clan hatte ein Tabutier, das unter seinem Schutz stand. Auch liefen kleine Vögel ans Wasser und suchten etwas Fressbares. Brandeten die Wellen vorwärts, tippelten sie eilig zurück. Sie bewegten sich im Rhythmus des Ozeans vorwärts, rückwärts. Es sah aus wie ein anmutiges Ballett.

Manchmal war der ganze Strand von grünen Algen bedeckt, ein Anzeichen von Pollution. Ich hatte gelesen, dass viele Fabriken in Abidjan ihre chemischen Abfallprodukte ins Meer leiten und es dadurch zum Wuchern von Algen kommt. Diese werden durch die Strömung nach Ghana gebracht. Johanna ist beim Schwimmen einmal in eine Schicht Algen geraten. Sie kam ganz grün im Schwesternhaus an und alle mussten lachen über ihre grüne „Bekleidung". Doch sie hatte Mühe, die Algen abzuwaschen, die zudem fürchterlich brannten. Nachmittags spielten Jungen bei Ebbe am Strand Fußball. Andere turnten und schlugen Rad. Am Strand gab es immer etwas zu sehen oder zu suchen. Ich liebte dieses rege Strandleben zwischen Wasser und Palmen. Ein großartiges Schauspiel war der Sonnenuntergang, wenn der große, feuerrote Sonnenball langsam am Horizont in den Ozean tauchte.

In meinem Bungalow hörte ich das Geräusch der Brandung. Manchmal, wenn die See aufgewühlt war, hatte ich den Eindruck, dass sie schon das Hospital erreicht hätte. Kwame, unser Nachtwächter, kam einmal zu uns gelaufen und meldete aufgeregt: „The sea is coming!" (Das Meer kommt!) Doch es war falscher Alarm. Der Sturm hatte die Wellen aufgepeitscht und sie erschienen höher als sonst. Mein Bungalow war von Kokosnusspalmen umgeben und ich hörte Tag und Nacht das Rauschen des Windes in ihren Blättern, die ein knarrendes Geräusch abgaben. Auch fielen immer Kokosnüsse zu Boden, besonders wenn es stürmte. Man hatte die Palmen gepflanzt, damit sie den Sturm vom Bungalow abhielten. Ohne den Schutz der Bäume waren schon viele Dächer bei heftigen Stürmen abgedeckt worden. Jetzt, nachdem ich vor sechs Jahren Eikwe verlassen habe, habe ich immer noch Sehnsucht nach dem Geräusch der Brandung und dem dumpfen Aufprall der Kokosnüsse auf den Boden.

Die Eklipse in Ghana

In der Daily Graphic stand etwas über eine Eklipse, die am 29. Mai 2006 in Ghana zu sehen sei. Als meine Übersetzerinnen mich fragten, was eine Eklipse sei, erklärte ich ihnen, sie bedeute eine Sonnenfinsternis, die diesmal sogar total war. Der Mond steht dann zwischen Erde und Sonne und bedeckt die Sonne vollständig. Es wird so dunkel wie in einer mond- und sternenlosen Nacht. In der Zeitung stand auch, dass viele Touristen nach Ghana gekommen waren, um sich dieses seltene Naturschauspiel anzusehen. Die Hotels in Accra und Takoradi waren ausgebucht. Es wurde empfohlen, nicht mit bloßen Augen auf die Eklipse zu schauen, denn das würde schwere Augenschäden zur Folge haben. Man musste eine Schutzbrille tragen. Unsere Unterhaltung fand eine Woche vor der Eklipse statt und ausgerechnet am Tag vor der Sonnenfinsternis musste ich wichtige Papiere von einem Ministerium in Accra abholen. Vorher hatte ich eine Woche Nachtdienst gemacht und die Eklipse vergessen. In Accra pulsierte das Leben wie immer und am nächsten Morgen um fünf Uhr verließen wir Accra, um nach Hause zu fahren.

Auf dem Rückweg wollten wir noch bei einem Gemüsestand an der Straße einkaufen. Tilli hatte mir eine lange Liste aufgeschrieben. Mir fiel sofort auf, dass die Hauptstraße wie ausgestorben war. Keine Männer an den Tankstellen, keine Farmer oder Schulkinder, die unterwegs waren, und auch unser Gemüsestand war nicht aufgebaut. Als ich Albert, meinen Fahrer, fragte, warum die Straße so geisterhaft sei, erklärte er, man erwarte die Eklipse. Jetzt wurde mir klar, dass die Leute Angst hatten und zu Hause geblieben waren. Ich selbst hatte auch keine Schutzbrille. Doch Albert hatte an alles gedacht und gab mir die zweite Schutzbrille, die er mitgenommen hatte. Wir kamen zur Mittagszeit zum Markt in Takoradi und ich hatte gerade Tomaten gekauft, als die Sonne sich verfinsterte. Wir setzten rasch unsere Schutzbrillen auf und erlebten, wie der Mond langsam über die Sonne glitt und es dunkler wurde. Zum Schluss war es stockdunkel und man konnte an die Apokalypse denken, wo auch die Sonne verschwindet. Ich hatte nicht mit der Reaktion der Marktfrauen gerechnet. Es entstand ohrenbetäubender Lärm. Viele schrien auf Englisch, andere auf Nzema. Einige riefen: „Halleluja, Jesus is coming“, und begannen zu singen. Andere schrien: „We are lost! The world disappears, I fear!“ Ich dachte bei diesem Geschrei und Gesang an Jesu Gleichnis von den Schafen und Böcken. Diesmal erlebte ich es live! Die Sonnenfinsternis dauerte nur vier oder fünf Minuten und langsam wurde es wieder hell. Ich bemerkte, dass viele Marktfrauen ihre Kinder oder einander umarmt hatten. Ihre Aufregung legte sich nur langsam, doch ich konnte Tillis Wunschliste erledigen.

Auch in Eikwe waren alle Leute beim Erlebnis der Eklipse aufgeregt gewesen. Lu erzählte mir, dass sie Mary Bedu, eine ghanaische Krankenschwester, beim Eintritt der Dunkelheit umarmt hatte. Für mich war es ein Beweis, dass wir Menschen in einer angstvollen Situation nicht allein sein wollen. Doch ich musste lächeln beim Gedanken an den Markt in Takoradi. Es wäre mir nicht im Traum eingefallen, die dicke Marktfrau neben mir zu umarmen.

Tropisches Gewitter

Ich kann ein Gewitter in den Tropen nicht genau beschreiben. Man muss es selbst erlebt haben, um seine Gewalt und Vehemenz zu begreifen. Ich war erst einige Wochen in Ghana, als ich in meinem Bungalow nachts solch ein Naturphänomen erlebte. Ich hatte den Eindruck, die Blitze würden jeden Augenblick in mein Schlafzimmer einschlagen, und zum ersten Mal im Leben hatte ich Angst bei Gewitter. Ein Blitz schlug ins Hospital ein. Viele Steckdosen wurden aus der Wand gehauen und wir zählten 80 zersprungene Glühbirnen.

In jedem Jahr gab es einige Gewittertote. Man brachte uns die „Angesengten" mit Brandwunden, d.h. die Leute, die sich in der Nähe eines Blitzeinschlags befunden hatten. Einmal wurde eine junge Mutter vom Blitz erschlagen, doch ihr Baby auf ihrem Rücken blieb unversehrt. Wenn solch ein Tropengewitter über Eikwe tobte, dann saß Frau Dr. Cooper ganz geduckt mit Markus, ihrem kleinen Sohn, und Gysel, ihrer kleinen Tochter, auf dem Sofa. Sie drückte beide Kinder fest an sich. Schwester Marlies, eine deutsche Entwicklungshelferin, flüchtete sich bei einem Gewitter nachts zu ihrer Nachbarin oder in unsere Hauskapelle, die neben ihrem Zimmer lag. Tilli betete einen Rosenkranz nach dem anderen. An einem Nachmittag voller Blitze und Donner stand ich in meiner kleinen Küche, als ein Blitz in den Lichtkasten auf der Veranda einschlug. Es kam eine gewaltige Feuerzunge aus der Wand, der Lichtkasten war verschmort und in der folgenden Nacht hatte ich keinen Strom. Ich war froh, dass ich nicht auf der Veranda gestanden hatte, als der Blitz eingeschlagen war. Doch einmal mussten wir während eines gewaltigen Gewitters im Schwesternhaus herzlich lachen. Nach langen Wochen hatten wir endlich über ABU Post bekommen. Ich selbst bekam ein Päckchen mit einer sehnlichst erwarteten Kamera. Mein alter Fotoapparat hatte die salzige Meeresluft nicht vertragen und ich konnte einige Wochen nicht fotografieren. Es blitzte und donnerte draußen, doch meine Mitschwestern achteten diesmal nicht aufs Unwetter, sondern waren mit dem Lesen ihrer Briefe beschäftigt. Ich packte die neue Kamera aus und probierte sofort einige Funktionen. Als ich zufällig das Blitzlicht auslöste, lagen plötzlich Lu und Irmgard, die gerade noch mir gegenüber in ihre Post vertieft waren, unterm Tisch. Sie hatten den Eindruck gehabt, der Blitz wäre in unseren Speisesaal eingeschlagen, und waren in Deckung gegangen! Wir alle mussten über ihre „blitzartige" Reaktion und ihre verdutzten Gesichter Tränen lachen.

Der Busch

Ich konnte nicht am Meer entlang laufen, wenn Flut war. Stattdessen ging ich schon am frühen Morgen in den Busch, weil der Sonnenaufgang um diese Zeit besonders schön war. In der Morgenfrühe strömte der Busch noch den aromatischen Duft der Nacht aus. Die Leute nannten das Gebiet, das meilenweit mit hohem Elefantengras bedeckt war, „desert" (Wüste). Hier hatte einmal dichter Regenwald gestanden, an den sich die alten Leute, die noch die Kolonialzeit erlebt hatten, erinnerten. Nur einige hohe Palmyras-Palmen ragten wie einsame Riesen aus dem hohen Gras hervor. In der Regenzeit speicherte ihr Stamm viel Wasser und wurde zunehmend dicker. In der Wüste war es sehr still, nur das Knarren der Palmenblätter war in der Trockenzeit zu hören. Es hörte sich wie unsere Türen und Möbel in der Monsunzeit an. Der Monsun entzog allem Holz die Flüssigkeit und Türen und Schränke ließen sich nicht mehr schließen. Mehrere schmale Pfade führten durch das Gras zum schwarzen Fluss und zu den Farmen, die am anderen Ufer angelegt worden waren. Am Nachmittag und frühen Abend begegnete ich Frauen, die mit einer Fuhre Feuerholz auf dem Kopf zum Dorf zurückgingen. Ich habe mich immer darüber gewundert, welch schwere Lasten die Ghanaer auf dem Kopf tragen können. Einmal habe ich eine Familie beim Schlagen von Feuerholz begleitet. Schon die Handhabung vom Cutlass, dem Buschmesser, fiel mir schwer. Auch die wenigen dünnen Äste, die ich heimtrug, empfand ich als große Last.

Manchmal begegnete ich Frauen, die Cassava oder Yam geerntet hatten. Cassava wird auch Hungerfrucht genannt, weil sie während einer Hungersnot im 17. Jahrhundert nach Ghana eingeführt wurde. Diese Knollenfrucht wächst überall, selbst auf nährstoffarmen Böden, und man kann sie zu jeder Jahreszeit ernten. Yam, auch eine Knollenfrucht, braucht eine gute Bodenqualität und wird deshalb weniger als Cassava angebaut. Fufu aus Yam gestampft wird weißer Fufu genannt und schmeckt besonders gut. Die Männer hatten nur ihren Cutlass bei sich, sie trugen selten etwas auf dem Kopf. Das war der Grund, warum Frauen viel öfter über Rückenschmerzen klagten als Männer. Viele ältere Frauen litten an schweren Schäden der Wirbelsäule. Die Farmer grüßten nicht wie wir mit Winken, sondern mit einer erhobenen geöffneten Hand. Man sagte mir, dass der Grüßende damit zeigen wolle, dass er freundlich gesonnen war und keine Waffe in der Hand hielt. Nach einer Stunde in der Wüste erreichte man den schwarzen Fluss, der seine Farbe von seinem Grund erhielt. Wegen seiner dunklen Färbung spiegelten sich die Bäume glasklar in ihm. In der Regenzeit war er immer über die Ufer getreten. Dann konnte man zu den Kanus nur über im Schlamm liegende dicke Baumstämme kommen. Wehe der Unglücklichen, die wie ich einmal beim Balancieren auf einem glitschigen Baumstamm das Gleichgewicht verliert. Peter, der junge Farmer, der mich begleitete, zog mich heraus, und wie die grüne Johanna einst erregte ich durch mein schwarzes, durchaus afrikanisches Aussehen bei meinen Mitschwestern unangemessene Heiterkeit. Wir ruderten ans andere Ufer zu den Farmen. Peter besaß dort eine Apfelsinenfarm. Er pflückte einen ganzen Sack Apfelsinen und schenkte ihn uns! Ich hatte später nie wieder Gelegenheit, Apfelsinen direkt vom

Baum zu essen wie damals auf Peters Farm. Sie waren saftig und prickelten auf den Lippen. Wir besichtigten auch Farmen mit Süßkartoffeln, Kochbananen und Cassava. Peter erklärte uns, dass sie hier nur den süßen Cassava anpflanzen. Der bittere Cassava enthält viel mehr Blausäure als der süße. Im süßen Cassava wird die Blausäure, die ein starkes Gift ist, durch einfaches Kochen entfernt. Doch der bittere Cassava braucht zur Extraktion der konzentrierten Blausäure mehrere Verfahren. In der kürzlich erlebten Hungerzeit verkauften Marktfrauen in Takoradi ohne Warnung den bitteren Cassava und mehrere Familien starben nach einer Fufu-Mahlzeit. Peter nannte Cassava die „Kartoffel der Tropen". Ich hatte mich an den Geschmack der Kartoffel der Tropen so sehr gewöhnt, dass mir die deutschen Kartoffeln im Heimaturlaub nicht mehr schmeckten!

Ein anderer Farmer züchtete große Schnecken, die die Leute statt Fleisch essen. Er fütterte sie mit Papaya und Mangos. Wir aßen sie einmal zum Mittagessen, doch sie schmeckten etwas sandig. Im Busch lebten auch die Grasscutter, die man für große Ratten halten konnte. Sie wurden gejagt und oft in geräuchertem und halbiertem Zustand am Straßenrand vorbeifahrenden Autofahrern angeboten. Manchmal bekamen wir Grasscutter geschenkt, doch wir konnten uns wegen ihres rattenähnlichen Aussehens nie überwinden, sie zu essen. Umso mehr freuten sich unsere Fahrer oder die Köchin, wenn wir sie ihnen schenkten. Ich erinnere mich an zwei Männer, die mir regelmäßig in der Wüste begegneten. Ein alter Mann, der ganz krumme Beine hatte, betete laut den Rosenkranz, wenn er nach Hause ging. Als ich ihn auf seine Frömmigkeit ansprach, erklärte er mir, dass er sich auf den Himmel vorbereite. Ich glaubte ihm, denn er war jeden Tag in der Messe in der Dorfkirche zu sehen. Seine Frau war schon lange tot und seine Kinder waren alle in die Stadt gezogen. Doch ein junges Mädchen, das seine Enkelin war, kümmerte sich um ihn. Zwei Jahre später erfüllte sich sein Wunsch, doch leider hat er noch sehr gelitten. Er hatte sich im Busch eine kleine Verletzung des linken Beines zugezogen und sie zunächst mit Kräutern behandelt.

Er kam zu uns, als er schon eine Blutvergiftung hatte, und wir konnten ihm nicht mehr helfen. Er starb im Beisein seiner Enkelin.

Der zweite Mann war Jäger. Ich traf ihn immer mit einem Bündel Fledermäuse in der Hand an. Er belieferte die Fufubar in Eikwe mit Fledermäusen. Früher hatte er Affen gejagt, doch die waren inzwischen ausgestorben. Ich informierte die beiden nigerianischen St. Louis-Ordensschwestern über die Fledermäuse. Sie arbeiteten in unserem Hospital als Krankenschwestern, ließen sich oft ihr Mittagessen von der Fufubar schicken und lobten das süße Fleisch. Nach Erhalt meiner Nachricht bestellten sie ihr Essen in der Fufubar ab.

Einige Male wurden Dorfbewohner im Busch von einem wilden Bienenschwarm überfallen. Die meisten Patienten konnten wir retten. Doch eine alte Frau, die von Kopf bis Fuß mit Stichen bedeckt und aufgedunsen war, starb nach einigen Stunden an dem Gift.

Psychogener Tod

Das Phänomen eines psychogenen Todes ist mir in Deutschland nie begegnet. In Rhodesien hatte mich Dr. Eder während ihrer letzten Visite, ehe sie in den Heimaturlaub ging, auf einen älteren Patienten aufmerksam gemacht. Er hatte als Junge durch einen Unfall ein Auge verloren und durch eine Netzhautablösung des noch verbliebenen Auges war er jetzt blind. Er hatte nie geheiratet und auch keine Verwandten, die sich um ihn kümmerten. So hatte er sich vor einigen Tagen in seinem Bett an die Wand gedreht und beschlossen zu sterben. Meine Kollegin hatte Erfahrung mit solchen Kranken, bei denen alles ärztliche Bemühen umsonst ist. Sie hatte auch diesmal recht, nach einer Woche war der Mann verstorben.

In Eikwe wurde eines Nachts eine Frau mit ihrem kleinen Kind eingeliefert. Sie war nur zu 10% verbrannt, doch ihr kleiner 5-jähriger Sohn war am ganzen Körper verbrannt und starb schon bei der Aufnahme. Ihr Mann kam etwas später zu uns, er hatte nur leichte

Brandwunden davon getragen. Was war geschehen? Der Ehemann war in der Nacht aufgewacht, weil seine Hütte lichterloh brannte. Er hatte seine Frau geweckt, die sich unbedingt in die Flammen stürzen wollte, um ihr Kind zu retten, das in einem anderen Raum schlief. Mit Gewalt hatte ihr Mann sie zurückgehalten und sie aus der Hütte getragen. Dann fand er das Kind außerhalb der Hütte unter einem Fenster, aus dem es sich mit letzter Kraft gestürzt hatte. Der Mann konnte nicht sagen, wie das Feuer entstanden war: ob durch eine Kerosinlampe, die nachts immer leuchtete, um Ratten und Geister abzuhalten, oder ob jemand seine Hütte angezündet hatte. Später erzählte er, dass er ein Fanti sei und als solcher in der Familie seiner Frau unerwünscht. Das Familienoberhaupt hatte einen anderen Mann für seine Frau bestimmt. Dieser war ein Nzema, älter, doch auch reich. Die Familie hatte gehofft, von dieser Heirat zu profitieren. Sie machten dann seiner Frau das Leben schwer. Die beiden jungen Leute heirateten trotzdem und zogen aus ihrem Dorf weg. Die Angehörigen seiner Frau suchten sie nie mehr auf, es war, als ob sie für ihre Familie gestorben wäre.

Ich hatte inzwischen ein wenig die afrikanische Mentalität und Kultur kennengelernt. In der westlichen Welt wird eine Ehe aus freier Wahl, meistens aus sogenannter Liebe geschlossen. Es ist zu bedauern, wenn die Eltern der Braut mit dem zukünftigen Bräutigam nicht einverstanden sind, doch die Braut hat noch viele Freunde und Bekannte, die zu ihr halten. In Afrika ist die Situation anders. Ohne den Rückhalt einer Großfamilie ist ein junger Mensch völlig isoliert. Man meidet ihn – wie in diesem Fall – wie einen Leprakranken, wie einen, der von der Gesellschaft ausgestoßen ist. Da muss die Liebe der Ehepartner groß sein, um solche Situation auszuhalten. Jetzt im Jahr 2018, wo ich meine Erinnerungen schreibe, mag sich das Leben in Ghana durch einen veränderten Lebensstil und die Urbanisierung geändert haben. Vielleicht hat der Einfluss der Großfamilie abgenommen oder ist sogar verschwunden. Doch damals war auf dem Land die Großfamilie sehr wichtig.

Der Ehemann war Tag und Nacht bei seiner Frau. Wir hatten eine Krankenschwester zu ihrer Familie geschickt, die sie über das Unglück informierte. Doch niemand kam, selbst nicht ihre Mutter, auf die ihre Tochter wartete. Die Patientin wurde lethargisch und aß nicht mehr. Alle Bemühungen ihres Mannes, sie zum Reden und Essen zu bringen, waren vergeblich. Wir meinten zuerst, dass der Tod ihres Kindes sie bedrückte, und versuchten, sie zu trösten. Sie war jung und konnte noch andere Kinder bekommen. Die Kindersterblichkeit war in unserer Region im Jahr 1980 vor den Impfkampagnien sehr hoch. So deuteten wir ihr an, dass andere Frauen schon mehrere Kinder verloren hatten. Und sie hatten immer Mut gehabt, weitere zu bekommen. Aber wir konnten ihr dumpfes Schweigen und ihre Depression nicht durchdringen. Sie starb nach einer Woche, nicht an den Verbrennungen, sondern an gebrochenem Herzen.

Die Gewinnung von Gold und ihre Folgen

Mehrere unserer Tuberkulosepatienten litten an einer Silikose. Auffallend war, dass sie alle in einer Goldmine in Tarkwa lange Jahre gearbeitet hatten. Die Stadt Tarkwa war ungefähr eine Autostunde von uns entfernt, und in den 70er-/80er-Jahren frequentierten viele Kranke aus Tarkwa unser Hospital. Es war die Zeit, in der der Standard des Regierungskrankenhauses in Tarkwa durch die prekäre wirtschaftliche Lage nicht hoch war. Da ich annahm, dass die Männer sich ihre Krankheiten in der Mine geholt hatten, wollte ich sie mir selbst ansehen und ihre Methode der Goldgewinnung kennenlernen. Eines Tages behandelten wir einen Ingenieur, der in der Goldmine arbeitete. Er war bereit, mir einen Termin für eine Besichtigung zu besorgen. Schon nach einigen Tagen konnte ich die Goldmine besuchen. Der Goldabbau fand unter Tage statt und ich folgte einem Vorarbeiter durch einen dunklen Schacht, der nur von unseren Lampen, die am Helm befestigt waren, beleuchtet wurde. Auf meine Frage, warum in den meisten Schächten kein Licht brennt, antwortete er, dass die Mine nicht genügend Elektrizität bekomme. Ich sah einige Arbeiter, wie sie mit Presslufthämmern und

Hacken eine Schachtwand bearbeiteten. Sie standen mit verschlissenen Gummistiefeln in Wasserpfützen. Mein Führer sagte: „Unser Gewinn an Gold ist im Augenblick nicht groß, weil viele unserer Maschinen beschädigt sind und wir keine Ersatzteile bekommen. Es sind englische Maschinen, doch unsere Regierung scheint so viele Auslandsschulden zu haben, dass die Engländer uns nicht mehr beliefern." Ich fragte ihn nach der Silikosegefahr und er erklärte freimütig, dass die Sicherheitsvorschriften zu wünschen ließen. Sein bester Freund, auch ein Vorarbeiter, wäre kurz nach seiner Pensionierung an Silikose gestorben. Auch geschahen immer wieder schwere Unfälle und viele Arbeiter erkrankten in den vergangenen Jahren an Tuberkulose. Die Bergleute klagten über schlechte Beleuchtung der Schächte und über Staub, den sie täglich einatmeten. Auch befürchteten sie, ein Schacht könnte einstürzen. Der Vormann selbst war durch veraltete und brach liegende Maschinen frustriert. Als wir wieder im Aufzug nach oben ans Tageslicht fuhren, fragte ich ihn, ob der Aufzug schon einmal steckengeblieben sei. Ich erfuhr, dass einige Minenarbeiter erst in der letzten Woche im Aufzug einen Nachmittag ausharren mussten, bis man sie befreien konnte. Das Getriebe war blockiert. Meine Fahrt unter Tage empfand ich wie einen Albtraum und ich konnte mir nicht vorstellen, dass Menschen ihr ganzes Leben unter der Erde verbringen. Ich fühlte so etwas wie Hochachtung für die Bergleute, doch auch Mitleid, da ihr Leben ständig in Gefahr war. Ich konnte nur hoffen, dass mit der Zeit sich ihre Arbeitsbedingungen verbessern würden.

Einige Jahre später brachte man eine junge Frau, die sich das rechte Schlüsselbein gebrochen hatte und überall schwere Blutergüsse aufwies. Sie war Mitglied einer Gruppe, die nach Gold gesucht hatte. Sie hatten einen Schacht gegraben, der eingestürzt war. Zwei Männer wurden verschüttet. Bis man sie fand, waren sie erstickt. Solch „wilde" Goldsuche war illegal, doch sie fand an vielen Plätzen statt, wo Minen in der Nähe waren. Unzählige Leute waren im Goldrausch, wie er wohl im 19. Jahrhundert in Amerika die Menschen erfasst hatte. Alle hofften auf den großen Fund, der sie reich machte. Es gab auch viele Leute, die in den Flüssen nach Gold suchten, man nannte sie Goldwäscher. Die junge Frau war noch einmal mit dem Leben davon gekommen, doch wie viele andere Goldgräber mussten ihre Suche mit dem Leben bezahlen?

Ein anderes Mal wurde ein Mann mit starken Bauchschmerzen bei uns eingeliefert. Er litt auch an leichten Atemstörungen, war unruhig, warf sich im Bett hin und her und schrie laut vor Schmerzen. Als wir ihn operierten, sahen wir, dass seine Därme rosa bis tiefrot waren. Sie erinnerten an Blutwürste, die sich heftig bewegten. Wir hatten noch nie solchen Befund gesehen, doch ich hatte den Verdacht, der Patient wäre vergiftet. Wir spülten mit physiologischer Kochsalzlösung Liter auf Liter, bis der Darm ruhiger wurde und eine fast normale Farbe annahm. Am nächsten Tag verriet uns der Patient sein Geheimnis. Er hatte mit mehreren Männern in einem Fluss Fische gefangen und sie gegessen. Er war als Letzter dazu gekommen, seine Fische auf einem Holzkohlenfeuer zu braten. Er hatte gerade einige Bissen zu sich genommen, als er sah, dass alle seine Kameraden tot zusammen brachen. „Ich habe elf Menschen sterben gesehen. Ich wusste, sie hatten vergiftete Fische gegessen. Schon bald bekam ich starke Bauchschmerzen und man brachte mich zu Ihnen. Ich nahm an, wenn ich Ihnen meine Geschichte vorher erzählt hätte, hätten Sie mich nicht operiert und das Gift aus meinem Körper gespült", sagte er. Wir stellten Nachforschungen an und fanden heraus, dass Goldwäscher Cyanide in den Fluss geleitet hatten und inzwischen viele tote Fische ans Ufer geschwemmt wurden. Die Zeitung berichtete von mehreren Cyanidvergiftungen und die Bevölkerung empörte sich über die verseuchten Flüsse. Wir lasen auch, dass Cyanide Salze und andere Verbindungen von Blausäure sind.

Vergiftungen

Meine Übersetzerin Elisabeth sagte mir schon in den ersten Tagen nach meiner Ankunft in Eikwe, dass der Stamm der Nzemas für

Vergiftungen bekannt ist und die meisten anderen Stämme deswegen die Nzemas fürchten. Fetischpriester haben ein Pulver, das man nicht sehen kann. Wenn die Leute sich auf den Stuhl setzen, der mit dem Pulver bestreut ist, sterben sie schon bald. Die italienischen Schwestern von Aboisso hatten uns erzählt, kein Nzema trinke aus einer Bierflasche, die er nicht selbst geöffnet habe, oder sie verlangten vom Kellner, dass er die Flasche vor ihren Augen öffne. Es gibt Männer, die ein starkes Gift unter einem Fingernagel haben und es in eine Flasche hinein schnippen. Mir wurde allmählich bewusst, dass wir es, wenn wir keine Diagnose stellen konnten und die Patienten seltsame Symptome zeigten, mit Vergiftungen zu tun hatten. Manche Patienten, die Opfer einer Vergiftung waren, wiesen uns darauf hin, bevor sie starben. Ich erinnere mich an einen Lastwagenfahrer, der mit einem Kollegen in Streit geraten war. Einige Wochen später hatten sie sich versöhnt und der Kollege hatte ihn zum Essen eingeladen. Während er aß, bekam er starke Bauchschmerzen. Er sagte zu mir: „Doktor, ich weiß, dass ich vergiftet worden bin und sterben werde." Am selben Abend war er tot.

Ein bekannter Fetischpriester wurde von seinem Bruder zu uns gebracht. In seiner Lunge brodelte es und wir behandelten ihn wegen einer Herzerkrankung und Lungenentzündung. Ich war zufällig in seinem Zimmer, als er aufgeregt zu reden anfing. Er sprach immer schneller, bis sein Bruder ihm den Mund zuhielt. Auch mehrere Krankenschwestern waren zugegen. Sie berichteten mir später, der Fetischpriester habe eine Art Beichte abgelegt und mehrere Personen genannt, die er vergiftet hätte. Einer Krankenschwester waren einige der Personen bekannt. Sie wären alle plötzlich gestorben und man habe schon den Verdacht gehegt, sie seien vergiftet worden. Der alte Fetischpriester wurde von seinem Bruder am selben Tag nach Hause geholt und wir hörten von seinem Tod am nächsten Tag.

Selbst Josef, der bei uns im Operationssaal arbeitete, wurde vergiftet: vom ehemaligen Mann seiner Frau. Er brach nach einem Essen zusammen, zu dem der andere ihn eingeladen hatte. Der Ex-Ehemann schien ihm immer wohl gesonnen zu sein und Josef hatte seine Einladung ahnungslos angenommen. Er wurde noch von Dr. Rieke operiert. Doch bei der Laparotomie stellte sich heraus, dass die Därme eine schwarze Farbe angenommen hatten und furchtbar rochen. Kurz nach der Operation starb Josef. Seine Witwe erzählte später, dass ihr erster Mann immer Anfälle von Eifersucht gehabt und sie sich aus diesem Grund von ihm getrennt hätte.

Ein junger Mann wurde von seinem Bruder mit einer Art epileptischer Krämpfe zu uns gebracht. Sein Bruder erzählte uns, dass er den Patienten vom Flughafen in Abidjan abgeholt hätte. Der Bruder hatte einige Jahre in Frankreich verbracht und wollte seine Familie in Ghana besuchen. Beim Frühstück im Hotel hatte sein Bruder plötzlich gekrampft. Er selbst hatte noch rasch aus seinem Zimmer einen Koffer und eine Tasche geholt und war mit ihm im Taxi zu uns gekommen. Als er die Gepäckstücke öffnete, weil sie ihm so leicht vorkamen, waren sie bis auf den Pass seines Bruders leer. Er wusste, dass dieser viel Geld mitgebracht hatte, doch es war im Hotel gestohlen worden. Der Kranke krampfte trotz unserer Medikamente weiter. Auffällig war der Schaum vor seinem Mund. Sobald wir den Schaum entfernt hatten, produzierte der Krampfende neuen Schaum. Er starb nach einem Tag. Wir benachrichtigten die Polizei, ein Beamter kam und nahm ein Protokoll auf. Später erfuhren wir, dass die Polizei den Fall nicht weiter verfolgt hatte.

Ein kurioser Fall betraf einen Geschäftsmann aus Kumasi. Er war nach einem Geschäftsabschluss, den er mit seinen Kollegen feiern wollte, ins besagte Hotel gegangen. Sie hatten dem Alkohol zugesprochen und den Nachmittag vergnügt im Beisein hübscher Mädchen verbracht. Da sie reiche Geschäftsleute waren, hatten sie alle einen Fahrer, der sie abends nach Hause fuhr. Doch einer wollte noch ein Schäferstündchen mit der Animierdame vom Nachmittag verbringen. Er machte mit seinem Fahrer eine Zeit ab, wann dieser ihn abholen sollte. Der Fahrer begab sich in die Stadt und unterhielt sich mit einigen Leuten in einer Fufubar. Sie kamen auch auf das Hotel zu sprechen und der Fahrer hörte seltsame Dinge, die dort passiert sein sollten. Er ging vorzeitig zum Hotel zurück und fragte nach seinem Boss. Niemand konnte ihm über dessen Verbleib Auskunft geben. So begann er zu später Stunde auf eigene Faust das Hotel zu durchsuchen. Er fand seinen „Boss“, wie er den Geschäftsmann nannte, nur mit Unterhose bekleidet in einem Abstellraum. Er schleppte ihn unbemerkt zum Wagen und brachte ihn zu uns. Der Geschäftsmann schien tief zu schlafen und schnarchte. Einige Stunden später wachte er auf, doch er war immer noch schlaftrunken. Wir hatten den Eindruck, er habe ein starkes Schlafmittel zu sich genommen. Als er ganz wach wurde, wunderte er sich, dass er in einem Krankenhaus lag. Sein Fahrer erzählte ihm, unter welchen Umständen er ihn gefunden hatte. Jetzt erinnerte sich sein Boss, dass er mit dem hübschen Mädchen noch ein Glas Wein getrunken hatte. Sicherlich hatte jemand ein Schlafmittel ins Getränk gemischt. Der Fahrer war um seinen Boss besorgt. Er fuhr noch in der Nacht los, um dessen Frau aus Kumasi zu holen. Schon am nächsten Tag war die Ehefrau des Geschäftsmannes da. Sie war glücklich, dass ihr Mann lebte. Wer weiß, was sein Schicksal gewesen wäre, hätte sein Fahrer ihn nicht gefunden.

Einige Monate später wurde der Hotelbesitzer mit Nierenversagen bei uns eingeliefert. Alle Leute munkelten, er hätte seine gerechte Strafe für seine vielen Untaten bekommen. Sie meinten, er sei aus Rache vergiftet worden. So starb er einige Tage später.

Unsere Haustiere

Wir besaßen einen Hund namens „Pluto“, den Graupapagei „Kofi“, den Affen „Tom“ und die Katze „Muschi“. Pluto wurde meiner Vorgängerin Marie-Luise geschenkt, Kofi wurde käuflich erworben, Tom schenkte mir eine glückliche Mutter aus Dankbarkeit und Muschi schien zum Inventar des Schwesternhauses zu gehören.

Unser Hund Pluto

Ich kenne keinen Hund, der mehr gefürchtet und verhasst war als Pluto. Es war ihm gelungen, nahezu die gesamte Dorfbevölkerung zu beißen. Auch mich hatte er in den Allerwertesten gezwickt. Er war der meistgehasste Hund im Dorf, einfach weil er der einzige Hund in Eikwe war. Das Halten von Hunden war aus uns unbekannten Gründen verboten, nur die Schwestern durften einen Wachhund besitzen. Da Pluto nicht mit Artgenossen balgen oder kämpfen konnte, ließ er seine überschüssige Energie an den Dorfbewohnern aus.

Ich wusste nicht, warum Marie-Luise ihn „Pluto" nannte. Ob sie an Pluto, den kleinsten Planeten unseres Solarsystems gedacht hatte? Doch sie interessierte sich nicht besonders für Sternbilder, wie meine Mitschwestern mir sagten. Vielleicht nannte sie ihn nach dem friedlichen, freundlichen Pluto von Walt Disney? Unsere Generation hatte nach dem Krieg, als Deutschland amerikanisiert wurde, Walt Disneys Comics verschlungen, in denen sich Micky Maus, Donald Duck und Pluto tummelten. Doch unser Hund war das genaue Gegenteil des harmlosen Pluto von Walt Disney! Er hatte vielmehr etwas mit Hades, der Unterwelt zu tun, wo er gemäß der griechischen Sage hingehörte. Natürlich war er nicht reinrassig, sondern eine Promenadenmischung. Er sah aus wie die Rauhaarige Istrianer-Bracke, doch sein Kopf war der eines irischen Wolfshundes. Die Rauhaarige Bracke wird bei der Fuchsjagd eingesetzt, der irische Wolfshund jagte früher Elche und Wildschweine. Wenn man um die Aktivitäten seiner Großeltern oder Eltern wusste, brauchte man sich nicht mehr über Plutos Verhalten zu wundern. In einem Buch über Hunde las ich, die Rauhaarige Bracke habe einen düsteren, manchmal sogar finsteren Blick, daher könne man sich vor ihr fürchten. Diesen Blick kannten wir auch von Pluto. Andererseits hatte er einen frechen Ausdruck im Gesicht, als ob er gerade wieder etwas ausfressen wollte. Doch unser Hund biss nicht nur Menschen, sondern auch Kühe. Sobald er ein Rindvieh sah, schlich er sich von hinten heran und biss es in die Hinterbeine. Dann raste er ins Hospital oder zum Schwesternhaus, wohin ihm die Kuh nicht folgen konnte. Leider wussten wir nicht, dass auch Kühe zu seinen auserwählten Opfern gehörten, sonst hätten wir Vorsichtsmaßnahmen treffen können. So geschah es an einem sonnigen Tag, als Anneliese, die gern meditierte, am Strand saß und in einem Betrachtungsbuch las. Sie wurde aus ihrer Vertiefung gerissen, weil sie das Geräusch vieler galoppierender Hufen hörte, das immer näher kam. Es stammte von einer großen Kuhherde, die hinter Pluto herjagte. Der Hund lief auf sie zu und suchte offensichtlich ihren Schutz und Beistand. Der erschrockenen Anneliese gelang es im letzten Augenblick, sich vor den drohenden Hörnern in die Wellen des Atlantischen Ozeans zu retten. Zu ihrer Überraschung sah sie Pluto, der noch nie in seinem Leben ins Meer gesprungen war, neben sich schwimmen. Die Kuhherde stand derweil in geschlossener Front mit gesenkten Hörnern am Rand des Meeres und wartete, dass ihr Peiniger aus dem Wasser kam. Es dauerte eine Weile, bis die Kühe sich enttäuscht umdrehten und sich wieder ins Dorf begaben.

Eine ähnliche Begebenheit spielte sich an einem Sonntag ab, als Lu einem deutschen Besucher Eikwe zeigen wollte. Wir tranken gerade unseren Sonntagnachmittagskaffee, als sich Lu mit dem jungen Mann Philip erschöpft und außer Atem zu uns gesellte. Sie berichtete, dass sie von der Straße aus zwischen den Palmen zum Strand gehen wollten. Da entdeckten sie Pluto, der mit heraushängender Zunge vor einer Herde wütender Kühe flüchtete. Er steuerte geradewegs auf sie und ihren Gast zu. Ein Sprung hinter die Palmen rettete ihnen das Leben. Beinah wären sie wie in einem Stierkampf der Torero von spitzen Hörnern aufgespießt worden. Es waren ja keine harmlosen Almkühe, sondern eine Rinderrasse mit riesigen Hörnern aus dem Norden Ghanas! Pluto raste derweil im Zickzack zwischen den Kokosnusspalmen zum Meer hinunter, wo er sich wieder in die Wellen stürzte. Doch die Kühe hatten ihn wegen der dicht wachsenden Palmen aus den Augen verloren und schienen kein weiteres Interesse an Lu und unserem Besucher zu haben.

Monika liebte ihren Pferdeschwanz über alles und sagte, er sei eine jugendliche Frisur und lasse sie viel jünger erscheinen. Wir glaubten ihr, wenn sie mit ihrem tanzenden Pferdeschwanz beschwingten Schrittes durch das Hospital eilte. Doch gerade ihr großer Stolz, dieser Pferdeschwanz, wurde ihr beinah zum Verhängnis. Wenn man sie von hinten betrachtete, ähnelte er Plutos buschigem, wedelndem Schwanz. Eines Nachmittags spazierte ich mit ihr auf der Straße, als wir das ominöse Getrappel vieler Rinderhufe hörten. Wir sahen, wie die von unseren Mitschwestern gefürchtete Herde uns zum Ziel zu haben schien. Doch da war kein Pluto in der Nähe. Es kam mir blitzschnell in den Sinn, dass die blöden Kühe Monikas Pferdeschwanz mit dem Schwanz ihres Erzfeindes verwechselten. Zum Glück war sie sportlich und es gelang ihr, sich in die nächste Hütte zu retten.

Da ich wissensdurstig bin und immer einer Sache auf den Grund gehe, wollte ich auch diesmal wissen, warum die Kühe nicht einzeln, sondern als Herde Pluto verfolgten. Ich fand die Antwort in einem Buch des Tierverhaltensforschers Konrad Lorenz. Leider habe ich den Titel vergessen. Er schreibt, dass der Wolf der größte Feind der Vorfahren der Kühe ist. Der Wolf ist aber auch Ahnherr aller Hunde. In Tierfilmen kann man heute noch sehen, wie eine Wolfsherde eine Bison- oder Moschusochsen-Herde umlauert und wartet, bis sie angreifen kann. Diese Abneigung, vielmehr der Hass auf den Wolf ist heutigen Bullen, Stieren, Büffeln und Kühen angeboren. Sie greifen jeden Hund, den Nachfahren des Wolfes, schon bei seinem Anblick an, um wieviel mehr, wenn sie von ihm belästigt werden. Lorenz beschreibt, wie sein eigener Bruder, der mit seinem harmlosen Spitz über eine Weide ging, von einer Kuhherde verfolgt wurde. Er konnte sich mit seinem Hund im Arm noch auf einen Baum retten.

Beinahe hätte es mit Pluto ein böses Ende genommen. An einem Sonntagnachmittag ging ich mit Zita durch ein Palmenwäldchen spazieren und Pluto lief hinter uns her. Er liebte offensichtlich sonntägliche Ausgänge, denn immer, wenn jemand von uns am Sonntag unterwegs war, begleitete er uns. Wir kamen an einer Gruppe Jungen vorbei, die im Kreis saß und mit einem Cutlass Kokosnüsse aufschlug. Dann tranken sie aus einer kleinen Öffnung die Kokosmilch. Wir grüßten sie und gingen weiter. Als wir uns nach zehn Minuten nach Pluto umschauten, war er nicht zu sehen. Wir dachten, er hätte vielleicht wieder etwas angestellt und wäre geflüchtet. Plötzlich tauchte er aus dem Gebüsch auf. In diesem Augenblick sah er wirklich wie Pluto der Höllenhund aus! Jemand hatte versucht, ihn zu skalpieren, und ich sah zum ersten Mal im Leben einen Hundetotenschädel. In der Mitte seines Gesichts war eine tiefe Schnittwunde, die von den Augen bis zur Schnauze reichte. Sein Fell hing an beiden Seiten herunter und wir sahen den blanken Knochen Wir nahmen an, dass er einen der Jungen beißen wollte und dieser aus Notwehr mit seinem Cutlass zugeschlagen hatte.

Als wir zurückgingen, waren die Jungen verschwunden. Wir gingen zu meinem Bungalow und riefen Marie Jeanne, unsere Anästhesistin. Jetzt konnten wir unsere Feindesliebe beweisen, denn auch meine Mitschwester mochten ihn wegen seiner Beißerei nicht. Doch wir hatten Marie-Luise versprochen, ihn zu behalten. Wir banden den nun zahmen Pluto an eine Palme, lenkten ihn ab, derweil Marie Jeanne ihm eine Narkosespritze ins Hinterteil gab. Nach fünf Minuten war er eingeschlafen und ich musste mich mit der Wundversorgung beeilen, denn bald regte er sich wieder. Es war fast eine plastische Gesichtsoperation und dann sah er wieder normal aus. Pluto verbrachte die Nacht und den Morgen torkelnd auf meiner Veranda. Ich wunderte mich über unsere Angestellten, die plötzlich so viel Mitleid zeigten und sich den ganzen Morgen nach seinem Befinden erkundigten. „Ach, der arme Pluto“, hörte ich immer wieder. Ob das ehrlich gemeint war, sei dahingestellt.

In der Mittagspause hatte sich Pluto erholt, und vor den staunenden Krankenschwestern trabte er stolz an der Leine hinter mir her. Als wenn er sagen wollte: „So schnell kriegt ihr mich nicht klein!“

Unser Graupapagei Kofi

Da wir von unserer Köchin hörten, dass alle Generationen von Schwestern, die vor uns in Eikwe waren, Tiere hielten, kaufte Elisabeth einer Familie den Graupapagei Kofi ab. Kofi war am Leim festgeklebt, den Papageienjäger auf Baumzweige gestrichen hatten. Weil sie ihm die Flügel gestutzt hatten, konnte er nicht mehr fliegen. Doch er hatte dafür tanzen gelernt und gab, wenn wir rhythmisch in die Hände klatschten, eine Vorstellung seiner Kunst. Auch sagte er „Guten Morgen“ auf Englisch. Er hatte einen unbeholfenen Gang, mit dem er permanent durch den Garten oder sogar auf die Straße wackelte. Doch wenn er wütend war, raste er wie ein abgeschossener Torpedo auf die Person zu, die ihn geärgert hatte, und wehe dem, der sich nicht rechtzeitig in Sicherheit bringen konnte. Dann hackte er den Betreffenden mit seinem scharfen Schnabel kräftig in die Fersen. Er war äußerst wasserscheu, und wenn sein Frauchen Elisabeth ihn am Samstagnachmittag badete, um ihn von Ungeziefer zu befreien, hörte man schon von Weitem sein Protestgekreische. Doch er hat sie nie in die Finger gehackt, sondern sein wöchentliches Bad akzeptiert, weil er sich danach erfrischt und von Milben erlöst fühlte. Er duldete es auch, wenn sie ihn manchmal, nachdem er sie geärgert hatte, mit Wasser bespritzte. Mehrere Male hatte er sich im Garten versteckt und wir fanden ihn nach langem Suchen unter einem Busch. Anschließend wurde er von ihr auf einer Stange in seinen Käfig zurückgetragen und erhielt zur Strafe seine Dusche. Ich hatte die dumme Idee, es Elisabeth gleichzutun und ihm ein paar Spritzer Wasser zu verabreichen, nachdem ich ihn vor einem Lastwagen auf der Straße gerettet hatte. Da entlud sich seine aufgestaute Wut und wie eine abgefeuerte Rakete steuerte er auf meine Füße zu. Ich konnte gerade noch auf einen Stuhl springen, sonst wäre es um mich geschehen gewesen. Die Nacht verbrachte er in seinem mit einem Tuch abgedeckten Käfig, doch tagsüber konnte er in Büschen und Bäumen herumturnen. Wir hatten ihm auch das Singen beigebracht und er konnte die Anfangsmelodie von „O du fröhliche“ und anderer Lieder.

Graupapageien sind für ihre Lernfähigkeit bekannt. Er versuchte sich auch als Wachhund. Wenn eine befreundete Ordensschwester uns besuchte, wohnte sie in unserem Schwesternhaus. Wollte sie ihr Zimmer betreten, konnte es geschehen, dass Kofi vor der Tür hockte und ihr den Weg versperrte. Sie musste auf Elisabeth warten, die den „Wachhund" in seinen Käfig sperrte. Das Triumvirat Pluto, Kofi und Muschi vertrug sich gut, zumindest tolerierten sie einander. Nur mit unserer Neuerwerbung, dem Affen Tom, hatten sie Schwierigkeiten oder eine angeborene Abneigung gegen ihn.

Mein Affe Tom

Tom wurde Mitglied unseres Haushalts, als eine überglückliche Wöchnerin ihn zu uns brachte. Die junge Frau hatte jahrelang vergeblich versucht, ein Kind zu bekommen. Nach unserer Behandlung wurde sie schwanger und gebar in unserem Kreißsaal einen Sohn. Wir hatten noch nie eine junge Mutter gesehen, die so glücklich über die Geburt ihres Kindes war. Es war Brauch, dass sich die Großmutter mit dem Säubern, Wickeln und Anziehen des Säuglings beschäftigte. Doch sie ließ ihren Kleinen nicht aus den Augen und machte alles unter der Aufsicht ihrer Mutter selbst.

Eines Tages kam sie zu uns um sich zu bedanken. Sie sagte wörtlich zu mir: „Ich habe jetzt einen kleinen Sohn! Als Ausdruck meiner Dankbarkeit möchte ich Ihnen etwas Besonderes schenken." Mit diesen Worten öffnete sie einen kleinen Sack und überreichte mir einen Affen, dem sie den Namen Tom gegeben hatte. Tom klammerte sich sofort an mich, ein Zeichen, dass er schon eine Zeitlang seine Heimat, den Dschungel, verlassen hatte und mit Menschen vertraut war. Dennoch sollte sich erweisen, dass er immer noch Heimweh nach Bäumen hatte und sich bald als cleverer Ausreißer entpuppte. Niemand in Eikwe konnte mir sagen, zu welcher Affenart Tom gehörte. Ich stufte ihn schließlich als Meerkatze ein, deren Herden zu Hunderten in Ghana leben und von der es 150 verschiedene Arten geben soll. Auch der Busch von Eikwe war früher ihr

Revier. Mein Bungalow, der an den Busch grenzte, wurde immer noch als „Affenblick" bezeichnet, weil man von ihm aus die Affen in den Bäumen hatte turnen sehen können. Ich konnte leider keinen einzigen Affen mehr entdecken. Sie waren alle abgeschossen worden und in den Töpfen der Dorfbewohner als willkommener Braten gelandet. Nachts hörte ich manchmal ein seltsames Geräusch, das aus dem Busch zu mir drang. Es klang, als wenn ein Baby schreit, und man sagte mir, es komme von Buschbabys. Da diese Affen nur nachts unterwegs sind, haben die Jäger sie fast nie gesehen, und so leben sie immer noch in der Umgebung von Eikwe.

Die erste Nacht bei uns verbrachte Tom im Abstellraum der Tuberkuloseabteilung, wo wir alte Röntgenbilder und Temperaturkurven aufbewahrten. Wir banden ihn mit einer Kordel an einem Regal fest und stellten ihm Bananen sowie eine Schale Wasser als Nachtmahlzeit hin. Am nächsten Morgen schenkte uns unsere Köchin eine Leine für Tom, mit der wir ihn an den großen Guavebaum vor dem Schwesternhaus anbinden wollten. Wir hatten einen Guavebaum gewählt, damit er sich seiner Früchte bedienen konnte. Als wir die Tür seines Nachtlagers aufschlossen, hüpfte Tom uns ohne Kordel entgegen. Der Raum war ein Tohuwabohu! Viele Temperaturkurven waren zerrissen, Röntgenbilder geknickt und zerbissen. Dieses Chaos war ein Vorgeschmack davon, was uns noch erwartete. Wie einem starken Mann, der seine Kräfte auf dem Jahrmarkt zur Schau stellt und jedes Schiffstau zerreißen kann, gelang es Tom, jede Leine durchzubeißen, um sich auf die höchsten Kokosnusspalmen zu schwingen. Von dort aus warf er Blüten und Blätter auf uns herunter. Er jagte von Baum zu Baum, bis er des Spiels müde wurde, reumütig von einer Palme herunterkletterte und sich in meiner Umarmung vergrub. Andererseits war er der Liebling unserer Gäste. Sie streichelten und kraulten ihn. Er erhielt von ihnen die ersehnten Streicheleinheiten, die wir ihm aus Zeitmangel nicht geben konnten. Doch manchmal war seine Anhänglichkeit zu groß. Einmal kroch er im Garten unter das T-Shirt einer jungen Frau und klammerte sich an ihrer Unterwäsche fest. Es blieb ihr nichts anderes übrig, als eine Art Striptease zu machen, um sich von Tom zu befreien.

Eines Nachmittags fiel ihm ein, die Hütten der Dörfler zu inspizieren, was diese nicht liebten. Sie fingen an, ihn zu verfolgen, und er flüchtete sich in die rußgeschwärzte Küche von Missis Miah. So wurde ich als Toms Besitzerin aus der Ambulanz, wo ich meinen weißen Arztkittel trug, zu Frau Miahs Küche geholt. Vor dem Eingang hatten sich fünf junge Männer versammelt, die mir ihre Kratz- und Bisswunden zeigten, die ihnen Tom beigebracht hatte. Alle hatten sich vergeblich bemüht, ihn vom Ofenrohr herunterzuholen. Da saß Tom ganz verängstigt und dachte gewiss, dass er bald in Frau Miahs Bratpfanne verschwinden würde, die auf dem Herd stand. Selbst als ich ihm gut zuredete, kam er nicht herunter. Er schien mich gar nicht zu hören, sondern war von einer Art Todesangst besessen, die sich in seinem Gesicht zeigte. Ich hatte einmal in einem Film den Trick gesehen, den Tierpfleger anwenden. Ich packte rasch Toms Nacken und er konnte durch einen ausgelösten Reflex weder Arme noch Beine bewegen. Dann saß er wieder wie so oft an meiner Brust. Mein weißer Kittel änderte die Farbe und bald sah ich aus wie ein Schornsteinfeger. Er landete erneut in unserem Garten, hangelte sich auf einen Zweig, philosophierte über seinen abenteuerlichen Ausflug und schlief vor Erschöpfung bald ein.

Leider waren freundschaftliche Beziehungen zwischen Tom und den anderen Haustieren nicht möglich. Er hatte gleich zu Anfang versucht, Kofi eine rote Schwanzfeder auszureißen, doch nicht mit Kofis schneller Reaktion gerechnet. Kofi versetzte ihm einen heftigen Hieb mit dem Schnabel, der ihm ein Denkzettel für immer war. Er wagte sich nie mehr in Kofis Nähe. Als Pluto Tom zum ersten Mal sah, bellte er ihn an, fletschte die Zähne und stürzte auf ihn zu. Tom blieb nichts anderes übrig, als sich auf seinen Baum zu retten. Muschi erschrak bei Toms Anblick, den sie wahrscheinlich für einen seltsamen Gesellen hielt, und verkroch sich unter einer Bank.

Eines Morgens meldete unser Nachtwächter, Tom hätte sich mit der neuen langen Schnur aus Deutschland erdrosselt. Er hatte tagelang vergeblich versucht, sie durchzubeißen oder durchzureißen. Es handelt sich um eine Leine aus einem besonderen synthetischen Material, mit der bissige Wachhunde angebunden wurden. Wir wussten nicht, ob Tom aus Frustration Suizid begangen hatte. Vielleicht fühlte er sich seiner Freiheit beraubt und befürchtete, nie mehr von Ast zu Ast in den Palmen springen zu können? Oder hatte er die neue Leine ungeschickt gehandhabt, denn sie war mehrere Male um seinen Hals gewunden? Ich habe noch oft an ihn gedacht. Es wäre mir nie eingefallen, einen Affen zu halten. Affen brauchen Freiheit.

Das Äffchen Susie aus Uganda

Ich musste daran denken, was mir eine Kollegin erzählt hatte, die Missionsärztin in Uganda gewesen war. Man schenkte ihr ein Äffchen und da sich herausstellte, dass es ein Weibchen war, nannte sie es Susie. Zuerst hielt sie das Affenmädchen in ihrem Bungalow. Es war neugierig, und wenn sie nicht zu Hause war, schaute es in alle Schubladen und spielte mit Kugelschreibern, Radiergummis und allem, was es auf dem Schreibtisch finden konnte. Als Susie größer wurde, machte es ihr Spaß, Porzellan zu zerschlagen. Es kam so weit, dass vom schönen Porzellangeschirr nur ein trauriger Scherbenhaufen übrig blieb und meine Kollegin sich Tassen und Teller aus Metall anschaffen musste, die aber bald zerbeult waren. Susies Frauchen aß jetzt im wahrsten Sinn des Wortes aus dem „Blechnapf". Als Susie die kostbare Wanduhr herunterriss, war das Maß voll. Sie bekam Hausverbot und musste auf die Bäume. Dort schien sie sich wohl zu fühlen. Doch leider trieb sie sich auf dem nahe gelegenen Markt herum. Sie klaute ständig Bananen, Mangos und Apfelsinen. Auf dem Markt konnte sie aus dem Vollen schöpfen und wurde zum Quälgeist der Marktfrauen. Anfangs tolerierten diese die Klauerei, weil sie wussten, dass Susie der Missionsärztin gehörte. Doch als Susie immer dreister wurde und auch keine Angst mehr vor den schreienden Marktfrauen zeigte, stellten sie der Kollegin ein Ultimatum. Entweder verschwinde Susie vom Markt oder … Die Kollegin ahnte Susies böses Ende und fuhr zu einem deutschen Freund, dem es vielleicht gelingen würde, ihr bessere Manieren beizubringen oder sie ans afrikanische Personal zu verschenken.

Unsere Katze Muschi

Muschi war eine unauffällige brave, graue Katze und hatte alle Herzen gewonnen. Besonders meins, denn eines Nachts wurde ich im Schlaf von einer Ratte in den linken großen Zeh gebissen. Am nächsten Morgen, es war ein Sonntag, holte ich Muschi in meinen Bungalow. Sie witterte die Ratte sofort, die sich unter dem Schrank versteckt hatte. Sie lauerte geduldig zwei Stunden in einer Ecke und ich lauerte auf dem Sofa. Als die Ratte aus ihrem Versteck lief, machte Muschi einen eleganten Sprung in die Luft und biss die fliehende Beute in den Nacken. Ein quietschender Schrei und die Ratte lag tot zu meinen Füßen. Muschi hielt unsere Küche im Schwesternhaus von Ratten und Mäusen frei. Oft sahen wir morgens, wenn wir zur Dorfkirche zur Messe gingen, diese Plagegeister verendet auf der Veranda liegen. Muschi war auch sehr reproduktiv, doch sie brauchte keine Hebamme, sie kam allein klar. Als ich später selbst eine Katze hatte und diese Wehen bekam, miaute sie und kam zu mir, damit ich sie massierte. Gewiss hatte sie etwas von moderner Geburtshilfe gehört! Ich habe meine Katze oft beobachtet, ihre Geschmeidigkeit, Eleganz und Reinlichkeit bewundert. Wenn ich Besuch bekam, sprang sie auf meinen Schoß und machte den Leuten schnurrend ihren Besitzanspruch auf mich deutlich.

Hatte Muschi endlich ihre Kleinen geboren, war Elisabeth immer die Erste, die wusste, wo die Kätzchen zu finden waren. Doch jedes Mal trug Muschi ihre Kinder an einen anderen Ort, wo sie meinte, dass es sicher vor Schlangen war. So begann unsere Suche von Neuem, sodass Elisabeth ihren zweiten Triumph auskosten und uns den neuen Standort der Katzenkinder verraten konnte. Sie hatte vielleicht wie Muschi einen besseren Geruchssinn als wir. Zum

Schluss hörten wir ein leises Miauen vom Dach des Schwesternhauses, denn das war immer die Endstation, wo die Kinderschar hingetragen wurde. Später waren alle Kätzchen wieder im Garten, vielleicht damit wir sie bewundern konnten! Muschi schien mächtig stolz auf ihre spielenden, miteinander balgenden Wollknäuel zu sein. Doch wenn ihr Nachwuchs einige Wochen alt war, kamen regelmäßig unsere Angestellten und suchten sich ein Kätzchen aus. Wir hatten den Eindruck, dass Muschi ganz Eikwe mit ihren Kindern versorgte. Wenn sie ihnen ihre Talente vererbt hat, dürfte es bald keine Ratten und Mäuse mehr im Dorf geben.

Sexualität in Ghana

Das Wort Sexualität war ein absolutes Tabu in Ghana. Dieses Tabu hat mich verwundert, da in den meisten afrikanischen Stämmen die Sexualität im Mittelpunkt des Lebens steht. Doch das absolute Schweigen darum musste gebrochen werden, als Aids aufkam. Durch diese furchtbare Pandemie lernte ich die meisten geheim gehaltenen Bräuche und Rituale, die mit der Sexualität zu tun haben, kennen. Auch erfuhr ich über sexuelle Vergehen, die in der Gesellschaft üblich waren. Ja, ich war erstaunt, mit welcher Freimütigkeit die Ghanaer von diesem Tabuthema erzählten. Ich hatte das Gefühl, dass ein Damm gebrochen war. Sie durften mir jetzt von vielen Dingen berichten, die sie jahrelang zurückhalten mussten. Doch schon ehe die neue Pandemie Aids uns erreichte, wurde ich mit einem Verhalten der Ghanaer konfrontiert, das für mich zunächst unverständlich war. Jedes Mal, wenn ein Patient auf dem Operationstisch lag und meine Assistenten sahen, dass er nicht beschnitten war, machten sie abfällige Bemerkungen. Ich hätte sie verstanden, wenn in Ghana die Zirkumzision ein Initiationsritus gewesen wäre, wie er noch bei vielen Stämmen Afrikas praktiziert wird. Der afroamerikanische Schriftsteller Alex Hailey beschreibt in seinem Bestseller „Roots“ eine Beschneidungszeremonie, die in Gambia an pubertierenden Jungen im Dschungel durchgeführt wurde. In der Verfilmung seines Buches wird die Bedeutung der Beschneidung, die den

Übergang von der Kindheit zum Erwachsensein darstellt, wirklichkeitstreu dargestellt. Auch Nelson Mandela erzählt in seiner Autobiographie „Long walk to freedom“, wie er als 16-jähriger Junge beschnitten wurde. In der Tradition seines Stammes, der Xhosa, war ein Jugendlicher durch das Ritual der Beschneidung zum Mann geworden. Er hatte jetzt das Recht, seinen Vater zu beerben, zu heiraten und konnte seine eigenen Felder bestellen. Wenn ein Junge nicht beschnitten war, wurde er in anderen Stämmen Afrikas sogar als Tier bezeichnet und geächtet. Doch in Ghana hatte man dieses Ritual des Übergangs vom Kind zum Mann schon lange vergessen oder es ist nie praktiziert worden.

Wie bei den Juden werden in Ghana, doch nicht aus religiösen Gründen, schon die Säuglinge beschnitten. Eine Ausnahme sind kranke Babys, sie werden zurückgestellt, bis sie wieder gesund sind. Vom medizinischen Standpunkt aus war die Beschneidung eine Maßnahme, um Gebärmutterkrebs zu verhindern. Man hatte bei wissenschaftlichen Untersuchungen festgestellt, dass das Smegma, eine Absonderung der Vorhauttalgdrüsen, krebserregend wirkt. Wir haben im Hospital viele Zirkumzisionen durchgeführt. Doch im Allgemeinen wurden die Neugeborenen von einheimischen Heilern beschnitten, von denen die meisten geschickt mit ihrem Beschneidungsmesser umgehen konnten. Nur manchmal kam es vor, dass uns eine Mutter mit ihrem blutenden Säugling aufsuchte oder dass er schon verblutet war, bis sie das Hospital erreichte.

Eines Sonntagmorgens wurde ein junger Mann bei uns eingeliefert, der das Bewusstsein verloren hatte. Er war ungefähr 25 Jahre alt und sah stattlich aus. Seine Frau, die ihn begleitete, sagte, dass er sich vergiftet habe. Kurz nach der Aufnahme starb er. Wir erfuhren, dass er, als er mit seiner Freundin schlief, „versagt“ und sie ihn ausgelacht hatte. Da ging er zu seiner Frau zurück, mit der er zwei Kinder gezeugt hatte. Doch auch bei ihr geschah ihm das gleiche Malheur und er war darüber so entsetzt, dass er Suizid beging.

Nach diesem Fall operierten wir gleich einen Kaiserschnitt. Meine Assistenten diskutierten nach der Operation den Freitod des jungen Mannes. Als ich sie fragte, ob sie sein Motiv verstehen würden, bejahten es alle. Sie sagten mir sogar, sie würden sich in so einer Situation auch das Leben nehmen. Da wurde mir klar, welchen Stellenwert die Sexualität in Ghana einnimmt.

Die Massenpsychose „Don't touch me"

Dennoch war ich schockiert, als die Massenpsychose „Don't touch me" – man könnte sie auch „he or she touched me" nennen – über Ghana hinwegfegte. In der Daily Graphic war zu lesen, dieses skurrile Phänomen habe ganz Westafrika erfasst. Kaum hatte es ein Land verlassen, tauchte es mit denselben vehementen Anzeichen im Nachbarland auf. Wir hörten zum ersten Mal davon durch meine ghanaische Kollegin Dr. Irene, die vom Besuch ihrer Familie aus Accra zurückkam. Sie erklärte uns, dass Ghanaer jetzt glaubten, durch Berührung eines Fremden, und sei es nur ein Handschlag, ihre Zeugungskraft zu verlieren. Sie klagten dann über „withering of their sexual organs", so konnten wir es später in der Zeitung lesen. Die Männer bildeten sich ein, dass ihre Sexualorgane schrumpften und verdorrten, wenn ein Fremder ihnen die Hand gab, so stand es Schwarz auf Weiß in der Zeitung. Die Massenpsychose hatte gerade in Accra angefangen, doch man befürchtete, sie würde sich im ganzen Land ausbreiten. Dr. Irene war immer noch schockiert, weil der einzige Sohn ihrer besten Freundin von einem hysterischen Mob gelyncht worden war. Er war ein junger Student und wollte mit seinem Freund auf dem Markt Fisch kaufen. Beim Zurückgeben des Wechselgeldes an den Händler hatte er dessen Hand berührt. Der Händler schrie sofort: „He touched me", und wie auf ein Signal rottete sich eine Menge zusammen und brachte beide junge Männer um. Ein ähnliches Beispiel war der Tod einer Marktfrau, die beim Geldwechseln einen Taxifahrer berührt hatte. Auch sie wurde gelyncht. Anschließend fuhr der Fahrer mit der großen Tasche der Frau, die mit Geldscheinen gefüllt war, fort.

Als ein bekannter Diskjockey mit seinem Freund Opfer eines Lynchmordes wurde, reagierte die Regierung endlich. Die Ermordung des Diskjockeys bewegte die Gemüter im ganzen Land. Der junge Mann war mit seinem Freund in einem Taxi von Accra nach Koforidua gefahren. Als der Fahrer falsch abbog, tippte der DJ dem Fahrer von hinten auf die Schulter und gab ihm die richtige Direktion an. Als die zwei Fahrgäste in Koforidua ausstiegen, hörten die Leute vom Taxifahrer den berüchtigten Schrei: „He touched me!" Sofort liefen eine Menschenmenge auf die überraschten Opfer zu und in wenigen Minuten waren diese totgeschlagen. Präsident Rawlings rief im Fernsehen und im Radio das Volk auf, von diesen Verbrechen abzulassen. Jeder, der den ominösen Ruf ausstöße, würde ins Gefängnis geworfen. In der Daily Graphic, in der Ghanaian Times und anderen Zeitungen erschienen Aufrufe der Regierung.

Wir merkten, dass die neue Pandemie auch bei den Nzemas angekommen war. James, ein junger Mann, der in unserer Verwaltung arbeitete, fuhr mit einem befreundeten Fahrer nach Takoradi, wo der ihn absetzen sollte. Er musste verschiedene Ämter in Angelegenheiten des Hospitals besuchen. Als James zurückkam, präsentierte er Irmgard, die die Finanzen des Hospitals verwaltete, eine ungewöhnlich hohe Rechnung verschiedener Taxifahrten. Auf ihre Nachfrage erklärte er, er habe diesmal kein „shared" Taxi genommen wie sonst, sondern ein Taxi für sich allein, um nicht von fremden Fahrgästen berührt zu werden. So handelte jemand, der eine Oberschule besucht und Verwaltungsseminare absolviert hatte!

Wir hielten inzwischen Vorträge für alle Angestellten, in denen wir die neue „Krankheit" rational erklären wollten. Doch wir stießen dabei – unsere ghanaische Dr. Irene ebenfalls – auf Granit und verzweifelten fast am Aberglauben und an der Sturheit unserer Leute. Dann versuchten wir eine andere Strategie: Wir trommelten alle Polizisten unserer Region zusammen und baten sie, die Übeltäter, derer sie habhaft werden konnten, zu einer medizinischen Untersuchung zu uns zu bringen. Bezeichnend war, dass der Kommissar der Kleinstadt Ayinasi mit einer Gipsschiene am linken Arm erschien. Ihm war der Arm von einem wütenden Mob gebrochen worden, als er einen Mann aus dem Norden Ghanas vor ihm gerettet hatte. Niklaus, der Chef unseres Labors, war auf dem Rückweg von Takoradi Zeuge einer Lynchjustiz geworden. Er war sichtlich erschüttert und schien der Einzige unserer Angestellten zu sein, der nicht von der Massenpsychose ergriffen war. Als die Polizeibeamten uns einige „Täter“ brachten, rief ich meine OP-Assistenten zusammen. Als sie die intakten Genitalorgane der Übeltäter sahen, erklärten sie mir, die Zaubermedizin wirke von innen und die Nerven seien geschädigt. Den Höhepunkt ihres Aberglaubens erlebte ich, als ich Eric, den vernünftigsten Assistenten, bat, die Wunden eines zusammengeschlagenen jungen Mannes zu versorgen, der sich im letzten Augenblick aus der Mitte eines wütenden Mobs retten konnte. Als Eric den Mann genäht hatte und ihm nichts zugestoßen war, meinten die anderen, der Mann habe seine Zaubermedizin weggeworfen!

Zum Glück verschwand die neue „Krankheit“ so rasch und geisterhaft, wie sie ins Land gekommen war. Sie soll dann in Kamerun ihr Unwesen getrieben haben. Nach diesen Geschehnissen wurde mir erneut bewusst, dass ich das Wesen vieler Afrikaner nie verstehen würde. Es würde noch lange Zeit dauern, doch vielleicht geschieht es auch nie, dass eine Generation ohne Aberglauben aufwächst.

Die Mangroven

Bevor ich nach Ghana kam, wusste ich nichts über Mangroven, doch durch Lehrer John, wie wir ihn nannten, wusste ich später alles über sie. Immer wenn wir Besucher hatten, wollten wir ihnen das ursprüngliche Ghana zeigen. Orte, an denen noch nie ein Tourist gewesen war. Sie unternahmen mit Lehrer John eine Kanufahrt, und wenn ich Zeit hatte, schloss ich mich ihnen an. Manchmal steuerte auch Charles, einer seiner Söhne, ein zweites Kanu. Wir mussten zunächst durch Morast waten, um das Kanu zu erreichen. Lehrer

John half uns, ins wackelige Boot einzusteigen. Manchmal war es nach einem Unwetter noch mit Wasser gefüllt und wir schöpften es mit Kalabasseschalen aus. Nach einem Sturm blockierten oft überragende Äste den kleinen Flussweg, der ins Meer führte. So gab es zwei Möglichkeiten: Entweder man legte sich lang ins Kanu oder man stieg über die Äste, was eine schwierige Angelegenheit war. Die Mangroven spiegelten sich im Wasser und das Sonnenlicht fiel in vielen verzweigten Strahlen auf die Wasseroberfläche. Es war still und man hörte nur das leichte Eintauchen der Paddel. Wir sahen Fischreusen zwischen den Stelzen der Mangroven und wie kleine oder große Krebse auf ihnen balancierten. Vor dem Ausgang zum Meer wimmelte es von Krabben. Lehrer John erklärte uns, früher habe es viel mehr Mangrovenwälder an der ghanaischen Küste des Atlantischen Ozeans gegeben, doch leider wurden sie im Lauf der Zeit abgeholzt. Weil die Mangroven das Ufer nicht mehr schützten, sei schon viel Land weggespült worden und das Meer komme seinem Dorf Aiyenzele immer näher. Er sagte auch, dass Mangroven im Boden verwurzelt sind und ihre Wurzeln zum Teil aus dem Wasser ragen. Mangroven wachsen nur in salzigem Wasser und sind ein wichtiger Lebensraum für die Tiere, die wir schon gesehen hatten. Früher gab es so viele Fische, dass man sie durch die Wasseroberfläche sehen konnte. Er selbst konnte damals Fische mit der Hand fangen. Doch die Zeiten waren lange vorbei. Jetzt war er froh, wenn er Fische mit Reusen fangen konnte. Doch die Ausbeute wurde stets weniger. Als das Kanu das offene Meer erreichte, wurde es hell. Dann paddelte Lehrer John noch einige Minuten durch das Meer und wir kehrten zum kleinen, schwarzen Fluss zurück. Für uns war solch ein Ausflug in die Mangroven ein wunderbares Erlebnis.

Lehrer John

Die Generation der Schwestern vor uns kannte Lehrer John schon als kleinen, aufgeweckten Jungen. Er machte später seine Ausbildung als Lehrer im Lehrerseminar in Takoradi und blieb nicht wie andere in der Stadt, sondern kehrte in sein Dorf zurück. Von seinem

Vater hatte er Land geerbt und den kleinen Fluss mit den Mangroven. So war Lehrer John nicht nur Lehrer, sondern auch Farmer und Fischer. Ich lernte ihn im Hospital kennen, als er seine Frau Maggie besuchte, die im achten Monat schwanger war. Er war besorgt um sie, weil sie schon mehrere Fehl- und Totgeburten hinter sich hatte. Ich überwachte deswegen Lehrer Johns Frau mit Argusaugen und hörte jeden Tag die kindlichen Herztöne.

Damals hatten wir noch kein Ultraschallgerät zur Überwachung einer Schwangerschaft. Die Schwangerschaft war zwei weitere Wochen fortgeschritten, die Patientin hatte Cortison zur Vermeidung eines hyalinen Membranensyndroms des Neugeborenen bekommen (dieses Syndrom bedeutet, dass die Lungenbläschen bei unreifen Neugeborenen zusammenkleben), als ich eine plötzliche Eingebung hatte. Ich fragte Zita, die bei der letzten Entbindung dabei gewesen war, wie die Plazenta ausgesehen hatte. Als sie mir sagte, sie sei ihr ganz weiß und klein erschienen, war für mich die Diagnose gestellt. Lehrer Johns Frau litt an einer Plazentainsuffizienz, die bei manchen Schwangeren regelmäßig auftritt. Sie haben Fehl- oder Totgeburten zur Folge, weil die Plazenta nicht mehr durchblutet wird. An diesem Morgen holten wir Lehrer Johns Frau vom Marktplatz, wo sie gerade ihr Frühstück kaufen wollte. Wir machten sofort einen Kaiserschnitt und entwickelten Zwillinge! Ich hatte den Eindruck, meine Eingebung kam wieder einmal vom heiligen Geist. Denn wir hatten gerade noch rechtzeitig operiert, die Plazenta war verkalkt und klein. Später bekam sie noch einmal Zwillinge und zum Schluss einen Sohn. So waren die Eltern stolz auf zwei Mädchen mit den Namen Agnes und Monika sowie drei Jungen mit den Namen Charles, Jack und Martin.

Wir dachten, das Ehepaar würde nach der Beendigung der unglücklichen Schwangerschaften und enttäuschten Hoffnungen ein genügsames, doch glückliches Leben führen. Denn bei unseren Kanufahrten machte Lehrer John einen zufriedenen Eindruck. Doch dann schlug das Schicksal zu. Sein Sohn Charles verunglückte mit dem Motorrad.

Wie viele ghanaische Motorradfahrer hatte er keinen Helm getragen. Er wurde mit schweren Kopfverletzungen und tief bewusstlos bei uns eingeliefert und starb nach wenigen Stunden. Lehrer John war durch Charles Tod tief erschüttert, er weinte laut, als Charles starb. Ein Jahr später nahmen wir Jacks schwangere Frau auf, weil sie vorzeitige Wehen hatte. Jack besuchte sie regelmäßig bis Neujahr 2007. Am ersten Tag des neuen Jahres erfuhr sie, dass Jack ertrunken war. Entgegen den Warnungen seiner Freunde wollte er einen kleinen Fluss durchschwimmen, um ein Kanu vom anderen Ufer zu holen. Er wusste nicht, dass in diesem Teil des Flusses manchmal große Strömungen und Strudel auftreten. Seine Freunde sahen entsetzt, wie er unterging und nicht mehr auftauchte. Ghanaer haben für jeden Tod eine Erklärung. Die Leute sagten, Charles habe seinen Bruder gerufen. Sie waren eineiige Zwillinge. Am nächsten Tag gebar Jacks Frau einen Jungen, der nie seinen Vater sehen würde.

Einige Monate später starb Maggie, Lehrer Johns Frau. Wir drückten ihm unser Beileid aus. Er schien wie versteinert. Ich sah ihn ein Jahr später in der Ambulanz wieder und erkannte ihn kaum noch. Er sah ungepflegt und um zehn Jahre gealtert aus. Seine Hände zitterten und er roch nach Palmwein. Er hatte seine Trauer in Alkohol ertränkt. Doch dann besuchte er uns noch einige Male, ehe wir uns 2012 von ihm verabschiedeten. Zu unserer großen Freude war er wieder ganz der Alte, lebhaft und fröhlich wie zuvor. Sein jüngster Sohn Martin hatte mit Erfolg ein Pharmaziestudium absolviert und wurde in unserer Hospitalapotheke eingestellt. Er schien jetzt der Sonnenschein zu sein, der ihn im Alter erwärmte. Seine Tochter Agnes, die wie früher ihre Mutter für das ganze Dorf Brot backte, versorgte ihn gut. Auch hatte sie ihm einige Enkelkinder geschenkt, die ihm geholfen hatten, wieder Freude am Leben zu haben.

Besuch im Geburtsort von Kwame Nkrumah

Nkroful, ein kleines Dorf im Nzemaland, ist nur wenige Kilometer von Eikwe entfernt. Mister Nkrumah (in diesem Dorf hießen viele

Bewohner Nkrumah), den wir immer holen mussten, wenn der Generator streikte, kam aus Nkroful. So besuchten wir auch einmal die Grabstätte von Kwame Nkrumah, dem Vater der Nation. Ein Ältester des Dorfes hatte sich angeboten, uns zu führen. Unser Führer sagte, dass Kwame Nkrumah in Nkroful 1909 geboren wurde und damit ein Sohn des Dorfes sei. Der Älteste fuhr fort: „Er war ein Nzemah, doch er hat wenig für uns getan. Das Küstengebiet der Nzemas ist die am wenigstens entwickelte Region im Süden im Gegensatz zum Stammesgebiet der Aschanti und dem der Ga. Kumasi und Accra, das waren die Städte, die am meisten von seiner Regierung profitiert haben. Das tut uns heute noch weh. Sie sehen selbst, wie schlecht unsere Straßen und Brücken sind. Nkrumah hatte Angst vor dem Vorwurf, dass er seinen eigenen Stamm begünstigen würde. Er hat gesehen, wie die Bevorzugung des eigenen Stammes in anderen afrikanischen Ländern Bürgerkriege verursacht hat. Dennoch, die Leidtragenden von Nkrumas Politik waren seine eigenen Verwandten und seine Stammesangehörigen, wir Nzemas."

Am Grab von Kwame Nkrumah sagte der Älteste: „Ich brauche kein Loblied auf ihn singen. Er ist und bleibt unser größter Nationalheld. Sie wissen, dass er 1966 gestürzt wurde, als er sich auf einer Reise nach Vietnam befand. Er ging ins Exil zu seinem Freund Sekou Touré, dem Präsidenten von Guinea. 1972 starb er in Bukarest an Darmkrebs und sein Leichnam wurde nach Guinea überführt. Dann begann ein Tauziehen um seine Leiche. Touré wollte ihn behalten, und wir Ghanaer mussten viel Überredungskunst aufwenden, um unseren berühmtesten Sohn bei uns begraben zu können. Ich war dabei, als wir ihn hier zu seiner letzten Ruhe legten. Zunächst haben wir seinen Sarg geöffnet und ihm ein gebratenes Huhn, Fufu, Erdnusssoße und eine Kalabasse mit Palmwein gegeben, damit er nicht auf seiner Reise ins Jenseits verhungert und verdurstet. Das Geld, um den Fährmann zu bezahlen, der ihn über den großen Fluss bringt, haben wir auch nicht vergessen. Wir haben ihn nach unseren Bräuchen begraben. Da er aber katholisch getauft war, hat zunächst ein katholischer Bischof die Bestattungsgebete gesprochen. Dann schrien die Klageweiber ihren Schmerz über den Tod unseres Sohnes heraus. Wir selbst haben unsere Trauer durch Trommeln ausgedrückt. Sein Grab ist einfach. Sehen Sie, wie dort unten der Sarg eingemauert ist und wir hier oben am Geländer stehen? Das kleine Mausoleum ist eine Kopie von Napoleons Grab in Paris. Auch hier müssen sich Besucher verbeugen, wenn sie unten den 'Osagyefo' (Erlöser) sehen wollen."

Einige Zeit später war der große Kwame Nkrumah-Park in Accra fertiggestellt und sein Leichnam wurde nach Accra überführt. Er befindet sich jetzt in einem mit Marmor ausgekleideten Mausoleum. Seine ägyptische Frau Fathia Rizk wurde später auch dort begraben. Inzwischen ist Kwame Nkrumah rehabilitiert und wird in Ghana als größter Sohn Afrikas angesehen. Auch seine Bücher werden wieder publiziert.

Der Garten vor dem Schwesternhaus

Generationen von Schwestern hatten diesen Garten angelegt. Er strotzte vor exotischen Pflanzen. Da gab es Bäume wie Kokosnusspalmen, Guave-, Kalabasse- und Kaffeebäume. Bananenstauden wuchsen hinter dem Schwesternhaus. Die tropischen Blumen zeigten sich in wunderbaren Farben. Da blühten die Tempel- und die Passionsblumen, mehrere Arten von Lilien und Orchideen sowie Weihnachtssterne und Strelitzien. Es gab auch Blumen, die wie die Königin der Nacht aussahen, doch sie waren keine Kaktuspflanzen. Morgens erfreuten sie uns mit ihren weißroten Blütenblättern, aber wenn die Sonne aufging. schlossen sich ihre Blütenkelche sofort, als wenn sie ein Geheimnis verbergen wollten.

In diesen Blumen fand sich die ganze Pracht und Üppigkeit der tropischen Natur. Ich dachte bei ihrem Anblick, dass ich in den afrikanischen Gewittern Gottes Gewalt erfahre, doch dass sich in diesen zarten, vielfarbigen Gebilden Gottes Schönheit zeigt.

Die Guavenbäume wurden regelmäßig von den Dorfkindern geplündert, doch was die Bananen anbetrifft, aßen wir sie oft als Nachtisch und Tilli backte aus ihnen mehrmals köstlichen Kuchen. Viele der Blumen wurden für die Fronleichnamsprozession gepflückt und von in Kente gekleideten Mädchen gestreut, wenn sich die Prozession der Gläubigen durch das Dorf bewegte.

Die Pandemie Aids

Aids, die Pest des 20. Jahrhunderts, war in unserem Hospital bereits einige Jahre vor der Entdeckung des HIV-Virus durch Luc Montagnier 1981 angekommen. Aids hatte sich damals schon unbemerkt in ganz Afrika ausgebreitet. Wir konnten von Glück reden, wenn ich es so ausdrücken darf, dass Aids auch in Nordamerika viele Opfer forderte. Wenn Aids nur in den sogenannten Entwicklungsländern aufgetreten wäre, hätte man nicht Millionen Dollar in die Forschung gesteckt, und die Ursache der Immunschwäche wäre vielleicht noch heute unbekannt.

Ich erinnere mich an einen 15-jährigen Jungen, der von seinem besorgten Vater aus Abidjan zu uns gebracht wurde. Er war bis auf die Knochen abgemagert und die Kollegen in der Elfenbeinküste konnten keine Diagnose stellen. Auch wir zerbrachen uns den Kopf. In Ghana hungerten wir zu jener Zeit, doch dieser Junge konnte sich vollstopfen, weil seine Familie ihn aus der Elfenbeinküste, die wir damals „das Paradies" nannten, versorgte. Der Junge aß täglich fünf kalorienreiche Mahlzeiten, doch er nahm ständig ab. Dann bekam er plötzlich eine Hirnhautentzündung, die auf unsere Behandlung nicht ansprach. Die Familie war der Meinung, er sei verflucht. Er starb nach wenigen Tagen. Er war wohl unser erster Patient, der 1980 an einer Meningitis aufgrund der Immunschwäche gestorben ist. Als Aids wie eine Lawine über uns einbrach, begann das Ehepaar Dr. Rieke mit einer Aufklärungskampagne in den Dörfern, die wir nach ihrer Heimkehr nach Deutschland fortsetzten. Die meisten Patienten kamen von der Elfenbeinküste, wo sich SIDA (der französische

Name für Aids) zuerst rasant ausgebreitet hatte. Gleich nach der Herstellung der HIV-Tests wurde auch Ghana mit ihnen beliefert.

Die Anzahl der Tests, die wir von der Universität in Accra bekamen, war völlig unzureichend. Nachdem Rawlings unser Hospital ein zweites Mal besucht hatte, schickte dieser uns ein Aids-Team, was unsere Situation sehr verbesserte. Wir bekamen genügend Tests und viel Material für Aufklärungskampagnen. Auch konnten wir bald die Kranken behandeln, die antiretroviralen Medikamente waren kostenlos. Unser Schwerpunkt lag weiterhin auf Prävention. Wir veranstalteten Aids-Seminare für alle Schichten der Bevölkerung, einschließlich Häuptlinge, lokale Politiker, Lehrer, Studenten, Polizisten, Katechisten und sogar Prostituierte. Wir bildeten Hunderte von Leuten aus, die in den Dörfern die Aufklärung weiterführten. Dabei wandten wir Rollenspiele, Flipcharts (Schaubilder), Theaterspiele, Videos und Erzählen von Geschichten an. Wir besuchten fast alle Städte und Dörfer im Stammesgebiet der Nzemas. Eines Tages lasen wir in der Daily Graphic, unser Hospital sei erfolgreich in der Aufklärung. Es gäbe keinen Nzema mehr, der nicht über Aids Bescheid wüsste. Unseren Erfolg hatten wir zum Teil der Regierung zu verdanken. Aids wurde nie geheim gehalten, sondern von Anfang auf allen Ebenen bekämpft. Andererseits gab es auch keinen Tourismus in Ghana wie in Kenia, wo die neue Seuche verschwiegen wurde, um nicht die Touristen und damit Devisen zu verlieren. In unserem Kampf gegen Aids bekam ich einen tiefen Einblick in das Denken und Handeln des ghanaischen Volkes. Ich erhielt mein neu erworbenes Wissen „aus erster Hand“.

Ich habe viele Kranke interviewt und alle sagten mir, dass sie verflucht seien. Sogar ein brillanter Lehrer sagte zu mir nach einem intensiven zweitägigen Seminar: „Doktor, Sie können uns hundert Mal sagen, dass Aids durch einen Virus verursacht wird. Dennoch halten wir alle an unserer Meinung fest, dass Aids durch eine Verfluchung bewirkt wird.“

Am Beispiel eines HIV-positiven Patienten erfuhr ich, dass im Norden Ghanas noch die Leviratsehe existierte. Der Patient hatte die Frau seines toten Bruders geheiratet, nicht wissend, dass die Witwe des Verstorbenen mit HIV infiziert war.

Es gibt Armutsprostitution. Die Frauen verkaufen auf dem Markt Produkte aus ihrem Garten oder backen Brot zum Verkauf. Doch da ihre Einnahmen nicht reichen, um das Schuldgeld ihrer Kinder zu bezahlen, prostituieren sie sich abends. Es ist für sie schwierig, von Kunden den Gebrauch von Kondomen zu verlangen. Diese bevorzugen die Konkurrenz, mit der sie ohne Schutz schlafen können.

Viele Studentinnen schlafen mit ihrem Liebhaber, in der Regel einem Studenten, und mit einem älteren Mann, dem sogenannten „sugar daddy", der ihr Schuldgeld zahlt und ihnen Annehmlichkeiten bietet. Der HIV-positive ältere Herr löst im Allgemeinen eine Kettenreaktion aus. Auch bevorzugen reiche Männer, die HIV-frei sind, sehr junge Mädchen, von denen sie annehmen, dass sie noch nicht infiziert sind. Ältere begüterte Frauen bezahlen junge Männer, mit denen sie schlafen, um „frisches Blut" zu bekommen.

Es gibt Männer, die ihre Frauen vermieten, und solche, die Frauen mieten. Die Vermieter fungieren als Zuhälter und verdienen Geld durch ihre Frauen, die für sie als Prostituierte arbeiten. Einige von ihnen hatten sogar einen Prostitutionsring mit ihren Frauen in Deutschland aufgebaut. Ich erfuhr es von einer ghanaischen Besucherin in Würzburg, die von Polizisten gebeten wurde, für sie zu dolmetschen. Die Mieter schlafen mit Frauen von sterilen Männern. Die aus diesem Deal entstandenen Kinder beanspruchen die zeugungsunfähigen Männer als ihre eigenen und erklären sich als ihre „Erzeuger". Unterwegs traf ich zufällig einen verheirateten Mann, dessen Spermiogramm vor einigen Jahren wegen einer Hodenatrophie dreimal negativ ausgefallen war. Er erklärte mir freudestrahlend, er hätte jetzt zwei Söhne gezeugt.

Es kommt vor, dass Lehrer oder sogar Universitätsprofessoren Schülerinnen und Studentinnen erpressen. Sie drohen ihnen, ihre Prüfungen und Zeugnisse negativ zu bewerten, wenn sie ihnen nicht zu Willen sind. Manchmal gibt es Lehrer, die eine Schülerin bitten, einen Stapel Bücher in ihren Bungalow zu bringen. Wenn sie dann mit ihr allein sind, zwingen sie sie zum Sex. Das verängstigte Mädchen wird niemandem von dieser Nötigung erzählen.

- Ehefrauen, die sich ihrem Mann verweigern, da er gerade von einer Prostituierten kommt, werden vom Mann zusammengeschlagen.
- Schülerinnen gibt man bei Partys ein Schlafmittel ins Getränk und anschließend werden sie von mehreren Schülern vergewaltigt.
- An der Grenze drohen Zöllner Marktfrauen, ihre Waren zu beschlagnahmen, wenn sie ihnen nicht gefällig sind.
- Viele Familien benutzen dieselbe Zahnbürste und dasselbe Klistier für Einläufe. Die meisten ghanaischen Heiler sterilisieren ihre Instrumente nicht, dasselbe betrifft auch einheimische Hebammen.

In unserem Hospital habe ich kein einziges Mal erlebt, dass ein HIV-positiver Patient oder einer mit „full blown“ (im Endstadium) Aids diskriminiert wurde. Darüber war ich sehr froh. Allmählich sahen wir einen Erfolg der Bemühungen der Regierung im Kampf gegen Aids. Die Immunschwäche wird wohl nie ganz aus Ghana verschwinden, doch mit ihrer Aufklärung und Behandlung hat sie viel von ihrem Schrecken verloren.

Wir erinnerten uns daran, dass junge Mädchen zur Prostitution in die Elfenbeinküste gingen, weil sie keinen Beruf erlernen konnten. Manche Mädchen hatten zwar viel Geld verdient, doch sie hatten sich auch mit dem HIV-Virus infiziert. Sie waren die ersten, die an Aids starben. Um in Zukunft jungen Mädchen aus ländlichen Gebieten eine Möglichkeit zur Berufsausbildung zu eröffnen, errichteten wir mit großzügigen Spendengeldern aus Deutschland in Aiyinasi eine Berufsschule für Mädchen, die sie nach ihrem Schulabschluss besuchen konnten. Mit der Zeit entstand dort eine Haushaltsschule mit hohem Niveau. Die Schule wird von den Schwestern der ghanaischen Kongregation „Handmaids of the divine Redeemer“ verwaltet. Die Schülerinnen legen staatliche Prüfungen ab und haben oft ausgezeichnete Zeugnisse. Später finden sie eine Anstellung in Hotels und Restaurants, die seit der guten wirtschaftlichen Entwicklung zahlreich in ganz Ghana zu finden sind. Andere arbeiten in Textilwaren- und Modegeschäften in den großen Städten oder machen ihr eigenes Atelier in einem Dorf auf.

Eine Reise nach Uganda

Unser Unterrichtsmaterial stammte fast alles aus Uganda, das führend in der Aufklärung über Aids in Afrika war. Einige junge Ghanaer, die an einem Aids-Seminar in Uganda teilgenommen hatten, rieten uns, Dr. Miriam, eine franziskanische Ordensschwester, zu treffen, die in Uganda Mitglied des nationalen Aids Awareness Committees (Komitee zur Aufklärung über Aids) war. Sie leistete sehr gute Arbeit, um die Bevölkerung, die in hohem Grad mit HIV durchseucht war, über Aids aufzuklären.

So flog ich 1992 mit der ghanaischen HIV-Beraterin Margret Buadi nach Uganda. Schon am verlotterten Airport sahen wir, dass Uganda noch unter den Folgen seines Bürgerkriegs litt, der von 1981 bis 1986 gedauert hatte. Dr. Miriam erzählte uns, dass die Leute, die bei Kriegsende aufgeatmet hatten, gleichzeitig mit dem Erscheinen von Aids konfrontiert worden waren. Niemand wusste, was furchtbarer war: der Krieg oder die plötzlich aufgetretene Seuche. Einen Tag nach unserer Ankunft am 3. Juni feierten die Christen in Uganda das Fest der 22 ugandischen Märtyrer, die 1886 auf Befehl des Königs von Buganda bei lebendigem Leib verbrannt worden waren. Tausende Christen pilgerten zu der Basilika, die den Märtyrern geweiht ist und im Wallfahrtsort Namugongo bei Kampala errichtet wurde. Wir beteten nicht in der Basilika, sondern mit einer riesigen Menschenmenge draußen auf dem Hügel.

Ich erinnere mich noch an die Inbrunst und das laute Flehen der Gläubigen um uns herum. Sie alle hatten großes Leid erfahren. Viele von ihnen flehten Gott an, er solle die schreckliche Seuche von ihrem Land nehmen. Die meisten waren ärmlich gekleidet und die Frauen trugen nicht wie in Ghana Perücken oder hatten eine kunstvolle Frisur. Die Haare waren bei allen kurz geschoren. Später konnte ich nicht verstehen, warum Uganda einst „Perle Afrikas" genannt wurde. Kampala selbst bestand aus Ruinen und in vielen Hauswänden sah man Einschusslöcher. Als Dr. Miriam mit uns in die Dörfer fuhr, sahen wir Landschaften, die wie Niemandsland aussahen. Dr. Miriam erklärte uns, hier seien die vielen Kriegsopfer begraben, Tausende und Abertausende. Doch auch viele, die von Idi Amin ermordet worden waren, wurden dort verscharrt. Seit Kurzem werden hier auch Menschen begraben, die an Aids gestorben sind. Die traditionellen Friedhöfe reichen nicht mehr aus. Viele Tote werden jetzt sogar in Bananenplantagen begraben.

Einmal fuhren wir am wunderschönen Victoriasee entlang, der mir wie ein Juwel in der allgemeinen Misere erschien. An seinem Ufer boten Frauen vergeblich den berühmten Victoriabarsch zum Verkauf an. Ich wunderte mich, dass ich keine Menschenmenge wie in Ghana sah, die sich um die Fischstände drängte. Dr. Miriam klärte uns auf: Die Leute wissen, dass Idi Amin mehrere Tausend Ermordete in den See werfen ließ und haben heute noch Angst davor, Fische zu essen, die sich an den Leichen gemästet haben. Sie erzählte uns noch zwei Geschichten, die Idi Amins Soldaten betrafen: Dr. Miriam arbeitete in einem großen Regierungshospital in Kampala. Ein Patient war von Idi Amins Henkern böse zugerichtet worden. Man hatte ihm mit Gewehrkolben das rechte Hüftgelenk zertrümmert. Er war von seinen Angehörigen zu ihr gebracht worden. Sie hatte ihm ein neues Gelenk eingesetzt und auch seine anderen Wunden behandelt. Als der Patient endlich auf dem Weg der Besserung war, kamen Soldaten und erschossen ihn in seinem Bett. Eines Morgens kamen einige Soldaten und trieben alle Krankenschwestern in die Kapelle, wo sie alle erschießen wollten. Es wäre ein riesiges Blutbad geworden. Doch eine beherzte Krankenschwester trat auf den Anführer zu und sagte ihm, indem sie auf das große Kreuz zeigte: „Ihr könnt uns jetzt ermorden, doch eines Tages müsst ihr vor dem Gekreuzigten Rechenschaft ablegen!" Darauf schickte der Anführer seine Leute nach draußen und sie verließen das Hospital.

Am nächsten Nachmittag brachte uns Dr. Miriam in eine Halle, die die große Ambulanz für Aidspatienten war und sich langsam mit Kranken füllte. Es waren zum Schluss so viele, dass sie die Halle bis zum letzten Platz füllten. Die Kranken erinnerten mich an Gestalten, die ich auf Fotos von Konzentrationslagern gesehen hatte. Wir gesellten uns zu einem Comboni-Pater, der der Krankenhausgeistliche war. Er sagte uns, dass sich hier einmal wöchentlich 300 Aidskranke zur Konsultation von sechs Ärzten versammeln, die an ihnen einen freiwilligen Dienst leisten. Es gab noch keine Medikamente für die Behandlung von Aids. So wurden nur ihre Symptome wie Durchfall oder Hautausschlag behandelt. Als Aids begann, kamen die ersten sechs Patienten hierher. Sie waren verängstigt und hockten zusammen wie verschreckte Hühnchen. Von ihren Angehörigen wurden sie wie Aussätzige angesehen. Doch jetzt, wo fast jede Familie betroffen war, war Aids etwas Alltägliches. Die Kranken lachen miteinander, beraten sich und schließen Freundschaften.

Wir begleiteten ein medizinisches Team, das HIV-Positive und Aidskranke besuchte. Der Kollege, der das Team leitete, hatte selbst Aids. Wenn er sich auf einer Bank mit einem seiner Patienten unterhielt, konnte ich nicht sagen, wer von beiden kränker aussah. Dr. Miriam hatte mir erzählt, dass er zum Alkoholiker geworden war, als seine Frau und seine beiden Kinder an Aids gestorben waren. Sie hatte ihn aus der Gosse ins Krankenhaus zurückgebracht. Oft, wenn wir unterwegs einen Kranken besuchen wollten, war dieser schon verstorben. Als wir einer hübschen Krankenschwester auf der chirurgischen Station begegneten, deutete uns Dr. Miriam an, diese

Schwester habe sieben Geschwister, die an Aids erkrankt waren, bis zum Tod gepflegt. Dr. Miriam sagte, dass die junge Frau in ihren Augen eine Heldin sei, wie es inzwischen viele in Uganda gäbe.

An mehreren Tagen besuchten wir kleine Zentren, die tagsüber HIV-positive Patienten betreuten. Eine Studentin erzählte, dass ihr Freund, den sie heiraten wollte, sie verlassen musste. Sie hatte den Virus von einem Geschäftsmann bekommen, der ihr das Studium bezahlt hatte. Ihr Freund war nicht infiziert. Eine Witwe erzählte uns, ihr Mann sei Soldat gewesen. Er war in einem Lazarett durch eine Bluttransfusion infiziert worden und vor zwei Jahren gestorben. Jetzt war bei ihr die Krankheit ausgebrochen.

Am Sonntag besuchten wir das Hochamt in der Kathedrale, das vom Bischof von Kampala gehalten wurde. Das Thema seiner Predigt war zu unserer Verwunderung Aids. Er sagte: „Ich frage mich, wie die Zukunft unseres Landes aussehen wird. Ihr wisst, was ich meine, denn ihr habt alle schon ein Familienmitglied begraben, das an Aids gestorben ist. Viele Schulen sind leer, weil die Lehrer tot sind. Kliniken arbeiten nicht mehr, weil ihr Personal gestorben ist. In vielen Städten wird der Verkehr nicht mehr geregelt, weil die Polizisten tot sind. Die Kriminalität nimmt zu, weil es keine Polizei gibt, die Verbrecher verhaftet. Eine ganze Elterngeneration ist dabei wegzusterben und unser Volk wird nur aus Alten und Kindern bestehen. Ich kenne eine Großmutter, die für ihre zehn Enkel sorgen muss, weil ihre Töchter und Schwiegersöhne an Aids gestorben sind. Früher wurden die Eltern vor ihren Kindern begraben, doch jetzt ist es umgekehrt. Wenn wir etwas Kostbares besitzen, zum Beispiel eine Porzellanvase oder ein Schmuckkästchen, behandeln wir diese Gegenstände mit Sorgfalt. Wir pflegen sie und achten darauf, dass sie nicht zu Boden fallen und zerbrechen. Das Kostbarste aber, was wir Menschen besitzen und das uns von unserem Schöpfer anvertraut ist, ist unser Leben. Doch wie gehen wir mit unserem Leben um? Wir behandeln es wie diese kostbare Vase!“

Mit diesen Worten warf er eine große Porzellanvase in den Mittelgang. Sie zerbrach in viele Stücke, die auch die Bänke trafen, und die Gläubigen mussten in Deckung gehen. Dies war eine eindringliche Demonstration des Desasters, das Aids anrichtet.

Wenn wir durch Kampala gingen, begegneten wir fast nur Elendsgestalten. Viele hatten auch Tuberkulose und den HIV-Virus. Sie wurden alle nur ambulant behandelt. Uganda, wo auch die Schwangeren im Hospital zu 30% mit dem Virus infiziert waren und die Chirurgen sich freuten, wenn sie einen HIV-negativen Patienten operieren konnten, war für uns ein Albtraum. Wir nahmen uns vor, so vielen Leuten wie möglich zu erzählen, was wir gesehen hatten. Wir konnten uns nicht vorstellen, dass Ghana in dieselbe Situation geraten könnte. Jetzt, wo es den Leuten etwas besser ging, denn die wirtschaftliche Krise neigte sich dem Ende zu. Wir atmeten beide auf, als wir Uganda verließen und unser Flugzeug in Accra landete.

Die „Outdooring"-Zeremonie und die Namensgebung

Als ich in Eikwe zu arbeiten anfing, fiel mir bei einigen Hilfskrankenschwestern eine Narbe im Gesicht auf, die oft eine wulstige Keloidnarbe war. Früher sah man solche Narben bei Angehörigen einer schlagenden Studentenverbindung in Deutschland. Die Studenten waren stolz auf ihren „Schmiss". Als ich unser Personal nach der Ursache der Narben fragte, bekannte eine Schwester, dass sie als Säugling sehr krank gewesen sei und ein Heiler ihr diese Wunde zugefügt habe, um in sie Medizin zu reiben. Eine ältere Angestellte berichtete, ihre Mutter habe drei Kinder vor ihr geboren, doch alle starben. Die Markierung solle sie verunstalten, damit die bösen Geister sie nicht holten. Als ich mich später für das Ritual des „Outdoorings" und die Namensgebung interessierte, erinnerte ich mich an diese Aussagen. Heute beläuft sich die Säuglingssterberate in Ghana auf nur 1,6%, d.h. es sterben 41 Säuglinge von 1000. Dr. Heiermann, der 1959 nach Eikwe kam, schreibt von einer damaligen Säuglingssterblichkeit von 30%! Die meisten Babys starben an Wundstarrkrampf durch unhygienische Verhältnisse. Heute sind alle Schwangeren gegen diese Krankheit geimpft und ihr Baby ist geschützt. Als Dr. Heiermann 1959 beim Distriktkommissar von Axim seinen drei Tage alten Sohn Willi registrieren lassen wollte, schickte dieser ihn unverrichteter Dinge nach Hause. Er sollte in zwei, besser in vier Wochen wiederkommen, falls sein Sohn dann noch am Leben wäre!

Die Ghanaer fürchten Götter und Geister, die ihnen ihre Kinder neiden und sie in die Geisterwelt zurückholen könnten. Wenn eine ghanaische Frau schwanger war – nota bene: ich schreibe über meine Erfahrungen bei den Nzemas –, dann verschwieg sie zunächst ihre Schwangerschaft, weil sie Angst vor dem Neid der Geister hatte. In der Schwangerensprechstunde sah ich immer wieder Amulette, die als Schutz gegen böse Geister galten.

Nach einer Geburt erkundigten sich die Mütter weder nach dem Geschlecht des Kindes noch, wie es ihm gehe. Doch seit wir in den 80er-Jahren Ultraschalluntersuchungen durchführten, fragten sie oft, ob es ein Mädchen oder ein Jungen würde. Auch im Kreißsaal haben wir ein anderes Verhalten der Mütter erlebt. Es lag auch daran, dass sie unsere Schwangerenberatungen besuchten. Die Babys wurden nach einer normalen Entbindung sofort an die Brust der Mutter gelegt, weil durch das Stillen das Wehen auslösende Hormon Oxytocin ausgeschüttet wird, das dazu dient, die Gebärmutter wieder zu kontrahieren. Auch entwickelt sich so vom ersten Augenblick an zwischen Mutter und Kind eine emotionale Bindung.

Da die Säuglingssterblichkeit in Ghana extrem gesunken ist, warten die Nzemas mit der Zeremonie des „Outdoorings“ nur noch eine Woche statt wie früher einen Monat. Doch sie wollen immer noch sicher sein, dass das Kind sich wünscht, bei ihnen zu bleiben, statt in die Geisterwelt zurückzukehren. In der Zeit vor dem „Outdooring“ gilt das Neugeborene als Fremdling, Besucher oder Geistkind. „Outdooring“ heißt wörtlich „vor die Tür kommen“. In diesem Ritual wird das Baby vor die Tür getragen und begegnet dort zum ersten Mal seiner Großfamilie und der Dorfgemeinschaft.

Ich war einmal zu solcher Zeremonie eingeladen. Ich fand sie eindrucks- und sinnvoll. Verglichen mit den 50 Taufen, die wie am Fließband in der Osternacht in der Dorfkirche in Eikwe vollzogen wurden, erkannte ich in den Handlungen des „Outdooring“ einen tiefen symbolischen Sinn. Andererseits kommt es wohl immer auf die Personen an, die Taufe und „Outdooring“ ausführen. Viele christliche Eltern schließen heute die Taufe an das „Outdooring“ an. Auch erhält das Neugeborene bei der traditionellen Zeremonie seinen Namen. Sie beginnt mit der „Libation“, einem Trankopfer für die Ahnen. Dabei schüttet man ein Glas Schnaps auf die Erde und bittet die Ahnen beider Eltern um den Segen für das Kind. Dieses liegt anschließend im Schoß einer angesehenen Person – bei einem Jungen oft ein Onkel und bei einem Mädchen eine Tante. Jetzt bekommt das Kind seinen Namen. Es wird nach dem Wochentag benannt, an dem es geboren wurde. Wurde es an einem Freitag geboren, heißt ein männlicher Säugling „Kofi“, ein weiblicher „Afiba“. Auch bekommt es einen zweiten Namen von Vater, Mutter oder einem Vorfahren. Einige Male wurden Kinder nach meinen Mitschwestern oder mir benannt. Unsere Namen erhielten die Kinder aber erst später bei der Taufe. Es schließt sich ein Ritual an, das mich besonders berührt hat. Der Onkel des Sohns meines ghanaischen Kollegen Dr. Cooper tauchte seinen rechten Zeigefinger in ein Glas mit süßem Saft, bestrich damit die Lippen des Kleinen und sagte: „Wenn du dies süß nennst, ist es süß.“ Dann tat er dasselbe mit Schnaps und sagte: „Wenn du dies bitter nennst, ist es bitter.“ Diese Handlung vollzog er dreimal. Das Kind sollte dadurch später fähig sein, gut (süß) und schlecht (bitter) zu unterscheiden. Auch sollte es lernen, sein Leben ohne Lüge oder Betrug mit Respekt für die Gemeinschaft zu leben. Manchmal wird, wenn die Eltern auf dem Land leben, dem männlichen Säugling ein Buschmesser (cutlass) gezeigt und einem weiblichen ein Besen. Diese Geräte sind symbolisch für harte Arbeit und Fleiß. Doch vielleicht zeigt man den Säuglingen auch ein Buch oder eine Bibel als Symbole für Lernen und christliches Leben.

Einschub: Betrüger und Schlitzohre

Trotz dieser wunderbaren Zeremonie gibt es auch in Ghana Betrüger und Schlitzohre. Später musste ich an die Outdooring-Zeremonie denken, als ich mich mit dem Sohn eines Häuptlings unterhielt. Er sagte mir, er vertraue Missionaren, weil sie nicht lügen. Wenn sie heute sagen, diese Farbe ist rot, dann ist sie auch morgen rot. Doch wenn ein Ghanaer heute sagt, die Farbe ist rot, dann ist sie morgen vielleicht grün. Von einer ghanaischen Ordensschwester erfuhr ich, dass man vorsichtig sein soll, wenn man ein Stück Land kauft. Ihre Kongregation hatte in einem Vorort von Accra Land gekauft, um dort ein kleines Kloster zu errichten. Später wurde ihre Oberin vom Landvermessungsamt informiert, ihr Stück Land sei schon vorher zweimal verkauft worden. Auf dem Souvenirmarkt hatte ich selbst mit Schlitzohren zu tun. Ich wollte Goldgewichte kaufen. Das sind kleine Figuren aus Messing, die Menschen aus dem Alltag darstellen. Einen Farmer mit seinem Buschmesser oder eine Frau, die ihrem Kind einen Einlauf verabreicht, oder eine, die Feuerholz auf dem Kopf trägt. Mit solchen Figuren wog man früher Gold, daher der Name „Goldgewichte“. Antike Goldgewichte sind sehr teuer. Als mir ein Händler seine grauen, antiken Goldgewichte zu einem hohen Preis anbot und ich ihm sagte, dass ich nur an ganz neuen Goldgewichten interessiert sei, antwortete er: „Die können Sie auch bei mir kaufen.“ Gleichzeitig rieb er die graue Schicht von den Figuren ab und zum Vorschein kam glänzendes Messing. Nun beteuerte er, dass seine Goldgewichte aus der Neuzeit stammten.

Ein anderes Mal kaufte ich zwei Buchstützen, die aus schwarzem Ebenholz geschnitzt waren. Als ich sie nach einiger Zeit zu Hause putzte, merkte ich, dass es kein Ebenholz war, denn die schwarze Farbe entpuppte sich als Schuhwichse.

Einer unserer Besucher erstand auf dem Souvenirmarkt einen geschnitzten Elefanten aus Elfenbein. Wir hatten inzwischen einen Kennerblick und mussten ihm sagen, dass der Elefant aus Knochen geschnitzt war. Der Handel mit Elfenbein war in Ghana verboten.

Mir fiel immer wieder auf, dass Ghanaer sich nicht negativ ausdrücken. Es scheint zu ihrer Kultur zu gehören. Es konnte passieren, wenn ich nach einem Weg fragte oder einen Namen wissen wollte, dass ich eine falsche Antwort bekam. Nur weil die Ghanaer sich durch Ignoranz keine Blöße geben wollten.

Kulturelle und kirchliche Hochzeit in Ghana

Die kulturelle Hochzeit beinhaltet keine Vielzahl von Ritualen und bedeutet keinen kostspieligen Aufwand. Eine Hochzeit ist keine Verbindung zweier Individuen, sondern die Verbindung zweier Großfamilien und zweier Clans. Bevor solch eine Hochzeit stattfindet, erkundigen sich die Familien über den jungen Mann und das junge Mädchen. Auch sind sie an Informationen über die jeweiligen Familien, Großfamilien und Clans interessiert. Die Großfamilien geben erst ihre Einwilligung, wenn sie mit dem Ergebnis ihrer Erkundigungen zufrieden sind. In Ghana zahlt der Bräutigam keinen Brautpreis, wie er zum Beispiel von den Brauteltern im Stamm der Matabele in Rhodesien verlangt wurde. Dort muss der Bräutigam dem zukünftigen Schwiegervater einige Kühe geben. In Ghana schenkt der Bräutigam dem Brautvater einen Koffer mit Kleidung und Tüchern für die Braut, auch Geld und Haushaltsgegenstände und eine kleine weiße „Brautbibel", wenn die Braut eine Christin ist. Die Brautmutter bekommt auch Stoffe und Geld. Manche unserer Angestellten mussten lange sparen, um diese Dinge zu erwerben. Anzumerken ist, dass in früheren Zeiten nicht der junge Mann den künftigen Schwiegervater um die Hand seiner Tochter fragte, sondern sein Vater. Auch wurde früher die Polygamie mehr betont, nach dem Motto, ein Mann sei von Natur aus polygam und solle seine Bedürfnisse erfüllen. Einige unserer Angestellten hatten zwei oder gar drei Frauen. Ein junger Mann erzählte uns, er werde – obgleich kirchlich verheiratet – von seiner Großfamilie bedrängt, eine zweite Frau traditionell zu heiraten. Die Ehemänner der Mittelklasse haben meist nur eine Frau, doch oft eine Geliebte. Zur traditionellen Hochzeit versammeln sich die Mitglieder der Großfamilien, und der Bräutigam gibt seine Geschenke den Brauteltern. Auch darf er nicht den Schnaps für den Segen der Ahnen vergessen. Dann wird in einer kleinen Feier die Hochzeit vollzogen. Für das Paar ist es wichtig zu wissen, dass es jetzt nicht nur für seine eigenen Interessen zuständig ist, sondern auch für alle Angelegenheiten der Großfamilie. Unsere Angestellten wurden oft von der Großfamilie abberufen, weil eine wichtige Entscheidung getroffen werden musste, die ein Familienmitglied betraf. Wenn die Ehepartner gut verdienten, konnte es vorkommen, dass sie das Schulgeld für einen Neffen bezahlen mussten oder sogar eine Ausbildung. Einige Angestellte ließen sich scheiden, weil die Großfamilie sich zu sehr in ihre Ehe einmischte oder große finanzielle Forderungen stellte. Viele Paare, die kulturell verheiratet waren, wollten sich aus diversen Gründen nicht kirchlich trauen lassen. Sie wussten nicht, ob sie die richtige Frau oder den richtigen Mann gefunden hatten. Etliche Paare in den Dörfern hatten sich wieder getrennt und eine andere Partnerin / einen anderen Partner gefunden. Auch Unfruchtbarkeit war – sowohl von Seiten der Frau als auch des Mannes – ein Grund zur Trennung. In unserer Sprechstunde verlangten manche Frauen, nachdem einige Jahre ihr Kinderwunsch nicht erfüllt worden war, ein Spermiogramm von ihrem Mann.

Der dritte Grund war, dass eine kirchliche Hochzeit genauso teuer war wie eine Beerdigung. Sie musste in großem Stil gefeiert werden und das frisch getraute Paar war auf Jahre verschuldet. Da warteten sie lieber mit der kirchlichen Trauung, bis sie uralt waren, viele Kinder und Enkel hatten und man von ihnen keine großen Geldausgaben mehr erwarten konnte. Denn dann hätten die Kinder nichts zu erben gehabt. Wir waren in Eikwe und Krisan, dem Nachbardorf, mehrere Male zur Hochzeit betagter Paare eingeladen, wobei die

Braut einen weißen Schleier trug! Ich war immer beeindruckt von ihrer zahlreichen Nachkommenschaft an Kindern, Enkeln und Urenkeln. Einmal starb eine betagte Braut kurz nach der Hochzeit. Sie litt an Bluthochdruck, und die Aufregung war wohl zu viel für sie.

Tod und Bestattungsrituale

Afrikaner können sehr emotional sein. Ich war einige Male dabei, als Patienten oder auch Angestellte des Hospitals bei uns gestorben sind. Die Angehörigen warfen sich laut schreiend über den Leichnam. Manchmal wurden sie hysterisch und wir mussten ihnen eine Beruhigungsspritze geben. Viele Mütter, deren Kind gestorben war, liefen hinaus ins Freie, wälzten sich laut weinend im Sand und schrien ihren Schmerz heraus. Eine junge Nigerianerin, deren Mann während einer schwierigen Operation plötzlich gestorben war, rammte ihren Kopf mehrere Male gegen eine Wand, wie mir später die OP-Assistenten berichteten. Ich kam zufälligerweise am Operationssaal vorbei, als die Tür aufgestoßen wurde und die Rasende davoneilte. Die ganze OP-Mannschaft folgte ihr und bewahrte sie davor, sich unter einen fahrenden Lastwagen zu werfen. Sie schrie: „Er war mein Mann, mein Liebhaber, meine Mutter, mein Vater, mein Alles!“ Auch sie mussten wir mit Hilfe von Medikamenten beruhigen. Einige Stunden später kamen Freunde und brachten sie fort. Als Niklaus, der Chef unseres Labors, starb, stieß seine Tochter einen markerschütternden Schrei aus, der bis in den letzten Winkel des Hospitals drang. Auch ihr mussten wir eine Beruhigungsspritze geben.

Ich musste an diese Vorfälle denken, als ich bei der Fortbildung des Hospizvereins zum ersten Mal etwas von „Trauerarbeit“ hörte. Der Verlust eines Ehepartners oder eines Familienmitgliedes muss von den Betroffenen in der Trauer verarbeitet werden, dieser Prozess kann manchmal Jahre dauern. In Deutschland gibt es inzwischen den Beruf des Trauertherapeuten. Die Therapie kann lange währen, weil wir oft unseren Schmerz in uns hineinfressen und ihn nicht zeigen wollen. Oft sind Menschen in ihrer Trauer einsam, weil

Freunde nicht wissen, wie sie sich ihnen gegenüber verhalten sollen, und sie meiden. In Ghana ist es anders. Da die Ghanaer extrovertiert sind, beginnt die Trauerarbeit unmittelbar nach dem Tod. Sie äußert sich in Gesten wie sich am Boden wälzen, laut schreien oder sich über den Leichnam werfen. Die Trauer ist eine Angelegenheit der Großfamilie. Man trauert nicht allein, sondern gemeinsam. Ein verstorbener Angestellter oder eine Angestellte löste im gesamten Hospital Trauer aus und wir trugen unsere roten Totenbinden mehrere Tage vor der Beerdigung. Auch wir waren seine/ihre Großfamilie. Ich hatte oft den Eindruck, in Ghana sei das Wort „Individuum“ unbekannt. Die Zeit, die man brauchte, um die Trauer zu verarbeiten, erschien mir hier viel kürzer als in Deutschland.

Den meisten Krankenhäusern war ein Leichenhaus angeschlossen, wo man die Toten zur Aufbewahrung hinbrachte. In Eikwe waren andere Bauten wichtiger als ein „Mortuary“, wie die riesigen Kühlschränke genannt wurden. Ich hatte es gleich zu Anfang abgelehnt, die Leichen mit Formalin zu mumifizieren, denn ich kam für die Lebenden, nicht für die Toten nach Ghana. Es war in meinen Augen absurd, dass in vielen Krankenhäusern die Betten leer und ihre Leichenhäuser voll waren. In Ghana nannte man sie ein „self generating income project“, also ein Projekt, das Geld brachte. Ich nannte sie auch „Parkplätze für die Toten“. Die Familie des/der Verstorbenen bezahlte täglich 2,50 Euro für die Aufbewahrung einer Leiche, bis sie nach Tagen, Wochen oder gar Monaten abgeholt wurde. Die Familie musste mit der Beerdigung warten, bis alle Mitglieder der Großfamilie zusammenkommen konnten. Manchmal reiste ein Sohn oder eine Tochter aus dem Ausland an und traf erst nach Wochen ein. Andere Familienmitglieder wollten vor der Bestattung noch ein wichtiges Geschäft abschließen. Derweil bereiteten die nächsten Angehörigen die Bestattung vor. Sie kauften einen Sarg und sammelten Geld für die Verpflegung der Trauergäste. Meistens besaßen sie noch eine schwarz rote Trauerkleidung von anderen Beerdigungen, doch manchmal legten sie sich eine neue zu. (Die

Aschantis trugen ockerfarbene Trauergewänder. Ich war einmal an einem Wochenende in Kumasi, wo ich viele Leute in ocker- oder orangefarbenen Kleidern sah.) Die Familie des/der Verstorbenen musste Stühle, Zelte, Lautsprecher und Musikapparate mieten, vielleicht sogar eine Musikkapelle und einen Chor. Als ich nach Ghana kam, wunderte ich mich über die vielen Werkstätten der Sargtischler, die an der Straße standen. Damals war die Lebenserwartung eines Erwachsenen nur 50 Jahre, oft starben die Menschen an einer Epidemie wie Cholera oder einer Tropenkrankheit wie Malaria.

So wurden immer viele Särge gebraucht. Doch die Särge waren viel schöner als die, die ich in Deutschland gesehen hatte. Sie waren weiß oder bunt angemalt und mit Glasfenstern versehen. Die Frau eines Kollegen erzählte mir, sie habe eine besondere Sargtischlerei bei Accra besucht. Sie zeigte uns Bilder von Särgen, die das Leben der Toten ausdrücken sollten. Eine Marktfrau wurde in einer Tomate begraben, weil sie Gemüse verkaufte, ein Fischer in einem Fischsarg. Ein Chauffeur bekam ein Auto und eine Mutter ein Huhn, das Symbol für Mütterlichkeit, als letzte Ruhestätte. Ich fand, dass diese Särge wahre Kunstwerke waren. Die Sargtischlerei ist inzwischen so populär, dass reiche Ghanaer, die in Amerika oder England leben, sich einen dieser fantasievollen Särge bestellen und schicken lassen. Doch unsere Nzemas wurden in normalen Särgen begraben. Eine Beerdigung fand immer am Wochenende statt. Die meisten begannen schon am Freitagabend. War die Großfamilie endlich vollständig, wurde der Leichnam aus dem Leichenkühlschrank abgeholt. Unsere verstorbenen Angestellten holte man mit der Ambulanz, deren Sirene auf höchste Lautstärke gestellt war. Auch andere Tote wurden von einem Wagen mit Sirene geholt. Ich wusste nie, ob man einen Notfall brachte oder eine Leiche durchs Dorf fuhr.

Die wunderbare Verwechslung einer Leiche

Es konnte vorkommen, dass beim Abholen im Leichenkühlhaus Leichen verwechselt wurden. Manchmal geschah es durch das Eingreifen höherer Mächte. Daran dachten wir, als wir folgenden Fall in Eikwe erlebten: Im benachbarten Dorf Atuabo hatte sich ein altes Mütterchen entschlossen, am selben Tag zu sterben wie Philips Mutter, der in der Verwaltung unseres Hospitals arbeitete. Beide alte Damen wurde am selben Tag im Leichenkühlhaus des Städtchens deponiert. Das alte Mütterchen war vor lauter Gram wegen des Fanatismus' ihrer Kinder gestorben. Diese hatten ihrem katholischen Glauben, in dem sie erzogen worden waren, abgeschworen und gehörten jetzt „Jehovas Zeugen" an. Ihre Kinder hatten von ihr verlangt, auch der Sekte beizutreten, sonst würden sie ihr keinen Unterhalt mehr zahlen. Das Mütterchen war im Schoß der katholischen Kirche geboren und wollte auch in ihm sterben. Sie hatte jeden Tag die Messe in der Dorfkirche besucht und nachmittags den Rosenkranz gebetet. Vergeblich hatte der Pfarrer versucht, die Kinder vom Ultimatum abzubringen. So wurde das Mütterchen Zeugin Jehovas, da sie keine Rente bekam. Sonst wäre sie verhungert.

Philip hatte einen Bruder, der ein viel beschäftigter Priester war. Dieser konnte erst einen Monat nach dem Tod der Mutter nach Eikwe kommen, da er noch zu einigen Außenstationen unterwegs war und viele Mitbrüder zur Bestattung der Mutter einladen wollte. Er musste auf ihre Zusage warten. Derweil informierten die Kinder des alten Mütterchens deren Lieblingssohn, der in Amerika lebte, per Telegramm über den Tod seiner Mutter. Dieser arbeitete dort schon seit vielen Jahren als Arzt. Auch er konnte nicht sofort kommen und bat um einen Aufschub von sechs Wochen. Als Philip mit seiner Schwester nach einem Monat die Leiche der Mutter abholte, meinte seine Schwester, ihre Mutter sehe verändert aus, und zweifelte an der Identität. Philip beruhigte sie, Tote würden sich immer verändern, wenn sie einen Monat im Kühlhaus gelegen hätten. Auch bei der Besichtigung der Toten, die von einer Leichenkosmetikerin schön hergerichtet war, bemerkte niemand die Verwechslung. Wenn die Mutter eines Priesters beerdigt wird, ist die Bestattung immer ein besonderes Ereignis. So feierten in Eikwe zehn Priester eine

Konzelebration in der bis zum letzten Platz gefüllten Dorfkirche und trugen zehn Priester das alte Mütterchen zu Grabe.

Zwei Wochen später traf der Sohn der anderen Verstorbenen aus Amerika in seinem Heimatdorf ein und stellte sofort fest, dass im Kühlhaus eine ihm unbekannte Leiche lag, die nicht seine Mutter war. Durch Einblick ins Buch des Leichenhauses, in dem alle Aufnahmen und Entlassungen registriert werden, stellte man fest, dass die Leiche der Mutter von Leuten aus Eikwe abgeholt worden war. So wurde Philip zur Leichenschau ins Nachbardorf gebeten. Jetzt erkannte er seine Mutter und wusste, dass man in Eikwe eine fremde Frau begraben hatte. Nachdem sich beide Familien beraten hatten, fanden sie eine Lösung des ungewöhnlichen Problems. In der folgenden Nacht wurden beide Leichen ausgetauscht und unser Mütterchen wurde einige Tage später zum zweiten Mal beerdigt. Ihr Lieblingssohn sorgte dafür, dass ihre Bestattung mit großem Pomp gefeiert wurde und die Leute noch tagelang darüber redeten. Man hatte die Mutter vor dem Begräbnis nicht zur allgemeinen Besichtigung freigegeben, denn ihr Aussehen hatte im Grab schon gelitten. Wir Schwestern erfuhren durch unseren Dorfpfarrer von der „wunderbaren Verwechslung", der uns um größte Diskretion bat.

Die Besichtigung von Leichen

Wenn wir die Familie der Toten aus Eikwe kannten, gingen wir am Abend gemeinsam hin und bekundeten unser Beileid. Man ging dabei gegen den Uhrzeigersinn und gab jedem Clanmitglied die Hand. Inzwischen war die Leiche gewaschen und eine Leichenkosmetikerin hatte sie für das „to lay in state" – für die Verabschiedung der/des Toten von der Dorfgemeinschaft – hergerichtet. Sie trug schöne Kleider und viel Schmuck. Der ghanaische Journalist Ebow Daniel schreibt in seinem Buch „Ghanaians, a sovereign people in profile": *Die Besichtigung einer Leiche ist ein bevorzugtes Hobby der Ghanaer. Leute warten geduldig in einer langen Schlange, um eine Leiche einer Person zu besichtigen, die sie zu Lebzeiten gar nicht kannten.*

Ich erlebte so etwas, als ich eine Pause während eines Seminars in Nsawam machte. Eine ghanaische Kollegin lud mich ein, die aufgebahrte Leiche einer „Queen Mother“ anzusehen. Zunächst drückten wir der trauernden Familie rundum die Hand und murmelten unser Beileid. Dann besichtigten wir die Leiche, die wie eine Mumie aussah. Sie roch nach Parfum und war in Kente-Kleidung sowie mit goldenen Armreifen dekorativ hergerichtet. („Queen Mothers“ herrschen neben dem Häuptling und haben auch Einfluss auf die lokale Politik.)

In Eikwe lagen unsere toten Angestellten zur Besichtigung und zum Abschied entweder in der Dorfkirche oder auf dem Marktplatz. Unser Laborchef Niklaus, der im Alter von nur 50 Jahren starb, lag sogar „in state“ auf einem Fußballplatz, weil über 1000 Leute zu seiner Beerdigung gekommen waren.

Daniel, der in der Verwaltung gearbeitet hatte und zwei Wochen nach einem Autounfall an einer Gehirnblutung starb, wurde nicht aufgebahrt, sondern saß auf dem Marktplatz von Eikwe an einem Schreibtisch mit einem Kugelschreiber in der Hand! Da Daniels Frau dem Stamm der Ewes angehörte, konnten wir diese seltsame Haltung von Daniels Leiche erleben, denn es ist Brauch bei den Ewes, sich von ihren Toten zu verabschieden, als wären sie noch lebendig bei der Arbeit. Mein Kollege Dr. Cooper war bei der Beerdigung einer Schneiderin anwesend, die an ihrer Nähmaschine saß. Man hätte annehmen können, dass sie noch gar nicht tot war. Die Modellierung einer Leiche mit unsichtbaren Drähten und Haken ist eine wahre Kunst, die traditionell im Stamm der Ewes vom Vater auf den Sohn vererbt und geheim gehalten wird.

Ein deutscher Besucher erzählte uns von einer Beerdigung, die er im Norden Ghanas erlebt hatte. Ein mumifizierter Häuptling saß zwei Tage in vollem Ornat auf seinem Stuhl, der wie ein Thron wirkte. Das ganze Dorf zog an ihm vorbei und grüßte ihn zum letzten Mal.

Bräuche bei der Beerdigung

In Eikwe halten alle Dorfbewohner und viele angereiste Trauergäste Totenwache, manchmal die ganze Nacht. Wir haben oft mit dem Kirchenchor stundenlang christliche Lieder gesungen. Nach einem oder mehreren Tagen wird die Leiche zum Friedhof getragen oder gefahren. Die Trauergäste begleiten tanzend, singend oder laut weinend mit den Familienangehörigen den Sarg. Hinter ihnen laufen Trommler oder andere Musikanten. Bei den Nzemas ist es Brauch, dass sich alle Familienmitglieder als Zeichen ihrer Trauer den Kopf kahl scheren. Die Haare werden den Toten im Sarg beigelegt. Je größer der Haufen Haare, desto mehr werden die Toten geehrt.

Ein seltsames Ritual erlebten wir am Grab von Afiba, einer Krankenschwester, die bei einem Autounfall ums Leben kam. Bevor der Sarg in die Erde gesenkt wurde, stellten die Träger ihn neben der Grube ab und öffneten ihn noch einmal. Afiba war mit ihrer Krankenschwesterntracht bekleidet. Dann erschienen drei Freundinnen, mit denen sie lange zusammen gearbeitet hatte. Auch sie hatten ihre professionellen Uniformen angezogen. Sie traten hintereinander wie auf einer Bühne auf. Sie hielten jeweils ein Stethoskop mit einem Blutdruckapparat, eine Infusion und ein Tablett mit Medikamenten in Händen. Sie riefen Afiba herbei, so wie sie es oft zu ihren Lebzeiten getan hatten: „Afiba, komm und miss Blutdruck! Afiba, leg die Infusion an! Afiba, teil mit mir Medikamente aus!“ Nach kurzem Warten riefen sie wieder hintereinander: „Afiba, hörst du nicht? Wenn du jetzt nicht kommst, komme nie wieder. Dein Geist soll uns in Ruhe lassen!“ Es war eine irreale Szene, die wir an Afibas Grab sahen! Afiba gehörte der Kirche der Methodisten an und so übernahm nach diesem Schauspiel der Minister die Beerdigung.

Ein anderer Brauch muss bei einer Bestattung beachtet werden. Die Füße der Toten müssen immer vom Dorf oder einer Stadt weg weisen. Es ist vorgekommen, dass der Sarg, ehe er in das Grab gesenkt wurde, geöffnet wurde, um die Position der Füße festzustellen.

Feier nach der Bestattung

Nach einer Bestattung beginnt der soziale Teil, auf den sich alle Trauergäste freuen. In Eikwe hatten die Frauen des Dorfes tagelang in großen Pfannen und Töpfen das Festmahl vorbereitet. Ging man an einem ghanaischen Leichenschmaus vorbei, hatte man nicht den Eindruck, die Gäste hätten gerade einer Beerdigung beigewohnt. Sie genossen die Speisen und das Bier oder Apeteshie. Sie unterhielten sich mit Freunden, die sie vielleicht jahrelang nicht gesehen hatten. Sie sangen und tanzten. Sie liebten das Leben und die Gemeinschaft. Die Ghanaer nennen ihren Abschied von den Toten auch „Feier des Lebens“. Für sie ist eine Bestattung wichtiger als eine Geburt. Sie wissen, dass der oder die Verstorbene auf ihrer Reise ins ewige Leben ist, und möchten sie mit Lachen und Freude begleiten. Sie haben vorher alles getan, dass die Toten eine gute Reise unternehmen können. Sie haben ihnen eine gute Mahlzeit und Wasser zum Trinken im Sarg mitgegeben. Mit Speise und Trank darf niemand knausern. Auch haben sie ihnen Geld gegeben, um den Fährmann zu bezahlen, der sie über den großen Fluss in ihre ewige Heimat zu den Ahnen bringt. Sie haben immer wieder überlegt, ob sie etwas vergessen haben. Denn bei Nachlässigkeit wäre ihr Geist zornig geworden und hätte Unglück über sie gebracht.

Die hohen Kosten einer Beerdigung

Obwohl, bevor die Gäste nach Hause gehen, ein Spendenaufruf erlassen wird, werden die Ausgaben so nicht gedeckt. Daher haben manche Familien einen Kassierer angestellt, der von jedem Gast eine bestimmte Summe einfordert. Wenn jemand von den Verwandten nicht zur Beerdigung gekommen ist, muss er Strafgeld zahlen. Wenn er sich weigert, wird niemand zu seiner eigenen Beerdigung kommen. Trotz all dieser vorbeugenden Maßnahmen sind viele Familien aus Prestigegründen für Jahre verschuldet.

Es gibt Leute, die gehen von einer Beerdigung zur anderen, weil sie einem großen Clan angehören. Manchmal hatte ich den Eindruck, dass einige Angestellte hofften, bald würde jemand aus ihrer Großfamilie sterben, dann hätten sie wieder einen Grund zum Feiern. Auch stellte ich bald fest, dass viele unserer Angestellten miteinander verwandt waren, weil die meisten aus Eikwe stammten. Wenn jemand in Eikwe starb, fehlte oft das halbe Hospital! Unsere Situation besserte sich erst, als wir auch Leute aus der Stadt oder anderen Dörfern anstellten. Zwei OP-Assistenten gehörten einer Häuptlingsfamilie an. Durch ihr häufiges Fehlen wegen einer Beerdigung brachten sie mich manchmal zur Verzweiflung. Doch konnten sie die Bußgelder nicht zahlen, die man bei Abwesenheit von ihnen gefordert hätte. Präsident Rawlings wollte Gesetze gegen drei Tage oder noch länger dauernde Beerdigungen herausbringen, weil der Arbeitsausfall zu groß war. Aber er konnte sich nicht durchsetzen, ebenso wie ein anderer ghanaischer Politiker, der wetterte, die Beerdigungen seien zu teuer und die Leute sollten ihr Geld in die Ausbildung ihrer Kinder investieren. Auch er scheiterte an der Lieblingsbeschäftigung seines Volkes, Beerdigungen zu feiern.

Als die Mutter von Alice, einer Krankenschwester unseres Hospitals, gestorben war, entschloss sich Alice, die ghanaische Tradition den Umständen nach abzuändern. Ihre Mutter sollte in ihrem Heimatdorf begraben werden. Alice bewahrte ihre tote Mutter einige Tage zur Einbalsamierung in ihrem Haus auf und veranstaltete für die Dorfgemeinschaft von Eikwe ein geselliges Beisammensein, ohne Festessen, doch mit viel Unterhaltung. Als sie uns fragte, ob wir Abschied von ihrer Mutter nehmen wollten, sagten Irmgard und ich unseren Besuch abends zu. Alice führte uns zu ihrer Mutter, die gerade mumifiziert worden war. Das dabei angewandte Formalin trieb uns die Tränen in die Augen und wir verließen fluchtartig das Zimmer. Anderen Trauergästen erging es ähnlich. Wenn uns ein Außenstehender beobachtet hätte, hätte er den Eindruck gehabt, dass die ganze Trauergemeinde an diesem Abend für die tote Mutter bittere Tränen vergoss. Als wir vor dem Haus standen, stellte uns Alice vor die Wahl, wie wir den Abend verbringen wollten. In dem im Garten aufgestellten Fernseher gab es einen spannenden Film zu sehen. Wir könnten aber auch mit der Jugend von Eikwe das Tanzbein schwingen. Viele junge Leute tanzten zu Reggae-Musik aus Riesenlautsprechern wilde afrikanische Tänze. Eine weitere Möglichkeit wäre, sich zur älteren Generation zu gesellen, die sich auf gemieteten Plastikstühlen und mit einem Glas Bier angeregt unterhielten. Leider musste – bei uns – auch Alice einen hohen Kredit aufnehmen, um die Kosten der Bestattung ihrer Mutter zu bezahlen.

In Eikwe lernten wir auch den Brauch kennen, dass die Witwe / der Witwer sich acht Tage nicht waschen oder kämmen darf und fasten muss. Frau Regina, die als Lehrerin immer Wert auf ihr Äußeres gelegt hatte, sah ganz verwahrlost aus, als wir sie in ihrer Hütte nach dem Tod ihres Mannes besuchten.

Der achte und der vierzigste Tag sowie der Jahrestag des Todes waren in Ghana Tage der Trauer. Die ghanaischen Rituale der Trauer erinnerten mich an die jüdischen Bräuche des Trauerns. In Eikwe feierten wir, wenn die Hinterbliebenen Christen waren, an diesen Tagen eine Gedenkmesse für die Verstorbenen.

Der Tod meiner Mutter

Meine Mutter war mir der liebste Mensch auf der Welt. Sie hat ihr ganzes Leben hart für ihre Kinder gearbeitet und am längsten für mich gesorgt. Meine Schwester Danie und mein Bruder Clemens gingen früh fort, während ich noch viele Jahre mit ihr allein zu Hause blieb. Als ich nach Würzburg ging und in die Gemeinschaft der Missionshelferinnen eintrat, protestierte sie nicht wie die Eltern von Mitschwestern. Ihr Motto war: „Meine Kinder sollen selbst über ihr Leben entscheiden, doch sie tragen auch selbst die Verantwortung für ihre Handlungen.“ Seit ich von zu Hause fort war, habe ich meiner Mutter jede Woche einen oder mehrere Briefe geschrieben. Noch lange nach ihrem Tod mit 78 Jahren hatte ich den Reflex, ihr zu schreiben. Ich hatte den Wunsch, sie an meinem Leben teilnehmen zu lassen.

Wenn ich im Heimaturlaub war, wurde ich oft von Freunden eingeladen. Einmal kam ich erst um Mitternacht nach Hause. Meine Mutter ging immer früh zu Bett, stand aber auch früh auf. Als in dieser Nacht noch Licht im Wohnzimmer brannte, wusste ich, dass etwas nicht in Ordnung war. Sie lag im Bett und hatte große Schmerzen. Am Morgen war sie hingefallen und eine Nachbarin hatte ihr ins Bett geholfen. Sie wollte einen Krankenwagen bestellen, damit meine Mutter ins Krankenhaus kam. Doch meine Mutter wollte zu Hause bleiben. Sie wollte mir ersparen, in eine leere Wohnung zurückzukommen. Ich brachte sie sofort ins Krankenhaus, wo man einen Oberschenkelhalsbruch diagnostizierte. Ich wollte meinen Rückflug nach Ghana, der in zwei Wochen war, stornieren. Doch sie bestand darauf, dass ich zu meinen Kranken gehe. „Sie brauchen dich mehr als ich", waren ihre Worte. Meine Schwester Danie wäre doch da. Auch Familie Riedel, das Ehepaar Sommerlik und gute Freunde würden sich um sie kümmern. So gab ich nach und flog nach Ghana zurück.

1987, das Jahr, in dem meine Mutter starb, wäre ich mit Heimaturlaub an der Reihe gewesen. Doch da ich wieder einmal die einzige Ärztin im Hospital war, musste ich den Urlaub verschieben. Irgendwie hatte ich eine innere Unruhe. Plötzlich erhielt ich die Nachricht von ihrem Tod. Sie war einige Monate zuvor in ein Seniorenheim umgezogen. Dann trat dort eine Darmgrippe auf und sie wurde eines der ersten Opfer, die daran starben. Ein großer Trost für mich war, dass sie in den Armen meiner Schwester starb. Ihre letzten Worte sollen mir gegolten haben. Ihr plötzlicher Tod war für mich ein Schock. Wie oft bin ich abends ans Meer gelaufen und habe dort Tränen vergossen. Doch ich habe jeden Tag gearbeitet, denn ich wusste, dass sie das so wollte. Als ihr Tod im Hospital bekannt wurde, kamen täglich Angestellte, um mir ihr Beileid auszudrücken. Sie nahmen an, meine Mutter wäre auch in einem Leichenhaus aufgebahrt und ich würde nach Deutschland fliegen, um die Bestattung zu organisieren. Es war schwierig für mich, ihnen zu erklären, dass wir in Deutschland andere Beerdigungsriten haben.

Unser Dorfpfarrer Mochiah half mir, meine Trauerarbeit zu bewältigen. Die ganze Gemeinde traf sich mit uns Schwestern eine Woche lang abends in der Kirche, um für meine Mutter den Rosenkranz zu beten und Trauerlieder zu singen. Immer wenn wir aus der Kirche kamen, wurde ich zu einer Notoperation ins Hospital gerufen. Sieben Abende hintereinander. Fast meinte ich, meine Mutter zu hören, wie sie sagte: „Kümmer dich um die Kranken. Mir geht es gut hier oben." Wir bekamen jeden Tag Geschenke wie Cassava, Kochbananen, Fisch und Geld. Eine gute Mahlzeit sollte mich über den Tod meiner Mutter hinweg trösten. Am folgenden Sonntag war zum Abschluss der Trauerwoche ein wunderbares Hochamt, in der Pfarrer Mochiah über meine Mutter predigte. Nach der Messe stellten wir uns nach ghanaischem Brauch in einer Reihe auf und die ganze Gemeinde drückte uns Schwestern die Hand. Dann begleiteten sie uns singend zurück zum Schwesternhaus. Als ich später nach Deutschland zurückkam, wurde mir bewusst, was mir meine Mitschwestern, deren Mutter auch schon gestorben war, gesagt hatten: „Wenn man die Mutter verliert, hat man auch sein Zuhause verloren." Da kehrte die ganze Traurigkeit zu mir zurück.

Korruption

Es gibt für mich gute und schlechte Wörter. Das Wort „Korruption" halte ich für ein Wort mit schlechtem Beigeschmack. Denn Korruption hat viele Völker in Misere und Untergang geführt. Es kommt aus dem Lateinischen. Corrumpere bedeutet verderben, bestechen. Korruption kann unter verschiedenen Perspektiven gesehen werden. Es bezeichnet Bestechung, moralisches Verderben oder Missbrauch einer Vertrauensstellung in Verwaltung, Justiz, Wirtschaft oder Politik. Korruption gibt es überall auf der Welt, auch in den reichen Ländern, wo sie besonders unnötig ist. Ich selbst habe sie nur in Ghana erlebt. Eigentlich hatten wir fast täglich mit der Korruption kleiner Leute zu tun. Bei den „großen Fischen" war es nicht offensichtlich. Doch in Ghana soll man sie früher zur Zeit von General Ascheampong. dem damaligen Regierungschef, gesehen haben. Er schenkte jeder seiner Freundinnen ein Auto, immer dieselbe Marke. Wenn ein hübsches Mädchen mit solchem Wagen in Accra unterwegs war, wusste man, dass sie mit dem General befreundet war. Vielleicht wollte er so seine weiblichen Eroberungen demonstrieren, wenn er schon nicht im Krieg auf Beutezug gehen konnte.

Ich fand zwei Aussagen interessant. Mein Kollege Dr. Cooper sagte mir, als wir wieder einen Korruptionsfall in unserem Hospital erlebten: „Korruption ist wie ein Virus in unserem Blut, den wir nie los werden. Manche Leute können noch so viel verdienen, sie werden weiter korrupt sein." Die zweite Feststellung stammt von einem Europäer, der in einer afrikanischen Regierung gearbeitet hatte: „Die Regierung konnte ihren Angestellten keine hohen Gehälter zahlen und wies die Beamten an, das, was ihnen am Gehalt fehlte, bei ihren Kunden zu holen. Leider gab sie keine Höchstgrenze an."

In Ghana war die Korruption weitgehend ein Missbrauch einer Vertrauensstellung. Polizisten und Soldaten hatten auf den Hauptstraßen Barrieren errichtet und die Autofahrer mussten ihnen Geld geben, um weiterfahren zu können. Wir wurden ohne Bezahlung durchgelassen, weil unsere Wagen als Hospitalwagen zu erkennen waren. Doch wir beobachteten oft, wie alle Insassen eines Autobusses aussteigen und Geld geben mussten. Viele Fahrer hielten schon einen gewissen Geldbetrag bereit, damit sie schnell weiterfahren konnten. Wenn sie gegen die ungesetzliche Geldeinnahme protestierten, entdeckten die Polizisten an ihren Wagen einen Fehler, den sie reklamierten, und der Fahrer musste auf die Wache mitkommen.

Wenn eine unserer Krankenschwestern ihr Kind zur Oberschule schicken wollte, musste sie dem Direktor einen hohen Geldbetrag zahlen, sonst wurde die Tochter oder der Sohn nicht zugelassen. Hatte ein Lehrer Geburtstag oder musste er zu einer Beerdigung gehen, mussten alle Kinder einen finanziellen Beitrag leisten. War es dann verwunderlich, wenn eine unserer Hebammen Geld von Schwangeren forderte? Wir mussten zwar, wenn wir solch ein Vergehen entdeckten, Strafmaßnahmen ergreifen, doch wir wussten, dass sie gerade ihre Tochter auf die Universität geschickt hatte. Wenn man in die Gesellschaft blickte, war es wie ein Circulus vitiosus. In einigen Regierungskrankenhäusern mussten die Patienten dem Arzt schon vor seiner Konsultation einen gestimmten Geldbetrag zahlen. Dr. Cooper wartete vergeblich auf seine Papiere für die Anerkennung als Facharzt für Gynäkologie und Geburtshilfe, den er in Deutschland erworben hatte. In Ghana hatte er die dafür vorgeschriebenen Prüfungen bestanden. Erst als er nach dem Ratschlag eines Kollegen 50 Dollar in seine Papiere legte, erhielt er umgehend seine Anerkennung. Wenn wir unsere Pässe zur einjährigen Aufenthaltsgenehmigung einreichten, bekamen wir sie gerade vor Ablauf der Frist wieder, weil wir keine Schmiergelder zahlten. Zum Glück übernahm später das Bischofsbüro unsere Anträge und wir bekamen unsere Pässe bald zurück. Ich musste ausnahmsweise, weil ich gerade in Accra war, den Scheck für die Gehälter unserer Angestellten abholen. Mein Fahrer John begleitete mich und gab mir den Rat, eine bestimmte Summe Cedis (der Cedi ist die ghanaische Währung) vorzubereiten, sonst würde ich den Scheck nicht bekommen. Ich musste es gegen meinen Willen tun, sonst hätten wir unser Personal nicht bezahlen können. Nach einigen Jahren in Ghana hatte ich den Eindruck, dass die Zahlung von Schmiergeldern („Kalabule“, in Nzema „Amile“ oder „Ndrumi“ genannt) zum Alltagsleben gehört, alle Leute sich daran gewöhnt haben und niemand außer den Europäern sich darüber aufregt.

John, der Verwalter unseres Hospitals, erzählte uns folgende Anekdote, was seiner Meinung nach bezeichnend für sein Land sei: „Zwei Schuljungen zogen das Fußballspiel ihren Hausaufgaben vor und bekamen deswegen schlechte Zeugnisse. Der Vater des einen Jungen war Farmer und verabreichte ihm wegen der schlechten Zeugnisse Prügel. Sein Freund wurde für die miserablen Zeugnisse nie geschlagen, obwohl der Vater strenger Polizist war. Als der erste Junge seinen Freund fragte, warum er nicht verprügelt würde, obwohl er noch schlechtere Zeugnisse habe als er, antwortete dieser: „Ganz einfach! Ich lege jedem Zeugnis einen 100 Cedi-Schein bei."

Reflexion

Retrospektiv gesehen finde ich die meisten ghanaischen Traditionen und Rituale schön und sinnvoll. Sie fördern das Gefühl von Identität und stärken das Selbstbewusstsein. Ich denke, dies ist auch der Grund dafür, dass die Ghanaer nie Minderwertigkeitsgefühle und Komplexe gegenüber uns oder anderen Weißen hatten, wie ich es manchmal in Rhodesien, als ich da war, erlebt habe. Die Menschen sahen sich nicht als Individuen, sondern als Gemeinschaft. Doch es gab auch viele Traditionen und Phänomene, die Gemeinschaften spalteten und zu blutigen Auseinandersetzungen innerhalb eines Dorfes oder verschiedener Dörfer führten. Da gab es die ewigen „Chieftaincy disputes", den Streit um den Häuptlingssitz, oder Auseinandersetzungen wegen Landbesitz. Noch einen anderen unseligen Brauch lernten wir kennen: Oft erlebten wir, dass, war ein Mann gestorben, die Witwe mit oder ohne Kinder von der Familie des Mannes aus dem Haus vertrieben wurde. Über Nacht stand sie auf der Straße. Wenn sie einem matrilinearen Stamm angehörte, durfte sie die Kinder behalten. Bei einem patrilinearen Stamm gehörten bei einer Scheidung die Kinder dem Mann, bei seinem Tod seinen Verwandten. Wir haben deshalb bei christlichen Ehepartnern immer darauf gedrungen, dass der Mann ein Testament hinterlässt, das rechtlich nicht angefochten werden kann.

Gewiss gab es noch viel Aberglauben wie den an Verfluchung, oder dass kinderlose Frauen als Hexen verfolgt wurden. Wir hörten zum Beispiel von einer deutschen Journalistin, das deutsche Fernsehen habe im Norden einen Film von einem Hexendorf gedreht. Sie war selbst im Dorf gewesen und hatte eine unheimliche Atmosphäre gespürt. Doch diese Stimmung kam durch Traurigkeit und Niedergeschlagenheit der vielen alten Frauen zustande. Entweder waren die Frauen kinderlos geblieben oder von ihren Familien aus irgendeinem

Grund verstoßen worden. Oft genügte, dass jemand in der Familie plötzlich starb und der Fetischpriester sie als schuldig für diesen Tod anklagte. Ein Häuptling aus einem entfernten Dorf hatte sich der „Hexen“ angenommen, sie in einem anderen Dorf versammelt, wo sie für ihn arbeiten mussten. Die Journalistin sagte uns, in diesem „Hexendorf“ würden Verfemung und Ausbeutung sich die Hand reichen. Unser Impfteam hat eine alte Frau in einem anderen Dorf vor der Steinigung gerettet und sie im Landrover nach Eikwe gebracht.

Bei Todesfällen im Hospital oder Dorf meinte jeder Nzema, dass er oder sie nicht eines natürlichen Todes gestorben war. Viele Leute konsultierten einen Fetischpriester, um den Schuldigen zu finden. Dieser vollzog einige Rituale, meist mit Hühner- oder sogar Schafsblut.

Ein anderer Aberglaube war, jemand habe Gift auf den Weg gelegt, um seinem Feind zu schaden. Oft hörten wir von Patienten, die uns wegen eines entzündeten Fußes oder Beines konsultierten: „I stepped on local medicine“ (Ich bin auf Zaubermedizin getreten). Selbst unser eigenes Personal klagte so bei geschwollenen Füßen.

Verfluchung in der eigenen Familie

Zum Thema Verfluchung oder Fluch fällt mir eine merkwürdige Geschichte ein, die ich nicht glauben würde, hätte ich sie nicht selbst erlebt: Eines Tages wurde bei uns Mohammed – der älteste Sohn des Häuptlings von Kangbunli, einem Dorf, in dem nur Muslime wohnten – eingeliefert. Er litt an Hepatitis B, die sich in einer schweren Gelbsucht äußerte. Am nächsten Tag brachte man Abdullah, den jüngsten Sohn des Häuptlings, wegen einer Psychose zur Aufnahme. Man berichtete mir, beide Brüder hätten sich am Vortag gestritten und Abdullah sei danach zu einem Fetischpriester gegangen, der Mohammed verflucht habe. Der Fluch habe bewirkt, dass Mohammeds Geist in einer Flasche gefangen und dieser deshalb krank wurde. Die Flasche war vom Zauberdoktor an einer Stelle vergraben worden, die Abdullah nicht kannte. Später bereute er seine Tat und suchte den Fetischpriester erneut auf, um den Fluch aufzuheben. Doch dieser weigerte sich, ihm zu verraten, wo er die Flasche mit dem eingesperrten Geist seines Bruders finden könnte. Darauf erkrankte Abdullahs Geist. Wir schickten den Patienten mit einem Brief an den Häuptling zurück, in dem wir rieten, sein ganzes Dorf zu mobilisieren, um die Flasche zu finden. Als Abdullah wieder zu uns kam, hatten die Dorfbewohner drei Tage rund um ihr Dorf gegraben, doch die Flasche blieb verschwunden. Später ging es Mohammed trotz des Fluches zur Verwunderung der Leute besser und alsbald wurde auch Abdullahs Geist wieder gesund. Ich fand es aufschlussreich, dass nicht nur Animisten und Christen an eine Verfluchung glauben, sondern auch strenggläubige Muslime.

Amoklauf eines Polizisten

An einem frühen Sonntagabend kamen zwei Krankenschwestern ganz aufgeregt aus Takoradi zurück und sagten uns, sie seien gerade dem Tod entkommen. Bald schon würden viele Opfer eines Massakers im Hospital eintreffen. Sie berichteten uns, dass sie in einem Trotro saßen, als in Aiyinasi ein Polizist zustieg, der sich sonderbar benahm. Er befahl dem Fahrer anzuhalten, damit er aussteigen konnte. Er öffnete aber nur die Tür und blieb im Wagen. Das geschah dreimal. Dann zwang er den Fahrer und einen Passagier mit vorgehaltener Pistole auszusteigen. Als beide am Wagen standen, erschoss er sie kaltblütig. Unsere beiden Krankenschwestern duckten sich in Todesangst unter die Sitze. Doch der Polizist war nicht mehr an den Insassen interessiert, sondern ging in das Dorf und schoss wahllos auf Menschen. Mit der letzten Kugel soll er sich selbst erschossen haben. So schrieben später die Zeitungen. Doch in Wirklichkeit wurde er, als das Magazin seiner Pistole leer war, von den Leuten gelyncht. Später sickerte durch, dass er wegen psychischer Störungen von seiner alten Dienststelle in unsere Region versetzt worden war. An diesem Abend strömten zehn Patienten ins Hospital, die alle Schusswunden aufwiesen. Mein Kollege Dr. Alphonse aus Ruanda, ein Chirurg, übernahm die Schwerverletzten.

Tragisch war der Fall eines jungen Mädchens aus Kumasi, das seiner Großmutter helfen wollte. Sie war erst gestern angekommen. Eine Kugel hatte ihr die große Beinarterie zerrissen und sie starb auf dem OP-Tisch. Einem Mann waren die Knochen des linken Unterschenkels durch eine Kugel zertrümmert worden. Dr. Alphonse, der auch orthopädisch ausgebildet war, fügte die Knochenteile mit Platten zusammen. Ich selbst versorgte Wunden, die durch Streifschüsse entstanden waren. Am nächsten Morgen erschien ein Politiker aus Takoradi und entschuldigte sich bei den Schussopfern für den Polizisten. Dann bestellte er für den Patienten mit dem versorgten Unterschenkelbruch einen Hubschrauber, der ihn zum Militärkrankenhaus nach Accra zur kostenlosen Behandlung bringen sollte. Drei Wochen später habe ich mit dem Orthopäden in Accra gesprochen. Er lobte Dr. Alphonse und wunderte sich, dass solch ein exzellenter Kollege im Busch arbeitet. Er hatte den Patienten nur geröntgt und gesehen, dass seine Knochen sehr gut aneinander gefügt waren. Effektiv wäre die Überweisung nicht nötig gewesen. Wir meinten in Eikwe, dass sie eine Methode der Regierung war, um die aufgebrachte Bevölkerung zu beschwichtigen.

Ein tödlicher Biss

An einem Sonntagmorgen brachte man eine 25-jährige Mutter zweier Kinder ins Hospital, die eine Stunde zuvor von einer Schlange gebissen worden war. Ihre Familie war aus Krisan, unserem Nachbardorf. Die junge Frau war im vierten Monat schwanger. Sie war im Dunkeln aus ihrem Bett gestiegen und auf eine Schlange getreten. Die Schlange hatte sich in ihrem rechten Bein festgebissen, doch es war ihr gelungen, sie sofort abzuschütteln. Man wusste nicht, welche Art von Schlange es gewesen war, man musste noch nach ihr suchen. Eine junge ghanaische Kollegin hatte an diesem Sonntag Dienst, ich selbst hatte Hintergrunddienst. Die Kollegin war in Accra aufgewachsen und hatte noch keine Erfahrung mit Schlangenbissen. Sie wusste, dass wir bei Schlangenbissen einen schwarzen Stein und in seltenen Fällen Schlangengegengift verwenden. Dieses war schwer von der Regierung zu bekommen und manchmal nicht in unserer Apotheke vorrätig. Man legt den schwarzen Stein auf die Bissstelle, damit das Gift von ihm aufgenommen wird. Im Norden trägt ihn jeder Farmer, wenn er auf seine Felder geht, bei sich. Doch dieser Stein wirkt nur bei gewissen Schlangen, aber nicht beim Biss von Mambas und Kobras. Diese beiden Schlangenarten injizieren ein Gift in die Blutbahn des Menschen, das seine Nerven lähmt. Meine Kollegin benutzte den schwarzen Stein, ohne zu wissen, dass das ödematöse Bein der Patientin auf den Biss einer sehr giftigen Schlange hindeutete.

Nach zwei Stunden wurde die junge Frau bewusstlos und konnte nur schwer atmen. So rief mich die junge Kollegin zur Hilfe. Wir brachten die Patientin sofort in den Operationssaal und beatmeten sie mit Sauerstoff. Der Anästhesist und die OP-Mannschaft waren gerufen worden. Wir verabreichten das Schlangengegengift in einer Infusion, als Injektion in den Muskel und auch in die Bissstelle.

Nach einer Stunde ging es der Patientin besser und sie konnte wieder normal atmen. Leider setzte nach drei Stunden ihre Atmung erneut aus. Nachdem wir sie zwei Stunden beatmet hatten, waren unsere Sauerstofflaschen leer. Als wir den Anästhesie-Apparat abstellten, starb die Patientin. Ihr Mann und ihre Eltern hatten draußen gewartet. Ich musste ihnen die traurige Nachricht vom Tod der jungen Frau bringen. Ich hatte jetzt lautes Wehklagen erwartet und war erstaunt, wie gefasst sie waren. Sie sagten mir, dass sie inzwischen die Schlange unter einem Bett gefunden hätten. Es war eine so große Kobra, wie sie in ihrem Dorf noch nie gesehen worden war. Sie konnten sie nicht mit einem Stock erschlagen, sondern mussten sie erschießen. Ihr Mann sagte, als er dieses Riesenexemplar einer Kobra gesehen habe, wusste er, dass seine Frau sterben und unsere Rettungsversuche vergeblich sein würden. Die Familie bedankte sich für unsere Bemühungen, denn sie hatten gesehen, dass wir fast den ganzen Sonntag mit der Patientin verbracht hatten.

Meine Feuertaufe

An einem Sonntagmorgen, als ich Briefe schrieb, setzte Irmgard in unserer Küche auf dem Gaskocher Wäsche zum Auskochen auf. Sie bat mich, das Gas nach einer Stunde abzustellen. Doch nach ungefähr einer halben Stunde wurde ich innerlich unruhig. Wenn ich am Schreiben war, war ich eigentlich sehr vertieft und nichts konnte mich ablenken. Die Unruhe in mir wurde immer größer, so stand ich auf und ging in die Küche. Diese stand in hellen Flammen, die mir heiß entgegen schlugen. Das Feuer hatte sich schon in der Hälfte der Küche ausgebreitet. Mein Herz pochte bis zum Hals, weil ich die Explosion zweier großer Gasflaschen befürchtete, umso mehr, weil die Ersatzflasche noch gefüllt war. Im Geist sah ich die Trümmer meines Bungalows überall im ganzen Hospitalgelände verstreut. Draußen war es still, weil Feiertag war. So konnte ich keine Hilfe holen. Da fiel mein Blick auf den großen Bottich mit Wasser, der unser Depot war, falls es wieder einmal kein Wasser gab. Ich sah ihn schemenhaft durch die Flammen. So sprang ich, ohne zu überlegen, ins Feuer, und es gelang mir, den schweren Bottich umzuwerfen. In einer anderen Situation wäre ich nicht dazu fähig gewesen. Doch die Furcht verlieh mir ungeahnte Kräfte.

Ich wunderte mich, wie unvermittelt das Feuer gelöscht war. Nur in den Ecken züngelten noch kleine Flammen, die aber auch bald erloschen. Ich musste plötzlich daran denken, was mir meine Mutter vom Brand in der Bombennacht in Bremerhaven erzählt hatte. Gewiss hätte ich jetzt weglaufen können. Es war eigentlich nicht meine Art, für materielle Dinge mein Leben aufs Spiel zu setzen. Ich wusste selbst nicht, warum ich so gehandelt hatte. Doch ich war mir bewusst, dass ich zum zweiten Mal in meinem Leben einer Feuersbrunst entkommen war. Später holte ich meine Mitschwestern aus dem Schwesternhaus, das von meinem Bungalow weit entfernt war, zu Hilfe, denn in der Küche herrschte jetzt statt einer Feuersbrunst eine Sintflut. Alle gratulierten mir zur „Heldentat“ und als Dank halfen sie mir viele Eimer Wasser aus der Küche zu schöpfen.

Wir fragten uns, warum das Feuer ausgebrochen war, und fanden bald eine Erklärung: Das übrig gebliebene Stück Gummischlauch, das Gas von der Flasche in den Kocher leitete, war porös. Sicherlich war daraus das Gas entwichen und hatte die Flammen entfacht.

Am nächsten Tag erzählte ich mein Abenteuer den Kollegen. Ich hätte einen Schutzengel gehabt, sagte Dr. Alphonse. Die Frau eines Freundes sei durch die Explosion einer Gasflasche ums Leben gekommen.

Süß-saure Technik

Ich bewunderte immer wieder, wie gut junge Männer, die in einfachsten Verhältnissen aufgewachsen waren, mit moderner Technik zurechtkamen. Die Elektriker, die im Hospital angestellt waren, wuchsen ohne Stromleitungen und Lichtschalter in Eikwe auf. Der lokale Architekt Mr. Kwechie kam aus einer Hütte ohne Türen im Nachbardorf Krisan. Doch manchmal hatten sie ihre eigenen Vorstellungen, von denen wir nicht wussten, ob wir über sie lachen oder weinen sollten. Als die Kinderambulanz fertig war, wunderten wir uns, dass die Türklinken etwa 30 Zentimeter über dem Boden angebracht waren. Als wir Mr. Kwechie deswegen befragten, antwortete er, er habe die Ambulanz doch für KINDER gebaut. Noch Jahre später erinnerten uns die Löcher in den Türen an seine rege Fantasie. Ein Tischler, der die Türen unseres OP-Blocks zimmerte, hatte alle Mühe, dass sie in die Türrahmen passten. Die Krönung seiner Arbeit war, dass er die Türklinken umgekehrt einsetzte. Dabei blieb es. Langsam gewöhnten wir uns an die neue Handhabung.

Unser Elektriker James brachte die Lichtschalter im neuen OP partout auf der gegenüberliegenden Wand an. Er galt allgemein als eigensinnig und sah nicht ein, warum er sie neben der Tür befestigen sollte. Ich musste warten, bis es dunkel war, um ihm zu demonstrieren, wie ich über Drehstühle und Apparate stolperte, um den Lichtschalter gegenüber im Dunkeln zu erreichen. Gefährlich wurde es erst mit höherer Technik, die durch Fachleute von außerhalb gehandhabt wurde.

Als unser Dräger Narkoseapparat seinen Dienst nicht mehr verrichtete, holten wir einen Spezialisten von der Universitätsklinik Komfo Anotschie in Kumasi, um ihn zu reparieren. Er war einen ganzen Tag damit beschäftigt und wir durften ihn nicht stören. Als wir am nächsten Morgen in den OP kamen, war der Apparat in 100 Teile zerlegt, die überall herumlagen. Vom Spezialisten keine Spur. Er hatte die Flucht ergriffen, da er den Apparat nicht mehr zusammensetzen konnte! Zum Glück konnten wir den holländischen Anästhesisten Karl Pook mit seiner Frau Hedy engagieren. Sie besuchten gerade Ghana und setzten den Apparat in vier Stunden zusammen. Der „Spezialist" aus Kumasi schickte uns noch eine hohe Rechnung!

Wir waren überglücklich, als wir einen Wasserturm mit einem 30 Meter tiefem Bohrloch für das Hospital bekamen. Jetzt war unsere Wassernot vorbei und wir konnten rund um die Uhr nicht nur das Hospital, sondern auch alle Wohngebäude mit Wasser versorgen. Doch schon nach sechs Monaten war unsere Freude getrübt. Statt Wasser kam Sand! Wir mussten Fachleute einer Firma aus Accra holen, die Bohrlöcher auf dem Land drillte. Zunächst kamen Sandduschen aus dem Bohrloch, die den Fontänen eines Geysirs ähnlich waren. Alle Umherstehenden wurden mit einer Sanddüne bedeckt und liefen um ihr Leben! Die Leute aus Accra stellten fest, dass im Bohrloch eine falsche Pumpe installiert worden war. Die hatte einen zu großen Sog entwickelt, sodass sie zum Schluss mehr Sand als Wasser ansaugte! Nachdem eine kleinere Pumpe eingebaut war, hatten wir fast nie mehr Schwierigkeiten mit der Wasserversorgung. Außer, man hatte die regelmäßige Wartung der Pumpe vergessen.

Wir waren auch froh, als wir ans Stromnetz der Regierung angeschlossen wurden. Doch von Anfang an fiel der Strom in bestimmten Arealen des Hospitals aus. Ein hinzugezogener Elektriker stellte fest, dass in diesen Arealen die Kabel zu dünn waren und den Strom nicht leiteten! Als man dickere Stromkabel gelegt hatte, gab es keine Probleme mehr.

Ein heißes Eisen waren unsere Generatoren. Da bemühten sich Generationen von Elektrikern, einen Generator wieder zum Laufen zu bringen. Wenn sie sich vergeblich bemühten, brachten sie wenigstens uns zum Laufen. Wir mussten dann zum nächsten Elektriker rennen, von dem wir annahmen, dass er Erfolg mit seiner Reparatur hätte. Ein ähnliches Schicksal erlebten die meisten elektrischen Apparate des Hospitals. Oft bezeichneten wir die Arbeit der ghanaischen Fachleute „by trial and error"(durch Ausprobieren). Wir fanden bald heraus, dass viele unserer auswärtigen „Fachleute" Autodidakten waren und nie eine Fachschule besucht hatten; doch ihre Ideen waren oft genial.

Sklavenburgen und Slums

In Ghana besichtigte ich drei Sklavenburgen, die man „Forts" und „Castles" nennt. Die vielen Sklavenburgen Ghanas der Küste waren keine Burgen, wie wir sie aus Europa kennen. Sie waren vielmehr Handelsumschlagsplätze, in denen hauptsächlich mit Sklaven, doch auch mit Waren wie Gold gehandelt wurde. In ihnen zeugen dicke Mauern und Verließe vom Elend der Menschen, die hier die letzten Wochen vor ihrem Abtransport nach Amerika verbrachten. Ich besuchte die Forts von Cape Coast, Elmina und Appolonia, ein Fort, das nahe Eikwe gebaut wurde. Öfters begleitete ich unsere deutschen Gastärzte, die am Sklavenhandel vor 100 Jahren interessiert waren. Es ist ein Unterschied, ob man nur von Sklavenburgen gehört hat oder die feuchten Verließe ohne Licht und ausreichende Luftzufuhr – wo Sklaven gefangen gehalten wurden – mit eigenen Augen gesehen hat. Wir standen auf historischem Boden, wo Menschen wie Tiere zusammengepfercht und aneinandergekettet waren, wo sie hungerten, dürsteten und furchtbaren Gestank aushalten mussten, weil es keine sanitären Anlagen gab. Auch sahen wir die Behausungen der Soldaten und die Gemächer der Gouverneure, wo afrikanische Frauen vergewaltigt wurden. Ein angstvolles Erlebnis war es, wenn der Burgführer plötzlich hinter uns die Kerkertüren schloss und wir die Dunkelheit und Abgeschlossenheit selbst spüren konnten. Am meisten beeindruckt hat mich die Todeszelle im Cape

Coast Castle, in die aufständische Sklaven eingesperrt wurden, die man tot heraustrug, weil sie verhungert waren. Wir standen vor der Tür mit der Aufschrift „No Return“, hinter der sich der lange Gang befand, durch den die Sklaven auf Schiffe getrieben wurden. Sie wussten, dass sie nie mehr in ihre Heimat zurückkehren würden. Blickte ich vom Castle auf den Ozean, konnte ich mir vorstellen, wie die Schiffe mit ihrer menschlichen Fracht langsam am Horizont verschwanden. Jeder Leser der Bücher „Onkel Toms Hütte“ von Harriet Beecher Stowe oder „Wurzeln“ von Alex Haley weiß, welch furchtbares Schicksal viele Sklaven in Amerika erwartete. Ich finde es gut, dass die UNESCO das Cape Coast Castle als Weltkulturerbe anerkannt hat, damit auch zukünftige Generationen an den brutalen Sklavenhandel erinnert werden, wenn sie das Mahnmal besuchen.

Ich war von Neuem tief erschüttert, als ich erfuhr, dass die europäischen Mächte, die die Forts erbaut hatten, einen Pachtvertrag mit den afrikanischen Stämmen abgeschlossen hatten, in deren Gebieten die Burgen situiert waren. Indirekt gehörten einige Sklavenburgen afrikanischen Stämmen. Der Stamm der Aschanti, der als größter und mächtigster Stamm die Sklaven von besiegten Stämmen geliefert hatte, bekam von England 13 000 Pfund pro Jahr als Pachtgebühr für die von den Engländern benutzten Forts.

Mir fiel auf, dass viele Ghanaer, die dem Stamm der Fantis angehören, holländische und englische Nachnamen haben und hellhäutig sind. Die Fantis bewohnen den Küstenstreifen in der Central Region, wo die großen Forts von Cape Coast und Elmina sind und wo Holländer, später Engländer, unter Eingeborenen lebten. So haben viele Fanti-Großfamilien europäische Vorfahren.

Als ich die Sklavenburg in Cape Coast besuchte, zeigte man uns die Wand mit einem Loch, hinter der sich die Sklavenhändler verbargen und den Zustand der Sklaven beurteilten. Bei Männern und Kindern wurden Muskeln sowie Zähne geprüft, bei Frauen Brüste und Körpermaße. Dieselbe Prozedur mussten sie auch auf den öffentlichen Sklavenmärkten in Amerika ertragen. Unser Museumsführer erzählte uns, dass man auf der Insel Goree im kapverdischen Meer die kranken Sklaven den Haien zum Fraß vorgeworfen hat.

In den Slums sah ich das Elend der Menschen, die in den afrikanischen Städten unserer Zeit leben. In Ghana besuchte ich mit dem Ortspfarrer einen Slum in Takoradi. Wenn wir nach Accra kamen, wohnten wir bei den Steyler Schwestern, deren Kloster sich in einer Slumgegend befindet. Auf einer Reise in Südafrika besuchte ich mit einem Marianhiller Pater und meiner Mitschwester Monika einen Slum bei Pretoria. In der Elfenbeinküste wohnten wir bei französischen Ordensschwestern in einem Slum von Abidjan und in Uganda besuchten wir mit Dr. Miriam einen Patienten mit Aids in einem Slum von Kampala. In den Slums wohnten die Menschen meist nicht in Häusern, sondern in Elendshütten. Die Wände waren oft mit Zeitungspapier verklebt, auf denen irgendwelche afrikanische Fußballstars oder amerikanische Schauspielerinnen porträtiert waren. Es gab keine sanitären Anlagen und Wasser mussten die Menschen aus weit entfernten Pumpen holen. Dort standen sie einige Stunden Schlange. Es gab keine Teerstraßen und in der Regenzeit mussten sie durch große Pfützen waten. In manchen Slums gab es Strom, in anderen saßen die Menschen im Dunkeln oder benutzten Kerosinlampen. Mir fielen in den Läden der Slums immer wieder Waren auf, die in kleine Portionen abgepackt waren. Als ich Dr. Miriam fragte, erklärte sie mir, dass die Leute nur in kleinen Mengen kaufen, da sie keinen Kühlschrank haben und Lebensmittel in der Hitze bald verderben. Andere haben nur Geld für einen Tag. Sogar Zuckerwürfel und Bonbons konnte man einzeln erwerben. In Ghana kauften viele Leute zwei Schnitten englisches Weißbrot, die mit Margarine beschmiert waren. Das war oft ihr Frühstück.

Eine ghanaische Ordensschwester erzählte, sie sei immer wieder neu erstaunt, wie aus den Elendshütten am Sonntagmorgen kleine

Prinzessinnen und Prinzen herauskämen. Die Kinder sind das Ein und Alles der Eltern, sie schicken sie in ihren schönsten Kleidern und Anzügen zur Kirche. Die Leute investieren den letzten Cedi in ihre Kinder und hegen große Zukunftspläne für sie. Auch ist es erstaunlich, was für ein Potenzial in diesen Kindern steckt. Einige von ihnen haben Karriere gemacht und sind in Computerunternehmen oder renommierten Banken angestellt.

Im Slum von Takoradi unterhielten wir uns mit einem Mann mittleren Alters, der als Schuster arbeitete. Er bewohnte einen kleinen Raum, der gleichzeitig seine Werkstatt war. Er hatte beide Beine durch einen Unfall verloren. Als wir ankamen, reparierte er gerade ein Paar Damenschuhe und wir sahen, dass er gute Arbeit leistete. Dies war der Grund, warum er immer Kundschaft hatte. Die Pfarrei hatte dafür gesorgt, dass er als Untermieter in ein bescheidenes Haus einziehen konnte, wo er eine kleine Miete bezahlte und dafür auch Licht und Wasser bekam. Der Schuster beeindruckte mich durch sein Lachen aus voller Kehle, seine Freude über unseren Besuch und sein heiteres Wesen. Der Pfarrer erzählte mir später, die Frau des Schusters sei lange tot, aber eine Enkelin würde sich um ihn kümmern. In einem anderen Haus begrüßte uns freundlich eine Frau, die einen kleinen Jungen auf dem Arm trug. Sie stellte uns ihre alte Mutter vor, die gerade Holzkohle in kleine Haufen stapelte, die sie später verkaufen würde. Die Mutter war durch den Ruß die schwärzeste Afrikanerin, die ich je gesehen habe. Doch ihr freundliches Lachen und ihr gütiges Gesicht machten sie gewiss in Gottes Augen schöner als das schönste junge Mädchen in Ghana. Die Lamentationen, die ich von den Bewohnern der Slums erwartet hatte, blieben aus. Vielleicht sparten sie diese für den Besuch eines lokalen Politikers auf, falls dieser jemals zu ihnen kommen würde. Sie zeigten mir, dass sie trotz ihres Elends ihre Würde bewahrt hatten.

Mir fiel immer wieder die Fröhlichkeit, ja eine überschäumende Vitalität besonders der ghanaischen Frauen auf. Ich habe selten eine

Frau gesehen, die nicht bei den ersten Takten von Musik anfing zu tanzen. Tanz und Humor gehören gewiss auch zur Überlebensstrategie der Slumbewohner.

Ein kurzer Abstecher nach Israel

1989, als das Arztehepaar Rieke im Hospital arbeitete, durfte ich aus Anlass meiner 25-jährigen Zugehörigkeit zur Gemeinschaft mit Ursula nach Israel fahren, um an einem zweimonatigen Bibelkurs teilzunehmen. Alle anderen Kursteilnehmer waren junge Leute, die noch studierten. Wir waren in einem Kloster der französischen Zion-Schwestern in En Kerem untergebracht. Sie hatten auch ein Gästehaus für Juden, das von diesen sehr frequentiert wurde. Wir arbeiteten einige Wochen halbtags bei den Schwestern und zahlten eine billige Miete. Bei den Gartenarbeiten lernte Franz, ein Theologiestudent, ein jüdisches Ehepaar kennen und lud sie zu einer Tasse Kaffee zu uns auf den Dachgarten ein. Beide waren nach dem Krieg aus Deutschland nach Israel ausgewandert. Er war Ingenieur und sie eine in Israel bekannte Sängerin gewesen, doch jetzt waren sie im Ruhestand. Vor ihrer Ausreise hatten sie geheiratet und später bekamen sie in Israel mehrere Kinder. Das war alles, was ich wusste, als ich neben unserem Gast saß. Er sprach immer noch gut Deutsch. Da es an diesem Nachmittag sehr heiß war, krempelte er die Ärmel seines Oberhemdes auf. Ich erschrak, als ich an seinem Oberarm eine eintätowierte Nummer sah, die ihn als ehemaligen Insassen eines Konzentrationslagers auswies. Ich bekam Herzklopfen, als ich ihn fragte, ob er den Deutschen ihre Verbrechen vergeben könne. Er antwortete: „Ich kann ihnen vergeben, doch ich kann nicht vergessen." Jetzt hatten auch die anderen den Mut, ihn zu fragen, ob er uns über seine Zeit im KZ erzählen wolle. Er schien auf unsere Fragen vorbereitet zu sein, denn vielleicht würden auch wir nie vergessen, was Menschen anderen Menschen antun können. Er berichtete, wie er als Jugendlicher mit seinen Eltern zusammen in den letzten Kriegsjahren nach Sachsenhausen gekommen war. Sie hatten sich bis dahin verstecken können, doch sie wurden entdeckt.

Seine Großeltern waren schon vorher verhaftet worden, seinen Großvater hatte er im Lager noch einige Tage gesehen. Er selbst musste schwer arbeiten. Als er morgens wieder einmal in einer Schlange stand und den Rauch aus den Verbrennungsöfen beobachtete, sagte jemand hinter ihm: „Da steigt dein Großvater zum Himmel!“ Er erfuhr, dass am Vorabend alle alten Leute in die Gaskammern geschickt worden waren. Auch seine Eltern wurden später vergast und nach seiner Rettung stellte er fest, dass er einziger Überlebender seiner Familie war. Er hatte das Glück, dass der Krieg bald zu Ende war und er mit den anderen KZ-Überlebenden von Polen und Russen 1945 befreit wurde. Er hatte sich in seine Frau, die noch ein junges Mädchen war, schon in Sachsenhausen verliebt. Doch er hatte sie immer nur aus der Ferne gesehen. Als er sie endlich traf, erzählte sie ihm, sie habe durch die Launen des berüchtigten Lagerarztes von Auschwitz, Mengele, überlebt. Sie hatte vor ihrer Verhaftung Musik studiert und wollte Sängerin werden. Da sie in Auschwitz den Frauen öfter vorsang, um sie von ihrer Verzweiflung abzulenken, war sie im Lager bekannt geworden. Auch Mengele hatte davon gehört und beorderte sie zum Vorsingen auf seiner Geburtstagsfeier. Er war von ihrem Gesang so angetan, dass er ihr sogar die Hand gab. Er versprach ihr, sie in ein anderes Konzentrationslager zu schicken, wo sie vielleicht überleben würde. Sie hatte den Mut, ihn zu fragen, ob sie auch ihre Freundin mitnehmen könne, was er bewilligte. So waren sie nach Sachsenhausen gekommen. Als unser Gast seine Frau erwähnte, sah ich, wie sie sich mit Franz unterhielt. Sie sah zart aus und schien nervös zu sein. Sie ähnelte einem scheuen Reh, das immer auf der Hut ist, denn sie blickte mehrere Male um sich. Unser Gast meinte, sie sei wie alle Sängerinnen sehr sensibel.

Franz eröffnete uns später, er wolle mit der Sängerin ein kleines Gartenkonzert für alle Gäste geben. Sie würde Lieder von Schubert singen und er sie auf dem Klavier begleiten. Am folgenden Nachmittag hatten wir mit Erlaubnis der Schwestern ein Klavier in den Garten gerollt und Stühle aufgestellt. Es kamen fast alle Gäste, einige von ihnen kannten die Sängerin von früheren Aufführungen. Franz saß am Klavier und zeigte ihr die Lieder, die er spielen konnte. Sie fing ohne Klavierbegleitung mit Schuberts „Ave Maria“ an. Wir hatten es von ihr nicht erwartet, weil sie Jüdin war. Ihr Gesang war wunderschön und wir schauten uns begeistert an. Sie sang noch eine Reihe der von Franz spontan ausgesuchten Lieder wie „Der Mond ist aufgegangen“ oder „Sanft glänzt die Abendsonne“. Doch als Franz das Lied „Leb wohl du lieber Freund“, auswählte, setzte sie dreimal an und konnte nicht weitersingen. Franz suchte danach ein anderes Lied aus und wir hörten wieder ihre glockenreine Stimme. Als wir nach dem Konzert klatschten, dankte die Sängerin uns mit Tränen und ging rasch davon. Ihr Mann stand auf und entschuldigte sich für den überstürzten Abschied. Er erklärte uns, dass Franz eines der Lieder spielen wollte, die sie beim Geburtstag des Lagerarztes Mengele gesungen und die ihr Leben gerettet hatten.

Eine Woche später besuchten wir in Tel Aviv eine Synagoge reformierter Juden. Als wir nach dem Gottesdienst die Synagoge verließen, lud uns ein französisches Ehepaar zu einem Glas Kiddusch-Wein ein. Wir verbrachten einen interessanten Nachmittag in ihrer Wohnung. Sie erklärten uns viele jüdische Bräuche. Brigitte, die später meine Freundin wurde, blieb mit dem jüdischen Ehepaar in Briefkontakt und es entwickelte sich ein herzliches Verhältnis. Als Saddam Hussein im Januar 1991 Raketen auf Tel Aviv abschoss, schrieb Brigitte ihnen, dass sie sich um sie sorgen würde. Kurz darauf bekam sie einen Brief aus Israel. Das Ehepaar wollte nichts mehr mit Deutschen zu tun haben. Sie schrieben: *Uns blieben die Gaskammern im KZ erspart, weil die Amerikaner rechtzeitig kamen. Doch jetzt gelingt es vielleicht den Deutschen, uns in unserem eigenen Land zu vergasen.* Brigitte las später in der Zeitung, dass deutsche Firmen illegal Sarin und Senfgas nach Irak geliefert hatten. Die Israelis befürchteten, Saddam Hussein verschieße diese Gase in seinen Raketen, und Tausende Israelis liefen wochenlang mit Gasmasken herum.

Flüchtlinge

Ghana war das Land, in das viele Flüchtlinge aus seinen Nachbarländern flohen. Sie kamen zuerst von Liberia, dessen zweiter Bürgerkrieg von 1999 bis 2003 währte. Sie kamen aus Sierra Leone, dessen Bürgerkrieg 1991 ausbrach und 2002 beendet wurde. Zum Schluss kamen sie aus dem Land, das die Ghanaer einst für ein Paradies gehalten hatten, aus der Elfenbeinküste. Dieser Bürgerkrieg währte von 2002 bis 2007. Doch auch Flüchtlinge aus anderen afrikanischen Ländern fanden in Ghana Asyl, sei es aus Togo, dem Kongo, Sudan oder Ruanda. Die meisten wurden im Flüchtlingslager Budumbura 30 km von Accra entfernt aufgenommen. Dieses Lager bestand nicht aus Zelten, sondern aus Steinhäusern, und ähnelte mehr einer Kleinstadt als typischen Flüchtlingsunterkünften.

Als ich im Jahr 2000 aus dem Heimaturlaub kam, sah ich zum ersten Mal Flüchtlinge im Hospital. Meine Mitschwestern hatten mir geschrieben, das liberianische Schiff „Challenger“ sei mit ungefähr 2000 Flüchtlingen in Takoradi vor Anker gegangen. Da das Camp in Budumbura mit 45 000 Menschen überfüllt war, hatte man die Flüchtlinge in unsere Region geschickt. Man hatte nahe unserem Nachbardorf Sanzuley Palmen gefällt und dort eine Zeltstadt aufgebaut. Später hatten die ghanaischen Behörden in Zusammenarbeit mit dem Flüchtlingshilfswerk UNHCR (United Nations High Commissioner for Refugees) die Flüchtlinge dorthin geschickt. Als kurz danach die Regenzeit anfing, standen die Zelte bald unter Wasser. Viele Flüchtlinge übervölkerten kurz darauf mit Lungenentzündungen unser Hospital. Eine solche eine Situation hatten wir noch nie erlebt. Es war schon vorgekommen, dass durch Massenunfälle alle Matten belegt waren, doch dieses geschah immer nur kurzfristig.

Bei meiner Rückkehr hatte die Regenzeit aufgehört und die Epidemie von Lungenentzündungen war verebbt. Als ich die ersten Flüchtlinge wegen Malaria oder anderer tropischen Krankheiten behandelte, fiel mir auf, dass sie ein anderes Verhalten zeigten und eine andere Mentalität als Ghanaer besaßen. Durch ihre Erlebnisse in zwei kurz aufeinander folgenden Bürgerkriegen schienen sie verroht zu sein. Bei den Flüchtlingen aus Liberia hatte ich den Eindruck, viele wären mit der Waffe in der Hand im Busch groß geworden. Fast all ihre Kinder spielten mit Plastikpistolen, die sie auf andere Kinder und auch auf Erwachsene richteten. Wenn sie in der Ambulanz warten mussten, drängten sich die Liberianer vor, so gab es an jedem Ambulanztag viel Ärger. Es kam zu tätlichen Auseinandersetzungen zwischen ihnen und unseren Nzemas. Ihr Krieg schien sich jetzt in Ghana fortzusetzen, obwohl sie eigentlich die Opfer waren. Doch ich hatte den Eindruck, die Menschen handelten oft aus Verzweiflung und Enttäuschung so. Die Leute des Flüchtlingshilfswerks, zu dem wir gleich Kontakt aufgenommen hatten, waren überfordert. Sie hatten nicht genug Leute, um Disziplin im Lager aufrecht zu erhalten, nicht genug Psychologen, um die Kriegstraumen der Flüchtlinge zu behandeln, und es fehlte an Dolmetschern. Bald entstanden noch größere Spannungen zwischen den Liberianern und der örtlichen Bevölkerung. Die Flüchtlinge stahlen Cassava und Yam von den Feldern.

Später, als Steinhäuser im Lager gebaut und diese von einem gigantischen Generator mit Strom versorgt wurden, war der Zorn der Nzemas gegen die Regierung offensichtlich. Vermutlich fürchteten die lokalen Politiker, sie würden den nächsten Wahlkampf verlieren, und sorgten dafür, dass unser Gebiet wenig später ans nationale Stromnetz angeschlossen wurde. Erneutes Murren hörte man von den Dorfbewohnern, als die Flüchtlinge Säcke mit Reis zugeteilt bekamen und sie selbst keinen Reis auf dem Markt kaufen konnten. Ihr Unmut legte sich aber bald, denn die Liberianer tauschten Reis gegen Fisch und andere Waren. Inzwischen kamen im Camp auch viele Studenten aus Togo an, die nach einer Revolte geflüchtet waren. Sie pflanzten Gemüse an, das sie vor allem den Nzemas verkauften, um Geld zu verdienen. Die Togolesen hatten das Know-how des erfolgreichen Gemüseanbaus mitgebracht.

Den Nzemas war es trotz vieler Bemühungen vorher nie gelungen, im sandigen Boden der Dörfer Gemüse zu ernten.

Im Hospital dagegen gab es mit den liberianischen Flüchtlingen immer noch Ärger. Wir mussten einige von denen, die stationär aufgenommen waren, vorzeitig entlassen. Nachts hatten sie die Schaltungen für die Solarlichtanlage zerstört. Sie belästigten andere Patienten und wollten sie aus ihren Betten vertreiben. In der Ambulanz lernten sie nie, sich diszipliniert einer Schlange anzuschließen. Ich erinnere mich, wie einmal großes Geschrei vor meiner Ambulanztür ausbrach, diese sich mit Schwung öffnete und jemand eine dicke Liberianerin vor meine Füße stieß. Diesen unsanften Flug hatte sie verdient, weil sie sich vorgedrängelt hatte.

An einem Samstagnachmittag brachte man einen Jugendlichen aus Liberia, der tief bewusstlos war. Er war irgendwo im Camp in diesem Zustand gefunden und zu seiner Familie gebracht worden. Niemand konnte uns eine Vorgeschichte berichten. Wir diagnostizierten bei ihm eine Hirnhautentzündung. Da der Junge unruhig war und Krampfbereitschaft zeigte, baten wir den Campvorsteher um eine Begleitperson, die bei ihm wachte. Als ich am nächsten Morgen Visite in seinem Zimmer machte, sah ich entsetzt, wie ein junger Mann, der am Bett des Patienten saß, diesem eine Plastikpistole an die Stirn hielt und sie abdrückte. Es gab einen so lauten Knall, dass alle anderen Patienten erschraken. Als ich den „Schützen" zur Rede stellte, erklärte er mir, damit wolle er den Kranken unterhalten.

Als der Krieg in Liberia zu Ende war, kehrten die meisten Flüchtlinge in ihre Heimat zurück. Doch jetzt füllte sich das Camp mit Menschen, die vor dem Bürgerkrieg in Sierra Leone geflüchtet waren. Uns fiel sofort auf, dass diese Flüchtlinge höflich und diszipliniert waren. Wir hörten, dass sich im Camp viele Lehrer, Ingenieure und Ärzte befanden. Nach wenigen Monaten bat uns die Campleitung um einen Medical check up (medizinische Untersuchung) von über 100 Personen, die alle einen akademischen Beruf oder eine Berufsausbildung abgeschlossen hatten. Die meisten von ihnen bekamen eine Green Card, die sie zur Auswanderung nach Amerika berechtigte. Andere durften nach Kanada oder Australien auswandern. Diese Selektion wiederholte sich mehrere Male. Inzwischen hatte das Flüchtlingswerk der Vereinten Nationen ein anderes Lager bei Ampain eingerichtet, ein Dorf, das näher an Axim, unserer Distriktstadt, lag. Als sich nach dem Kriegsende in Sierra Leone das Sanzuley-Camp geleert hatte, wurden die neuen Flüchtlinge von der Elfenbeinküste zum anderen Lager geschickt. Dennoch fanden viele von ihnen den Weg zu uns, denn oft waren die Kollegen im Distriktkrankenhaus in Axim abwesend. Pater Anthony, ein befreundeter ghanaischer Priester, nahm acht Flüchtlinge aus der Elfenbeinküste bei sich auf. Er erzählte uns, seine Schützlinge aus Abidjan seien mit Kost und Logis bei ihm unzufrieden. Er hatte den Eindruck, sie seien keine Afrikaner, sondern Franzosen – morgens wollten die Erwachsenen französischen Milchkaffee, dazu ein Hörnchen, nachmittags verlangten die Kinder Joghurt und abends vermissten sie ihr Fernsehen. Wir bekamen mit den neuen Flüchtlingen auch Probleme, weil sie nur Französisch und viele „Markt-Französisch" sprachen, vergleichbar dem Pidgin-Englisch.

Im Camp selbst herrschten zeitweise bei allen Flüchtlingen aus Westafrika chaotische Zustände. Die Familien von Tätern und Opfern wohnten nahe beieinander. Auch hatten sich Soldaten in Zivil als Flüchtlinge eingeschlichen, die mit einer früheren Gegenpartei abrechnen wollten. Mir persönlich fielen immer wieder die Kranken auf, die durch den Krieg schwer traumatisiert waren. Ein junges Mädchen suchte uns oft wegen unklarer Beschwerden auf. Zum Schluss fanden wir heraus, dass ihre beiden Eltern vor ihren Augen erschossen worden waren. Ein anderes Mädchen war von mehreren Männern vergewaltigt worden. Sie nannte es „gang rape" (Vergewaltigung durch eine Bande). Ein Junge hatte sich vor den Rebellen versteckt, weil er Kindersoldat werden sollte.

Mehrere junge Männer aus Sierra Leone waren im Camp geblieben, weil niemand ihre von unter Drogen stehenden Kindersoldaten amputierten Arme sehen sollte. Sie verließen erst ihre Zelte, als sie einen schweren Malariaanfall bekamen. Alle diese jungen Leute litten still vor sich hin, weil es keine Menschen gab, die ihnen halfen, ihre Traumata zu verarbeiten.

Mit der Zeit hatten wir nur noch vereinzelt mit Flüchtlingen zu tun. Viele waren in ihre Heimat zurückgekehrt. Andere waren ausgewandert, wieder andere hatten eine Arbeit in Ghana gefunden. Doch wir hörten, dass einige Flüchtlinge noch im Lager von Ampain geblieben waren und viele im Camp von Budumbura.

Tierplagen und ein aufregendes Erlebnis

Unser Hospital grenzte unmittelbar an den Busch. Viele Tiere, die dort lebten, akzeptierten unsere Hospitalmauer nicht als Grenze. Ab und zu führten sie regelrechte Invasionen durch. Uns überraschten zu jeder Tages- und Nachtzeit, besonders am Abend, Feuerameisen, Termiten, Ratten, Mäuse oder Kukubas, die ghanaischen Eichhörnchen. Wie oft konnte ich nicht einschlafen, weil die Kukubas entweder auf dem Dachboden meines Bungalows Fußball mit Palmnüssen spielten oder mit Hingabe an einem Holzbalken meines Hauses nagten. Sie arbeiteten in Kooperation mit den Termiten, die denselben Balken unterhöhlten. So konnten wir immer mit unerwünschten Besuchern rechnen. Manchmal waren die Patientenzimmer betroffen, manchmal das Kloster der indischen Ordensschwestern. Auf die SOS-Rufe vom Hospital oder Kloster rückten wir alle als Rettungsmannschaft mit Insektenspray, Kerosinflaschen oder Besen an, die als Schlangenkiller gehandhabt wurden. Die Visitation, die wir alle am meisten fürchteten, war die von Schlangen. Sie besuchten uns oft, weil ihre Beutetiere Mäuse, Ratten und Kukubas in unserer Nähe waren. Ich selbst hatte fast täglich eine Konfrontation mit Schlangen, vielleicht weil mein Bungalow nicht weit vom Busch entfernt war. Einmal ergriff unser Elektriker

Joseph, der auf meinem Dachboden Kabel reparieren wollte, die Flucht vor einer Schlange, die ihn oben angezischt hatte.

Das kleine Fischerdorf Eikwe war ein friedlicher Ort, wo es selten zu Gewalttaten kam. Manchmal lieferten sich einige Farmer einen Faustkampf, weil sie in Streit geraten waren und zu viel Palmwein getrunken hatten. Der Palmwein machte manchmal die Fäuste locker. Seltsamerweise waren die Leidtragenden immer die Leute, die den Streit schlichten wollten, denn sie bekamen es dann von beiden Seiten ab. Von Diebstählen hörten wir wenig, weil die Täter immer hart bestraft wurden. Wenn ein Huhn oder gar ein Schaf gestohlen wurde, war das ganze Dorf in höchster Aufregung und es wurde tagelang palavert. Wenn ein Dieb gefasst wurde, bekam er so viel Prügel, dass er im Krankenhaus versorgt werden musste. Auch wurde ihm vom Häuptling aufgetragen, den Schaden zu ersetzen.

Leider änderte sich unsere ansonsten friedliche Atmosphäre nach vielen Jahren schlagartig, als die Regierung die internationale Straße entlang der Küste bauen ließ. Man hatte Erdöl nahe dem Ufer des Atlantischen Ozeans „off shore" gefunden. Sofort ließen sich internationale Ölgesellschaften zwischen den Dörfern nieder und brachten eine Flut von fremden Arbeitern mit. Plötzlich wurde viel in den Häusern, auch tagsüber, eingebrochen, wenn die Familien abwesend waren. Als dann auch die Bungalows unserer Angestellten ausgeraubt wurden, schlug mein ghanaischer Kollege Dr. Cooper Alarm. So brachte man an den Fenstern seines Bungalows und denen der Angestellten dicke Eisengitter an, die „burglar proof" (einbruchsicher) in Ghana genannt werden. Als kurz danach Einbrecher selbst unser Schwesternhaus nicht verschonten, riet mein Kollege mir dringend, auch meinen Bungalow abzusichern. Ich folgte seinem Rat und eine Woche später waren bei mir die Gitter angebracht. An dem Abend, als die Arbeiter fertig waren, stellte ich zufrieden fest, dass kein Fenster vergessen worden war. Ich war gut „vergittert" und fühlte mich sicher. Jetzt konnte kein Einbrecher herein. In der Küche kochte ich Wasser ab, um Trinkwasser zu bekommen. Ich wollte das kochende Wasser gerade in ein Gefäß gießen, als mein Blick auf das Spülbecken fiel, in dem sich etwas zu bewegen schien. Ich entdeckte eine dünne, pechschwarze Schlange, die sich durch die Abflussöffnung nach oben schlängelte. Da schüttete ich ohne zu überlegen reflexmäßig das heiße Wasser auf den Eindringling. Die Schlange zog sich blitzartig ins Abflussrohr zurück, doch ich goss noch heißes Wasser hinterher. Denn ich war nicht sicher, ob meine Feindin „verkocht" war. Dann verschloss ich den Abfluss mit einem Stöpsel. Erst jetzt bemerkte ich mein Herzklopfen. Irgendwie war ich mir sicher, dass ich einer tödlichen Gefahr entkommen war. Auch war ich mir jetzt meiner Torheit bewusst. Wie konnte ich annehmen, dass mein Leben wegen vergitterter Fenster sicher war? Die Schlange war nicht von außen, sondern von innen gekommen. Später habe ich dieses Erlebnis oft in unserer Kapelle reflektiert. Es war mir eine Lehre fürs ganze Leben. Ob Gott mir damit sagen wollte, dass unsere tödlichen Feinde nicht von außen, sondern oft von innen aus unserem Herzen kommen? Was hatte Jesus seinen Jüngern gesagt? „Aus dem Herzen kommen böse Gedanken, Mord, Ehebruch, Unzucht, Diebstahl, falsche Zeugenaussagen und Verleumdung." Als ich später bei C. G. Jung las, in unseren Träumen bedeute ein Haus unser eigenes Ich, fand ich es aufschlussreich für mein Erlebnis mit dem Feind, der von innen kam.

Am nächsten Morgen schilderte ich meine Konfrontation mit der Schlange meinen Mitschwestern. Sie glaubten mir nicht und meinten, durch den schmalen Abfluss könne sich nur ein Regenwurm winden. Als ich mich nicht beirren ließ, beauftragte Irmgard unseren Gärtner Kwabena, der als Schlangenspezialist bekannt war, in der Abflussgrube nachzusehen. Der Boden der Grube war mit kleinen Steinen bedeckt, damit das Wasser langsam versickern konnte. Nach langem Suchen fand Kwabena die Schlange zwischen den Steinen und tötete sie. Er rief uns herbei und sagte, diese Schlangenart (leider wusste er nicht ihren Namen) sei sehr giftig. Einige

Dorfbewohner wären früher an ihrem Biss gestorben. Am Abend leisteten mir meine Mitschwestern Abbitte und in der Kapelle dankte ich unserem Herrgott für meine Rettung.

Die neuen Luxuskrankheiten

In der Daily Graphic las ich vom Verbot des Verkaufs gegrillter Enten- und Hühnerpopos sowie gekochter Enten- und Hühnerbeine. Solch seltsames Verbot hatte ich noch nie gelesen und musste beim Lesen laut lachen. Ich wusste, dass unsere Angestellten diese Geflügelteile als Snack in Takoradi auf dem Markt oder im Lorry Park (Haltestelle für Busse und Kleinbusse) kauften und sie sich einverleibten, wenn sie auf die Trotros warten mussten, die sie nach Eikwe zurückbrachten. Manchmal hatten sie mir solch gegrillten Entenpopo auch angeboten, doch ich hatte immer dankend abgelehnt, weil ich zu jener Zeit Vegetarierin war. Die Regierung erklärte ihr Verbot damit, dass diese Snacks viel Cholesterin enthalten und damit Bluthochdruck auslösen können. Das Ministerium für Gesundheit (ministry of health) beklagte die ungesunde Ernährung der Bevölkerung. Die Jugendlichen tränken zu viele zuckerhaltige Getränke wie Fanta, Sprite und Cola, die Erwachsenen zu viel Guinness- und Heineken-Bier. Auch äßen sie jetzt Speisen westlichen Ursprungs wie Hamburger oder Pommes frites in den Snack-Bars, besonders Mc-Donalds, die wie Pilze aus dem Boden geschossen waren. Ich gab der Regierung recht, doch andererseits gab es inzwischen auch viele übergewichtige Patienten, die einheimische Nahrung wie Fufu mit Palmnusssoße aßen. Es betraf nicht so die Landbevölkerung wie unsere Fischer und Farmer, denn die arbeiteten schwer und bewegten sich viel. Wir hatten Luxuskrankheiten wie Übergewicht, Hochdruck, Diabetes und sogar Herzinfarkte bei Leuten aus Takoradi oder anderen Städten diagnostiziert. Wenn wir auf dem Markt in Takoradi unser Gemüse kauften, liebte ich den malerischen Anblick der Marktfrauen. Sie saßen auf einem kleinen Hocker wie eine Glucke auf ihren Küken. Ihre Blusen und Tücher waren bunt und sie alle trugen einen breitrandigen Strohhut, der sie vor der Sonne schützte.

Alle Marktfrauen waren extrem übergewichtig, weil sie den ganzen Tag vor ihren Waren hockten und zwischendurch Fufu mit Palmnusssoße aßen. Sie bewegten sich nur, wenn sie ihre Stände mit Obst, Gemüse oder getrockneten Fischen aufbauten und abends wieder einpackten. Viele von ihnen litten an Hochdruck, der oft therapieresistent war, weil sie ihren Lebensstil nicht änderten.

Da muss ich an eine adipöse libanesische Geschäftsfrau denken, die mich bat, einen Diätplan zum Abnehmen für sie aufzustellen. Sie las ihn durch und sagte: „Sehr gut, doch als Muslimin möchte ich noch das nächtliche Essen vom Ramadan genießen. Bei allen Ramadans habe ich zwar zugenommen, aber diesmal möchte ich zum letzten Mal das Nachtessen auskosten. Danach halte ich Diät." Ob sie es wirklich getan hat, bezweifle ich, denn sie sah aus wie eine Feinschmeckerin, die sie nach ihren eigenen Worten auch war. Ebenso hatten die dicken Prophetinnen der Heilskirchen nur eine geringe Chance abzunehmen. Sie wurden kontinuierlich mit Schafen als Opfergabe von ihren Anhängern versorgt. Es gab auch normalgewichtige Leute, die genetisch bedingten Hochdruck hatten. In Eikwe war von einer Familie eine Generation nach der anderen an Schlaganfall gestorben, denn alle hatten schon in jungen Jahren an Hochdruck gelitten. Dennoch war der genetisch bedingte Bluthochdruck selten. Die Angehörigen des Mittelstandes bekamen ihre Hypertonie durch Stress und Hektik in den Städten. Allein das tägliche Chaos im Verkehr mit stundenlangen Stauungen konnte Hochdruck auslösen. Zwei unserer Fahrer waren plötzlich hyperton, denn sie mussten jetzt oft nach Accra und Takoradi fahren und sich ins Verkehrsgewühl stürzen. Meiner Meinung nach waren viele Stadtbewohner übergewichtig aus Mangel an Bewegung. Beide Faktoren – kalorienreiche Kost und fehlende Bewegung – machten die Bevölkerung krank, und mit diesem neuen Patientengut wurden die Mediziner konfrontiert. Ich gab dieselben Ratschläge, die ich vor Jahrzehnten deutschen Patienten erteilt hatte: kalorienarme Ernährung, wenig Fleisch, mageren Fisch, viel Gemüse und Obst wie Bananen, Orangen oder Mangos essen. Afrika war mit so vielen Obstsorten gesegnet. Viel Gehen, Laufen, was jetzt „Jogging" heißt, oder in eines der vielen Fitnessstudios gehen. Der einzige Ratschlag, den ich deutschen Patienten erspart hatte, war der Verzicht auf gegrillte Hühner- oder Entenpopos. Beim Schreiben dieser Zeilen muss ich immer noch über das Verbot in der Daily Graphic lachen.

Kidnapping

Ich ahnte nicht, dass unser Hospital einmal mit unrühmlichen Zeilen in der Tageszeitung stehen würde. Die Reporter der Daily Graphic hatten ein gefundenes Fressen entdeckt, als sie hörten, dass innerhalb eines Monats zwei Babys aus dem Martin de Porres-Hospital entführt worden waren. Was war geschehen? Vor vier Wochen war auf der Wochenstation mitten in der Nacht eine Frau erschienen, die sich als Krankenschwester verkleidet hatte. Sie hatte einer Mutter das Baby zum Impfen aus ihrem Bett genommen. Das Impfteam hätte so viel zu tun, dass sie schon in der Nacht mit ihrer Arbeit anfangen müssten, sagte sie. Als nach einer Stunde das Baby nicht zurückgebracht worden und es ansonsten im Hospital ruhig war, schöpften die Mütter Verdacht. Sie gingen zur Hebamme Theresia, die im Kreißsaal beschäftigt war, und berichteten ihr den Vorfall. Zum Glück war Theresia eine „Queen Mother" (Königsmutter) und eine energische Frau. Sie mobilisierte gleich das ganze Dorf, nach dem entwendeten Baby zu suchen. Die Kindesentführerin hatte das Dorf noch nicht verlassen, weil nachts keine Taxis fuhren. So bekam sie Angst und legte das Baby unter einen Baum auf dem Marktplatz. Bald entdeckten es die Dorfbewohner, weil es aus Leibeskräften schrie. Die Mutter hielt überglücklich ihr Kind wieder in den Armen.

Das zweite Baby wurde mitten am Tag kurz nach meiner Visite aus dem Saal, wo Mütter nach einem Kaiserschnitt lagen, entführt. Nach der Visite waren wir im Kreißsaal, als draußen großes Wehgeschrei erklang. Zunächst dachten wir, jemand wäre gestorben. Doch als es nicht aufhörte, ging eine unserer Hebammen hinaus, um zu erfahren, was geschehen war. Sie kam mit der Hiobsbotschaft zurück, gerade sei ein zweites Baby gestohlen worden. Die Diebin hatte sich wieder als Krankenschwester verkleidet und das Baby zum Wiegen abgeholt. Diesmal war es der Frau gelungen, Eikwe zu verlassen. Was folgte, war für mich spannender als ein Kriminalfilm. Ich war überrascht, wie Ghanaer ein soziales Netz aufgebaut haben, das einem Spionagenetz ähnlich ist. Tatsache war, dass jeder Angestellte betroffen war, jeder sich aufgefordert fühlte zu erkunden, wohin die Entführerin ihre „Beute“ gebracht hatte. Diese Schandtat war gegen die Ehre jeder Person gerichtet, die im Hospital arbeitete, sei es ein Kollege, eine Krankenschwester, ein OP-Assistent oder der Gärtner. Vor allem war jeder wütend auf den ungerechten Zeitungsartikel über „ihr“ Hospital, der sie anklagte, achtlos und verantwortungslos zu arbeiten. Wir wandten uns an den lokalen Radiosender, dessen Leute uns gut bekannt und uns immer wohlgesonnen waren. So suchten wir das Baby auch übers Radio.

Nach zwei Tagen konnten wir die Spur der Entführerin verfolgen. Sie hatte ihre Uniform auf der Straße gewechselt und war mit einem Taxi bis Aiyinasi gefahren. Im Taxi hatte der Säugling geschrien und die Mitfahrenden hatten sie vergeblich gebeten, das Kind an die Brust zu legen. Von Aiyinasie aus fuhr sie nach Tarkwa. Diese Route hatten nicht die Polizisten, sondern unsere Angestellten herausgefunden. Dann war die Frau in ein Dorf bei Tarkwa gereist.

Jeden Tag ging unsere Suche über den Radiosender weiter. Wir, die ghanaischen und die indischen Ordensschwestern machten uns große Sorgen. Ich hoffte und betete, dass der Säugling keinem Fetischpriester zum Opfer gefallen war. Ich hatte von solchem Fall in Rhodesien gehört, wo in dem Regierungshospital, wo ich gearbeitet hatte, ein Neugeborenes gestohlen worden war. Man hatte seine Leiche später ohne Herz gefunden. Doch auch in Ghana gingen Gerüchte über Menschenopfer um. Nach einer Woche, um Mitternacht, bekam ich von Schwester Stella, einer indischen Schwester, einen Anruf. Ich möchte in einer halben Stunde ans große Tor kommen. Ich wusste sofort, der Anruf hatte mit dem Baby zu tun. Als ich am Tor eintraf, tauchte unser Landrover aus der Dunkelheit auf. Inzwischen hatten sich die Hebammen und Ordensschwestern versammelt. Alle Augen waren gespannt auf die Autotür gerichtet. Hinaus stieg die Großmutter mit dem Baby im Arm. Sie hatte es an einem Muttermal an der rechten Brust erkannt. Auch Schwester Comfort, die ghanaische Oberin, war mitgefahren. Alle Leute waren glücklich, dass dieser Kriminalfall gelöst war. Am nächsten Morgen spürte ich die große Erleichterung unserer Angestellten. Dann erfuhren wir eine traurige Geschichte mit glücklichem Ausgang:

Zwei Monate zuvor war eine schwangere Patientin in sehr ernstem Zustand im Kreißsaal aufgenommen worden. Sie wollte zu Hause entbinden, doch, durch Wehenkrämpfe nach Einnahme von Kräutern war die Gebärmutter zerrissen und das Kind abgestorben. Mein Kollege Dr. Cooper musste die Gebärmutter entfernen, um das Leben der Mutter zu retten. Das tote Baby war ein Mädchen. Die Patientin hatte zwei Jungen und jahrelang gehofft, sie würde noch ein Mädchen gebären. Ihre Freundin, die als Begleitperson dabei war, hatte das Baby auf dem Friedhof von Eikwe begraben. Nach zwei Wochen gingen beide Frauen nach Hause. Doch die Patientin schlich sich etwas später ins Hospital und beobachtete, wie die Großmütter die Babys badeten. Den weiblichen Säugling, der ihr besonders gefiel, würde sie später entführen. Am besagten Vormittag führte sie ihren Plan aus. Sie fuhr mit dem Neugeborenen zu einem Dorf in der Nähe von Tarkwa, wo ihr Mann in einer Mine arbeitete. Als sie ihm vorlog, das Kind hätte einige Wochen auf der Intensivstation des Hospitals überlebt, glaubte er ihr nicht und schickte sie fort. So fuhr sie in ihr Heimatdorf Bonyere, wo auch ihre Freundin lebte, die ihr Kind begraben hatte. Da die Freundin über das Radio vom gestohlenen Kind wusste, rief sie Maria, eine unserer Hebammen an, und teilte ihr ihren Verdacht mit. Maria verständigte Schwester Comfort, die sofort die weitere Suche organisierte. Sie fuhr mit der Großmutter und einem Polizisten nach Bonyere. Die Frau war von ihrer Freundin gewarnt worden und in die Elfenbeinküste geflohen. Doch sie hatte das Baby ihrer Familie gegeben. Die Großmutter erkannte ihre Enkelin und nahm sie an sich. In der nächsten Ausgabe der Daily Graphic stand, die Polizei habe das entführte Baby gefunden und wieder einen Erfolg zu verbuchen.

Wir haben uns noch einige Male mit der Großfamilie getroffen. Dem Brauch nach überreichten wir ihnen Geschenke. Wir informierten sie auch über neue Sicherheitsmaßnahmen im Hospital. Wir hatten angeordnet, dass kein Baby oder Kleinkind unbeaufsichtigt bleibt und Kinder bei den Müttern im Zimmer geimpft und gewogen werden. Doch wir würden nicht wie andere Hospitäler einen Stacheldrahtzaun um das Hospital errichten. Diese hatten früher solche Maßnahme ergriffen, damit kein Patient ohne zu bezahlen das Gelände verließ. Das Martin de Porres-Hospital gehörte den Leuten und es sollte mit einer gewissen Disziplin so bleiben.

Weihnachten

„Heute ist für uns Weihnachten“, sagten die Leute in Eikwe, als unser Dorf im Jahr 2000 ans nationale Stromnetz angeschlossen wurde. An jenem Abend, als alle Menschen im Nzemaland zum ersten Mal im Leben Licht in ihren Hütten hatten, erschien es ihnen als Wunder. Für mich war es eine Art Urerlebnis. Nur wer die Dunkelheit jahrelang erlebt hat, nach dem Aufstehen nach einer Kerosinlampe getastet hat, im Stockdunkeln wie ich in den Kreiß- oder Operationssaal gerufen wurde und manchmal auf dem dunklen Rückweg ins Blumenbeet fiel, wer früh zu Bett gehen musste, weil die Dunkelheit angebrochen war, versteht die Worte, die wir in der Heiligen Nacht hören: „Das Volk, das im Dunkeln lebt, sieht ein helles Licht; über denen, die im Land der Finsternis wohnen, strahlt ein Licht auf.“

An jenem Abend, als wir durch das hell erleuchtete Eikwe wanderten, begriff ich auch die Worte, die sich auf den neugeborenen Gottessohn in der Christnacht beziehen: „Du erregst lauten Jubel und schenkst große Freude.“ Wir sahen viele frohe Gesichter. Alte Leute saßen vor ihrer Hütte und plauderten miteinander. Als sie uns sahen, grüßten sie uns freundlich. Viele Kinder spielten ausgelassen auf der Straße und ihre Eltern liefen ins nächste Dorf, um ihre Verwandten in der Nacht zu grüßen. Ich hatte den Eindruck, dass alle Leute erst früh am Morgen schlafen gingen, weil sie so lange wie möglich das Lichtwunder erleben wollten. Seit dieser Erfahrung verstehe ich wie nie zuvor die Symbolik des Lichtes in der Mitternachtsmesse von Weihnachten, doch auch in der Messe der Osternacht.

Weihnachten feierten wir in Eikwe ohne Weihnachtsmänner und ohne den Weihnachtsrummel in Supermärkten. Die Advents- und Weihnachtszeit fiel in die heiße Zeit. Für mich war die Hitze von 35 Grad Celsius ungewohnt, doch vielleicht ist es im Heiligen Land im Dezember auch so heiß gewesen und das Heilige Paar hat auf seiner Reise nach Bethlehem genauso geschwitzt wie wir in Eikwe?

Wir waren nicht im Stress wie die Menschen in der westlichen Welt, von denen viele in der Hektik des Kaufens den Sinn des Weihnachtsfestes vergessen haben. In Eikwe und im Hospital bereiteten wir uns anders auf Weihnachten vor. Unsere Leute gingen in viele Dörfer und beschenkten arme Menschen mit Reis, Zucker, Decken und vielleicht etwas Geld. Wir beschenkten alle Patienten und vor allem die Kinder. Die Patienten in der Tuberkuloseabteilung freuten sich über Decken, die sie für die kalte Zeit brauchten. Ich musste an die Nachkriegszeit denken, als wir Deutsche von den Amerikanern beschenkt wurden. Sie schickten uns Care-Pakete, damit wir nicht verhungerten. Ein Offizier schenkte meiner Mutter, die seine Privatwäsche bügelte, ein Federbett. Das war ein Himmelbett für uns Kinder, die wir im Winter immer gefroren hatten. Fast alles, was wir in Eikwe schenkten, war von guten Menschen und Kindern in Deutschland gespendet worden. Ich sah es als große Gnade, diese kostbaren Sachen an Menschen weiterzugeben, die in Not lebten.

Die Vorweihnachtszeit war auch die Zeit zum Advents- und Weihnachtslieder-Singen. Unser Kirchenchor war im ganzen Nzemaland bekannt. Doch es gab in Eikwe noch andere Chöre. Der Kinderchor sang „Carols“, der Jugendchor sang „Carols“ und der Chor der älteren Damen sang „Carols“.

Am Nachmittag des Heiligabends sangen unsere Angestellten ihr „Afishia Pa“ (Frohe Weihnachten) in den Zimmern der Kranken und lasen vor der Bescherung das Weihnachtsevangelium vor. Ich freute mich immer auf die Bescherung bei den Kindern. Ich habe selten so viel Freude in den Gesichtern von kranken Kindern gesehen wie zu Weihnachten bei uns auf der Kinderstation. Manchmal führten die Schulkinder Krippenspiele für die Kranken auf. In Ghana wird Weihnachten singend und tanzend begangen. Überall hört man „Afishia Pa“, ob in den Hütten, in den Häusern, auf den Straßen oder in der Kirche. Am Heiligen Abend feierten wir zwei Messen. Zum Schluss waren die vielen Kinder entweder auf dem Rücken ihrer Mütter oder unter den Bänken eingeschlafen. Nach der letzten Messe wurden sie eingesammelt, doch manche Mutter musste ihre Sprösslinge suchen und rütteln, um sie zu wecken. Draußen auf dem Kirchplatz konnten wir nicht genug Hände schütteln und „Afishia Pa“ wünschen. Immer wieder fand eine Großmutter, die beschenkt worden war, mit „Afishia Pa“ den Weg zu uns.

Am Weihnachtsmorgen trugen alle Leute ihre schönsten Kleider und auch die Kinder waren für das Hochamt an Weihnachten festlich angezogen. An hohen Festtagen gab es immer besonders viele Kollekten. Es gibt in Ghana keine Kirchensteuer, deswegen sind die Priester auf die Spenden der Gläubigen angewiesen. Zuerst kommen die Frauen, dann die Männer und zum Schluss die Kinder vor den Altar und spenden ihr Scherflein. Es gibt auch eine Clankollekte, wobei das gespendete Geld sofort gezählt wird. Der Clan, der am meisten geopfert hat, wird ausgerufen und bekommt Beifall. Darauf folgt die Geburtstagskollekte, wobei jeweils die am Montag, die am Dienstag Geborenen etc. spenden. Am interessantesten ist die „Sachkollekte“, bei der dem Priester Cassava, Plantain, Mineralwasserflaschen, Kerzen oder Toilettenpapierrollen übergeben werden. Er nimmt die Gaben in Empfang und segnet jede einzelne Spenderin. Danach singt der Kirchenchor, der bunte einheitliche Roben trägt, die wie eine Nationaltracht aussehen. Oft spielt eine Brass-Band und die ganze Kirche wiegt sich im Takt der Musik.

In Ghana kommen zu Weihnachten die Großfamilien aus allen Teilen des Landes zusammen. Viele junge Leute aus Accra reisen nach Eikwe. Man schenkt sich keine Luxussachen, sondern jeder bringt etwas zu essen mit. Die Geschenke sind ein Huhn, eine Ente oder Fufu. Auch wir wurden von manchen Angestellten mit einem Festtagsessen beschenkt, das sie fertig gekocht zu uns brachten. Doch seitdem ich weiß, dass man Ziegenfleisch mit Fell und Augen kocht, schaue ich vor dem Tischgebet immer in den Topf. Das Personal des Hospitals beschenkte uns jedes Weihnachten mit Bergen von Yam oder Cassava, Eiern, Tomaten und Hühnern. Alles war für ein gemeinsames Mahl mit Dorfpfarrer Monsignore Adade, unserem Verwalter John und seiner Frau Grace, den ghanaischen und indischen Ordensschwestern sowie den Kollegen, die nicht nach Hause gefahren waren, bestimmt. Das Festmahl wurde immer am ersten Weihnachtstag von den ghanaischen Schwestern zubereitet. Es gab Fufu mit Erdnusssoße, verschiedene Salate, Fisch und Fleisch. Als Dessert servierten die Schwestern Eis. Alle Ghanaer und die indischen Schwestern aßen mit den Händen. Sie rollten geschickt Fufu- oder Reisbällchen, tauchten sie in die Soße und beluden sie mit Fleischstückchen. Sie hatten schon als Kleinkinder gelernt, mit den Händen zu essen. Wenn die indischen Schwestern mit ihren schmalen Händen aßen, sah diese Art zu essen elegant aus. Wenn deutsche Gäste versuchten, es den Ghanaern gleich zu tun, sah es unappetitlich aus. Ich selbst habe nie versucht, mit Händen zu essen. Ich dachte, meine Mutter hatte große Mühe, mich zu lehren, Messer und Gabel zu benutzen. Warum sollte diese jetzt umsonst gewesen sein?

Anschließend sangen wir nacheinander Weihnachtslieder in Nzema, Twi oder Fanti, denn unsere Kolleginnen und Kollegen kamen aus ganz Ghana. Wir brachten unsere deutschen Weihnachtslieder zu Gehör. Als später die indischen Schwestern zu uns kamen, hörten wir auch indische Weihnachtsklänge. Die indischen Schwestern sangen mit ganz hohen Stimmen, die typisch für Asiaten sind.

Ich erinnere mich an Weihnachten 1991, als uns ein Häuptling drei lebende große Fische schenkte, die wie Rochen aussahen. Wir bewahrten sie in einem großen Topf mit Wasser auf der Veranda des Schwesternhauses auf. In dieser Nacht wurde Irmgard durch seltsame Geräusche geweckt. Sie dachte sofort an Einbrecher und schlich aus ihrem Zimmer. Auch Elisabeth war aufgestanden und öffnete leise ihre Tür. Beide konnten niemanden entdecken. So wurden sie mutiger und pirschten sich bis an die Veranda heran. Plötzlich standen sie vor den drei Fischen, die mit großen Sprüngen ihre Reise zum nahen Ozean, dessen Rauschen sie vernommen hatten, fortsetzen wollten und sich durch die beiden Zuschauerinnen nicht beirren ließen. Der Topf war ihnen zu eng geworden und sie waren nacheinander klatsch, klatsch, klatsch aus ihrem nassen Gefängnis geflohen. Schade, dass die Ausreißer entdeckt wurden. Am nächsten Morgen hätten sie ihr Ziel erreicht und wären davongeschwommen. Doch jetzt wurden sie am Schwanz gepackt, in den Topf zurückbefördert und auf den Deckel wurde ein großer Stein gelegt.

Als im Jahr 2006 die indischen Schwestern der St. Anns-Kongregation im Hospital zu arbeiten anfingen, brachten sie ihre eigene Kultur mit. Alle Leute liebten ihre Lieder und Tänze. Zu Weihnachten führten sie einen Lichtertanz mit brennenden Kerzen auf dem Kopf auf und Schwester Lilly als beste Tänzerin brachte den Kindern indische Tänze bei. Gerade zu Weihnachten erlebten wir in Eikwe „multikulti“. Ono, unsere japanische Apothekerin, weihte uns in die delikate Teezeremonie ihres Landes ein und ihr Tee schmeckte köstlich. Die indischen Schwestern luden uns zu einem separaten Weihnachtsessen ein. Sie trugen ihre rosafarbenen Festtagssaris. Sie hatten in ihrem Speisesaal eine große Tafel aufgebaut. Da gab es das Fladenbrot Chapatti neben Reis, Hühnchen in Currysoße und als Gemüse Okra sowie Dal, eine Linsenart. Als Getränk servierten die Schwestern Mineralwasser und Tee mit Milch und viel Zucker. Der Nachtisch bestand aus Mangos, Melonen oder Orangen. Danach saßen wir gemütlich zusammen und sangen indische sowie deutsche Weihnachtslieder. Später luden die indischen Schwestern auch andere Gäste ein. Nach dem Weihnachtsessen tanzten die kubanischen Kolleginnen temperamentvoll spanische Tänze und trugen viel zu unseren lebhaften Unterhaltungen bei.

Wir selbst waren Gastgeber am sechsten Januar, dem Dreikönigs- und unserem Institutsfest. Alle Gäste, die am ersten Weihnachtstag geladen waren, fanden sich wieder bei uns ein. Sie bekamen Kaffee und Kuchen und zum Dessert ein Obstsortiment, das von Irmgard kunstvoll arrangiert worden war, oder ein besonderes Eis mit Mangosoße, das sie auch selbst gemacht hatte. Zum letzten Mal sangen wir Weihnachtslieder in verschiedenen Sprachen. Das Epiphaniefest war immer der krönende Abschluss der gemeinsam verbrachten Weihnachtstage. Am nächsten Morgen fuhren die ghanaischen Schwestern und einige Kollegen in den Urlaub. Die Zurückgebliebenen wurden mit einem Ansturm von Patienten in der Ambulanz und vielen Notfällen konfrontiert. Der diensthabende Arzt (ich war es jahrelang allein) und die diensthabenden Schwestern waren schon vorher in der Christnacht und während fast aller Feiern durch dringende Notfälle weggerufen worden, denn an Festtagen wie diesen waren fast alle Ärzte der Regierungskrankenhäuser nach Hause gefahren.

An jedem Weihnachten in Deutschland bekomme ich Heimweh nach Ghana und den vielen Weihnachtsfesten, die wir dort gefeiert haben. Einigen meiner Mitschwestern geht es auch so. Ich bin Gott dankbar, dass ich das Geburtsfest des Gottessohnes dort viele Male erleben und mit Menschen anderer Kulturen zusammen feiern durfte.

Karwoche und Ostern

Bei der Palmprozession jubelten wir mit großen Palmzweigen unser „Hosianna". Unter der glühenden Sonne Afrikas pilgerten wir mit vielen Christen stundenlang durch Eikwe und am Meer entlang. Beim anschließenden Wortgottesdienst war zu meiner Verwunderung die Kirche immer brechend voll. Die Gläubigen hörten andächtig Jesu Leidensgeschichte. Für mich war diese Andacht und Trauer ein Zeichen, dass die Menschen in Ghana mit Sterben und Tod vertraut und von beiden Geschehnissen tief berührt sind.

Auch am Gründonnerstagabend, bei der Messe vom letzten Abendmahl, musste man früh in der Kirche sein, um einen Platz zu bekommen. Vor dem Altar fand die Fußwaschung statt. Die „Jünger", die in einer Prozession nach vorn vor den Altar zogen, waren Katechisten und Älteste. Sie trugen ihre besten einheimischen Kleider, die sie wie eine Toga um eine Schulter drapiert hatten.

Wenn nach der Messe Papa Ekebu, unser alter Schneider, in Aktion trat, waren alle Augen auf ihn gerichtet. Er sammelte sorgfältig die Reiszwecken ein, mit denen die Altartücher auf den Tisch geheftet waren, und legte die Tücher, die den Altar bedeckt hatten, akkurat zusammen, Falte auf Falte legte er, dann trug er sie fort. Nun verschwanden die Kerzen. Doch als er den hölzernen Tabernakel hochhob, um auch ihn wegzutragen, schüttelte er ihn plötzlich kräftig hin und her und horchte, ob vielleicht noch der Kelch mit den Hostien drin war. Das kam so überraschend und sah so komisch aus, dass trotz aller Andacht die ganze Kirche lachte. Jetzt sah unser Schneider, der durch seine Länge nicht zu übersehen war, sehr zerknirscht aus.

Es kam der Karfreitag, der für Ghanaer der größte Tag der Karwoche und – so mein Eindruck – der größte der gesamten Osterzeit ist. Am Vormittag des Karfreitags, der ganz dem Kreuzweg und der Liturgie gehörte, gingen wir wieder durchs Dorf und am Ufer des Atlantischen Ozeans entlang. Diesmal war die Menschenmenge noch größer und in ihrer Mitte trug Jesus sein Kreuz. Jesus wurde immer von einem jungen Angestellten des Hospitals dargestellt, doch er spielte den Christus nicht, sondern er litt ihn. Es war kein leichtes Kreuz, das er trug, es war ein schweres Holzkreuz. Er schleppte es barfuß durch den heißen Sand unter der tropischen Sonne, die mittags ihren höchsten Stand erreicht hatte. Die römischen Soldaten wurden von Dorfbewohnern gespielt und schlugen mit ihren Ruten und Peitschen kräftig zu. Wenn Jesus fiel, hatte er große Mühe, wieder aufzustehen. Auch an diesem Vormittag beobachtete ich, dass Ghanaer nicht schauspielen, sondern sich mit ihren Gestalten ganz identifizieren und sie wirklich „sind". Zum Schluss wurde Jesus an sein Kreuz gebunden. Vor seinem aufgerichteten Kreuz hatten viele Tränen in den Augen. In keinem Film hätte man Christi Leiden realistischer darstellen können als an diesem Karfreitag in Eikwe. Jeder Angestellte, der die Rolle von Christus einmal übernommen hatte, hat sich nie wieder für sie gemeldet. Als Joshua, der Christus dargestellt hatte, in der Ambulanz wegen seiner blauen Flecken behandelt wurde, sagte er: „Jetzt habe ich alle meine Sünden abgebüßt, die ich je im Leben begangen habe."

Am Nachmittag des Karfreitags gingen wir in die Dorfkirche zur Kreuzverehrung. Die Leute trugen ihre schwarzrote Trauerkleidung. Diesmal waren alle Bänke so voll besetzt, dass viele Kinder nur Platz auf dem Schoß ihrer Mutter fanden. Nach der Liturgie und der Passionsgeschichte, die von fünf schwarz gekleideten jungen Leuten dramatisch vorgelesen wurde, trug man einen Sarg in die Kirche. Wir alle blickten auf das große Kruzifix, das auf dem Sarg lag. Andächtige Stille war eingetreten, als jetzt die Klageweiber folgten. Sie sangen solo melodisch ihre Klagen, unterbrochen von Weinen und Weherufen. Am lautesten schluchzte Maria, deren Gesicht von einem schwarzen Schleier verhüllt war. Es soll vorgekommen sein, dass das Mädchen, das Maria darstellte, sich in einen Weinkrampf hineingesteigert hat, den sie nicht mehr beenden konnte. So musste man sie aus der Kirche führen.

Nach der Kreuzverehrung der Klageweiber war die Gemeinde an der Reihe. Wir gingen barfuß in Gruppen zum Kreuz und verehrten es durch eine Kniebeuge und das Berühren Christi. Ghanaern fällt es leicht, die Schuhe auszuziehen. Jedes Mal, wenn ich die Assistenten des OP in meinen Bungalow eingeladen hatte, türmte sich ein Berg Schuhe auf der Veranda. Ghanaer ziehen ihre Schuhe immer aus, wenn sie ein Haus betreten. Ich weiß nicht, ob diese Sitte ihren Ursprung in der Kolonialzeit hat. Mir fiel es schwer, barfuß vor allen Leuten durch die Kirche zu gehen. Irgendwie hatten meine Schuhe etwas mit meinem Selbstbewusstsein als Ärztin in Eikwe zu tun.

Früher hatte ein Ältester von Eikwe vor der Kreuzverehrung draußen auf dem Kirchplatz einen Salut geschossen und gerufen: „Ein großer Baum ist gefallen!" Diese Zeremonie findet beim Tod eines Häuptlings oder Königs in Ghana immer noch statt. Doch sie wurde in Eikwe am Karfreitag abgeschafft, weil die Schüsse die vielen Kinder in der Kirche erschreckten und ein großes Chaos verursachten.

Die Osternacht begann mit dem Anzünden der Osterkerze an einem großen Feuer, das vor der Kirche brannte. Nach der Liturgie zog die Gemeinde in die stockdunkle Kirche ein. Diese Zeremonie, das Vordringen des Kerzenscheins in die dunkle Kirche, beeindruckte mich immer neu. Auch in dieser Ostermesse drückten die Menschen ihre Freude überschwänglich in Gesang und Tanz aus. Die Säuglinge tanzten auf den Rücken ihrer Mütter den Rhythmus lebhaft mit.

In der Osternacht fanden immer Taufen statt. Einmal wurden 50 Neugeborene und Kleinkinder getauft. Der junge ghanaische Priester Raphael schüttete Wasser aus einer Plastikschale über die Köpfe der oft zappelnden und schreienden Täuflinge, die von den jeweiligen Paten mit festem Griff hingehalten wurden. Während die Liturgie der Osternachtmesse sehr lang dauerte, beschränkte sich die Taufzeremonie auf einen kurzen Zeitraum. Ich hoffte, die Taufpaten würden ihren Verpflichtungen später nachkommen.

Als die Gemeinde anschließend ihr eigenes Taufversprechen erneuerte, besprengte uns Pater Raphael mit dem neu gesegneten Wasser. Doch wir bekamen nicht wie in Deutschland nur einige Spritzer ab. In Afrika braucht man mehr. So tauchte der Priester eine Art Klobürste in sein tragbares Weihwasserbecken und alle Gläubigen bekamen eine Dusche. Die meisten wuschen sich mit dem Wasser Gesicht, Hals und Arme. Irgendwie kamen mir diese Gesten bekannt vor. Ich hatte sie bei den Pilgern an den Wasserbecken in Lourdes gesehen und auch in den ghanaischen Heilskirchen, die ich besucht hatte.

Papa Kwaw und Ante Helena

Kurz bevor wir Ghana verließen, starb unser großer Wohltäter Papa Kwaw. Er hatte sich in jungen Jahren in Helena, ein Bulumädchen, verliebt. Damals hatte noch die Großfamilie entschieden, wen die jungen Leute heirateten, und er konnte sie überzeugen, dass seine Helena mit ihren Fähigkeiten die beste Partie für ihn war. Sie konnte kochen, nähen, auf seine Farm gehen und vor allem war sie liebenswürdig und charmant. Die Leute sagten, dass Papa Kwaw und Ante Helena das eindrucksvollste Liebespaar weit und breit waren. Sie haben sich nie gestritten. Sie bekamen zehn Kinder, die sie alle aufzogen. Eine Tochter wanderte später nach England aus. Papa Kwaw war so glücklich mit seiner Bulufrau Helena, dass er uns, die wir die Nachfolgerinnen der französischen Schwestern waren, jedes Jahr drei Tage vor Weihnachten ein Schwein schenkte. Dann gab es immer ein großes Schlachtfest im Schwesternhaus und im Hof. Der Schlachter war Simon und Marie Jeanne waltete mit Tilli in der Küche. Da ich Vegetarierin war, hielt ich mich derweil vom Schwesternhaus fern. Ich hörte dann, wer etwas vom Schwein bekommen hatte. Wir selbst behielten nur einen ganz kleinen Schweinefesttagsbraten für die Woche nach Weihnachten. Teilen und Gastfreundschaft standen auch bei uns an erster Stelle. Nur einmal in all den vielen Jahren bekamen wir kein Borstenvieh, weil es von Ameisen gefressen worden war. In den letzten Jahren ihres Lebens litt Ante (Tante) Helena, wie wir sie nannten, an Asthma und einer

Herzkrankheit. Sie wurde jahrelang von uns behandelt, doch eines Tages starb sie zu Hause an Herzversagen. Papa Kwaw war untröstlich, als er uns ihren Tod mitteilte. Wir drückten ihm alle unser Beileid aus. Lu und Elisabeth gingen zu ihrer Beerdigung. Als sie zurückkamen, erzählten sie, dass es eine ganz einfache Beerdigung gewesen sei, doch lagen Berge von Papierblumen auf ihrem Grab. Leider durfte Papa Kwaw nicht zur Beerdigung seiner Frau mitgehen. Das ist in Ghana Brauch. Er durfte ihren Sarg nur bis zur Straße begleiten. Papa Kwaw folgte seiner geliebten Helena einige Jahre später ins Grab. Auch sein eigenes Begräbnis war sehr einfach. Die Eheleute Papa Kwaw und Ante Helena waren katholisch und hatten Zeit ihres Lebens jeden Pomp vermieden. Stattdessen hatten sie all ihre Habe in die Erziehung ihrer Kinder investiert. So nahmen wir an, dass sie auch in ihrem Testament um ein einfaches Begräbnis gebeten hatten. Damit entsprachen sie zwar nicht der ghanaischen Kultur, doch sie erwiesen sich als gläubige Christen.

Pieta

Eines Abends, als wir gerade von der Vesper aus der Kapelle kamen, stürzte uns die Krankenschwester Rebecca entgegen und rief schon von Weitem: „Frau Doktor, kommen Sie rasch, es ist ein schrecklicher Unfall passiert! Ein Junge ist schwer verletzt, doch er ist nur halb, er ist kein Mensch mehr!“ Als ich sie fragte, was sie damit meine, konnte sie nicht mehr antworten, denn sie hatte zu weinen angefangen. So eilten Marie Jeanne und ich zum Notaufnahmeraum und blieben wie angewurzelt in der Tür stehen. Eine Frau saß auf einem Hocker in der Mitte des Raumes und hatte auf ihren Schoß einen etwa 15-jährigen Jungen gebettet. Ihm fehlten der rechte Arm und das rechte Bein, sein Rumpf war verdreht und auch sein Kopf war blutig. Ich musste an die Pieta in Zeffirellis Film „Jesus von Nazareth“ denken, wo Maria ihren toten Sohn auf dem Schoß hält. Doch im Gegensatz zur Maria im Film, die laut ihren Schmerz herausschrie und sich mit Jesus heftig hin und her bewegte, hatte diese Mutter Maria den Kopf ihres sterbenden Sohnes zärtlich in ihre

Hände genommen. Sie hatte sich über ihn gebeugt und sang leise ein Wiegenlied. Dabei schaukelte sie ihn sanft hin und her, so wie sie es wohl früher getan hatte, als er noch klein war und langsam einschlief. Der Junge war ganz ruhig, doch dann röchelte er plötzlich und hörte zu atmen auf. Als die Mutter merkte, dass ihr Kind tot war, legte sie ihren Kopf auf sein Gesicht und wiegte ihn noch eine Weile. Als sie dann versuchte aufzustehen, eilten wir ihr zu Hilfe und legten gemeinsam ihren Sohn aufs Notbett. Nun brach sie in lautes Klagen aus. Doch sie wurde ruhig, als wir die Wunden ihres Jungen, die nicht mehr bluteten, mit breiten weißen Verbänden versorgten. Sie setzte sich daneben und begann leise schluchzend ihre Totenwache.

Später traf der Fahrer des Lastwagens ein, aus dem der Junge gesprungen war. Er war noch einmal zur Unglücksstelle gefahren, um mit der inzwischen eingetroffenen Polizei zu reden. Er sagte uns, er habe aus Gefälligkeit die Mutter und ihren Sohn mitgenommen. Er hielt dann an, als sie aussteigen wollten. Gerade als der Junge den Wagen verlassen hatte und die Straße überqueren wollte, war ein Trotro (ein Kleinbus) wie ein Schatten aufgetaucht und dicht an seinen Wagen herangefahren. Der Junge wurde vom rasenden Trotro von der Seite erfasst, zwischen beiden Fahrzeugen eingeklemmt und einige Meter mitgeschleift. Der Fahrer war noch sichtlich erschüttert. Er sagte uns, er sei schon viele Jahre mit seinem Lastwagen unterwegs und habe manchen Unfall gesehen, doch was er jetzt erlebt habe, würde er nie vergessen. Er hatte den Jungen – er nannte ihn wie Rebecca einen halben Menschen – sofort zu seinem Wagen getragen und zu uns gebracht. Sein Hemd hatte er inzwischen ausgezogen, doch seine Hose war noch ganz blutig. Später wechselte er einige Worte mit der weinenden Mutter, nahm zum zweiten Mal ihren Sohn auf die Arme und trug ihn zu seinem Wagen. Er brachte Mutter und Sohn nach Hause. Ich dachte, dass der Fahrer ein guter Mensch ist, ein guter Samariter. Auch ich würde diesen Abend nie vergessen und musste in den folgenden Tagen noch oft an die Pieta denken, die wir in unserem Notaufnahmeraum gesehen hatten.

Zwei Kinder mit der Verdachtsdiagnose Aids

Zum Schluss möchte ich noch einmal auf Krankheiten zurückkommen, die wir in Eikwe behandelt haben. Eines Tages brachte uns eine Mutter aus Takoradi ihre 13-jährige Tochter Juliet, die an starken Bauchschmerzen und Erbrechen litt. Juliet war drei Wochen im großen Regierungskrankenhaus Effia Nwanta in Takoradi ohne Erfolg behandelt worden. Zum Schluss verlangte die Mutter die Entlassung ihrer Tochter. Denn die Krankenhausrechnung war sehr hoch wegen der Verabreichung diverser Antibiotika und besonderer Blutuntersuchungen. Die Kollegen wollten noch weitere Tests durchführen, die viel Geld gekostet hätten, und Juliets Familie hätte diese nicht bezahlen können. Viele spezielle Bluttests wurden zu dieser Zeit noch nach Südafrika geschickt, und von anderen Patienten wussten wir, dass sie dafür ein Vermögen ausgegeben hatten.

Ich erschrak, als ich Juliet zum ersten Mal sah. Sie war kachektisch, das heißt, sie bestand nur aus Haut und Knochen. Sie war sehr apathisch und konnte nur mit leiser Stimme sprechen. Ihre Mutter, die mit mir am Krankenbett stand, sagte, dass mehrere HIV-Tests negativ gewesen wären. Leider brachte die Mutter keine schriftlichen Befunde mit, denn sie hatte Juliet gegen ärztlichen Rat nach Hause genommen. Ich dachte auch an Krebs, konnte aber keinen Tumor im Bauchraum tasten. Ich fragte die Mutter, wie die Krankheit angefangen hätte. Sie berichtete klar und eindeutig, Juliet leide seit dreieinhalb Wochen an Bauchschmerzen, die mit Erbrechen einhergingen. Zum Schluss stand ganz das Erbrechen im Vordergrund und Juliet konnte nur etwas flüssige Nahrung bei sich behalten. Während wir uns unterhielten, bemerkte ich plötzlich bei Juliet eine „Hyperperistaltik“. Eine übermäßige Darmbewegung, als wenn der Darm blockiert wäre und vergeblich gegen dieses Hindernis ankämpft. Ich dachte, der Darmverschluss würde vielleicht von einem Tumor oder Askariden (Spulwürmer), die sich aufgespult hätten, oder von einem Amöboma (Tumorgewebe, das von Amöben gebildet wird) verursacht. Wir hatten damals kein Ultraschallgerät, das meinen Verdacht bestätigt hätte. Ich erklärte der Mutter meine Annahme von einem Darmverschluss. Wir würden bei Juliet nach einigen Infusionen und Blutuntersuchungen eine Probelaparatomie (Bauchoperation) durchführen. Sie war sofort einverstanden und wir operierten Juliet zwei Tage später erfolgreich. Wir entfernten aus dem Dünndarm einen glatt begrenzten Tumor in der Größe eines Tischtennisballs. Nach der Operation erholte sich Juliet überraschend gut und konnte bald entlassen werden. Später schickte sie mir während einiger Jahre Briefe mit Fotos. Sie hatte ihr Gewicht fast verdoppelt und ihre Prüfungen im College gut bestanden. Wir freuten uns über sie. Für mich war es wieder ein Beweis dafür, dass wir Mediziner Zeit für unsere Kranken und den klinischen Blick haben müssen.

Eines Tages konsultierte mich meine Kollegin von der Kinderabteilung wegen eines siebenjährigen Mädchens, das vor zehn Tagen mit. unstillbarem Erbrechen aufgenommen worden war. Die kleine Patientin hatte stark abgenommen. Sie hatte eine Reihe Infusionen bekommen, denn sie erbrach selbst flüssige Nahrung. Meine Kollegin hatte beim Anblick von Anne, so hieß die Kleine, an Aids gedacht, doch dreimal hatten sich die HIV-Tests als negativ erwiesen.

Am Krankenbett der kleinen Anne dachte ich, dass sie zwar mager war, doch weil sie die ganze Zeit infundiert worden war, nicht sehr krank aussah. Doch sie hatte eine gelbliche Verfärbung der Bindehaut. Plötzlich trat Annes Vater ins Zimmer, er schien sehr besorgt zu sein. Ich fragte ihn, ob er wüsste, wie die Krankheit angefangen hätte. Er antwortete, seine Tochter sei vor drei Wochen von der Schule nach Hause gekommen und habe über starke Bauchschmerzen geklagt. Auf dem Schulhof hatte sie sich mit einem großen Jungen gestritten und dieser hatte sie mit einem Fuß in den Bauch getreten. Am Morgen, ehe sie in die Schule ging, wäre Anne noch ganz munter gewesen. Meine Verdachtsdiagnose war, dass Anne an einem stumpfen Bauchtrauma litt. Sie musste dringend operiert werden. Der Vater war sofort mit meinem Vorschlag einverstanden. Bei der Operation wurde mein Verdacht bestätigt. Ein geronnenes Hämatom (Bluterguss) blockierte den Dünndarm und die Gallengänge. Nach seiner Entfernung konnte die Galle wieder fließen und der Darm sich wieder bewegen. Die kleine Anne entwickelte bald einen guten Appetit und ging mit ihrem glücklichen Vater nach zwei Wochen heim. Ich musste an unsere Professoren denken, die uns eingeschärft hatten, eine sorgfältige Anamnese (Vorgeschichte einer Krankheit) zu erheben. In 50% der Fälle kann man durch sie schon die Diagnose stellen. Leider kann es bei überforderten und gestressten Ärzten, die auch noch in einem afrikanischen Land mit Sprachschwierigkeiten konfrontiert werden, gelegentlich vorkommen, dass eine Anamnese nicht erhoben wird.

Reflexionen

Als ich 1978 in Ghana ankam, erlebte ich, retrospektiv gesehen, noch das Fischerdorf Eikwe, wie es Dr. Heiermann, der erste Missionsarzt, 1959 beschrieben hatte. Ich war von den Talenten und dem Erfindungsreichtum der einfachen Farmer, Fischer und Marktfrauen fasziniert und möchte ihnen jetzt ein „Loblied singen“.

Damals vermittelten sie Nachrichten an benachbarte Dörfer durch Trommeln und durch Lastwagenfahrer, die Kokosnüsse oder geräucherte Fische in die Städte brachten. Ich bewunderte sie, wenn sie mit einem einzigen gezielten Stockschlag eine giftige Schlange töten konnten. Sie kletterten geschickt auf eine Palme, um Kokosnüsse zu ernten. In Ermangelung von Regenschirmen, bedeckten sie sich mit einem Bananenblatt, das sie auch bei starkem Urwaldregen trocken hielt. Unsere Arbeiter turnten mit der Sicherheit von Bergziegen auf den Dächern des Hospitals herum, wenn sie sie reparieren mussten, und nie fiel einer von ihnen herunter. Sie wussten, wie man auf dem Hospitalgrundstück eine Palme fällt, ohne dass sie jemanden erschlägt oder ein Haus beschädigt wird. Wenn ein Lastwagen im Schlamm stecken geblieben war, kannten sie alle

Tricks, um ihn wieder fahrtüchtig zu machen. Die Fischer schnitzten selbst ihre Kanus aus Baumstämmen und die Fanti-Fischer, die im Dorf wohnten, malten ihre Boote mit bunten Farben an. Die Farmer bauten ihre Hütten aus Holzstämmen und Blättern der Raffiapalmen. Da den Marktfrauen von Eikwe Einwickelpapier für ihre Reisgerichte fehlte, benutzten sie stattdessen zurechtgeschnittene Bananenblätter. Weil es wegen der Wirtschaftskrise auch keine Seife zu kaufen gab, stellten sie Seife aus Kokosnussfett, Sheabutter und bestimmten Salzen her. Es gab kein Spielzeug für die Kinder zu kaufen. Doch am Strand sahen wir viele Kinder mit selbst gebastelten Autos und Schiffen spielen. Die größeren Jungen spielten mit Stoffbällen Fußball.

Das Leben war einfach und hart. Doch es gab keinen Stress und keine Hektik. Die Menschen hatten seit Jahrhunderten so gelebt und sie waren zufrieden. Gewiss, es gab furchtbare Krankheiten und Unglücksfälle. Doch in der Not waren sie nie allein. Sie waren immer im Schutz der Großfamilie.

Ich bin froh, dass ich dieses kleine Stück Zeitgeschichte von Eikwe erlebt habe. Denn es erinnert mich an die Nachkriegszeit. Auch wir haben unter ähnlichen Umständen gelebt. Es war eine Zeit der Herausforderung, eine Frage, wie und ob man überleben kann. Wo alle Talente, die in Menschen schlummern, zum Vorschein kommen. Wenn Nachbarn in Not waren, half man einander. Nach dem Krieg gab es auch bei uns eine Art soziales Netz, das jeden Nachbarn auffing, der am Abstürzen war. Auch wir Kinder hatten kein Spielzeug, doch wir bastelten es uns. Wir hatten kein Papier zum Malen, aber wir malten auf Steinpflaster und hüpften Hinke-Pinke. Trotz aller Entbehrungen erlebten wir eine glückliche Kindheit.

Zeugin einer politischen Entwicklung

Präsident Jerry Rawlings begann 1982 mit einer Militärherrschaft, die zehn Jahre dauerte. Er war dem Kommunismus zugewandt und versuchte Kontrollpreise einzuführen, scheiterte aber am Widerstand der mächtigen Marktfrauen Ghanas. Als er sich nach einigen Jahren, in denen die Wirtschaft des Landes am Boden lag und der Schwarzmarkt blühte, zur freien Marktwirtschaft entschloss, begann die Wirtschaft zu florieren. Auf Druck von Amerika und der EU rief er 1992 freie Wahlen aus, die er gewann. Ab 1992 war Ghana eine Demokratie. 1996 konnte er sich wieder als Präsident eines demokratisch regierten Landes etablieren. Danach konnte er sich nach der Verfassung nicht mehr zur Wahl stellen und am 7.12.2000 wurde John Agyekum Kuffuor als neuer Präsident gewählt.

Bis heute ist Ghana ein demokratisch regiertes Land. Es gibt immer noch viel Armut, Analphabetentum, Abwanderung der jungen Leute vom Land in die Städte und eine hohe Arbeitslosigkeit. Doch es gibt eine gesunde Mittelschicht, was das große Verdienst von Rawlings Regierung ist. Ich schreibe besonders über die Politik von Rawlings, weil wir die schlechten und die guten Jahre unter ihm intensiv miterlebt haben. Wir nannten sie immer nach der Bibel die mageren und die fetten Jahre, nur erlebten wir sie in Ghana in umgekehrter Reihenfolge. Jetzt bleibt die Intelligenz und Elite im Land, was der Bevölkerung zugute kommt. Es gibt keine Hungersnot mehr und der Mittelstand kann sich sogar importierte Lebensmittel leisten. Die meisten unserer Angestellten wohnen in Zementhäusern, die ihr Eigentum und gut eingerichtet sind.

Ghana ist zum Ziel vieler ausländischer Investoren geworden, besonders seit Erdöl „off shore" im Atlantischen Ozean entdeckt wurde. Man hat dabei den Verdacht, dass Ghana immer noch vom Ausland ausgebeutet wird. Andererseits hat die Regierung von den internationalen Ölgesellschaften gefordert, die Hospitäler an der Küste mit Neubauten und medizinischer Ausstattung zu unterstützen. Der italienische Ölkonzern Eni hat seit unserem Abschied 2012 viel für das St. Martin de Porres-Hospital getan.

Das moderne Zeitalter erobert auch Eikwe

Als Ghana seine wirtschaftliche Krise mit Hilfe der freien Marktwirtschaft bewältigt hatte, brach auch für die Leute im Busch die moderne Zeit an. In Eikwe war das erste Zeichen der Modernisierung die Einführung des Telefons. So möchte ich berichten, wie die Entwicklung neuzeitlicher Techniken bei der ländlichen Bevölkerung mit großen Schritten voranging.

Jahrzehnte lang gab es in Ghana Telefone mit Festnetz nur in öffentlichen Gebäuden wie zum Beispiel Postämter, Ministerien oder Krankenhäuser. Vor ungefähr 15 Jahren richteten private Firmen überall im Land „Communication Centers“ zur öffentlichen Benutzung ein. Diese hatten entfernte Ähnlichkeit mit unseren Telefonhäuschen. Doch es war durch Leute, die in diesen kleinen Häusern die Telefonverbindung vermittelten, menschlicher Kontakt da.

In Eikwe standen die Leute Schlange, wenn sie jemanden anrufen wollten. Waren sie endlich an der Reihe, gaben sie dem „Fräulein“ oder „Herrn“ vom Amt eine Telefonnummer an, die dann für sie gewählt wurde. Diese neue Art der Kommunikation wurde fast über Nacht populär und die Ghanaer gaben plötzlich viel Geld fürs Telefonieren aus. Im Hospital holten sich Angestellte ständig einen Vorschuss. Telefonieren schien eine Volksseuche geworden zu sein. Man konnte daraus aber auch psychologische Rückschlüsse ziehen. Vielleicht förderte es den Zusammenhalt von Großfamilien. Die Leute hörten plötzlich die Stimme des Bruders, der schon vor einigen Jahren nach Amerika oder Europa ausgewandert war. Doch auch wichtige lokale Nachrichten wie eine Geburt oder ein Todesfall konnten jetzt schnell vermittelt werden. Wir selbst profitierten auch durch die neue Erfindung. Wie oft riefen wir in Accra an, um mitzuteilen, dass wir den Scheck für die Gehälter noch nicht bekommen hatten, oder wir informierten über wichtige Entscheidungen der Ministerien.

Die Dienste der Telefonzentren wurden im Jahr 2005 schlagartig von den Handys abgelöst. Innerhalb weniger Wochen waren alle Telefonhäuschen verschwunden. Die Handys werden in Ghana „Mobiles" genannt. Ausländische Telekommunikationsfirmen lagen im Wettstreit miteinander. Sie wussten, dass sie in Afrika eine große Marktlücke entdeckt hatten. Viele Mobiles wurden anfangs kostenlos verteilt. Sie wurden wie Angelhaken ausgeworfen. Ihre großen Fische, die sie damit fingen, waren die vielen Telefoneinheiten, die ihre Benutzer bezahlen mussten. Für deutsche Verhältnisse war das Telefonieren mit einem Mobile billig, doch in afrikanische Geldbeutel rissen zu viele Telefonate große Löcher.

Im Hospital wirkte sich die Einführung der Mobiles zunächst negativ aus. Viele Angestellte schienen mehr Zeit fürs Telefonieren als für ihre Arbeit aufzubringen. Visiten wurden durch Anrufe unterbrochen und jemand war plötzlich mit seinem Mobile am Ohr verschwunden. Unsere Fahrer spielten während langer Fahrten mit dem Mobile und die Mitfahrer bekamen Angst vor einem Unfall. Irgendwie war die Welt durch das Mobile aus den Fugen geraten und es dauerte Wochen, bis wieder Ruhe, Ordnung und Disziplin ins Hospital einkehrten. Es war streng verboten, im Dienst zu telefonieren, und die meisten Angestellten hielten sich daran. Auch für unsere Fahrer verblasste der Reiz des neuen „Spielzeugs" bald.

Es gab aber auch eine heitere Seite der neuen Technik. Die meisten Leute stellten ihr Mobile oder Smartphone nicht ab, um zu wissen, wer anrief. Die Anrufer meldeten sich entweder mit afrikanischen Gesängen, Reggae, Jazz, Pop oder einige sogar mit klassischer Musik. Meine ghanaischen Kollegen waren besonders einfallsreich. Aus Dr. Coopers Smartphone hörte man Babygeschrei seiner kleinen Tochter, das alle Teilnehmer einer Konferenz erheiterte. Es konnte vorkommen, dass Löwengebrüll aus der Jackentasche eines Kollegen uns erschreckte. Ein dritter hatte einen Christmas-Song – gesungen von Ella Fitzgerald – in sein Smartphone eingespeichert.

An einem denkwürdigen Tag lachte die gesamte Operationsmannschaft sogar während einer Operation. Wir hatten gerade mit einer Routineoperation angefangen, als plötzlich lautes Kinderlachen ertönte. Wir blickten alle fragend zu Dominique, der hinter dem Instrumentiertisch stand. Das Lachen kam aus seiner Richtung, doch sein Gesicht sah unbeteiligt und ernst aus. Das Kind lachte aus dem Mobile in seiner Hosentasche unter seinem sterilen Kittel. Es lachte immer lauter und sein Lachen war ansteckend. Jetzt lachte auch Blay, der mir assistierte. Meine eigenen Lachmuskeln zuckten etwas, doch dann konnte ich sie nicht mehr kontrollieren und musste laut loslachen. Jetzt wagte auch Dominique zu lachen, der als Spaßvogel bekannt war. Dann lachten der Anästhesist und der Springer. Wir mussten während der ganzen Operation lachen, weil das Kinderlachen nicht aufhören wollte. Der Anrufer gab nicht auf, sondern rief immer wieder an. Zum Glück war es eine kurze Operation und endlich konnte Dominique sein Mobile abstellen. Dieser Tag ging in die Annalen des Hospitals ein, denn er wurde zum Tagesgespräch aller Angestellten. In ihren Augen hatten wir durch unser anhaltendes herzliches Lachen einen Lachmarathon gewonnen.

Nach den Mobiles kamen billige Smartphones, dann das Farbfernsehen, dann die vollständige Vernetzung mit dem Internet für Eikwe im Jahr 2006 und dann waren einige Angestellte auch Besitzer von Motorrädern und Gebrauchtwagen. Das moderne Zeitalter hatte für uns spät seinen Siegeszug angetreten, doch jetzt hatte es Eikwe als eine der letzten Bastionen in einem idyllischen Hinterland erobert.

Es gibt ein Sprichwort aus Uganda, dessen Auftrag ich hoffentlich mit meinen Erzählungen erfüllt habe. Es lautet:

„Jemand, der etwas Gutes sieht, muss es weitersagen."

Aus einem Senfkorn wurde ein Baum

Ein Besucher, der mit mir im Jahr 1978 das Eikwe-Hospital betreten hat, würde das St. Martin de Porres-Hospital vom Jahr 2012, als ich es mit meinen drei Mitschwestern verließ, nicht wiedererkennen. „Aus einem kleinen Senfkorn ist ein großer Baum geworden", sagten unsere Angestellten bei unserer Abschiedsfeier. Aus einem 75 Betten-Buschhospital wurde ein 200 Betten-Hospital mit moderner Einrichtung. Statt einer Ärztin arbeiteten vier Ärzte dort (im Jahr 2008 sieben Ärzte) und statt 60 Angestellten war ihre Zahl auf 240 gestiegen. Statt 300 Geburten waren es jetzt jährlich 3300 Entbindungen, und es gab eine Abteilung mit Schwangerenvorsorge, wo 12 000 Schwangere jährlich untersucht wurden. Wir behandelten jährlich 70 000 Patienten ambulant und 11 000 Patienten stationär. Im Jahr 2012 hatten wir 1500 große Operationen und 1650 kleine operative Eingriffe.

Unser Gesundheitsvorsorgezentrum betreute sieben Dörfer, in denen die Krankenschwestern Impfungen durchführten sowie chronisch kranke und arme Leute besuchten. Auch versorgten sie jährlich ungefähr 1000 HIV-positive Patienten, von denen 250 an Aids litten, die ihre Medikamente regelmäßig kostenlos bekamen.

Zum Wachstum dieses wunderbaren Baumes haben viele Leute beigetragen, doch vor allem die Ghanaer selbst. Es ist mir unmöglich, alle „Gärtner" aufzuzählen, die dafür gesorgt haben, dass aus dem kleinen Senfkorn ein zartes Pflänzchen spross und dann durch eifriges Begießen und Pflege dieser Baum erwuchs. Im Anhang werden wir den Gärtnern danken, deren Namen uns einfallen. Doch ich möchte mich im Voraus entschuldigen, wenn wir einige Personen vergessen haben. Es geschieht nicht aus böser Absicht, sondern beruht auf unserem schlechten Namensgedächtnis. Auch möchte ich noch auf etwas anderes hinweisen. Die geschichtlichen Daten von Ghana habe ich exakt angegeben. Doch an manche Namen von Patienten und Personal sowie an die zeitliche Reihenfolge mancher

Ereignisse kann ich mich nach so vielen Jahren nicht mehr erinnern. Oft habe ich fiktive Namen eingefügt. Auch weiß ich nicht mehr den Zeitpunkt, wann viele Kollegen bei uns waren, denn ich habe in Eikwe kein Tagebuch geführt. Man kann sagen, dass wir international waren, da bei uns ghanaische, österreichische, kubanische, spanische und deutsche Kollegen oder Kolleginnen sowie ein Chirurg aus Ruanda und eine Kollegin aus Kasachstan arbeiteten. Auch führten mehrere Jahre zwei japanische Fachkräfte die Apotheke und ein japanischer Röntgenologe die Röntgenabteilung. Zwei Ordensschwestern aus Nigeria waren zwei Jahre Stationsschwestern. Außerdem waren zahlreiche Rotarier sowie pensionierte deutsche Chefärzte zu einem Kurzeinsatz da.

Ich möchte meine Mitschwestern, die mir während meiner Zeit in Ghana so viel geholfen haben, wenigstens jetzt im Haupttext als fleißige Gärtner erwähnen. Wie ich anfangs erhofft hatte, sind wir ein gutes Team gewesen.

- Ich war zusammen mit Ludowika Schmidt, die mit 40 Jahren am längsten von uns in Ghana war und als Krankenhausoberin und Hebamme gewirkt hat. Auch übernahm sie viele Nachtdienste von Krankenschwestern sowie die Urlaubsvertretung von Irmgard.
- Mit Elisabeth Happe, die vor ihrer Zeit in Ghana elf Jahre in Pakistan gearbeitet hatte. 1980 kam sie zu uns und verwaltete zeitweise die Apotheke, leitete die Ambulanz und beaufsichtigte nach Tillis Ausscheiden im Jahr 2006 zusätzlich die Schwesternhausküche.
- Mit Irmgard Holtkötter, die erst fünf Jahre in Namibia arbeitete, seit 1979 Haupt der Verwaltung war und auch als Hebamme arbeitete.
- Ich möchte noch Schwester Tilli Rosenberger erwähnen, die 23 Jahre in Pakistan und 19 Jahre in Ghana arbeitete. Sie war der gute Geist in unserer Küche und im Schwesternhaus. Sie ist am 17. Mai 2007 in Deutschland zum Herrgott heimgegangen.

Wir waren die Kernmannschaft, die Jahrzehnte lang das Hospital betreute.

Wir verließen Ghana, weil die Gemeinschaft in Deutschland uns für die Pflege unserer alten, kranken Schwestern brauchte. Unsere Angestellten überraschten uns mit einer wunderbaren Abschiedsfeier, mit Tanz, Musik und Theaterspielen. Wir haben Tränen gelacht über uns selbst, ich meine, wie unsere Leute uns nachahmten. Die Reden von Erzbischof Nketsia und einigen Priestern, von den Omahenes, Häuptlingen und Regierungsvertretern haben wir allmählich vergessen. Doch die komisch-hinreißende Imitation unserer Angestellten – besonders von Irmgard und Elisabeth – wird uns immer in Erinnerung bleiben. Als wir am letzten Morgen in den Landrover stiegen, der uns nach Accra bringen sollte, waren einige Leute sogar in Trauerkleidung erschienen und ließen ihren Tränen freien Lauf. Wir alle hatten ein schweres Herz, dass wir sie, Eikwe und Ghana zurücklassen mussten. Zurück ließen wir den ghanaischen Verwalter John Abakah, zurück ließen wir auch meinen ghanaischen Kollegen Dr. Cooper, meinen Nachfolger, mit dem ich zehn Jahre zusammengearbeitet hatte, und Dr. Theresia Pellio, die gerade aus Deutschland gekommen war. Zurück ließen wir Schwester Comfort Buadi von der ghanaischen Kongregation „Infants Jesus Sisters" sowie ihre drei Mitschwestern, und zurück ließen wir Schwester Stella Midiape mit ihren sieben Mitschwestern von der indischen Kongregation der „St. Anns Sisters". Wir wussten, dass der Baum auf fruchtbarem Boden stand und wir das Hospital in gute Hände gegeben hatten.

Ich bin oft gefragt worden, ob ich, wenn ich die Wahl hätte, noch mal dasselbe tun und als Missionsärztin in Afrika arbeiten würde. Ich habe es immer bejaht. Gewiss, ich habe die besten Jahre meines Lebens diesem Kontinent gegeben, doch ich habe auch unendlich viel zurückbekommen. Ich habe fremde Kulturen kennengelernt, in denen Hilfsbereitschaft, Gastfreundschaft, Respekt vor den Alten, Familiensinn und Kinderliebe noch eine große Rolle spielen.

Ich habe dort Menschen kennengelernt, die trotz aller Armut lachen, singen und tanzen können, auch behinderte Menschen, die voll sprudelnder Lebensfreude sind. Ich habe Gottes Schöpfung wie das Meer, den Regenwald mit seinen Jahrhunderte alten Bäumen, den afrikanischen Busch, die wilden und die zahmen Tiere sowie die Sonnenauf- und Untergänge immer wieder in wunderbarer Weise erfahren. Gewiss habe ich auch viele Schattenseiten gesehen wie Aberglauben, Korruption, Abwanderung der jungen Leute vom Land in die Städte, Diskriminierung, Opfer von Bürgerkriegen, Abholzen des Regenwaldes, „Land grabbing"(Verkauf von Land an ausländische Firmen), Pollution sowie die Ausbeutung des schwarzen Kontinents durch die westliche und die asiatische Welt. Dennoch überwiegt für mich die Sonnenseite, weil ich mit den Übeln nur am Rande zu tun hatte und vorwiegend Menschen guten Willens in einem friedlichen Land wie Ghana begegnet bin.

Mit Gottes Segen durfte ich vielen Menschen helfen. Für diese Tatsache allein habe ich allen Grund, glücklich zu sein und Gott zu danken. Andererseits habe ich ihn oft gefragt, warum ich nicht ein Kind war, das auf den Müllhaufen der Welt etwas zu essen sucht, nicht zu den Bewohnern eines Slums gehörte oder Flüchtling eines sinnlosen Bürgerkriegs war. Ich bin sicher, dass er mir einst antworten wird. Dr. Hardegger, eine Schweizer Missionsärztin, die in den Bergen Südafrikas mit dem Pferd zu ihren Kranken unterwegs war, sagte einmal zu uns Studentinnen von der Gemeinschaft: „Glaubt mir, ihr habt euch einen entbehrungsreichen, doch auch den schönsten Beruf der Welt ausgesucht." Ich weiß jetzt, sie hatte recht.

Dank

Die Gemeinschaft der Missionshelferinnen hat in 53 Jahren 26 Schwestern nach Eikwe geschickt. Die meisten von ihnen konnten nur einige Jahre dort arbeiten, weil sie das Klima nicht vertrugen oder wie viele andere Missionare an Tropenkrankheiten litten. Ihnen möchten wir, die wir ihr Werk fortgesetzt und später in einer wirtschaftlich besseren Situation von Ghana gearbeitet haben, besonders danken.

An dieser Stelle möchte ich auch der ghanaischen Regierung danken, die alle Missionshospitäler in Ghana seit Jahrzehnten finanziell unterstützt. Seit langer Zeit zahlt sie 60% der Gehälter des Personals und vor 15 Jahren hat Präsident John Kuffuor sein Wahlversprechen gehalten und eine Krankenversicherung eingeführt. Jetzt sind 80% der Patienten versichert. Die Versicherung ist leider oft mit den Zahlungen im Rückstand, dennoch profitieren viele Kranke von ihr. Auch hat die Regierung dem Krankenhaus einen Anästhesieapparat und ein Ultraschallgerät gespendet, außerdem mehrere Röntgengeräte und die Einrichtung einer modernen Waschküche.

1957 hatte sich Kwame Nkrumah an sein Volk mit folgenden Worten gewandt: „Wir bewerten unseren Fortschritt durch die Verbesserung der Gesundheit unseres Volkes … durch das Wasser und die Elektrizität, die wir unseren Städten und Dörfern zukommen lassen …“

Genauso wie Rawlings haben alle folgenden Regierungen versucht, den „Traum“ von Nkrumah zu erfüllen. Fast alle Dörfer bekommen gutes Wasser durch Bohrlöcher, und viele Krankheiten, die durch verseuchtes Wasser verursacht werden, sind zurückgegangen. Durch den Besuch der Dörfer vom „Primary health care team“ (Gesundheitsvorsorgeteam) ist ein gewisser Standard von Hygiene erreicht worden und durch regelmäßige Impfkampagnien sind viele Kinderkrankheiten verschwunden. Der größte Impferfolg ist, dass Polio ausgerottet wurde. Die Präventivmedizin wird in Ghana vielleicht noch wichtiger angesehen als die kurative Medizin.

Leider mussten wir aber feststellen, dass das Instandhalten von Maschinen und Geräten – in Ghana „Maintenance“ genannt – vernachlässigt wird und gerade auf diesem Gebiet noch viel zu tun ist. Als Beispiel möchte ich anführen, dass einige Pumpen der Bohrlöcher außer Betrieb waren und die Leute wieder schmutziges Brunnenwasser tranken.

Den Rotariern möchten wir auch danken. Mit ihrer finanziellen Hilfe konnten wir einen modernen Operationssaal einrichten und sie lieferten uns einige medizinische Geräte. Außerdem schickten sie regelmäßig Ärzte zu uns, die uns eine große Hilfe waren. Auch nach unserem Abschied kommen sie weiterhin jährlich, um junge ghanaische Ärzte auszubilden.

Ich danke:
Dr. Irene Ackurst, Monsignore John Adade, Jörg Bahr, Dr. Wolfgang Benkel, Irene Brass und Beate Sieg mit ihren Missionsfrauen in Mönchengladbach, Monsignore Bereuter vom österreichischen Aussätzigen-Hilfswerk, Schwester Katharina Böhm, Christl Bremm und den Kindern vom Kindergarten Heilig Geist in Mönchengladbach, Pfarrer Claus Chrt, Dr. Paul Cooper und Dr. Iparkhan Kassimova-Cooper, Dr. Wolfgang und Gerlinde Dartsch, Markus Denner, Dr. Klaus Eckert, Professor Dr. med. Klaus und Luitgard Fleischer, Schwester Käthe Foossen, Dr. Inga Frauenschuh, Schwester Marie Luise Fritschle, Professor Dr.med. Uwe Gross, Dr. Wilhelm und Elisabeth Heiermann, Herrn Volker Held, Dr. Gerhard Herrmann, Gerda Hubrich, Norbert, Anna Maria und Brigitte Ingelath, Dr. Annette Isselstein, Pastor Willi Jäger und seiner Schwester Christa, Professor Friedhelm Jürgensmeier, Christa Kindermann, Prof. Dr. med. Dieter Kranzfelder, Dr. Henner Krauss, Dr. Barbara Krumme, Michael Kuhnert, Direktor vom Missionsärztlichen Institut, Dechant Horst Löhrer von St. Marien Mönchengladbach, Dr. Hans Josef Massenkeil, Rosl Meinhard, ihrem Ehemann und Sohn Niels, Professor Dr. med Richard Meister, Paul Mewissen, Olaf Meyer, Schwester Marlies Nussbaum, Karl und Hedy Pook, Father Antony Quarm, Dr. Hartwig Quirll, Pater Prof. Dr. Urban Rapp, verstorbener Direktor des Missionsärztlichen Instituts, Herrn Christoph Reimann von den Rotariern, Pfarrer Arnold Richter und Gemeinde St. Franziskus in Hannover, Horst und Hannelore Riedel, Dr. Burkhard und Dr. Michaela Rieke, Dr. Angelika Ries, Hein Rothenbücher, Dr. Ottmar und Gerlinde Rupp, Dr. Gerd Schäfer, Frau Schmidt, Sekretärin der Gemeinde St. Marien, Bremerhaven-Mitte, Ehepaar Dr. Thomas Schnabel, Dr. Elsbeth Schneider, Mechthild Schwab, Anneliese Schwarz, Ehepaar Felix und Marlene Sommerlik, Prof. Dr. med. August Stich, Rolf Stindl und die Schüler der Edith Stein-Schule in Bremerhaven, Renate Stone, Herrn Stumm, Pastor Tasche, Dr. Eberhard Teutsch, Dr. Ton That Hua, Domkapitular Christoph Warmuth und Klaus Veeh von der Diözesanstelle mission, entwicklung, frieden in Würzburg, Ehepaar Thomas und Ulrike Weickert, Florian Wolfart,

Schwester Ludowika Schmidt dankt:
Hilde Baumgartner, Frau Born, Diözese Mainz, Waltraud Dietz, Klemmi Felgner, Walburga Feuerstein, Frau und Herrn Fritz, Luzia Funk und Franziskustreff, Anni Grün, Hermann Josef und Marianne Heil, Margarete und Werner Heil, Cäcilia und Gerhard Höpfner und Familie, Gertraud Jakobi, Karmel St. Josef Aufkirchen, Ehepaar Claudia und Helmut Kahlert, Pfarrer Karl-Heinz Keil, Herbert König, Otto König, Ehepaar Walter und Marianne König, Ehepaar Roswitha und Richard Kühne, Ehepaar Marianne und Horst Linn. Inge Möbs, Ehepaar Wilfried und Hannel Möbs, Dr. Ulrich Möbs. Anna Paluchowski, Pfarrgemeinde Maria Himmelfahrt Nieder-Mörlen, Pfarrgemeinde St. Remigius, besonders dem Missionsrat und der Bastelgruppe von Ober-Mörlen, Heinrich Reuter, Hildegunde Scheuermann, Christa und Norbert Schlitz, Claudia Schlitz, Ehepaar Hermann-Josef und Karin Schmidt, Pfarrer Josef Schmidt, Anneliese Schweizer, Ehepaar Mechthild und Hans Peter Speicher, Margarete Wagner, Ehepaar Paul und Brigitte Wagner, Hildegard Willmann und Missionskreis, Pfarrer Ferdinand Winter, Ehepaar Christine und Franz Wölfel.

Schwester Elisabeth Happe und Schwester Irmgard Holtkötter danken:
Familie Peter Amon, St. Andreas Fulda, Kirchengemeinde, Pfarrer Ulrich Auffenberger, Aegidius Kirchengemeinde Wiedenbrück, Wolfgang Balkenohl, Erika Becker Ehepaar Heinz und Gertrud Beeke, Familie Brachhäuser, Maria Diedrich, Familie Johannes Dresemann, Eva Maria Dusch, Ehepaar Georg und Heike Efferts, Cornelia Elsner, Ehepaar Bianca und Rüdiger Fabian, Dr. Herbert Fink, Gerda Flach, Marius Füllmann und Kirchengemeinde, Ewald Geier, Hanni Geier und Familie, Ottilia Gerlach, Käthe und Theresia Glasmacher, Elfriede Gramlich, Sigrid Gutman, Marlies Happe, Walter Höger, Dr. Klaus Hofmann, Ehepaar Gabi und Kay Horstmann, Gertrud Hollerbeck, Frau Johann Ludwig, Christiane Jungermann, St. Johannes- Kirchengemeide Gladbeck, Dr. Roswitha Keller, Brigitte Kenk, Ehepaar Johannes Klanke, Maria Klarholz, Johanna Kripp, Helga Kunstmann, Helena Lammers, Ehepaar Horst und Ingrid Langewitz, Margret Lesser und Familie, Julia Link, Thomas Loberg, Hans Dieter Löffler, Claudia Manke, Katrin Marre, Jürgen Mühlenpfort, Florian Müller, Gabriele Norahim, Gertrud Pack, Dr. Jutta Pehle, Ehepaar Jürgen und Sigrid Peters, Familie Reinhard Prinz, Ulrich Quack, Georg Queißer, Michael Reichenbach, Familie Restele, Dr. Franz Josef Richter, Ehepaar Monika und Bernhard Rohrmann, Annette Rönner Seidel, Cornelia Rosenbaum, Familie Winfried Schell, Margott Schäfer, KVD Siedinghausen, Angela Siemers, Gertrud Steinhoff, Dr. Bernward Steinhorst, Alois Tielke, Walter Unterhalt, Josef Vennebusch, Karla Versmold, Weiberg, KFD, Christiane Weismüller, Lydia Willemsen, Familie Anton Wirth, Monika Wolf.

Mein besonderer Dank gilt Pater Adalbert Ludwig Balling für seine Anleitungen und Vorschläge, die Vorder- und Rückseite des Buches zu gestalten.

Ich danke Elke Blüml für das Lesen des Manuskriptes. Ganz besonders dankbar bin ich meiner Mitschwester Lisbeth Mager, die mit den Tücken meines Computers immer wieder fertig wurde und mich ermutigte, mit ihm weiterzuarbeiten. Sie hat auch die Erstformatierung durchgeführt und viele Stunden am Laptop verbracht. Zugleich möchte ich mich bei meiner Mitschwester Maria Bextermöller für das Lesen des Manuskripts bedanken und die vielen Ratschläge, die sie mir gegeben hat. Mein Dank gilt besonders Thomas Nowak für das mehrfache Ausdrucken des Manuskriptes, seine positiven Kommentare zu den Geschichten und seinen Erfindungsreichtum im Gestalten des Textes und der Anordnung der gescannten Fotos. Auch Björn Schultz bin ich dankbar für seine zwischenzeitliche Formatierung.

Ich möchte mich ganz besonders bei meinen ehrenamtlichen Lektoren Klaus Bothe und Christine Frauenschuh-Kling bedanken. Ohne ihre Hilfe wäre dieses Buch nicht zustande gekommen. Nachdem das von Herrn Bothe korrigierte Probebuch bei der Post drei Wochen verschwunden war, stand mir Christine Frauenschuh-Kling als Retterin in der Not zur Seite. Wir arbeiteten zusammen einen ganzen Tag am Laptop, nachdem sie schon viel Vorarbeit geleistet hatte. Das ausführliche Inhaltsverzeichnis ist ihr Werk. Als das Buch mit den Korrekturen von Herrn Bothe aufgetaucht war, habe ich auch seine Vorschläge in den Text einfließen lassen.

Weiter schulde ich Johannes Keussen, dem Verlagsleiter des J. F. Steinkopf Verlags, Dank. Er hat ein sorgfältiges wochenlanges Lektorat durchgeführt und mit viel Mühe die Fehler einer Amateurautorin korrigiert. Indirekt hat er zur Ökumene beigetragen. Als Verlagsleiter eines evangelischen Verlags hat er mir, einer katholischen Missionsärztin, geholfen, dieses Buch zu veröffentlichen.

Last but not least danken wir den Mitgliedern des Missionsärztlichen Instituts, die das Hospital seit seiner Gründung betreuen und das ghanaische Personal auch nach unserem Abschied 2012 weiterhin begleiten.